U0384248

神经外科手术图谱
Neurosurgical Operative Atlas

血管神经外科
Vascular Neurosurgery

（第3版）
（Third Edition）

主　编　（加）R. 洛赫·麦克唐纳（R. Loch Macdonald）

Attending Neurosurgeon

St. Michael's Hospital

Associate Scientist

Keenan Research Centre for Biomedical Science and Li Ka Shing Knowledge Institute

Professor of Surgery

Departments of Surgery and Physiology

Faculty of Medicine

University of Toronto

Toronto, Ontario, Canada

主　审　王　硕　毛　颖
主　译　康德智　林元相
副主译　林章雅　林福鑫　王灯亮

北方联合出版传媒（集团）股份有限公司
辽宁科学技术出版社
·沈　阳·

©2021 辽宁科学技术出版社

著作权合同登记号：第 06-2019-108 号。

图书在版编目（CIP）数据

神经外科手术图谱：血管神经外科：第3版 /（加）R.洛赫·麦克唐纳（R. Loch Macdonald）主编；康德智，林元相主译. — 沈阳：辽宁科学技术出版社，2021.6

ISBN 978-7-5591-1928-5

Ⅰ. ①神… Ⅱ. ①R… ②康… ③林… Ⅲ. ①血管外科学 — 神经外科手术 — 图谱 Ⅳ. ①R654-64

中国版本图书馆CIP数据核字（2020）第247241号

出版发行：辽宁科学技术出版社
（地址：沈阳市和平区十一纬路25号　邮编：110003）
印　刷　者：辽宁新华印务有限公司
经　销　者：各地新华书店
幅面尺寸：210mm×285mm
印　　张：20.25
插　　页：4
字　　数：410千字
出版时间：2021年6月第1版
印刷时间：2021年6月第1次印刷
责任编辑：吴兰兰
封面设计：顾　娜
版式设计：袁　舒
责任校对：栗　勇

书　　号：ISBN 978-7-5591-1928-5
定　　价：228.00元

投稿热线：024-23284363
邮购热线：024-23284357
E-mail:2145249267@qq.com
http://www.lnkj.com.cn

译者名单

主　审：王　硕　毛　颖

主　译：康德智　林元相

副主译：林章雅　林福鑫　王灯亮

译　者（按姓氏汉语拼音排序）：

蔡嘉伟　陈伏祥　戴琳孙　丁陈禹　方文华　连葆强　林清松　苏兴奋　谢冰森

王芳玉　王　丰　王宏垚　王惠清　王硕彬　吴喜跃　余良宏　姚培森　颜小荣

张元隆　郑树法

校　对：陈智利　庞　悦

译者简介

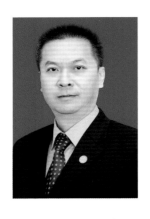

康德智，神经外科主任医师、教授、博士生导师，享受国务院政府特殊津贴，国家卫计生突出贡献中青年专家，福建省科技创新领军人才。现任福建医科大学附属第一医院、福建医科大学第一临床医学院党委副书记、院长，福建省神经医学中心主任，福建省神经病学研究所所长，福建省肿瘤精准诊疗重点实验室主任，福建医科大学神经外科研究所所长，福建医科大学附属第一医院临床研究与转化中心主任。长期从事神经外科医疗、教学和科研工作，多次赴美国、德国、芬兰等国际著名神经外科中心参观、学习。在国内较早将"锁孔"微创手术技术应用于脑、脊髓肿瘤的切除和脑动脉瘤夹闭，形成了成熟的优势技术，达到了国内先进水平。在脑血管病、脑胶质瘤与垂体瘤等脑脊髓肿瘤、神经重症和功能性脑病诊疗方面，具有专科特长，有较强的解决疑难重症的能力。主要研究方向为脑血管病、脑胶质瘤、功能性脑病基础与临床，脑功能与脑网络，微创神经外科技术临床应用，神经外科重症管理与加速康复。

发表论文近 200 篇，其中 SCI 论文近百篇；主编、副主编、参编专著 12 部，副主编 4 部、参编 2 部国家规划教材，共同主译专著 2 部；承担国家自然科学基金及各类省部级科研项目 18 项；获省部级科技进步一等奖 1 项、二等奖 1 项、三等奖 2 项，获计算机版权专利 5 项。被授予国家卫计委脑卒中筛查与防治工作模范院长、国家卫生健康委脑卒中防治工程杰出贡献奖。获福建省五一劳动奖章，被中共中央、国务院、中央军委授予"全国抗击新冠肺炎疫情先进个人"荣誉称号。主要学术兼职：中国医师协会神经外科医师分会副会长；国家卫健委脑防委出血性卒中外科专业委员会主委；国家卫健委脑防委卒中心建设指导委员会副主委；国家卫健委能力建设和继续教育神经外科学专家委员会副主委；中国医师协会毕业后医学教育神经外科专业委员会常务副主委；中国医疗保健国际交流促进会加速康复外科分会副主委；中国抗癌协会脑胶质瘤专业委员会副主委；中华医学会神经外科学分会常委、副秘书长、脑血管外科学组组长；世界华人神经外科协会常委；中国抗癫痫协会常务理事；福建省医学会神经外科学分会主委；福建省抗癫痫协会会长。兼任《Chinese Neurosurgical Journal》《中华神经医学杂志》《中华神经创伤外科电子杂志》《中华脑科疾病与康复杂志（电子版）》4 本杂志副主编及《Chinese Medical Journal》《中华神经外科杂志》等 13 本杂志编委。

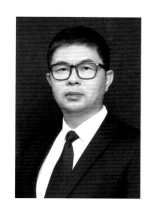

林元相，主任医师、教授、医学博士，博士研究生导师。福建医科大学附属第一医院神经外科行政主任。福建省神经医学中心副主任、福建省神经病学研究所副所长、福建医科大学神经外科研究所副所长。国家卫健委脑防委出血性卒中外科专委会常委兼秘书长，中国医师协会神经外科医师分会委员兼脑血管病学组委员，中国医师协会神经调控专委会委员，中华医学会神经外科学分会功能学组委员，世界华人神经外科协会委员及功能神经外科专委会常委，中国医师协会脑胶质瘤专委会老年胶质瘤学组委员，中国研究型医院学会神经外科学分会常委，中国临床肿瘤学会神经系统肿瘤专委会委员，中国神经外科重症管理协作组常委，中国神经科学学会神经肿瘤分会常委、神经损伤与修复分会委员，中国抗癫痫协会理事，中国神经调控联盟理事，福建省医学会神经外科学分会副主任委员、功能学组组长，福建省抗癫痫协会副会长兼秘书长，福建省癫痫诊疗质控中心副主任，福建省脑卒中质控中心副主任，福建省脑血管病专科联盟常委兼秘书长。在脑动脉瘤、脑血管畸形、垂体瘤、胶质瘤、难治性癫痫、三叉神经痛、舌咽神经痛、面肌痉挛、帕金森病等微创手术治疗方面有较深造诣。主持国家及省部级等课题10余项。国内外杂志发表论文80余篇。获得福建省科技进步奖3项、福建省医学科技奖4项。获得医院新技术新项目奖11项。2003福建省新长征突击手。2019福建医科大学首届十佳医师。2019年全国优秀住培基地主任。

译者前言

问渠那得清如许，为有源头活水来，本书的主编是多伦多大学的 Loch Macdonald 教授，其本身是经验丰富的神经外科医生，也是基南生物医学科学研究所的科学家，科学家与外科医生的双重身份，使得其能够更加全面和更深层次地阐述血管显微手术的特征及本质。本书主要包含颅内动脉瘤、脑及脊髓的血管畸形及脑缺血病变 3 个部分，内容涵盖术前评估、手术指征、术中要点及术后患者管理等各方面。本书的精彩之处在于作者对于手术细节的描述和经验的分享，临床实践中很多经验性的操作难以描述和传授，但 Loch Macdonald 教授结合文字描述、术中图片、绘图及相关手术视频，将手术的关键和技巧进行解析和展示，深入浅出地阐明了很多临床上"只可意会"的技术要点，常常引起译者的共鸣及思考，并迫切希望与国内同行进行分享和讨论，这也是我们决定翻译此书的出发点。此书内容有深有浅，对于神经外科医生，可以系统学习各种脑血管病的诊断、治疗及术后患者的管理，加深对各种脑血管病的理解；对于神经外科主治医师，可以作为学习手术细节、加深对于术中解剖和操作的参考书籍，以提高对手术的理解和把握；对于神经外科的专家，有助于开阔国际视野，探讨手术技巧，提炼手术理论。为方便我国广大神经外科医生阅读与借鉴，我们组织了一批专业的神经外科医生，共同翻译了该书的第 3 版，并由辽宁科学技术出版社出版发行。但由于我国神经外科的情况与外国有诸多不同，各地神经外科硬件条件也有所差异，书中的内容是不同的神经外科中心个人经验的介绍和展示，不能将其完全搬抄于实际工作，仅供读者参考借鉴、开阔眼界、扩展思路。此外，因译者人员众多，从事神经外科的经历不一，掌握的标准有所不同，且译者水平有限，该译本存在一定的不足及错误，希望能得到广大读者及同行专家的谅解和不吝指正，以期改进。

康德智　林元相

序言

Loch Macdonald 是一个罕见的、极有天赋的人，他不仅是脑血管外科的大师，还是一个真正的学者和引领者。他再一次创作了最完整的显微神经外科技术的合辑。这本书充分展现了他对于神经外科的热忱以及优秀的贡献。

在阅读本书的最新版本时，其内容的宽度与深度令我印象深刻。本书细致地阐述及讨论了技术要点，可以成为住院医师、研究员及执业神经外科医生学习的资料。术中对"不可言说"的技术要点的深度讨论，将最终显著改善患者的预后。

本书的特点还在于提供了简明的内容及附属视频；展示了脑血管外科大师的手术技巧，读者们也将对复杂性血管疾病的不同处理方式有更深刻的理解。我衷心把本书推荐给每一位实习或执业神经外科医生。再次感谢 Loch Macdonald 对于本书的最终出版所做出的贡献。

Aaron A. Cohen–Gadol, MD, MSc, MBA
印第安纳大学，神经外科
Neurosurgical Atlas，董事长及首席执行官

前言

　　距我编写上一版神经外科手术图谱，包括血管神经外科图谱，已经过去 10 年了。本书包含了三部分主要内容：第一部分关注的是颅内动脉瘤的手术；第二部分针对的是脑及脊髓的血管畸形；第三部分主要介绍脑缺血的部分，包括最常见的搭桥手术（颞浅动脉 – 大脑中动脉）。相比于上一版，新增了部分章节，删减了部分过时的内容。绝大多数内容得以更新和校正。每一章节都着重于关键的手术步骤及对疾病特点的讨论。其中包括对患者术前的适应证判断、关键的术前信息收集与评估、手术体位、对手术过程的细致描述及需要关注的术后并发症等。许多章节附有视频以求更好地展现手术。每一部分的内容都是简明扼要的，以利于住院医师、研究员及神经外科的实习医师或执业医师阅读。初学的住院医师可以借此学习他们参与的手术，学习其中的关键步骤及处理原则。对于更有经验的学习者，本书可以展现其他神经外科医生的处理方式，学习到最新的技巧。对于更加老到的外科医生，本书可以作为进一步深入学习的指南。对于擅长血管内治疗而不常做开放手术的神经外科医生而言，本书可以作为复习开颅血管外科的工具，尤其是对于那些久未开展但又行之有效的开颅手术。

致谢

感谢如此多的血管神经外科专家愿意分享他们在专业领域上的独到见解，更要感谢他们允许我们收录绝大部分的手术视频。我同时还要感谢与我一同工作的医学生、住院医师、研究员及同事们，他们的帮助支持以及对我的启示，使我们得以认识现代神经外科的进展。许多来自 Thieme 的工作人员也参与了本书的编写，我尤其需要感谢 Sarah Landis 和 Kay Conerly。

编者名单

Amr Abdulazim, MD
Department of Neurosurgery
University Hospital Mannheim
University of Heidelberg
Mannheim, Germany

Hussam Abou-Al-Shaar, MD
Neurosurgery Resident
Department of Neurosurgery
Hofstra Northwell School of Medicine
Manhasset, New York, USA

Paul D. Ackerman, MD
Northwestern Neurosurgical Associates
Chicago, Illinois, USA

E. Francois Aldrich, MD
Professor
Department of Neurosurgery
University of Maryland
Baltimore, Maryland, USA

Nikita G. Alexiades, MD
Resident
Department of Neurological Surgery
Columbia University Medical Center
New York, New York, USA

Joao Paulo Almeida, MD
Division of Neurosurgery
Toronto Western Hospital
University of Toronto
Toronto, Ontario, Canada

John Amburgy, MD
Chief Resident
Department of Neurosurgery
University of Alabama at Birmingham
Birmingham, Alabama, USA

Sepideh Amin-Hanjani, MD, FAANS, FACS, FAHA
Professor & Program Director
Co-Director, Neurovascular Surgery
Department of Neurosurgery
University of Illinois at Chicago
Chicago, Illinois, USA

Norberto Andaluz, MD
Professor
Department of Neurological Surgery
University of Louisville
Louisville, Kentucky, USA

Hugo Andrade-Barazarte, MD, PhD
Department of Neurosurgery
Helsinki University Hospital & University of Helsinki
Helsinki, Finland

Daniel L. Barrow, MD
Pamela R. Rollins Professor and Chairman
Director, Emory MBNA Stroke Center
Emory University School of Medicine
Atlanta, Georgia, USA

H. Hunt Batjer, MD
Chair, Department of Neurological Surgery
UT Southwestern Medical Center
Dallas, Texas, USA

Antonio Bernardo, MD
Professor of Neurosurgery
Director, Microneurosurgery Skull Base Laboratory
Department of Neurological Surgery
Weill Cornell Medical College
New York, New York, USA

C. Michael Cawley, MD
Professor
Departments of Neurosurgery and Radiology
Emory University School of Medicine
Atlanta, Georgia, USA

Chiraz Chaalala, MD
Neurochirurgienne
Neurochirurgie
Centre Hopitalier Universitaire de Montréal
Montréal, Quebec, Canada

Feres Chaddad, MD, PhD
Professor of Vascular Neurosurgery
Department of Neurosurgery
Universidade Federal de São Paulo - UNIFESP
São Paulo, São Paulo, Brazil

Nohra Chalouhi, MD
Resident
Department of Neurosurgery
Thomas Jefferson University
Philadelphia, Pennsylvania, USA

Fady T. Charbel, MD, FAANS, FACS
Head, Department of Neurosurgery
Richard L. and Gertrude W. Fruin Professor
University of Illinois at Chicago
Chicago, Illinois, USA

Tyler S. Cole, MD
Neurosurgery Resident
Department of Neurosurgery
Barrow Neurological Institute
Phoenix, Arizona, USA

E. Sander Connolly Jr., MD
Bennett M Stein Professor and Vice-Chair
Department of Neurological Surgery
College of Physicians and Surgeons, Columbia University
New York Neurological Institute, NY Presbyterian Hospital
New York, New York, USA

R. Webster Crowley, MD
Assistant Professor
Department of Neurosurgery
Rush Medical College
Chicago, Illinois, USA

Ralph G. Dacey Jr., MD
Professor and Chairman
Department of Neurosurgery
Washington University School of Medicine
St. Louis, Missouri, USA

Badih Junior Daou, MD
Research Fellow
Department of Neurosurgery
Thomas Jefferson University Hospital
Philadelphia, Pennsylvania, USA

Arthur L. Day, MD
Professor and Program Director
Department of Neurosurgery
University of Texas Houston Health Science Center
Houston, Texas, USA

Evandro De Oliveira, MD, PhD
Professor
Department of Neurosurgery
Instituto de Ciencias Neurologicas - ICNE
São Paulo, São Paulo, Brazil

Jacques E. Dion, MD, FRCP(C), FSNIS
Professor Emeritus of Radiology and Imaging Sciences
Radiology & Neurosurgery
Emory University
Atlanta, Georgia, USA

Jason A. Ellis, MD
Assistant Professor of Neurosurgery
Department of Neurosurgery
Lenox Hill Hospital
New York, New York, USA

Nima Etminan, Prof Dr med
Professor & Vice Chair
Department of Neurosurgery
University Hospital Mannheim, Medical Faculty Mannheim
University of Heidelberg
Mannheim, Germany

José Maria De Campos Filho, MD
Neurosurgeon
Department of Neurosurgery
Institution Unifesp EPM
São Paulo, São Paulo, Brasil

Gerrit Fischer, MD
Associate Professor
Department of Neurosurgery
Saarland University
Homburg, Germany

Winfield S. Fisher III, MD
Professor of Neurological Surgery
Department of Neurosurgery
University of Alabama at Birmingham
Birmingham, Alabama, USA

Douglas John Fox Jr., MD
NEUROTEXAS, Pllc
Austin, Texas, USA

John G. Frazee, MD
Clinical Professor of Neurosurgery
Department of Neurosurgery
University of California, Los Angeles
Los Angeles, California, USA

Robert M. Friedlander, MD, MA
Chairman, Department of Neurological Surgery
Walter Dandy Endowed Professor of Neurosurgery, Neurology and Neurobiology
University of Pittsburgh School of Medicine
University of Pittsburgh Medical Center
Co-Director UPMC Neurological Institute
Pittsburgh, Pennsylvania, USA

Paul A. Gardner, MD
Associate Professor
Department of Neurological Surgery
University of Pittsburgh Medical Center
Pittsburgh, Pennsylvania, USA

Menno R. Germans, MD, PhD
Neurosurgeon
Department of Neurosurgery and Clinical Neuroscience Center
University Hospital Zurich
Zurich, Switzerland

Steven L. Giannotta, MD
The Martin H. Weiss Chair in Neurological Surgery
Professor and Chairman of Neurological Surgery
Program Director, Neurological Surgery Residency
Department of Neurological Surgery
University of Southern California
Los Angeles, California, USA

Felix Goehre, MD, PhD
Adjunct Professor of Neurosurgery
Department of Neurosurgery
Bergmannstrost Hospital Halle
Halle, Germany

L. Fernando Gonzalez, MD
Professor of Neurosurgery
Co-Director Cerebrovascular and EndovascularNeurosurgery
Duke University
Durham, North Carolina, USA

Ziad A. Hage, MD
Cerebrovascular and Endovascular Attending Neurosurgeon
Department of Neurosurgery
Novant Health Presbyterian Medical Center
Charlotte, North Carolina, USA

Daniel Hänggi, MD, PhD
Full Professor and Chairman
Department of Neurosurgery
University Medical Center Mannheim, Ruprecht-Karls-University Heidelberg
Mannheim, Germany

Juha Hernesniemi, MD, PhD
Department of Neurosurgery
Helsinki University Hospital & University of Helsinki
Helsinki, Finland

Randall T. Higashida, MD
Clinical Professor of Radiology, Neurological Surgery, Neurology & Anesthesiology
Chief, Neuro Interventional Radiology
Department of Radiology
University of California, San Francisco Medical Center
San Francisco, California, USA

Judy Huang, MD, FAANS
Professor and Vice Chair
Department of Neurosurgery
Johns Hopkins University School of Medicine
Baltimore, Maryland, USA

Tarik F. Ibrahim, MD†
Department of Neurosurgery
Loyola University Medical Center
Maywood, Illinois, USA

Pascal Jabbour, MD
Professor of Neurological Surgery
Chief Division of Neurovascular Surgery and Endovascular Neurosurgery
Thomas Jefferson University Hospital
Philadelphia, Pennsylvania, USA

Behnam Rezai Jahromi, MD
Department of Neurosurgery
Helsinki University Hospital & University of Helsinki
Helsinki, Finland

Brian T. Jankowitz, MD
Assistant Professor
Department of Neurosurgery
University of Pittsburgh Medical Center
Pittsburgh, Pennsylvania, USA

Jeremiah N. Johnson, MD
Assistant Professor
Department of Neurosurgery
Baylor College of Medicine
Houston, Texas, USA

Alexandra Kammen, MD
Resident
Department of Neurosurgery
University of Southern California
Los Angeles, California, USA

Vini G. Khurana, MBBS, PhD, FRACS
Consultant Neurosurgeon
Director, CNS Neurosurgery (Sydney, Canberra, Batehaven, Point Cook)
Sydney, NSW, Australia

Jennifer Kosty, MD
Resident
Department of Neurosurgery
University of Cincinnati
Cincinnati, Ohio, USA

Ali F. Krisht, MD, FACS, FAANS
Professor of Neurosurgery
Creighton University
Director of Arkansas Neuroscience Institute
CHI St Vincent Infirmary
Little Rock, Arkansas, USA

Mohamed A. Labib, MD
Neurosurgery Resident
Department of Neurosurgery
Barrow Neurological Institute
Phoenix, Arizona, USA

Michael T. Lawton, MD
Professor of Neurological Surgery, Barrow Neurological Institute
President and Chief Executive Officer, Barrow Neurological Institute
Chairman, Department of Neurological Surgery
Chief of Vascular and Skull Base Neurosurgery Programs
Robert F. Spetzler Endowed Chair in Neurosciences
St. Joseph's Hospital and Medical Center
Phoenix, Arizona, USA

Elizabeth Julianna Le, MD
Chief Resident
Department of Neurosurgery
University of Maryland
Baltimore, Maryland, USA

Hanna Lehto, MD, PhD
Associate Professor
Department of Neurosurgery
Helsinki University Hospital
Helsinki, Finland

Jacob R. Lepard, MD
Resident Physician
Department of Neurosurgery
University of Alabama at Birmingham
Birmingham, Alabama, USA

Daphne D. Li, MD
Resident Physician
Department of Neurosurgery
Loyola University Medical Center
Maywood, Illinois, USA

Michael Lim, MD
Professor
Department of Neurosurgery
Johns Hopkins University
Baltimore, Maryland, USA

Christopher M. Loftus, MD
Professor
Department of Neurosurgery
Temple University Lewis Katz School of Medicine
Philadelphia, Pennsylvania, USA

R. Loch Macdonald, MD, FRCSC, FACS, PhD
Attending Neurosurgeon
St. Michael's Hospital
Scientist
Keenan Research Centre for Biomedical Science and Li Ka
Shing Knowledge Institute
Professor of Surgery
Faculty of Medicine
University of Toronto
Toronto, Ontario, Canada

Michael McDowell, MD
Resident Physician
Department of Neurosurgery
University of Pittsburgh Medical Center
Pittsburgh, Pennsylvania, USA

Philip M. Meyers, MD, FACR, FSNIS, FSIR, FAHA
Professor of Radiology and Neurological Surgery
Columbia University, College of Physicians & Surgeons
Clinical Director, New York Presbyterian Hospitals
Neurological Institute of New York
New York, New York, USA

Jacques J. Morcos, MD, FRCS(Eng), FRCS(Ed), FAANS
Professor and Co-Chairman
Department of Neurological Surgery
University of Miami Miller School of Medicine
Lois Pope Life Center
Miami, Florida, USA

Michael Morgan, MD, FRACS
Professor
Department of Clinical Medicine
Macquarie University,
Sydney, NSW, Australia

Peter Nakaji, MD
Professor of Neurological Surgery
Department of Neurological Surgery
Barrow Neurological Institute
Phoenix, Arizona, USA

Mateus Reghin Neto, MD
Neurosurgeon
Instituto de Ciências Neurológicas
Hospital BP - Beneficência Portuguesa de São Paulo
São Paulo, São Paulo, Brazil

David W. Newell, MD, FAANS
Founder
Seattle Neuroscience Institute
Seattle, Washington, USA

Edward H. Oldfield, MD, FACS†
Professor
Departments of Neurosurgery and Internal Medicine
University of Virginia
Charlottesville, Virginia, USA

Joshua W. Osbun, MD
Fellow, Cerebrovascular Surgery
Department of Neurological Surgery
Emory University School of Medicine
Emory Clinic
Atlanta, Georgia, USA

Christopher M. Owen, MD
Associate Physician
Department of Neurological Surgery
Southern California Permanente Medical Group
Anaheim, California, USA

Nirav J. Patel, MD, MAdv Surg
Assistant Professor
Harvard Medical School,
Department of Neurosurgery
Brigham and Womens Hospital
Boston, Massachusetts, USA

Vitor Mendes Pereira, MD
Joint Department of Medical Imaging
University Health Network
Toronto, Ontario, Canada

Axel Perneczky, MD, PhD†
Professor and Chair
Department of Neurosurgery
Johannes Gutenberg University-Mainz
Mainz, Germany

Ivan Radovanovic, MD, PhD
Department of Neurosurgery
University Health Network
Toronto, Ontario, Canada

Luca Regli, MD
Professor and Chairman
Department of Neurosurgery
Clinical Neuroscience Center University Hospital Zurich
Zurich, Switzerland

Robert H. Rosenwasser, MD, MBA, FACS, FAHA
Jewell L. Osterholm, MD Professor and Chair of Neurological
Surgery
Professor of Radiology
Neurovascular Surgery, Interventional Neuroradiology
President, Vickie and Jack Farber Institute for Neuroscience
Medical Director, Jefferson Neuroscience Network
Thomas Jefferson Hospital
Philadelphia, Pennsylvania, USA

Jonathan J. Russin, MD
Assistant Professor
Department of Neurological Surgery
University of Southern California
Los Angeles, California, USA

Martin J. Rutkowski, MD
Resident Physician
Department of Neurological Surgery
University of California, San Francisco
San Francisco, California, USA

Danilo Silva, MD
Division of Neurosurgery
Toronto Western Hospital
University of Toronto
Toronto, Ontario, Canada

J. Marc Simard, MD, PhD
Professor
Department of Neurosurgery
University of Maryland School of Medicine
Baltimore, Maryland, USA

Edward Smith, MD
Associate Professor
Department of Neurosurgery
Boston Children's Hospital / Harvard Medical School
Boston, Massachusetts, USA

Robert A. Solomon, MD
Byron Stookey Professor and Chairman
Department of Neurological Surgery
Columbia University Vagelos College of Physicians and Surgeons
New York Presbyterian Hospital
New York, New York, USA

Julian Spears, MD
Assistant Professor
Division of Neurosurgery and Department of Surgery
St. Michael's Hospital
University of Toronto
Toronto, Ontario, Canada

Robert F. Spetzler, MD
Emeritus President and CEO
Barrow Neurological Institute
Emeritus Chair, Department of Neurosurgery
Phoenix, Arizona, USA

Hans-Jakob Steiger, MD, PhD
Chairman and Director
Department of Neurosurgery
Heinrich-Heine-Universität
Düsseldorf, Germany

Gary K. Steinberg, MD, PhD
Bernard and Ronni Lacroute-William Randolph Hearst Professor
of Neurosurgery and the Neurosciences
Chairman, Department of Neurosurgery
Stanford University School of Medicine
Stanford, California, USA

Philip E. Stieg, PhD, MD
Chairman and Neurosurgeon-in-Chief
Department of Neurosurgery
Weill Cornell Medicine
New York, New York, USA

Rafael J. Tamargo, MD
Walter E. Dandy Professor of Neurosurgery
Director, Division of Cerebrovascular Neurosurgery
Department of Neurosurgery
Johns Hopkins University School of Medicine
Baltimore, Maryland, USA

Mario Teo, MD, FRCS(SN)
Consultant Neurosurgeon
Department of Neurosurgery
North Bristol University Hospital
Bristol, United Kingdom
Clinical Instructor
Department of Neurosurgery
Stanford University Medical Centre
Stanford, California, USA

Sergei Terterov, MD
Neurosurgeon
Department of Neurosurgery
Kaiser Permanente
Los Angeles, California, USA

Stavropoula Tjoumakaris, MD, FAANS
Associate Professor of Neurosurgery
Associate Residency Program Director
Fellowship Director of Endovascular Surgery & Cerebrovascular
Neurosurgery
Director of Neurosurgery Clerkship
Thomas Jefferson University Hospital
Philadelphia, Pennsylvania, USA

Michael K. Tso, MD
Chief Neurosurgery Resident
Division of Neurosurgery
University of Calgary
Calgary, Alberta, Canada

Alexander M. Tucker, MD
Resident Neurosurgeon
Department of Neurosurgery
University of California-Los Angeles
Los Angeles, California, USA

Ali Hassoun Turkmani, MD
Senior Associate Consultant
Department of Neurosurgery
Mayo Clinic
Phoenix, Arizona, USA

Michael Tymianski, CM, MD, PhD, FRCSC, FAHA
Head, Division of Neurosurgery, UHN
Professor, Department of Surgery, University of Toronto
Harold + Esther Halpern Chair in Neurosurgical Stroke Research
Canada Research Chair (Tier 1) in Translational Stroke Research
Sr. Scientist, Krembil Research Institute
Division of Neurosurgery, University Health Network
Toronto, Ontario, Canada

Rachel Tymianski
Medical Student
University of Adelaide
Adelaide, South Australia, Australia

Dennis A. Velez, MD, MHA
Attending Neurosurgeon
Veterans Evaluation Services, Inc
Houston, Texas, USA

Anthony C. Wang, MD
Assistant Professor
Department of Neurosurgery
University of California Los Angeles
Los Angeles, California, USA

Babu G. Welch, MD, FAANS
Professor of Neurosurgery and Radiology
UT Southwestern Medical Center
Dallas, Texas, USA

Jonathan A. White, MD
Professor
Department of Neurosurgery
UT Southwestern Medical Center
Dallas, Texas, USA

Johnny Wong, MBBS (Hons), MMed, PhD, FRACS
Consultant Neurosurgeon
Department of Neurosurgery
Royal Prince Alfred Hospital, University of Sydney
Sydney, NSW, Australia

Hasan A. Zaidi, MD
Assistant Professor
Department of Neurosurgery
Brigham and Womens Hospital
Harvard Medical School
Boston, Massachusetts, USA

Xiao Zhu, BS
Medical Student
Department of Neurosurgery
University of Pittsburgh Medical Center
Pittsburgh, Pennsylvania, USA

Gregory J. Zipfel, MD
Vice-Chair and Professor
Department of Neurological Surgery
Washington University in St. Louis
St. Louis, Missouri, USA

Mario Zuccarello, MD
Professor
Department of Neurosurgery
University of Cincinnati
Cincinnati, Ohio, USA

[†]Deceased

目录

第一部分
动脉瘤 / 蛛网膜下腔出血

I

第一章　血管和显微外科的仪器和设备

Anthony C. Wang, Jacques J. Morcos

陈伏祥　林福鑫 / 译

摘要

　　Nylen 和 Holmgren 是使用双目手术显微镜的先驱，他们在 1921 年开始用显微手术来治疗耳硬化症引起的听力缺失。他们的创新开启了神经外科、耳鼻喉科、眼科和整形外科专业的新篇章。1960 年，Jules Jacobson 在使用手术显微镜进行血管吻合术时创造了"显微外科手术"一词。手术显微镜带来的立体放大和照明等优势使原本不可操作的脑和脊髓区域变成了可能，因而拓展了神经外科疾病治疗的范围。本章主要包含了手术显微镜和脑血管神经外科中最常用的器械。此外，还概述了这些器械在手术室中正确使用的原则和技巧。

　　关键词：设备，显微手术，手术显微镜

1.1 手术显微镜

　　显微镜具有两个主要功能：放大和照明，允许用较小的显露来提高精细组织切除的可见度，以及通过窄和深的手术通道时实现更安全的止血。卤素灯或氙气灯会沿着视线提供高强度照明，但高强度的照明可能会对组织造成热损伤，因此通常应避免使用最大强度。新一代显微镜通过自我调节光强度来解决这个问题。手术显微镜由几个"关节"组成，以实现全方位移动。手术显微镜的一个关键部件是接口开关。这种电磁装置通过低压咬合使显微镜臂上的所有关节脱离，使其浮动，轻松追踪显微镜头部的运动。显微镜允许沿 x 轴、y 轴和 z 轴移动，同时保持显微镜头端的静态俯仰、偏转和滚动。这使得外科医生可以观察手术区域，调整或保持对目标的聚焦，或者在继续进行手动操作的同时关注新目标。还有许多其他功能可以编程到显微镜手柄和脚踏板的各种按钮上，包括用于立体定向引导的神经影像、视频和静态摄影以及自动平衡。显微镜滤光片与口服或静脉注射染料一起应用行血管造影作为肿瘤和血管神经外科的辅助手段。最广泛使用的血管神经外科染料是吲哚菁绿（ICG）。ICG荧光血管造影可以显示亚毫米级别的血管，从而可以显示不完全夹闭的动脉瘤和误夹或闭塞的血管。

1.2 显微镜手术椅

　　显微手术时间可能会很长，会使手术医生肌肉疲劳，以及精神疲劳，甚至是最有技术的、最有经验的外科医生也会受影响。显微镜手术椅在操作时用于减少等长大肌肉的活动。除臀部和腰部支撑外，适当的手臂支撑尤为重要。在起始位置，前臂搁置在前臂平台的远端（使得平台在移动时不会无意中撞击手术台或牵开器臂），并处于稍微旋转的位置，使得手在第五腕骨背侧置于患者上方。以这种方式，器械放置在其第二近节指骨上的平衡点上，而不是让外科医生在操纵器械时抬起他 / 她的手和器械，然后根据程序要求调整手和手臂的位置。应调整前臂平台的高度和宽度，使肩部和肘部完全放松，肘关节与手术区域允许接近 90°。通过平衡靠近肘部的肌肉和关节，个别手术操作仅限于手腕和手指，从而提高准确性和耐力。

1.3 双极电凝

　　双极电凝是由 Malis 在 20 世纪 50 年代后期开发

的，它结合了火花隙发射器和手术钳，Greenwood 描述了两点凝固的演变。双极凝固装置允许电流在钳子的尖端通过，在两者之间凝固组织（尽管有小的横向热扩散）。如果双极电凝的尖端接触，则会产生短路，不发生凝结。双极烧灼对小血管和神经组织非常有效，因为只需要较少的电流就能达到与单极烧灼相同的效果。在干燥组织上使用双极电凝会导致焦痂形成并降低凝固效率，而且组织可以黏附到器械的尖端。1972 年，King 和 Worpole 观察到即使双极的尖端浸入冲洗液或脑脊液（CSF）中也可能发生凝血，因此他们将灌注管连接到双极电凝上。虽然生理盐水是常用的灌洗液体，但甘露醇似乎更优一些，因为它不导电，电流只通过电极尖端之间的组织。目前使用的双极电凝尖端涂有聚四氟乙烯或其他材料，以避免组织粘连。如果发生炭化，需要用湿海绵轻轻擦拭双极尖端，不要用锋利的器具如划痕垫或手术刀刮擦，以保护涂层。此外，防止炭化和黏着的最佳方法是在短时间内凝结，不断地轻微打开和关闭尖端，而不要出现任何金属与金属的接触。

1.4 刺刀式仪器和仪器长度

通常使用刺刀式镊子和尖端成角度的吸引器，其独特之处在于器械轴相对于手柄的轴线的偏移，这样外科医生在直视术野时不会被自己的手所阻挡。刺刀式器械的手柄设计位于拇指与第二和第三指骨之间，且器械尖端有轻微的重力分布。后坐（开启）力根据仪器的材料和长度而变化。具有更大后坐力的镊子是组织解剖和定义手术平面的理想选择。因此，理想的双臂镊子可作为双重器械：电凝器和解剖器。当有不同长度的相同器械供选择时，使用最短仪器的原理基于两个理念。首先是可以让外科医生的双手放置在颅骨上。其次是较长的器械，其尖端抖动的幅度（甚至错误）与其长度成比例。当在脑组织表面工作时，例如，对于搭桥手术，短的、不带衬垫的器械是比较合适的。随着解剖位置的深入，增加器械长度来使手部到达理想位置，在约 15cm 长度后添加卡口配置。镊子的尖端设计有不同的宽度和形状，尖端通常是直的。但是，当外科医生需要在狭窄的拐角操作时，可以使用带有弯曲尖端的器械。当使用双极进行电凝时，对于更精确的电凝通常优先选择较薄的并具有光滑内表面尖端的双极。对于组织解剖和抓持，可以使用具有锯齿状、齿状、环状和（或）杯状末端的镊子。显微剪的尖端有直的或弯曲的，可以是尖锐的或钝的。设备的长度、形状和方向取决于工作平面。稍长的显微剪允许在一定深度区域操作。弯曲的显微剪可以实现剪切尖端的可视化，平行于外科医生的手指在做剪切，以及边提升边剪切。当在垂直于视线的方向上剪切时，具有直尖端的显微剪更容易可视化。

1.5 吸引器

合理使用吸引器对于保持充足的术野至关重要。直接抽吸用于保持手术野不受血液、脑脊液和其他液体的影响。同时，通常将吸引器放置在脑棉上实现动态脑牵拉，从而最小化由刚性牵开器压迫引起的缺血性损伤的风险。神经外科吸引器的孔径范围为 3~12French（F），其中 3F=1 mm（图 1.1）。吸引器可以是刚性的或可塑的。所有显微外科吸引器应连接到柔性直列式延伸管，而不是直接连接到吸入真空管，真空管的重量可以无意中扭曲外科医生手中的吸引器。

吸力强度可通过手指按压处的通风口来控制，通过减小吸力或在其源头调节。吸引器管近端保持在拇指和食指之间，使得外科医生的拇指可以在通气口上滚动。控制吸力的最佳方法是使用开槽通风口。轻微的拇指滑动调节吸力，并允许连续快速控制吸力，而对于带有圆形通风口的吸头，拇指可作为开 / 关控制。减小吸力的方法包括使用夹子或适配器连接到真空管，或减少延伸管孔的数量。

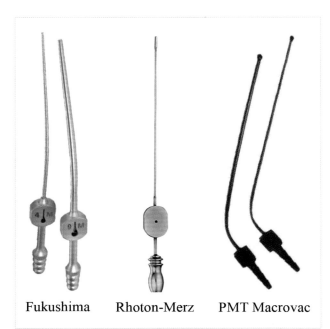

Fukushima   Rhoton-Merz   PMT Macrovac

图1.1 脑血管显微手术使用的吸引器。Rhoton-Merz和PMT Macrovac吸引器在尖端有圆钝的圆柱形扩张，旨在最大限度地减少用于吸除组织时对邻近大脑的损伤。Fukushima吸引器到尖端逐渐变细，因此非常适合远端需要轻微牵拉的部位，例如在基底尖端附近。Fukushima吸引器提供巧妙的锥形设计，其内径在尖端处最小，使得可以进入吸入的组织不会阻塞吸引器近端。Fukushima和PMT Macrovac吸引器的吸力强度可通过采用泪滴形手指通风口进行调节

1.6 血管缝合器械

解剖缝合对于原发伤口愈合至关重要。大多数手术室可以使用多种类型和尺寸的缝合线（图1.2）。它们由可吸收或不可吸收的材料制成，并且是由单丝或多根编织长丝组成。可吸收缝合线由动物胶原蛋白或合成的聚合物制成。缝线的原料、直径和涂层影响吸收时间。不可吸收的缝合线由天然纤维、合成聚合物或金属制成，不会被水解或蛋白水解的酶促化学反应所破坏。多股缝线或编织缝合线比其单丝具有更好的操作性、柔韧性和拉伸强度。但是，它们不适用于血管手术，因其会扩大血管边缘的缝合孔。单股缝合线比较光滑，因此缝合时对邻近组织的创伤较小。由于单股缝合线的柔韧性较低，存在记忆效应，因此缝扎这种丝线需要比编织缝合线打更多的结，并且在打每个结

时需要轻微的停顿。粗心处理单丝缝合线可能导致线结局部弱化或断裂。外科医生不能使用持针器的钳口来夹线，只能使用持针器的牵引力。所有缝线适用于各种针头。适用于显微镜持针器的针头是弯曲的，范围为1/4~5/8的弧形。在显微外科手术中，优先选用1/4~3/8圈针。缝针具有角形（切割形）、反向角形或圆锥形设计。反向角形缝针设计用于减少穿透坚硬组织（如皮肤）时的撕裂，而圆锥形缝针用于血管显微手术，因为产生最小的孔。缝针的抓持应该在距其尖端距离的1/2~3/4处，而不应该抓持在缝合线进出的缝针位置，这是其最弱点。西班牙眼科医生Castroviejo设计了一种用于显微外科手术的持针器。这种持针器具有圆形或扁平手柄，其尖端是直的或弯曲的。圆形轴使得食指和拇指之间更平滑、更精细地旋转，中指有助于支撑持针器的重量。

1.7 Rhoton 显微解剖器械

Rhoton显微解剖器械套件包括各种尺寸和角度的圆形管刀、脑压板、刮匙、针状剥离子以及泪滴状或球状剥离子（图1.3）。圆形管刀通常用于从血管或神经组织上剥离肿瘤，如神经鞘瘤和脑膜瘤手术。圆形管刀的使用方式如下，即锋利边缘被伸入分离平面中，而背面的光滑部分同时保护和分离被保留的组织。这些器械也可用于剥离中等韧性的蛛网膜韧带。

每个神经外科医生都熟悉多功能的Rhoton 6号剥离器，这是最窄的脑压板。脑压板用钝性方式显露与血管、神经、肿瘤、蛛网膜层以及其他结构相邻近的空间。

刮匙在骨性结构周围特别有用。它们具有锋利的边缘，这使得外科医生能够从骨头上精细地剥离硬脑膜，例如用远离重要结构的平行力量去磨除前床突骨质。

针状、钩状和泪滴状剥离子有不同的角度，0°~90°。当需要在特别重要的神经和血管结构周围进行精细解剖时，例如从面神经上剥离前庭神

U.S.P. 规定	0	2-0	3-0	4-0	5-0	6-0	7-0	8-0	9-0	10-0	11-0*
不可吸收和合成的可吸收缝线直径（mm）	0.35	0.3	0.2	0.15	0.1	0.07	0.05	0.04	0.03	0.02	0.01

图 1.2　美国药典（U.S.P.）规定的缝合线直径。对于血管吻合，不可吸收的单丝缝线是必要的。对于较大血管的修复，例如在颈动脉内膜剥脱术中，6-0 聚丙烯是常用的缝合线。对于诸如 STA-MCA 或 PICA-PICA 搭桥的小血管吻合术，优先选用 10-0 或 11-0 聚酰胺聚合物如尼龙线。当桡动脉或隐静脉移植物用于高流量搭桥时，通常优先选用 9-0 和 8-0 缝合线

经鞘瘤或者显露动脉瘤颈，可以使用钩状神经剥离子和泪滴状神经剥离子代替脑压板。

所有的显微剥离器械都有圆形手柄，可以让器械在拇指和食指之间转动。剥离器械没有采用刺刀式轴，是为了防止尖端通过更宽的弧线移动。有一些带有刺刀式轴的显微剥离器械，主要是经鼻使用。

1.8　血管夹和血管夹钳

现在用于治疗动脉瘤的交叉、螺旋弹簧夹是从电工的测试夹改良而来的，这种设计已经有 100 多年的历史了。Dipalma 报道使用改良安全别针作为简单的动脉瘤夹，目前使用的动脉瘤夹采用相同的设计。手术显微镜的应用，使得需要设计更薄的动脉瘤夹和持夹器。Yasargil 设计了薄的交叉弹簧夹，可以提供较强的闭合力。Sugita 设计了非常长的夹子，并且通过与 Drake 一起工作的灵感，将刺刀形状应用于夹子和夹持器以提高可视化程度。Drake 还在夹子底部引入了一个创新的圆形开口（开窗），以保护动脉瘤底部的小血管和神经，尤其在夹闭基底动脉顶端动脉瘤的同时可以保护大脑后动脉。

目前所使用血管夹的生产受到美国测试和材料委员会关于脑血管夹生物相容性和闭合力测试的指南的调整，该指南是在植入血管夹后磁共振成像（MRI）相关死亡率个案报道之后开发的。关于钢夹金属加工过程引起的铁磁性的担忧推动了

动脉瘤夹的市场，因此，基本上所有当前使用的夹子都是由钴或钛合金制成的。虽然对于 MRI 是安全的，但这些动脉瘤夹也产生轻微的伪影。由于具有一些优势，陶瓷夹也曾被提出。

现在使用的所有动脉夹持夹器都是交叉夹脚式的。夹持器的刺刀式设计对于深和窄的手术通道至关重要，其尖端可以是直的、上倾、下倾、侧倾或可调节的。闭合夹持器尖端以压迫动脉夹底座从而使动脉夹打开。可以存在锁定机构，类似于 Castroviejo 针座，但是许多外科医生更喜欢放弃该特征以避免意外卡住并保持夹持操作的平稳顺畅。

最受欢迎的动脉瘤夹（由 Sugita 和 Yasargil 设计）通过双叶片交叉杠杆方式起作用。因此，夹子的闭合力在整个叶片长度上不是均匀分布的，而是从远端到近端线性增加，所以这些夹子在它们的头部力量最弱。此外，它们交叉动作设计的本质导致即使在动脉瘤颈部完全闭合后，夹子叶片在远侧比近端稍微分开。这种偏差是由动脉瘤壁的厚度决定的。可以采用了几种策略来抵消这种偏差，例如使用开窗夹的串联夹持，使用加强夹，或使用多个夹子进行重建。

动脉瘤夹可以是临时的或永久的，也可以是迷你夹或标准夹。一些厂家对这些不同类别进行颜色编号以便于识别，通常使用金色来表示临时夹。临时夹的闭合力足够来闭合血管腔而不破坏血管的细胞层。临时夹的放置必须计划周详，以避免妨碍观察动脉瘤。一般情况是在动脉近端使用刺刀形动脉夹，在动脉远端使用直角夹，并且

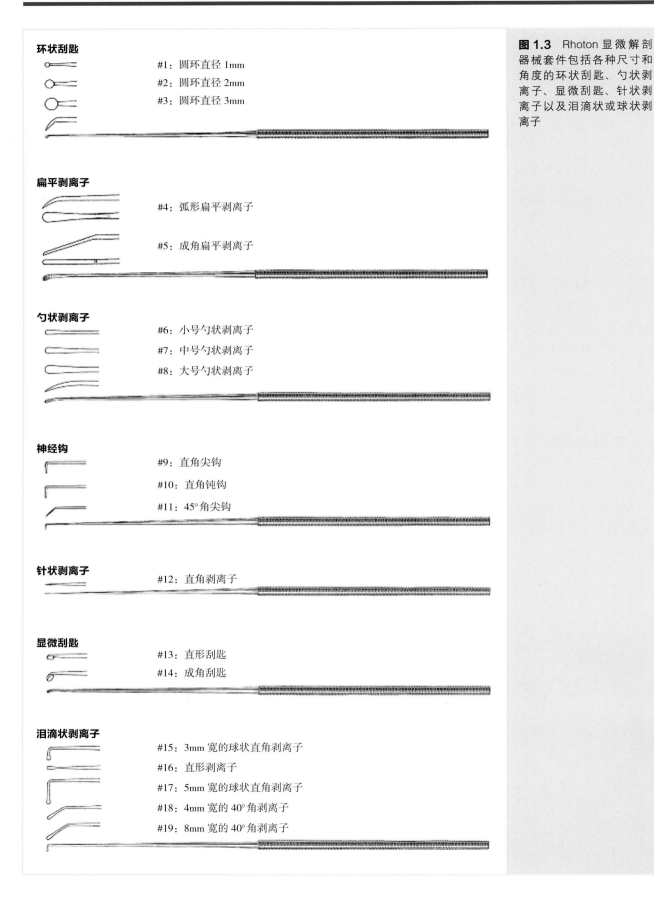

环状刮匙

#1：圆环直径 1mm

#2：圆环直径 2mm

#3：圆环直径 3mm

扁平剥离子

#4：弧形扁平剥离子

#5：成角扁平剥离子

勺状剥离子

#6：小号勺状剥离子

#7：中号勺状剥离子

#8：大号勺状剥离子

神经钩

#9：直角尖钩

#10：直角钝钩

#11：45°角尖钩

针状剥离子

#12：直角剥离子

显微刮匙

#13：直形刮匙

#14：成角刮匙

泪滴状剥离子

#15：3mm 宽的球状直角剥离子

#16：直形剥离子

#17：5mm 宽的球状直角剥离子

#18：4mm 宽的 40°角剥离子

#19：8mm 宽的 40°角剥离子

图 1.3 Rhoton 显微解剖器械套件包括各种尺寸和角度的环状刮匙、勺状剥离子、显微刮匙、针状剥离子以及泪滴状或球状剥离子

从深到浅使用夹子，以保持术野可见。

永久夹施加更大的闭合力，而且通常在叶片表面上使用互锁锯齿以防止在血管壁上滑动。良好的动脉瘤夹闭通常是在动脉瘤夹闭之前分析瘤颈及相邻血管形态，以及夹闭之后它将如何变化。一旦将瘤颈夹平，先前圆形的动脉瘤颈部将具有其原始直径的约 1.5 倍的长度。因此，夹子叶片长度需要比未夹闭时瘤颈宽度长约 50%。已经有大量的夹闭策略来应对具有挑战性的各种情况；然而，各种情况下的夹闭目标就是选择最简单的合适夹闭策略。

另一种类型的夹闭设计颠覆了传统的持夹器 – 夹子界面。持夹器是双剪式的。手指的弯曲导致持夹器尖端的打开，持夹器尖端装在夹子开口的头部内，该夹子用作弹簧夹。该套系统还包括单轴持夹器，并且在可用的动脉瘤夹系统中具有最低的配置。

Sundt 和 Nofzinger 于 1967 年开发了一种聚四氟乙烯衬里的环绕式夹子，用于血泡样动脉瘤或节段性血管缺损或撕裂的血管壁。这种技术在某些情况下可以挽救生命，使用坚固的纱布条或将Gore-Tex 切割成一定尺寸来替代，然后缠绕在血管壁缺损处，通过动脉瘤夹以合适的张力来固定。

参考文献

[1] Tsimpas A, Morcos JJ. A review of microsurgical instruments. In: Jabbour PM, ed. Neurovascular Surgical Techniques. 1st ed. London: Jaypee Brothers Med- ical Publishers; 2013:70–83

[2] Daniel RK. Microsurgery: through the looking glass. N Engl J Med. 1979; 300 (22):1251–1257

[3] Raabe A, Beck J, Gerlach R, Zimmermann M, Seifert V. Near-infrared indocya- nine green video angiography: a new method for intraoperative assessment of vascular flow. Neurosurgery. 2003; 52(1):132–139, discussion 139

[4] Malis LI. Electrosurgery and bipolar technology. Neurosurgery. 2006; 58(1) Suppl:ONS1–ONS12, discussion ONS1–ONS12

[5] Greenwood J, Jr. Two point coagulation: a follow-up report of a new technic and instrument for electrocoagulation in neurosurgery. Arch Phys Ther. 1942; 23(9):552–554

[6] Keshavarzi S, Bolour A, Yarbrough C, et al. Thermal properties of contempo- rary bipolar systems using infrared imaging. World Neurosurg. 2015; 83 (3):376–381

[7] Chen RK, Than KD, Wang AC, Park P, Shih AJ. Comparison of thermal coagula- tion profiles for bipolar forceps with different cooling mechanisms in a por- cine model of spinal surgery. Surg Neurol Int. 2013; 4:113

[8] King TT, Worpole R. Self-irrigating bipolar diathermy forceps. Technical note. J Neurosurg. 1972; 37(2):246–247

[9] Sakatani K, Ohtaki M, Morimoto S, Hashi K. Isotonic mannitol and the preven- tion of local heat generation and tissue adherence to bipolar diathermy for- ceps tips during electrical coagulation. Technical note. J Neurosurg. 1995; 82 (4):669–671

[10] Castroviejo R. A new needle holder. Trans Am Ophthalmol Soc. 1950; 48:331–332

[11] Rhoton AL, Jr. Operative techniques and instrumentation for neurosurgery. Neurosurgery. 2003; 53(4):907–934, discussion 934

[12] Black SP, German WJ. A clamp for temporarily occluding small blood vessels. J Neurosurg. 1954; 11(5):514–515

[13] Dipalma JR. A simple artery clip. Science. 1940; 92(2376):44

[14] Yasargil MG, Vise WM, Bader DC. Technical adjuncts in neurosurgery. Surg Neurol. 1977; 8(5):331–336

[15] Sugita K, Kobayashi S, Inoue T, Takemae T. Characteristics and use of ultra- long aneurysm clips. J Neurosurg. 1984; 60(1):145–150

[16] Fox JL. Vascular clips for the microsurgical treatment of stroke. Stroke. 1976; 7(5):489–500

[17] Dujovny M, Dujovny N, Slavin KV. Aneurysm clips: twenty years later. Neurol Res. 1994; 16(1):4–5

[18] McFadden JT. Magnetic resonance imaging and aneurysm clips. J Neurosurg. 2012; 117(1):1–11

[19] Horiuchi T, Rahmah NN, Yanagawa T, Hongo K. Revisit of aneurysm clip clos- ing forces: comparison of titanium versus cobalt alloy clip. Neurosurg Rev. 2013; 36(1):133–137, discussion 137–138

[20] Perneczky A, Fries G. Use of a new aneurysm clip with an inverted-spring mechanism to facilitate visual control during clip application. Technical note. J Neurosurg. 1995; 82(5):898–899

[21] Sundt TM, Jr, Nofzinger JD. Clip-grafts for aneurysm and small vessel surgery. 1.Repair of segmental defects with clip-grafts; laboratory studies and clinical correlations. 2. Clinical application of clip-grafts to aneurysms; technical con- siderations. J Neurosurg. 1967; 27(6):477–489.

第二章　如何治疗颅内动脉瘤：夹闭与栓塞的选择

Menno R. Germans, Luca Regli, R. Loch Macdonald

何　秋　林福鑫　余良宏 / 译

对于颅内动脉瘤患者，目前至少有 4 种处理方式可供选择：不随访、神经影像学随访、神经外科手术夹闭、血管内栓塞。治疗的目的在于推荐并实施合适的治疗方式，给予患者最大的可能性获得最长的、最健康的生命。治疗的选择应基于以下几个方面的综合考虑：不治疗的情况下动脉瘤的自然病史，即观察过程中动脉瘤增大、破裂或再破裂的可能性；患者的预期寿命；治疗带来的风险及副作用，如治疗的并发症等；随访过程中是否有必要进行影像检查，动脉瘤不治疗的情况下对生活质量的影响，以及治疗过程可能的获益。许多因素包括一些不完整的科学数据都会对治疗的总体评估产生影响。一些病例相对比较简单，手术夹闭及血管内栓塞都可以作为推荐的治疗方式；然而，在另一些病例中，各种因素及各项数据表明，即使是富有经验的神经血管医生 / 血管瘤治疗专家，治疗起来仍然具有挑战性。

关键词：颅内动脉瘤，神经外科手术夹闭，血管内栓塞，动脉瘤治疗

2.1　总体原则

虽然，动脉瘤手术夹闭是一种最为稳妥的治疗方式，具有最好的闭塞率及最低的术后动脉瘤再次破裂的风险，但其致残率总体上高于血管内栓塞治疗。对于未破裂的颅内动脉瘤而言，目前尚无随机对照试验结果用于指导治疗方式的选择，大部分临床推荐来自动脉瘤自然病史的研究及专家共识。对于破裂动脉瘤，目前至少有 4 项临床随机试验证据。简而言之，这些研究显示血管内治疗级别较低的前循环小动脉瘤，预后要好

于手术夹闭。相反，虽然没有统一的意见或科学的数据，但对于一些特定的动脉瘤可能更加适合其中某一种治疗方式，如手术夹闭未破裂的大脑中动脉（Middle Cerebral Artery, MCA）动脉瘤。相似的，后循环动脉瘤特别是基底动脉及其分支的动脉瘤，大多数推荐血管内治疗。总之，动脉瘤治疗预后的影响因素众多，因此对于具体的某个患者的最佳治疗方案，仍然有很大的争议。对于特定的动脉瘤治疗方案的制订，最好由神经血管外科医生、神经介入医生、影像医生组成的多学科团队共同决定。一些对于特定动脉瘤患者最佳治疗方式（微创外科治疗或血管内治疗）的观点将在下文中叙述。

2.1.1　未破裂颅内动脉瘤

一般人群中动脉瘤的患病率约为 3%，大部分动脉瘤终生不破裂。自然病史研究发现，颅内动脉瘤破裂的相关危险因素包括：动脉瘤体积增加、患者年龄增大、高血压病史、蛛网膜下腔出血病史、后循环或前交通动脉瘤。抽烟可能也是重要的危险因素，因此不论动脉瘤是否治疗，都应该建议戒烟及处理心血管疾病的其他危险因素。这些自然病史的研究一般不包括症状性动脉瘤，因为症状性动脉瘤往往因高破裂风险而得到及时治疗。这些危险因素都是在对未接受治疗的动脉瘤患者长期随访中总结而来的。这些数据可用于粗略评估动脉瘤观察期间的破裂风险。未破裂动脉瘤治疗的风险仍缺少相关研究。Etminan 等提出了颅内未破裂动脉瘤治疗风险评分表，用于比较治疗与观察的整体风险。但总体而言，对未破裂动脉瘤的手术夹闭或介入栓塞的风险，目前依然知之甚少。未破裂动脉瘤是否治疗，取决于患者的

年龄、预期寿命、动脉瘤破裂的风险、动脉瘤治疗的风险、临床医生的经验以及患者的治疗意愿等。

2.1.2 破裂颈内动脉瘤

破裂动脉瘤手术夹闭与介入栓塞的 4 个随机对照研究的 meta 分析及系统综述发现，介入栓塞患者的 1 年临床预后更好。手术夹闭与介入栓塞的致死率无明显差别。其中，80% 的病例数来自 ISAT（国际蛛网膜下腔出血动脉瘤研究）研究。由于随访时间短，以及大量介入栓塞组、手术夹闭组以及重症监护组的组间交叉，让研究结果受到了质疑。此外，未纳入 ISAT 研究的动脉瘤患者，也常用介入栓塞治疗，但这部分患者的信息并未在研究中呈现。事实上，虽然越来越多的破裂动脉瘤最终选择介入栓塞治疗，但在作治疗选择时，我们仍然要综合考虑各方面的因素。

2.2 大脑中动脉瘤

大脑中动脉瘤治疗选择手术夹闭或介入栓塞仍然是最具有争议的。两种治疗方法分别都有大量的文献支持，新近的一篇综述对整体结果进行了总结。对于大脑中动脉的大动脉瘤或巨大动脉瘤，手术夹闭比介入栓塞效果更好。其主要原因是，因大脑中主要分支常与瘤颈融合，造成介入栓塞有较大风险导致动脉瘤栓塞不全，相反，手术有多种夹闭的选择方案，能取得更好的疗效。

2.2.1 大脑中动脉瘤破裂

虽然因为研究设计的差异以及报告标准的缺乏，大脑中动脉瘤治疗没有形成明确的结论，最近的文献回顾提示，介入栓塞是动脉瘤破裂治疗的最好方式，不良预后的概率最低。然而，某些特定情况下，手术夹闭仍然是一种可选择的治疗方式，比如宽颈动脉瘤或动脉瘤破裂导致大量的硬膜下、脑实质内、外侧裂血肿形成。

当动脉瘤破裂导致巨大的、占位效应明显的颅内血肿形成时，开颅手术的骨窗范围应足够大

以充分暴露血肿，同时能起到对大脑即刻减压的作用。当形成硬膜下血肿时，应该先细致清除血肿后，再进行动脉瘤夹闭的操作。硬膜下血肿的形成，意味着动脉瘤穿破了蛛网膜并与硬膜粘连紧密；因此应尽量细致操作，避免过度牵拉外侧裂和邻近脑组织表面的蛛网膜。当血肿位于脑实质或外侧裂时，首先应按去骨瓣减压形成一个较大的骨窗，并磨除蝶骨嵴，以保证最小限度的脑牵拉，能够确认颈内动脉的位置。开放基底池后应释放脑脊液，并分离与蛛网膜相粘连的颈内动脉，以保证有必要的情况下，能使用临时夹阻断颈内动脉。接下来，可以在尽量靠近血肿的非功能区的皮层进行造瘘，或者从表面开放侧裂以清除血肿。部分清除血肿，动脉瘤周围的血肿可以先保留以避免动脉瘤破裂。可在动脉瘤夹闭后，再清除剩余的血肿；同时要注意，外侧裂（CT 图像上常表现为锯齿样边缘，提示血肿与岛叶的交界面）的血肿可能是难以清除的（图 2.1a，b）。

2.2.2 未破裂大脑中动脉动脉瘤

相较于破裂的大脑中动脉动脉瘤，未破裂的动脉瘤更适合于手术夹闭治疗，因其并发症更少，同时具有更高闭塞率和更低的再手术率。一些术前血管成像图像上动脉瘤的形态学特征，有利于手术夹闭策略的实施，然而较短的 M1 长度、较大的 M1 与颅底的夹角以及瘤体朝向后下方向，将增加手术并发症的风险。

2.3 后交通动脉瘤

当后交通动脉瘤既可以通过手术夹闭，也可以通过介入栓塞治疗时，选择后者可能有更好的功能预后。然而，这类动脉瘤常有较宽的瘤颈和 / 或后交通动脉源自动脉瘤瘤颈，这使得单纯介入栓塞的风险更大。这种情况下可以选择支架辅助或球囊辅助栓塞，但其术后并发症的发生率高且动脉瘤闭塞率低。得益于包括显微外科及小骨窗

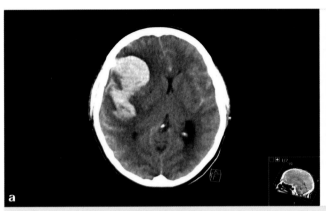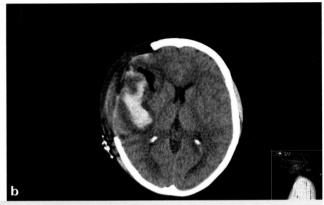

图 2.1 （a）术前 CT 平扫提示右侧大脑中动脉动脉瘤破裂导致脑实质及外侧裂血肿形成。（b）大脑中动脉动脉瘤夹闭术 + 脑实质血肿清除 + 去骨瓣减压术后 CT 平扫。为保留脑实质及降低损伤外侧裂动脉的风险，而不清除外侧裂血肿

入路在内的神经外科技术的不断进展，后交通动脉瘤手术夹闭，已经成为一项低风险及致残率可接受的治疗方法。但在必要时，可以使用支架或球囊辅助栓塞动脉瘤，尤其是对于破裂动脉瘤的治疗时。

伴有动眼神经障碍的后交通动脉瘤

当后交通动脉瘤突向下方时，可能会导致部分的动眼神经障碍。此时，无论是通过手术夹闭对动眼神经减压，或是介入栓塞减少血管搏动对神经带来的影响，都将改善眼球运动障碍症状。一个有关于比较两种方式治疗后交通动脉瘤并发动眼神经瘫的研究发现，夹闭手术后动眼神经瘫的改善率更高。一般来说，不推荐在夹闭动脉瘤后剪破未破裂的瘤体，但是对于压迫动眼神经的后交通动脉瘤，则倾向在闭塞动脉瘤后刺破瘤体，或用双极电凝使之收缩，或切除动脉瘤瘤顶。

2.4 前交通动脉瘤

由于血管解剖困难、血管构造和血流动力学的复杂程度，夹闭前交通动脉瘤一直是很有挑战性的。因此，血管内介入治疗是一种更好的选择，具有更好的预后。但当血管内治疗从技术层面上难以完成，或具有可预见的高风险并发症时，手术治疗仍然是很好的备选方案。尽管并发症发生风险高，但在我们的实践中，最复杂的前交通动脉瘤，往往会选择手术治疗。因此，我们尽量用血管内栓塞治疗前交通动脉瘤，特殊病例选择性运用手术夹闭。

2.5 胼周动脉瘤

大脑前动脉远端动脉瘤，以胼周动脉瘤最为常见，它们往往体积较小、瘤颈较宽且常有动脉分支从动脉瘤底部发出。考虑到胼周动脉瘤位于血管远端、载瘤动脉血管直径小以及复发率高等特点，介入治疗胼周动脉瘤是很有挑战性的。手术入路一般选择右侧矢状窦旁开颅，通过大脑纵裂进入，根据胼胝体膝部定位以确定动脉瘤位置。由于手术夹闭的并发症发生率较低，当预计介入治疗有难度，或动脉瘤破裂形成有占位效应的血肿时（约占 25% 的病例），我们更倾向于选择手术夹闭的方式来治疗前交通动脉瘤。

2.6 小脑后下动脉瘤

小脑后下动脉瘤（PICA）常位于 PICA 动脉基底动脉起始部，也可起源于 PICA 动脉远段，当动脉瘤形态为梭形时，其再出血风险较高。因动脉

瘤位置邻近后组颅神经，所以手术夹闭可能导致后组颅神经功能障碍。其他外科技术，如 PICA–PICA 或枕动脉 –PICA 搭桥同时闭塞载瘤动脉，是可行的，但实施难度较大，需要富有经验的外科医生才能完成。介入治疗的手段包括弹簧圈栓塞（支架或球囊辅助）及闭塞载瘤动脉，后者常用于夹层动脉瘤或可以耐受且不会产生严重神经功能缺损的患者。尽管介入治疗看似比手术夹闭有更低的并发症发生率，但其动脉瘤残留及复发需再次手术的概率较高。这说明两种治疗方式各有缺陷，最佳治疗方式需要由富有经验的多学科团队共同制定。

2.7 颈动脉血泡样动脉瘤和其他特殊案例

颈动脉血泡样动脉瘤并非是真正意义上的动脉瘤，而是一种由血凝块、纤维组织及血管外膜共同构成的复合体。其再破裂率及体积增大率都很高，因此其死亡率也高。临床上也有着各种治疗策略，如直接夹闭、包裹、孤立以及载瘤动脉闭塞联合或不联合动脉搭桥。这些治疗方式都有较高的致残、致死率，以及高的术中或术后再出血概率。血管内治疗血泡样动脉瘤，即支架辅助或弹簧圈单独栓塞，都有较高的致残及致死率，术中栓塞不全及术后再出血的风险也较高。最近，血流导向装置（支架）被运用于这些病例中，并可能有更好的预后，预示着这可能是个有前景的治疗方案。此外，若血流导向支架治疗失败，手术夹闭依旧是可行的治疗方式。

2.8 眼动脉段动脉瘤

因眼动脉瘤起源于颈内动脉眼动脉段且邻近视神经，治疗风险较大。外科手术可以直接夹闭动脉瘤，但磨除前床突、解剖动脉瘤或牵拉视神经等方式可能会导致视力障碍加重或其他并发症的发生。另一方面，通过直接弹簧圈栓塞或血流导向装置治疗眼动脉段动脉瘤，不仅闭塞率

低，还可能引起眼动脉栓塞或是栓子形成从而使视功能恶化，其发生率为18%~26%。因此，手术夹闭对视觉功能的改善可能更好，动脉瘤的闭塞率也更高；然而眼动脉段动脉瘤的手术入路是具有挑战性的，其总体并发症的发生率也高于介入治疗。

参考文献

[1] Molyneux AJ, Birks J, Clarke A, Sneade M, Kerr RS. The durability ofendovas- cular coiling versus neurosurgical clipping of ruptured cerebral aneurysms: 18 year follow-up of the UK cohort of the International Subarachnoid Aneur- ysm Trial (ISAT). Lancet. 2015;385(9969):691–697

[2] Li H, Pan R, Wang H, et al. Clipping versus coiling for ruptured intracranial aneurysms: a systematic review and meta-analysis. Stroke. 2013;44(1):29–37

[3] Hwang JS, Hyun MK, Lee HJ, et al. Endovascular coiling versus neurosurgical clipping in patients with unruptured intracranial aneurysm: a systematic re- view. BMC Neurol. 2012;12:99

[4] Zijlstra IA, Verbaan D, Majoie CB, Vandertop P, van den Berg R. Coiling and clipping of middle cerebral artery aneurysms: a systematic review on clinical and imaging outcome. J Neurointerv Surg. 2016;8(1):24–29

[5] Etminan N, Rinkel GJ. Unruptured intracranial aneurysms: development, rup- tureandpreventivemanagement.NatRevNeurol.2016;12(12):699–713

[6] Greving JP, WermerMJ,BrownRD, Jr,etal.DevelopmentofthePHASESscore for prediction of risk of rupture of intracranial aneurysms: a pooled analysis of six prospective cohort studies. Lancet Neurol. 2014;13(1):59–66

[7] Wiebers D, Whisnant J, Forbes G, et al. International Study of Unruptured Intra- cranial Aneurysms Investigators. Unruptured intracranial aneurysms–risk of rup- tureandrisksofsurgicalintervention.NEnglJMed.1998;339(24):1725–1733

[8] MoritaA,KirinoT,HashiK,etal.UCASJapanInvestigators. Thenaturalcourse of unruptured cerebral aneurysms in a Japanese cohort. N Engl J Med. 2012; 366(26):2474–2482

[9] Etminan N, Brown RD, Jr, Beseoglu K, et al. The unrupturedintracranial aneurysm treatment score: a multidisciplinary consensus. Neurology. 2015; 85(10):881–889

[10] MolyneuxAJ,KerrRS,YuLM,etal.InternationalSubarachnoid AneurysmTri- al (ISAT) Collaborative Group. International subarachnoid aneurysm trial (ISAT) of neurosurgical clipping versus endovascular coiling in 2143 patients with ruptured intracranial aneurysms: a randomised comparison of effects on survival, dependency, seizures, rebleeding, subgroups, and aneurysm oc- clusion. Lancet. 2005;366(9488):809–817

[11] Darsaut TE, Jack AS, Kerr RS, Raymond J. International Subarachnoid Aneur- ysm Trial - ISAT part II: study protocol for a randomized controlled trial. Tri- als. 2013;14:156

[12] Zhu W, Liu P, Tian Y, et al. Complex middle cerebral artery aneurysms: a new classification based on the angioarchitecture and surgical strategies. Acta Neurochir (Wien). 2013;155(8):1481–1491

[13] Chalouhi N, Starke RM, Koltz MT, et al. Stent-assisted coiling versus balloon remodeling of wide-neck aneurysms: comparison of angiographicoutcomes. AJNR Am J Neuroradiol. 2013; 34(10):1987–1992

[14] Bodily KD, Cloft HJ, Lanzino G, Fiorella DJ, White PM, Kallmes DF. Stent-as- sisted coiling in acutely ruptured intracranial aneurysms: a qualitative, systematic review of the literature. AJNR Am J Neuroradiol. 2011; 32 (7):1232–1236

[15] Güresir E, Schuss P, Setzer M, Platz J, Seifert V, Vatter H. Posterior communi- cating artery aneurysm-related oculomotor nerve palsy: influence of surgical and endovascular treatment on recovery: single-center series and systematic review. Neurosurgery. 2011; 68(6):1527–1533, discussion1533–1534

[16] Hernesniemi J, Dashti R, Lehecka M, et al. Microneurosurgical

management of anterior communicating artery aneurysms. Surg Neurol. 2008; 70(1):8–28, discussion29

[17] FangS,BrinjikjiW,MuradMH,KallmesDF,CloftHJ,LanzinoG. Endovascular treatment of anterior communicating artery aneurysms: a systematic review and meta-analysis. AJNR Am J Neuroradiol. 2014;35(5):943–947

[18] Yamazaki T, Sonobe M, Kato N, et al. Endovascular coiling as the first treat- ment strategy for ruptured pericallosal artery aneurysms: results, complica- tions, and follow up. Neurol Med Chir (Tokyo). 2013;53(6):409–417

[19] HernesniemiJ,TapaninahoA,VapalahtiM,NiskanenM,KariA,Lu ukkonen M. Saccular aneurysms of the distal anterior cerebral artery and its branches. Neurosurgery. 1992; 31(6):994–998, discussion 998–999

[20] Lehto H, Harati A, Niemelä M, et al. Distal posterior inferior cerebellar artery aneurysms: clinical features and outcome of 80 patients. World Neurosurg. 2014;82(5):702–713

[21] Bohnstedt BN, Ziemba-Davis M, Edwards G, et al. Treatment and outcomes among 102 posterior inferior cerebellar artery aneurysms: a comparison of endo- vascular and microsurgical clip ligation. World Neurosurg. 2015;83(5):784–793

[22] Chalouhi N, Jabbour P, Starke RM, et al. Endovascular treatment of proximal and distal posterior inferior cerebellar artery aneurysms. J Neurosurg. 2013; 118(5):991–999

[23] Gonzalez AM, Narata AP, Yilmaz H, et al. Blood blister-like aneurysms: single center experience and systematic literature review. Eur J Radiol. 2014; 83 (1):197–205

[24] Lai LT, Morgan MK. Outcomes for unruptured ophthalmic segmentaneurysm surgery. J Clin Neurosci. 2013;20(8):1127–1133

[25] Rouchaud A, Leclerc O, Benayoun Y, et al. Visual outcomes with flow-diverter stents covering the ophthalmic artery for treatment of internal carotid artery aneurysms. AJNR Am J Neuroradiol. 2015;36(2):330–336

第三章　颅内动脉瘤手术技术

Gregory J. Zipfel, Ralph G. Dacey, Jr

谢冰森　林元相 / 译

摘要

　　颅内动脉瘤手术的目的是在保留载瘤动脉及相关穿支动脉血流的同时去除动脉瘤，尽量减少对脑组织的操作和牵拉，避免术后并发症的发生。本章重新审视了手术器械、神经麻醉原理和一般硬膜内手术技术，以达到动脉瘤直接手术治愈的最佳效果。

　　关键词：动脉瘤，夹闭技术，颅内动脉瘤，显微镜，显微手术，神经麻醉

3.1 手术设备

　　任何颅内动脉瘤手术的基础都是手术显微镜。显微镜应保持平衡，并可用脚或者手控制调节。通过术中视频监视器对手术图像的投影有一定的帮助。为了方便显微外科手术的进行，外科医生需要把手放在手托或患者的头部上，以消除外科医生手臂运动的影响。患者的头部必须用头架固定在手术台上合适的位置。一种可透射线头架可以在手术中辅助进行脑血管造影。尽管应尽量减少使用固定的脑压板，但仍可使用具有柔性固定臂和锥形脑压板的自动牵开器系统。所需要的显微外科器械包括双极、不同长度和不同尖端宽度的钳子、不同大小的吸引器（最好有控制吸力的拇指孔）、直的和弯的显微剪，以及不同形状和大小的剥离子和钩。

　　一套全面的动脉瘤夹和持夹钳是至关重要的，同一型号的动脉瘤夹需要同时备有数个，如用串联技术时需要用到多个相同型号的动脉瘤夹。持夹钳也有多种配置，在持夹钳应用过程中最大限度地增加动脉瘤的弹性是很重要的。

　　由于直接检查并不能总是可以确认手术是否

成功，许多外科医生使用辅助技术来证实完全的动脉瘤闭塞和供血动脉及其分支动脉的通畅。这些技术包括术中内窥镜检查、多普勒超声检查、术中血管造影和吲哚菁绿血管造影。动脉瘤外科医生应该熟悉所有这些辅助技术并适当选择应用。大多数颅内动脉瘤不需要框架和无框架立体定向技术，但是对位于前循环末梢的动脉瘤的精确定位可能有一定的作用。

3.2 神经麻醉、监测和大脑松弛

　　关键是要避免术中出现明显的血压波动，避免采取降低脑灌注压或增加脑代谢从而增加脑缺血风险的操作。通常采用渗透性利尿和过度通气来达到最大限度地松弛大脑的目的。麻醉医生应随时准备应对大量失血。对于不能在早期实现颅内近端临时阻断进行控制的颈动脉近端动脉瘤，如有必要，应提前了解颈动脉在颈部的压迫位置。

　　在临时阻断供血动脉期间，有时会采取额外的方法来保护大脑。可以使用丙泊酚、戊巴比妥或依托咪酯来实现脑电图（EEG）的爆发抑制，也经常要提高动脉压。在一项对分级良好的蛛网膜下腔出血患者的试验中，术中低体温并不能起到神经保护作用。其余一些技术尚未进行随机临床试验研究来证实。

3.3 颅内动脉瘤的手术步骤

　　颅骨暴露一旦完成，切开硬脑膜，外科医生应该评估大脑是否充分松弛。如果不充分，通常可以通过脑室外引流术或腰椎穿刺引流术来获得额外的松弛。一旦达到充分的脑松弛，可以将手

术显微镜引入视野。

　　动脉瘤的显微外科解剖首先要获得近端和远端动脉的控制，然后准备对动脉瘤颈进行夹闭。分离通常包括用吸引器压在脑棉上吸引牵拉动脉瘤，用双极镊子分离蛛网膜。不易分离的蛛网膜必须用刀或小剪刀切开。一般来说，吸引器头可以用来在蛛网膜韧带上产生轻柔的牵引力，然后用剪刀或蛛网膜刀将其锐性分开。吸力应该调节到能够抽吸液体而不伤及软脑膜。

　　在动脉瘤解剖和操作之前，近端动脉控制是很重要的。对于许多床突旁动脉瘤和罕见的后交通动脉瘤，可能难以实现近端控制，需要通过分离颈部动脉获得。下一步是远端控制，涉及与近端控制相同的技术。在分离远端和近端血管，包括准备临时夹闭后，外科医生在动脉瘤底部和瘤颈周围解剖蛛网膜。用钝性吸引器头对动脉瘤进行牵拉，将蛛网膜拉伸，允许用显微剪或蛛网膜刀进行锐性分离。应避免蛛网膜的钝性撕裂，以减少术中动脉瘤破裂的风险。一般建议从基底部的中部开始分离周围的分支和供血动脉血管壁，小心地形成一个平面，并将分离从基底部延伸至动脉瘤颈段。另一方面，应避免向动脉瘤远端剥离。一旦建立这个平面，一个光滑的剥离子通过两侧的动脉瘤颈部，以模拟动脉瘤夹片的通道。不需要任何外力，动脉瘤也不应该被移动。

3.3.1　临时阻断动脉

　　有些外科医生在所有病例中都使用临时阻断。大多数医生治疗大型或复杂的动脉瘤以及术中动脉瘤破裂时使用临时阻断。这几乎都是通过临时阻断夹来实现的。如前所述，在临时阻断期间，可以使用辅助技术来保护大脑。原则是尽量减少临时阻断的时间，临时阻断不要遮挡动脉瘤，并避免误夹穿支动脉。当需要完全夹闭以控制动脉瘤破裂或需要切开已夹闭的巨大动脉瘤时，近端阻断通常是适当的。

　　颈动脉近端动脉瘤，可以使用抽吸减压技术（图3.1a）。也可以通过一根针插入载瘤动脉，然后从动脉瘤抽吸血液出来（图3.1b）。要记住，就像打开动脉瘤一样，这就产生了一个必须封堵动脉瘤的穿刺破口，这对于破裂动脉瘤可能是可行的，但是在对无症状的未破裂的动脉瘤进行手术时需要慎重考虑。

3.3.2　术中动脉瘤破裂

　　与其处理术中动脉瘤破裂的情况，不如尽量避免破裂。它可以发生在最初的动脉瘤暴露（解剖前）、动脉瘤本身剥离（解剖时）或动脉瘤夹闭期间。在解剖前阶段的破裂往往是一个灾难性的事件，需要积极的措施来获得近端动脉控制。脑肿胀可通过人工切除大脑获得通路。预防方式是通过维持足够的麻醉和稳定的血压，并避免在最初的动脉瘤暴露期间过度地抽吸和牵拉动脉瘤。

　　动脉瘤剥离过程中的动脉瘤破裂通常是由于钝性剥离技术，动脉瘤底部或顶部周围的血肿清除所致的。有时在使用最优技术时也会出现这种情况。轻微出血可用止血纱布填塞和抽吸。较严重的出血通常需要临时阻断载瘤动脉。作者通常使用两个吸引器清理术野中的出血，使主刀医生能够确定破裂部位，然后立即将一个吸引器放在破裂处，以防止或尽量减少血液流入蛛网膜下腔使血管解剖变得模糊。有控制的操作是必要的，以免进一步撕裂动脉瘤。动脉瘤在夹闭过程中破裂通常是通过夹闭来处理的。当动脉瘤夹叶片没有完全穿过动脉瘤，并且在叶片尖端附近出现撕裂时，问题就出现了。这可以通过夹闭前确保颈部是完全解剖和蛛网膜完全离断来避免。

3.3.3　血栓和钙化的处理

　　动脉瘤内的血栓可以不明显，如小动脉瘤内的血栓，也可以很大并构成动脉瘤夹闭的巨大障碍。这是决定动脉瘤夹闭或者栓塞的一个因素，因为大量的血栓更有可能使其栓塞后再通。如果怀疑有血栓，术前就应该做计算机断层扫描（CT）和磁共振成像（MRI），这些检查将明确所有实质性血栓。如果有大量血栓，可能需要切开动脉瘤

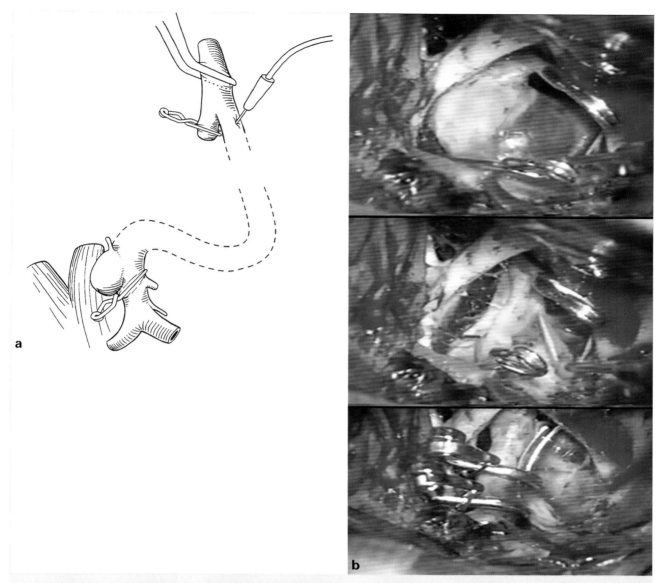

图3.1 抽吸减压技术。(a) 颈内动脉近端动脉瘤的"达拉斯"技术。临时阻断颈内动脉颅外段和动脉瘤远端的颈内动脉颅内段，通过插入颈内动脉颅外段的导管将动脉瘤内血液抽吸减压。(b) 针减压技术。类似的技术可以通过临时阻断动脉瘤两侧的载瘤动脉，然后用蝶翼针穿刺动脉瘤来抽吸减压

并清除血栓来夹闭动脉瘤（图3.2）。这时通常动脉瘤必须被孤立截流并切开。超声吸引器可以帮助清除坚固的血栓。

脑动脉瘤钙化和明显动脉粥样硬化的发生率随病灶大小的增加而显著升高。术前对动脉瘤进行薄层的 CT 扫描常常可以发现钙化性动脉粥样硬化。钙化增加了手术的难度和风险，是决定更合适手术夹闭还是血管内介入方法的一个因素。在这些病例中，术中需要考虑的一个问题是，需要

沿动脉瘤颈更远处放置动脉瘤夹，以使其供血动脉狭窄或闭塞的机会最小（图3.3）。一个动脉瘤夹可能没有足够的力量来夹闭瘤颈，或者可能会夹闭壁厚的部分但是血液仍然可能通过壁薄部分之间的潜在的腔隙进入动脉瘤。可选的技术是跨血管夹夹闭、加强夹夹闭、串联夹夹闭技术。动脉瘤夹可能向下滑动并阻塞载瘤动脉，可选的操作是在动脉瘤远心端再上一个夹子，然后移除第一个夹子。

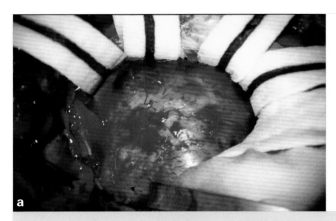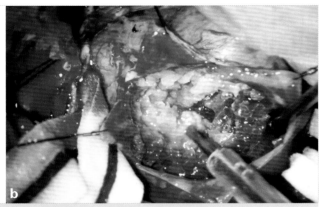

图 3.2　管腔内的血栓。（a）巨大的大脑中动脉瘤伴腔内血栓。（b）在孤立截流动脉瘤后，以"十"字形切开动脉瘤瘤体，用超声吸引器取出腔内血栓

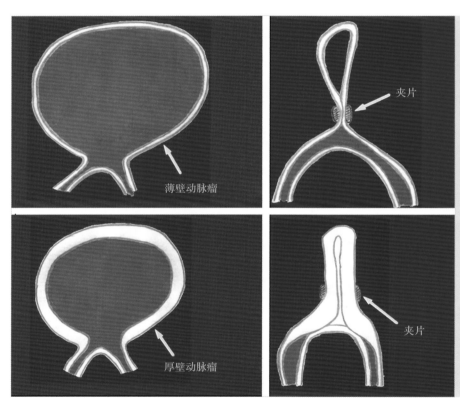

图 3.3　动脉粥样硬化。如图所示，当出现明显的动脉粥样硬化时，必须使用特殊的夹闭策略，因为标准的夹闭方法常常会导致载瘤动脉狭窄或闭塞

3.3.4　特殊夹使用策略

动脉瘤夹叶片通常应平行于动脉瘤瘤颈长轴，沿着载瘤动脉血管壁长轴方向放置。这将使载瘤动脉被误夹扭曲的风险降至最低，并降低了动脉瘤基底部被无意剪切的风险。但是，也有些动脉瘤，如后交通动脉瘤，通常是用垂直于颈内动脉长轴的动脉瘤夹夹闭的。在采取复杂的治疗策略之前，使用最简单的直夹，长度比动脉瘤的颈部长 25% 左右。当出现问题时，使用临时阻断夹夹闭。

颈内动脉腹侧动脉瘤、基底动脉分叉处动脉瘤、瘤体朝上的前交通动脉瘤、大的或巨大的厚壁动脉瘤最佳的重建方式是用跨血管夹（图 3.4）。当动脉瘤位于动脉分叉处，以及分叉的一侧或两侧时，直的动脉瘤夹只能夹闭瘤体的大部分，会有明显的残留，或者所谓的"狗耳朵"样残留。此

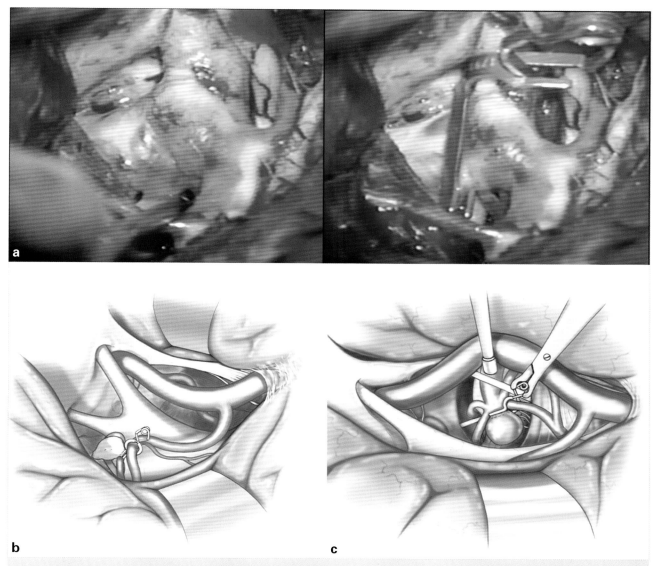

图 3.4　跨血管夹可在夹闭瘤颈的同时跨过载瘤动脉或者分支动脉。这种情况通常适用于：（a）颈内动脉腹侧动脉瘤、（b）瘤体朝上的前交通动脉瘤和（c）基底动脉分叉处动脉瘤

时，柄夹技术可能会有一定的作用（图 3.5）。

大的或巨大的动脉瘤，具有宽颈或高瘤壁张力的大动脉瘤或巨大动脉瘤，通常需要采用多种夹进行各种组合"串联"夹闭。其中最直接的方式是在第一个动脉瘤夹的远端再上一个同样型号的动脉瘤夹。另一种方法是将跨血管直夹与普通直夹放在一起，将附加的闭合力直接集中在远端动脉瘤瘤颈上（图 3.6）。

递进式夹闭策略也很有用。如果发生了早发性动脉瘤破裂，可以在动脉瘤瘤颈的远端用夹子夹住动脉瘤囊的大部分，包括最可能发生动脉瘤破裂的尖端（图 3.6），然后完成动脉瘤剥离，并在动脉瘤瘤颈近端放置一个串联夹以进行最终的夹闭。相反情况，其中最初的动脉瘤夹也可先夹闭部分载瘤动脉，第二动脉瘤夹放在其远端，然后可以移除最初的动脉瘤夹。

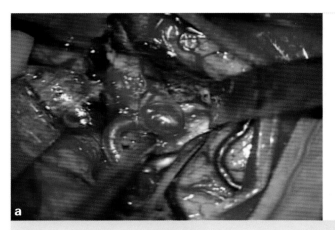

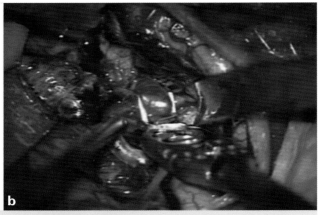

图 3.5 （a）大脑中动脉分叉部动脉瘤 。（b）直角动脉瘤夹可以调节载瘤动脉的腔，同时其成角部分能够闭塞分叉处侧方的动脉瘤体

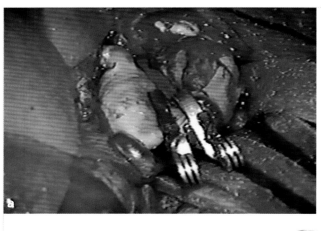

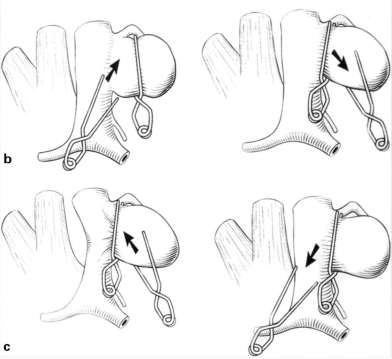

图 3.6 串联和递进式夹闭技术。(a)当单个夹子没有足够的闭合力来消除动脉瘤时使用的串联夹闭技术。串联的跨血管夹将附加的闭合力直接作用于远端动脉瘤瘤颈。(b)递进式夹闭技术，即沿着动脉瘤从远端到近端的递进夹闭，用于术中动脉瘤破裂时，或在动脉瘤瘤颈未完全暴露时。(c)当第一个动脉瘤夹放置使载瘤动脉扭转时，可采用反向动脉瘤夹递进

第四章　翼点入路

R. Loch Macdonald
蔡嘉伟　林元相 / 译

摘要

翼点或额颞部开颅术是一种非常常见和广泛使用的方法，它可以用于所有常见的前循环和基底动脉上段动脉瘤，也适用于其他血管和非血管性病变。在基本技术基础上有许多变化，包括通过去除眶部和颧部颅骨扩大入路，向后扩大切口以形成去骨瓣减压术，以及各种方法磨除前床突等。此外，还可缩小骨窗，正如描述为以翼点为中心的许多不同的锁孔入路。本文介绍一种进行翼点开颅术的方法。

关键词：动脉瘤，脑动脉瘤，开颅手术，额颞部，翼点

4.1　适应证及选择

额颞或翼点开颅术是位于颈内动脉、前交通之前的大脑前动脉（A1）直至并包括前交通动脉复合体，以及大脑中动脉的蝶骨段（M1）的动脉瘤的主要手术入路。近端颈内动脉瘤通常需要硬膜内或硬膜外切除前床突。在这些病例中，为了获得近端控制可能需要暴露颈动脉。翼点入路也可用于基底动脉上段动脉瘤，其具体情况主要取决于动脉瘤顶端与后床突的相对位置。可以通过眶缘和颧骨截骨扩大手术范围。这种情况多见于基底动脉分叉部位置较高，以及需要拓宽视野，以获得更多照明和更大的操作空间时。对于基底动脉上段动脉瘤，除了翼点入路外，最主要的选择是颞下入路。前半球间入路可用于前交通动脉瘤。

4.2　解剖

翼点是额骨、顶骨、蝶骨大翼和颞骨鳞部在颅骨侧面汇合的小区域。在这一点上，在颅骨的内表面是蝶骨大翼和蝶骨小翼的融合部分。蝶骨嵴将颅前窝和颅中窝分开，通常在硬膜外进行切除。蝶骨大翼形成中颅窝的前壁，而蝶骨小翼形成前颅窝底的后壁。蝶骨嵴向后突出进入位于额叶底面和颞叶前中部之间的外侧裂根部。

4.3　术前准备

术前准备包括一份基本的手术清单。在确定正确的患者、手术入路的位置、必要的神经影像资料，以及有吲哚菁绿荧光的手术显微镜和术中造影用的移动显像仪等设备之后，方能开始麻醉患者。麻醉患者并在术前应用抗生素。在麻醉诱导过程中，尤其是进行动脉瘤破裂的手术，应特别注意避免血压过度的波动，以免增加动脉瘤破裂的机会。最初的体位摆放包括弯曲手术台和反向特伦伯格倾斜，使头部向上抬高15°，以利于静脉回流和大脑松弛。头部被固定在一个射线可透过的头架上，以允许术中血管造影。

在标准的翼点入路手术体位中，头位旋转约30°，提高头部超过身体，并后仰头部使眶缘和颧突在同一水平最高位（图4.1）。中动脉瘤需要旋转更多的角度，而前交通动脉瘤旋转的角度则小一些。为了帮助头部旋转，可能需要将肩垫垫在同侧肩膀。因为主刀医生和助手站在头部的两侧，所以当使用双目镜显微镜进行手术时，上述的头部伸展的程度是最佳的。当使用单个目镜时，必要时头部可以更加伸展，但这会使视察前颅窝底变得困难。另一个考虑是以便近端控制动脉瘤近端颈内动脉或可能的搭桥手术，而需要为暴露颈前区和颈动脉做准备。

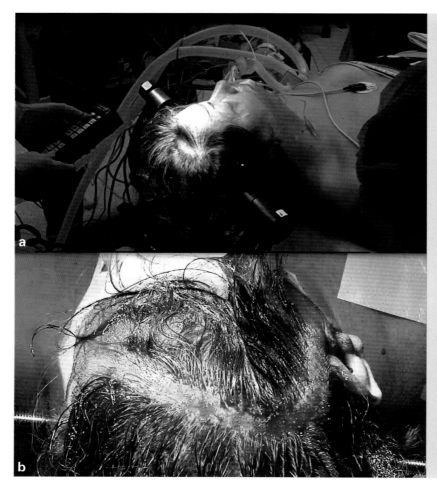

图4.1 （a）翼点入路的体位，调整手术床使得头高15°，并高于心脏水平。（b）头部轻度后仰并且偏转20°，沿着计划好的切口线剃掉头发

一种方法是使用术中导航对患者进行注册。这不是绝对必要的。这对于指导和向学员展示如何摆放头位以获得良好的动脉瘤显露途径以及便于脑室外引流（EVD）导管穿刺具有一定的价值，而后者通常是动脉瘤破裂病例所需要的。此外，额窦可以被描绘出来，但如果它很大，开颅就可能会被累及，可以从颅骨颞上线到切口内侧切开一个骨膜瓣。

沿着切口剃掉患者的头发（图4.1）。我们经常通过颞浅动脉逆行注射来做血管造影，这样就可以在标记切口位置之前触诊到它的位置。如果动脉瘤破裂，预计将进行EVD，则在颞上线切口处再剪一缕头发。如果患者的神经状况允许，在开颅之前进行EVD的好处是可能引流更多脑脊液，从而使脑组织得到更好的松弛。皮肤和头发是用聚维酮碘溶液消毒的。这必须与皮肤接触

3min或更长时间，使其有时间干燥。

对于未破裂的病例，我通常用约8mL 1%的利多卡因（不含肾上腺素）浸润皮肤和皮下组织。这在动脉瘤破裂的患者中应该避免，因为意外的利多卡因血管内注射存在使血压波动的风险。尼莫地平在诊断为蛛网膜下腔出血（SAH）后开始使用。通常的口服剂量是每4h 60mg。围手术期维持正常血容量是必要的。在液体替代品的选择上没有统一的意见，但我们的做法是使用0.9%的生理盐水，密切监测电解质和必要时补充钠和钾。抗惊厥药物，如苯妥英钠，可用于癫痫发作的患者，或有较高的风险出现癫痫的患者（脑内血肿），或那些潜在可能受到损害的患者（颅内压已经增高的高级别的患者）。没有证据表明所有开颅患者都应服用抗惊厥药。

在不改变血压的情况下平稳麻醉诱导对于降

低动脉瘤破裂或再破裂的风险是很重要的。只有在能够确保患者已被充分麻醉的情况下，才应使用固定头钉。我们不使用腰椎穿刺引流，但对因脑积水而出现神经症状和体征的患者在术前放置EVD，或需要使脑组织进一步松弛的开颅手术术中放置EVD。所有患者均应使用动脉导管和导尿管。中心静脉穿刺则有选择性地进行。随时准备好应对无法控制的大出血。尽管实验数据有效，但是一项大样本量的随机研究表明术中低体温对低级别SAH没有益处，因此，目前它的价值仍值得怀疑。对于复杂的或巨大的动脉瘤，如果需要长时间的临时阻断或搭桥手术，我们使用脑电图监测，以便在必要时诱发爆发抑制。

此外，一旦硬脑膜打开，我们对几乎所有SAH患者的侧脑室额角进行穿刺引流。这是通过从一个三角形的顶部垂直于脑表面来实现的，该点即沿大脑外侧裂分别向后和向上2.5cm处。

4.4 操作过程

4.4.1 头皮和颞肌

切口始于耳屏前方0.5~1.0cm，颧弓下方不超过1.0cm。发际内弧形弯向上或越过中线。血管造影通常是通过颞浅动脉进行的，所以在开始切开时要注意不要将其损伤。做了一个短切口后，用Metzenbaum剪刀分离颞浅动脉。一旦分离了一部分，用3-0可吸收缝线松松地绑在它周围做标记，以便在头皮皮瓣反折后定位。其余的切口按步骤完成。最理想的是最开始的时候避免切开颞肌筋膜。除非预期进入额窦，颞上线上方的骨膜可以被切开，以便与头皮皮瓣一起翻开。皮肤用手术刀切开，深层用手术刀或电刀。头皮夹（如雷尼夹）从切口的末端开始放置，这样它们就可以紧密地堆叠在一起。为了减少出血量，我们在使用头皮夹之前只做一小段切口。如果脱落的毛发进入切口，不要拉扯，因为这样会拉进越来越多的毛发，用剪刀剪断即可。

一旦暴露骨膜，需要切开和翻转颞肌，有许多种方法（图4.2）。作者倾向于将头皮和肌肉作为一个整体来翻开。这样做的好处是将面神经额支受损的风险降到最低。缺点是前方有更多的肌肉，可能会阻碍蝶骨嵴周围的视野。首先，切开颞肌筋膜和骨膜，用骨膜剥离子或类似的工具翻转。如果从颞部向上分离，更容易保留肌肉下的深层筋膜。在颞上线留下一部分肌肉，有助于复位时将肌肉缝合起来。头皮和颞肌同时作为一层向前翻转。还有许多其他的选择，包括筋膜间入路和去除眶缘和颧骨。如果选择筋膜间入路，头皮在切开颞肌筋膜前会先翻转。当头皮分离到眼眶的外侧缘时，在颞肌筋膜分成两层并在包裹脂肪垫的地方应该停止。纵向切开外层筋膜，沿着头皮向前分离脂肪。这种方法可使颞肌向下翻转，让蝶骨嵴周围暴露得更充分。

4.4.2 开颅

安装可透视头架的上半部分，以便3个鱼钩可用于牵拉头皮和肌肉。如果不具备条件，可以用巾钳和橡皮筋代替（图4.2）。需要准备好用于硬膜内手术的显微镜和仪器，以备不时之需。钻骨孔有不同的选择。对于年轻人来说，他们多数硬膜和颅骨粘连得不是很紧密，在翼点或者关键孔钻一个骨孔就足够了（图4.2）。在颞上线最前下方，额骨颧突上方，钻孔位置必须很准确并垂直于颅骨以避免进入眶内。否则，在切口后下缘及在颧弓根部上缘及切口后缘在颞线上方处需增加骨孔。用铣刀切开颅骨。切口和骨窗可以根据目标动脉瘤的位置进行调整。对于前交通动脉瘤，额部切口应与眶顶齐平或尽可能靠近眶顶，向内侧延伸至眶上切迹前。对于大脑中动脉瘤来说，这就不是必要的，骨瓣应该更多地延伸到颞部。

铣刀通常不会通过蝶骨嵴。作者采用磨钻在两侧锯口末端之间切一个槽，然后可以撬起骨瓣。仅剩蝶骨嵴处的一小部分的骨质折断后游离骨瓣。沿蝶骨嵴的部分骨头可以在分离硬膜后用咬骨钳咬除。蝶骨嵴切除的要求是可变的，一般来说，对于后交通动脉瘤或基底动脉上段动脉瘤需要去

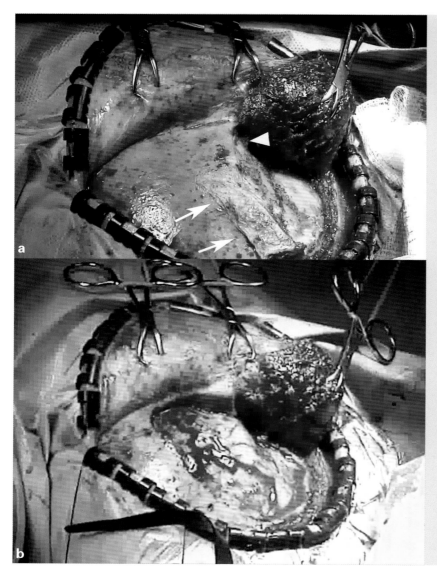

图 4.2 （a）肌皮瓣做一层共同翻转，留一条颞肌及筋膜线附着在颅骨上，以便关颅时缝合用。暴露翼点和关键孔（箭头）。（b）开颅完成，骨瓣已经移除，硬膜悬吊完成

除更多蝶骨嵴，而对于典型的浅部的大脑中动脉动脉瘤则少一些。

　　颅骨切开后，在颅骨上打洞，并用缝线悬吊脑膜（图 4.2）。在骨瓣上钻完用于悬吊的骨孔后，就不用开颅钻了，可以将钻孔机移出手术区域，在不太可能需要再用的情况下仍保持无菌。硬脑膜可以以蝶骨嵴为中心行"U"形或"C"形剪开（图 4.3），再用 4-0 不可吸收缝合线在边缘牵拉以保持其伸展。准备好硬膜内手术需要的所有东西包括临时阻断夹，以备在早期手术中动脉瘤破裂，然后再打开硬脑膜。为了保护硬脑膜和脑组织，应该在每种情况下，都用同样的方法即先用窄的，

再用宽的棉片或类似棉片的东西覆盖在周围，以确保大脑和硬脑膜不会干燥。接下来通过潘氏点（Paine's）置入 EVD。一旦大脑表面覆盖完棉片，就可以应用显微镜带进行硬膜内手术。

4.4.3 血管造影

　　术中血管造影可以通过颞浅动脉进行，在同侧颈内动脉和大脑中动脉动脉瘤以及绝大多数前交通动脉瘤可以获得很好的视觉效果，通常从 A1 比较粗大的一侧作为路径（图 4.4~ 图 4.6）。颞浅动脉应游离至颧弓水平。在大约 80% 的病例中，它是弯曲的，但在颧弓下方变直。将其远端结扎

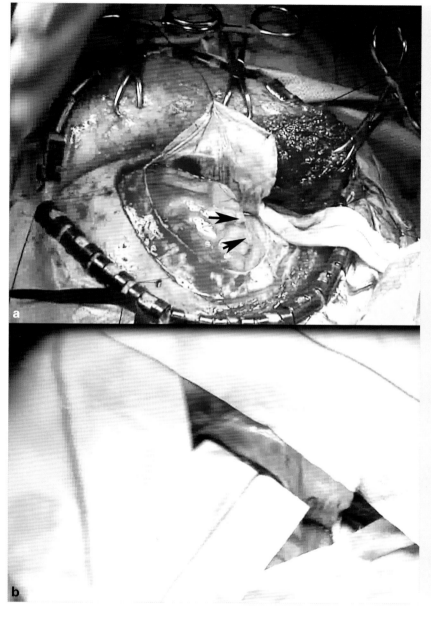

a

b

图 4.3 （a）"U"形或"C"形剪开蝶骨嵴处硬脑膜。在硬膜切开缘用两条缝线牵拉保持硬膜一定的张力，避免其皱褶以及最后缝合困难。在这例前交通动脉瘤手术中，外侧裂（箭头）显露，并且暴露相对较少的颞叶。暂时放置一条窄的棉片。（b）脑组织用棉片覆盖避免干燥。接着应用显微镜进行硬膜下手术操作

并上临时阻断夹，行动脉切开术，插入 18 号 5cm 的静脉导管鞘，预充肝素盐水，连接 10cm 延长管和 10mL 注射器。动脉极容易被剥离，导管经常容易太深以至深入内膜。将器械固定到位，做好注射准备。开颅区域用纱布包好，术中可应用数字减影透视。以夹子为中心聚焦图像，放大到最大倍数，所有不透射线海绵标记物都要远离，以获得动脉瘤和周围动脉的良好图像。设置好后，用肝素盐水冲洗导管，切换到含有 8mL 血管内造影剂的注射器，麻醉医生暂停人工通气，注射造影

剂，并在减影模式下记录。血管造影片不是完美的，但可以看到动脉瘤消失且 A2 段显影完好（图4.6）。

4.4.4 关颅

取下导管，安全地结扎颞浅动脉切开处的近心端。硬脑膜缝合的第一针的位置可取在切开的硬膜从额部到颞部的中点处，以便对合及使得硬膜保持一定的张力（图 4.7）。关闭硬膜期间，不要让任何血液进入术腔。尽量不要电凝出血的硬

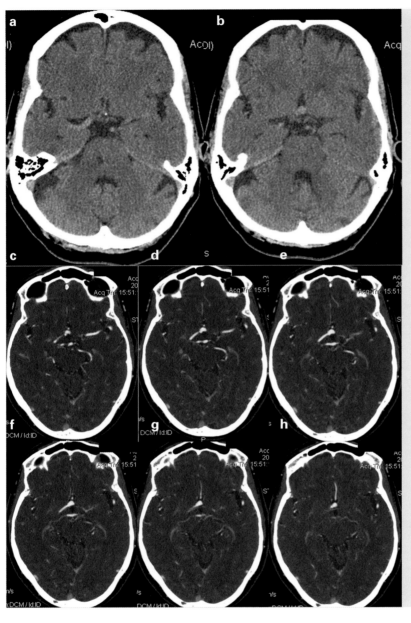

图 4.4 （a，b）一个主诉为头晕的 66 岁女性的术前普通 CT 平扫。（c~h）CT 血管造影可以看到 1 个 7mm 的前交通动脉瘤。该动脉瘤位于右侧 A1~A2 交界处，右侧 A1 为主干，瘤体朝向左侧

膜缘，否则会使硬脑膜收缩。

　　在硬脑膜上有 1~2 个中央缝合线，这样它们就不会在无意间被抽出来。硬脑膜缝合结束时在最高点灌水，排出硬膜下的空气。颅骨可以用 3 个链条和螺丝钉还纳固定。缝合硬膜的同时可以有人固定链条。美容外观很重要。在关键孔的地方使用钻孔盖板覆盖可以减少翼点区域萎缩引起的可见的凹陷。

　　接下来用 3-0 可吸收缝线将颞肌缝合到切断的还附着在颞线上的肌肉和筋膜。缝合筋膜，而不是肌肉，以减少肌肉萎缩。用 3-0 可吸收缝线间断倒置缝合帽状腱膜，在缝合帽状腱膜时依次取出头皮夹，以减少失血。皮肤都是用 4-0 缝线皮下连续缝合。

4.5　术后管理及并发症

　　如果术前患者足够清醒，术中也没有出现危及拔管安全的灾难性事件，那么他/她会被唤醒并拔除气管插管。术后进行神经系统检查以发现任

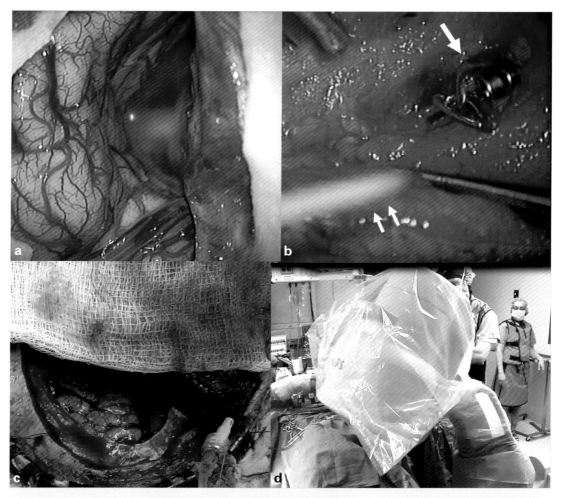

图 4.5 （a）硬膜内手术操作结束脑组织仍然是松弛并且未见损伤的。（b）临时阻断夹阻断颞浅动脉（箭头），进行颞浅动脉穿刺，18 号静脉穿刺导管即将插入动脉切开处。（c）穿刺导管连接延长管并接上10mL 注射器。（d）整理房间，通过颞浅动脉进行术中血管造影

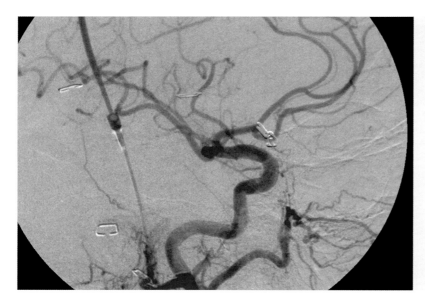

图 4.6 术中血管造影显示动脉瘤闭塞且右侧A1 和双侧 A2 通畅

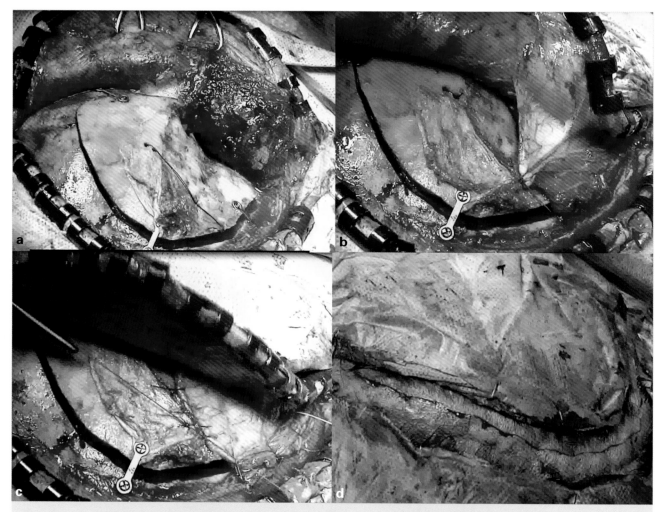

图4.7 （a）骨瓣用3个钛链固定。可以看到中间的悬吊用的缝线从颞线上方的骨瓣中的两个骨孔穿出。（b）颞肌筋膜被缝合回预留在骨瓣上的颞肌和筋膜。（c）进一步缝合颞肌筋膜。（d）皮内缝合可以达到美容的效果，并且减轻患者对拆线的焦虑

何手术的不良反应。蛛网膜下腔出血的患者在重症监护室监测，维持出入量平衡以保证血容量及适当高的血压。任何神经系统的显著改变都应该警觉地进行实验室检查以发现原因，甚至经常需要紧急进行CT检查明确病因。在动脉瘤夹闭术后我们并没有常规进行颅脑血管造影，更多的是依赖于术中的检查，我们认为这就足够了。

　　并发症及风险，特别是与翼点开颅相关的，除了常见的并发症（与体位及麻醉相关的）以及开颅过程中硬膜内操作的部分，都在其他章节中描述，包括出血、切口/骨瓣感染、额神经损伤以及美容问题等等。

参考文献

[1] Wen HT, de Oliveira E, Tedeschi H, Andrade FCJ, Rhoton ALJ. The pterional ap- proach: surgical anatomy, operative technique, and rationale. Oper Tech Neu- rosurg. 2001; 4(2):60–72

[2] Paine JT, Batjer HH, Samson D. Intraoperative ventricular puncture. Neuro- surgery. 1988; 22(6, Pt 1):1107–1109

[3] Lee MC, Macdonald RL. Intraoperative cerebral angiography: superficial tem- poral artery method and results. Neurosurgery. 2003; 53(5):1067–1074, dis- cussion 1074–1075

第五章 动脉瘤的微创治疗

Hans-Jakob Steiger, Daniel Hänggi
王森林 林福鑫 苏兴奋/译

摘要

动脉瘤的微创治疗与传统的开颅手术相比，具有潜在的优势，例如手术时间缩短，减少头皮与肌肉剥离，潜在地减少术后疼痛、减少疤痕以达到美容效果。另一方面，微创手术具有独特的要求，包括充足的术前成像，以确保动脉瘤是否具有微创手术适应证、成熟的传统显微外科技术和合适的手术器械。本章介绍了常见微创方法技术及其患者选择。

关键词：脑动脉瘤，开颅术，微创

5.1 患者选择

动脉瘤的微创治疗意味着更小创面和更具策略性的开颅手术（图 5.1），避免脑组织牵拉，并在切开过程中尽少损伤组织。可接受的微创方法必须为破裂和未破裂的动脉瘤提供足够的控制。如果小的切口仅允许对动脉瘤瘤颈的夹闭而不允许对动脉瘤近端和远端足够的控制时，不提倡使用非常小的切口用于未破裂的动脉瘤。在发生术中动脉瘤破裂的情况下，如此小的切口通道会导致不良后果。

此外，需要考虑夹闭动脉瘤的困难程度。诸如以下特征的动脉瘤：体积较大的动脉瘤，载瘤动脉或动脉瘤的钙化和血栓以及需要搭桥或其他复杂重建技术，则需慎重权衡是否采用微创治疗。开颅手术的关键是使用三维成像来定义颅骨（入点）与动脉瘤位置（靶点）之间的关系，并根据该计划选择合适的开颅手术（图 5.2 和图 5.3）。

5.2 术前准备

手术前应制订动脉瘤开颅手术和入路的总体

规划。应确定所需最小牵拉和显微外科解剖动脉瘤最直接的途径。动脉瘤手术方法分为颅底入路（颈动脉瘤）和半球入路［大脑中动脉（MCA）和胼胝体周围动脉瘤］两种。解剖标志对于邻近颅底部位动脉瘤的开颅术就足够了，而图像导航对于半球入路开颅术更加有用。应通过脑池、脑室或脊髓释放脑脊液，并在必要时给予甘露醇，使脑组织松弛，达到对脑组织最小牵拉的目的。对蛛网膜下腔出血（SAH）后急性期的手术，我们都进行腰穿或脑室导管外引流。对于术前评分较好

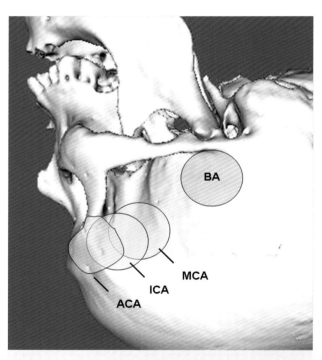

图 5.1 几个典型动脉瘤部位的微创锁孔开颅术。特定的微创开颅术旨在为特定的动脉瘤提供充分的暴露和控制，而不是常用的动脉瘤开颅术，例如扩大的翼点开颅术。ACA. 前交通动脉瘤的眶旁开口；BA. 颞下锁孔入路治疗基底动脉分叉和靠近基底动脉的小脑上动脉动脉瘤；ICA. 颈内动脉瘤的翼点小骨窗微创开颅术；MCA. 侧裂区开颅术治疗大脑中动脉

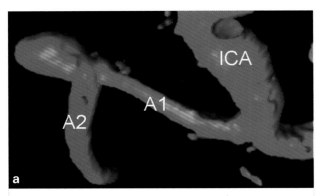

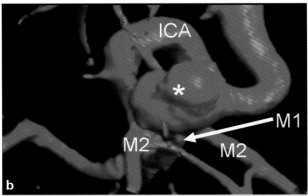

图 5.2　3D 旋转数字减影血管造影有助于设计特殊动脉瘤的微创入路。三维重建不仅可用于入路的设计、夹闭策略选择，还可用于动脉瘤夹的选择。（a）右大脑中动脉动脉瘤的三维影像。（b）放大倍数较高的右 MCA 分叉部。根据 M1 和 M2 分支的走行方向，在大脑中动脉（M2）之间或 M2 上干内侧实现对大脑中动脉蝶骨嵴段（M1）的近端控制

的患者，首选腰大池引流；而对于术前评分较差的患者，选择脑室外引流。

5.3　手术步骤

5.3.1　大脑中动脉瘤锁孔入路

　　MCA 动脉瘤的开颅术可分为额外侧入路和颞侧入路，分别从颈内动脉（ICA）分叉处沿着近端大脑中动脉（M1 段）或从外侧裂向内到达 MCA（M1）。从 ICA 分叉处控制 M1 显得更安全，但是暴露 ICA 分叉处的 M1，尤其是还需要在动脉瘤周围进行操作时，可能需要较多牵拉额眶回皮质。此外，特别是在 M1 迂曲延长的情况下，该动脉在其中段升高，在分叉处下降。我们更倾向通过 MCA 的上干（M2）来分离并控制 M1。根据动脉分支和动脉瘤的精确解剖结构，M1 在 MCA 主分支的后方或在 M2 上干的额叶面之间进行控制（图 5.2）。在颞叶颅内血肿形成的情况下，我们首先通过颞上回皮质切开术清除血肿，然后我们通过血肿腔或通过大脑外侧裂暴露 MCA 分叉部。对于大多数 MCA 动脉瘤，体位为头向对侧旋转 45°。设计适当的发际线切口，应该充分暴露到眼眶边缘。将颞肌切开，肌肉前部可随皮瓣一

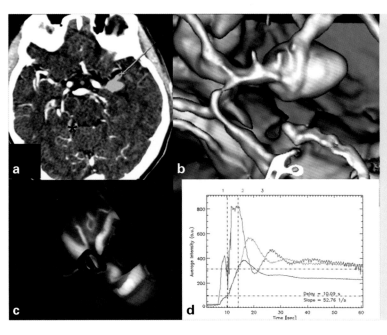

图 5.3　近年来的技术创新使动脉瘤手术更容易、更安全、更精准。（a，b）神经导航有助于大脑中动脉（MCA）、胼胝体周围动脉和外周动脉瘤。（c）吲哚菁绿荧光血管造影已公认为术中评估载瘤动脉通畅性的工具。吲哚菁绿荧光血管造影是术中评估载瘤动脉通畅性公认的方法。（d）通过对动脉、脑实质和静脉通过时间的差异分析来定量测量荧光强度（Flow 800，Zeiss），仍需实验研究

同翻开。在眶缘后大脑外侧裂处进行直径 3cm 的圆形开颅术（图 5.1），骨瓣的 2/3 应位于脑外侧裂之上，另 1/3 位于其下方。剪开硬脑，以前外侧作为基部形成脑膜瓣。辨认侧裂静脉。打开腰椎穿刺引流管或脑室导管以释放脑脊液并使大脑松弛。如果松弛不充分，则给予甘露醇（1g/kg 体重）。如果存在体积较大的脑内血肿，则通过清除血肿来实现充分的减压。脑外侧裂在侧裂静脉的额叶面。横跨侧裂的静脉分支通常必须电凝并切断分开，然后在侧裂的深面识别 MCA 的上干，并沿着其近端分离到达 MCA 分叉。对于近端控制，重要的是要记住 M1 的走向和动脉瘤的朝向，并沿着与动脉瘤朝向的另外一侧进行解剖（图 5.2）。我们不使用脑牵引器处理 MCA 动脉瘤，除非大脑在充分松弛情况下仍然处于饱满状态。夹闭动脉

瘤的策略与限定的入路并不矛盾。当动脉瘤颈部直径大于 M1 直径宽度时，我们使用临时阻断夹。我们将血压保持在正常水平，不使用神经营养药物。关颅手术并无特别之处，不再赘述。我们不使用切口引流。

5.3.2　经眶上锁孔入路治疗前交通动脉瘤

我们应用眶上锁孔入路作为更接近前交通动脉复合体的路径，避免了眶回皮质的牵拉和直回的切除（图 5.4）。目标是有足够宽广的手术视野，允许在最小的创口内自由地解剖和控制相应的载瘤动脉。入路应选择在前交通动脉（A1）的优势侧。头部向对侧旋转 45°，后仰 10°，可使额眶部皮质从颅底下垂分开。虽然经眉弓切口是另一种选择，但我们仍使用额颞发际线切口。皮肤切口

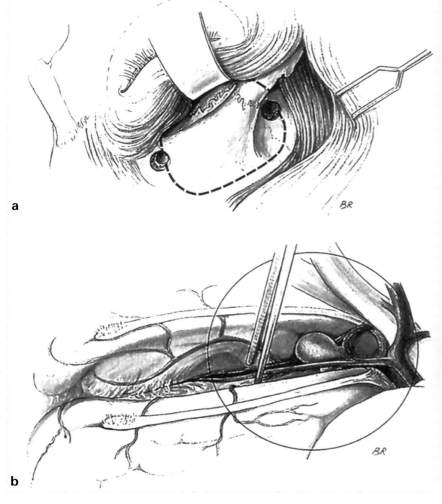

图 5.4　前交通动脉瘤的经眶上锁孔开颅术。需使脑组织较小牵拉，并通过大脑纵裂腹侧接近动脉瘤。（a）切开眶骨，包括眶缘和眶顶。（b）分离大脑纵裂腹侧和暴露动脉瘤

始于耳屏前方 5mm 处，略高于颧弓。头皮切口延伸至额中线。皮瓣在颞肌筋膜和颞肌腱膜之间的筋膜间平面翻开，游离眶上脂肪垫以防止损伤面神经的额支。向基底牵开皮瓣。锐性切开眶突上的颞肌前附着面和颞肌线前侧面，然后从颅骨下项线解剖分离颞肌并向后牵拉。使用钝性弧形剥离子从眶周解剖眶外侧缘和眶上缘。按计划进行开颅手术时，在其内侧额神经绕眶缘转向上后，应注意保护。有时可能需要将额神经从其骨沟或孔道中移出，需要钻两个孔。第一个孔是关键孔（图 5.4）。然而，钻孔的方向更多偏向眼眶，以便同时打开眼眶和前颅窝。第二个钻孔位于眶缘正上方，颅骨切开的内侧面。沿着开颅计划的上方切口连接两个钻孔。最好使用骨锯锯开眶上缘和眶外侧缘。用脑压板保护硬脑膜。眶外侧缘的骨切口向下延伸至外侧钻孔。使用小磨头插入侧孔，沿着翼点将眶顶分离至 3~4cm 的深度。用小磨头或金刚石钻头，通过内侧钻孔使内侧眶顶的前部分离。抬高骨瓣，在外侧和内侧眶顶锯槽之间折断眶顶板后部。下方作为基底部，剪开硬脑膜。通过如前描述的方法实现脑组织松弛。额眶部皮质上抬，并且在暴露的外侧面可辨认外侧裂。向下分离外侧裂到 ICA 分叉处。此时，直回的后部可与视交叉分隔。在这个阶段，大脑前动脉的 A1 段是可视的，可用于近端控制。接着分离大脑纵裂（图 5.4）。在此阶段必须牢记脑动脉瘤瘤顶的朝向。此时，直回的后部完全分离，并且可以向上移动以暴露 A1~A2 连接处。用小脑压板固定暴露部位。在脑压板固定之前，在眼眶顶部和额眶皮质之间塞入一个脑棉，对减轻额眶皮质的拉力是有帮助的。在此操作过程中，必须注意保护嗅球。动脉瘤瘤顶朝正前方可能导致大脑半球纵裂的正常分离变得危险。在这些情况下，切除小部分嗅束内侧的直回更为合适。在夹闭动脉瘤后，硬脑膜水密缝合。如果额窦已经打开，用颞肌的肌肉瓣填塞缺损。骨瓣用铆钉或微骨板修补固定。颞肌的前部通过在骨瓣上钻小孔并用不可吸收的 3-0 缝合线固定在颞肌线上。

5.3.3 翼点锁孔开颅术治疗颈内动脉瘤

ICA 动脉瘤的锁孔入路与标准的翼点开颅手术除了切口大小，其他大致相同。头部朝对侧倾斜 45°，后仰 10°，以便大脑与颅底分离。我们使用与 MCA 动脉瘤相同的额颞头皮 / 肌皮瓣。头皮切口的内侧必须向中线延伸一点。开颅参考的中心点和第一个孔位于关键孔的额颧缝处。准确的头位及向前和向后相对延伸取决于具体的动脉瘤位置。对于眼动脉瘤，不需要或只需要稍微后仰，而 ICA 分叉处动脉瘤倾向较大的后仰。可以钻一个或多个骨孔。骨瓣的直径为 3cm。在颞侧，应充分暴露外侧裂两侧，在额侧，应该暴露至眶顶。用咬骨钳或金刚钻头去除蝶骨嵴，基底部可以获得额外的空间。硬脑膜基本以弧形剪开，跨外侧裂两侧。在侧裂静脉的额侧面开始分离外侧裂。使用双极镊子撑开充分打开蛛网膜。通过前述方法使脑组织松弛。动脉瘤夹闭后，以水密方式缝合硬脑膜，回纳骨瓣。用两条不可吸收的缝线将颞肌的游离部分固定在颞线已打好的孔上。

5.3.4 基底动脉上段动脉瘤的颞下锁孔入路

颞下锁孔入路是由 Drake 发明的，这可能是第一个被广泛接受的锁孔方法（图 5.5）。颞下入路的一个缺点是暂时性动眼神经功能障碍发生率高，尽管该症状通常在 6~8 周内消失。此方法的局限性在于它不适合基底动脉分叉高的动脉瘤（距离鞍背部 10mm 以上）。所以术前血管造影必须明确动脉瘤颈与鞍背的位置关系。该方法也不适用于基底动脉分叉低的动脉瘤（低于鞍背部 5mm 或以上）。通过磨除后床突或岩尖，可以在其下方扩大该入路的手术视野。这种扩大入路可能导致其他潜在风险。典型的基底动脉顶端动脉瘤可根据解剖标志进行手术。对于更多的周围型动脉瘤，如大脑后或小脑上动脉远端动脉瘤，推荐应用神经导航辅助。相比于所有其他位置的动脉瘤，基底动脉瘤手术时，我们常进行体感和运动诱发电位监测。对于颞下锁孔入路，患者应处

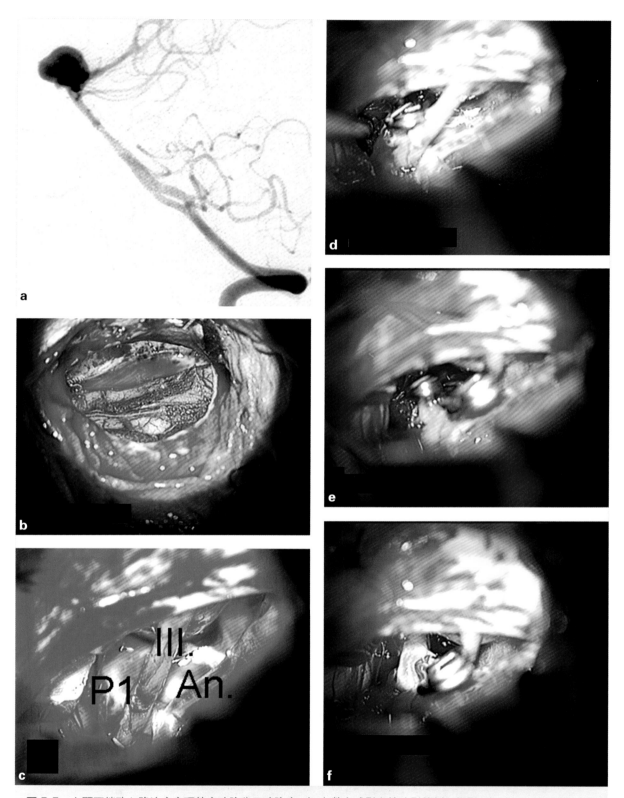

图5.5　左颞下锁孔入路治疗宽颈基底动脉分叉动脉瘤。(a) 数字减影血管造影的侧向投影。(b) 3~4cm 的颞下骨瓣和硬脑膜开口。(c) 暴露和解剖后的基底动脉和动脉瘤。通过缝合（Ⅲ.第三脑神经；P1.左大脑后动脉；An.动脉瘤）将小脑膜缘牵拉至中颅窝的底部。(d) 临时阻断基底动脉。(e) 将动脉瘤夹伸入左侧 P1 的前方。(f) 移除临时阻断夹后夹闭的动脉瘤。夹子夹闭后仔细检查夹子对于这些动脉瘤分支的影响，防止穿支的梗死

于侧卧位或公园长椅位。一侧肩部垫高的仰卧位是不太理想的，因为它给颈椎带来了更大的压力，并可能阻碍头部的静脉引流。头部应使用钢钉头架固定在水平位置，并像其他颅底手术入路体位一样，后仰 10°。

通常情况下，首选非优势半球入路。但是如果基底动脉顶端不对称，我们更倾向距离动脉瘤较短的一侧。靠近基底动脉的小脑上动脉动脉瘤必须从动脉瘤朝向的那侧入路。形成耳前 10cm 线性的皮肤和肌肉切口。切口从颧突根部开始，置于耳屏前不应超过 5mm，以避免损伤面神经的额支。游离的颞肌必须从颞骨鳞部剥离。一般情况下，开颅手术的中心必须在皮肤切口略前。颧突根部与基底动脉分叉朝向大致相同，应作为开颅手术的标志。我们使用 3~4cm 直径的小骨瓣开颅。颅骨骨窗必须延伸至中颅窝的底部。剪开硬脑膜，朝向基底成带蒂脑膜瓣。通过引流脑脊液和应用甘露醇实现脑组织松弛。探查大脑的颞下表面，必须辨认和保护 Labbé 静脉，然后从中颅窝的底部游离拉开颞下皮质。一些小静脉可能需要电凝和剪断。颞叶用明胶海绵（辉瑞公司，纽约，纽约州）或类似的材料保护。接下来，从脚间窝底把大脑抬起，用两个脑压板固定。可以在脑压板

两侧的颅底和大脑之间塞入脑棉，以分散拉力并避免牵拉损伤。必须绝对避免强力牵拉。辨清小脑幕缘。为了增加操作空间，我们使用德雷克方法，将小脑幕缘缝合到颅中窝的硬脑膜上，然后分离解剖基底动脉、其分支和动脉瘤瘤颈。在夹闭动脉瘤后，常规缝合硬脑膜和关颅。

5.4 术后管理包括并发症的管理

本章所述的小切口开颅术不需要任何特殊的术后治疗措施。不需要切口引流。我们建议在蛛网膜下腔出血术后 5~7 天进行血管造影。在不可逆转的梗死之前识别血管痉挛，因此可以有机会采取如血管成形术等适当措施。对比术前术后血管造影也可充分排除动脉瘤（残留）。总之，鉴于侵入性小的血管内治疗，微创动脉瘤手术是一个必要的发展。微创手术是通过减少传统开颅手术和硬膜内操作中不必要的空间来实现的。尽管切口较小，但微创通道必须始终提供足够的操作空间，以安全控制动脉瘤和载瘤动脉。操作空间绝不能是狭窄局限的。神经导航技术对非典型和外周型动脉瘤的入路设计是很有帮助的。

第六章 眼动脉段动脉瘤

Arthur L. Day, Ali Hassoun Turkmani
庞 悦 林福鑫 / 译 林元相 / 审

摘要

眼动脉段动脉瘤毗邻前颅底及视神经系统，手术治疗具有一定的挑战性。不同于其他前循环动脉瘤，眼动脉段动脉瘤术中需要广泛磨除前床突，并要求暴露颈段颈内动脉。血管内治疗技术的进步及管腔内血流导向装置的发展，使得许多眼动脉段动脉瘤的治疗方式发生了较大的改变。在遵守 Rhoton 动脉瘤手术原则的基础上，熟知该区域特有的手术解剖，显微外科手术仍然是可供选择的方案，在许多类似病例中，甚至是优先选择的治疗方案。

关键词：脑动脉瘤，颈动脉，眼动脉，显微外科书写

6.1 动脉瘤解剖学分析及外科治疗适应证

经股动脉行数字减影血管造影（DSA）一直以来都是动脉瘤诊断的金标准，同时可显示相关的血管病变（如动脉硬化伴管腔狭窄），从而影响治疗方案的选择。必须在 CT 及核磁共振片上注意观察动脉瘤的大小、形状、朝向、外观与病灶大小的关系。若 CT 及磁共振上观察到的病灶较DSA 中显影的动脉瘤大，提示瘤内血栓的形成。CTA 可从多个平面扫描片上观察以判断瘤颈在硬膜内、硬膜间还是硬膜外。在 CT 平扫中动脉瘤钙化显影最容易看到，钙化的动脉瘤夹闭的困难程度增加。

6.1.1 眼动脉段颈内动脉解剖

眼动脉段颈内动脉是指颈内动脉从进入蛛网膜下腔到其发出后交通动脉（不包括后交通动脉）分叉处的部分，位于颈内动脉 C3 段（包括海绵窦

段及床突段）远端。海绵窦段指颈内动脉未穿过海绵窦硬膜，走行于海绵窦静脉腔内的部分，其未进入蛛网膜下腔。当颈内动脉向远端穿过颈动脉 – 动眼神经膜时称为床突段，外侧覆盖前床突，继续上行，从硬膜环穿过硬膜进入蛛网膜下腔后称为眼动脉段（图 6.1 和 图 6.2）。

眼动脉段动脉瘤是指与发自眼动脉段的两条分支动脉即眼动脉及垂体上动脉相关的动脉瘤。眼动脉正好在远端硬膜环处自眼动脉段颈内动脉背侧或背内侧发出，向远端穿过视神经管并走行于视神经外下方。源于眼动脉段颈内动脉的一支或多支穿支动脉起自其内侧或腹内侧，其第一支常距硬膜环不远处发出，统称为垂体上动脉。

6.1.2 眼动脉段动脉瘤分类

眼动脉段动脉瘤分为 3 类（图 6.3）。眼动脉动脉瘤位于眼动脉起始部，发自眼动脉段背侧或背内侧壁，朝向视神经外侧面。垂体上动脉动脉

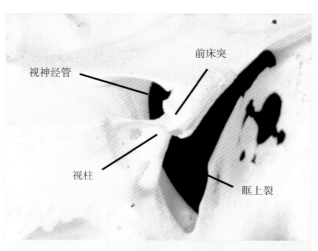

图 6.1 骨性结构解剖。前床突位于蝶骨小翼的内侧，通过视柱与蝶骨的下内侧相连。前床突与视柱形成视神经管的侧壁和下壁

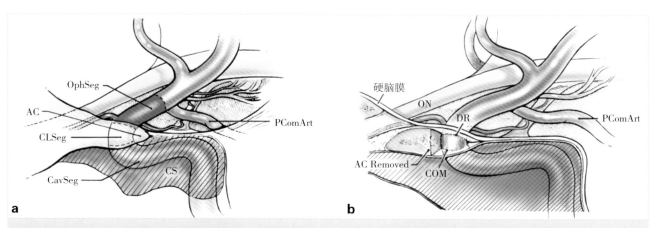

图 6.2 眼动脉段解剖：（a）完整床突外侧观：可观察颈内动脉所经段，包括海绵窦内段（CavSeg）、前床突（AC）遮盖的床突段（CLSeg）、眼动脉段（OphSeg）。（b）移除前床突后外侧观；眼段发自硬膜环处，终于后交通动脉（PComArt）起始处。COM. 颈动脉 – 动眼神经膜；CS. 海绵窦；ON. 视神经

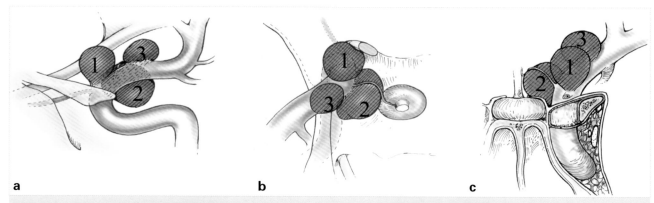

图 6.3 颈内动脉眼动脉瘤的经典解剖：（a）外侧观。（b）上面观。（c）前面观。颈内动脉眼动脉瘤（1）典型的起源于颈内动脉（ICA）的背侧表面，正好位于眼动脉起始部，朝向背或向背内侧。垂体上动脉瘤（2）起源于颈内动脉（ICA）的下内侧表面，并突向颈动脉腔内。罕见的背侧变异动脉瘤（3）起源于颈内动脉的背侧表面，眼动脉起始处远端，并突向上

瘤沿着眼动脉段内侧或腹内侧壁出现，其发生部位与发自眼动脉段，营养视交叉及垂体柄的一条或数条穿支血管位置密切相关，部分自眼动脉段腹内侧朝向蝶鞍内下方生长并伸入颈内动脉内侧蛛网膜下腔憩室（颈动脉腔），称作鞍旁变异体；其余大多早期直接向鞍上生长并称为鞍上变异体。由于两种变异体都朝向内侧且起点位于眼动脉段近端，其手术治疗都较眼动脉动脉瘤困难。最少见的眼动脉段动脉瘤发生于眼动脉段背侧，距眼动脉起始部仅数毫米，向上生长。其中部分呈典型囊状动脉瘤，但大多形态类似生长于颈内动脉背侧壁的"水疱"。

6.1.3 手术的适应证与禁忌证

直径小于 1cm 的，无临床症状的小型眼动脉段动脉瘤，尤其是突入颈动脉腔的鞍旁变异体，相较于蛛网膜下腔内远端的动脉瘤破裂风险更低。发生于老年患者的偶然发现的单发动脉瘤通常采用较保守的治疗方案。理论上所有直径大于 1cm 的，或者出现临床症状的动脉瘤都为手术适应证。出现视力减退的患者需要尽快治疗，最理想的是在其风险因素较低并且具备合适的手术团队条件下采用手术治疗。对于蛛网膜下腔出血（SAH）的患者，在颅内高压难以控制并高分级生命征不稳定的情况下，不能使脑组织获得充分的松弛以保

证暴露颅底而进一步处理动脉瘤，手术是相对禁忌的。

6.1.4 手术时机

破裂的动脉瘤合并蛛网膜下腔出血或鼻出血时需要紧急治疗。手术在技术层面上具有挑战性，通常在白天进行。未破裂但有症状的动脉瘤也应根据紧急程度、症状发生的快慢和神经系统症状的严重程度，给予紧急治疗。对于无症状的病变，应选择择期治疗。

6.1.5 手术的替代治疗

替代治疗方案包括保守观察及血管内介入治疗。血管内介入技术包括非血管重建及血管重建。颈内动脉的重建（或动脉瘤的闭塞）可选择或同时利用弹簧圈置入、支架植入、腔内血流装置等手段。最佳治疗方案应在患者病情稳定，完善影像学检查后（或在颈内动脉球囊阻断术后），由动脉瘤专业组同时擅长神经外科开颅术及血管内介入手术的专家决定。

6.1.6 手术风险

手术相关的风险包括死亡，无意中造成大动脉闭塞引起的中风，动脉瘤不完全夹闭或无法夹闭，单侧失明和交叉性视力丧失，术野暴露导致的神经功能缺损，脑脊液鼻漏以及与全身麻醉和开颅手术相关的全身并发症。有闭塞风险的动脉包括 ICA、眼动脉、后交通动脉、脉络膜前动脉以及其他穿支动脉。颈内动脉闭塞的影响包括从没有症状到半球性卒中、脑肿胀和死亡。

6.2 术前准备

标准的术前准备包括抗生素预防、类固醇激素治疗、适当低温麻醉、插导尿管及动脉置管。术中持续诱发电位及脑电图监测对我们来说十分重要。对蛛网膜下腔出血的患者，在打开硬膜前 20min 予 0.5g/kg 甘露醇脱水，并充分暴露外侧裂，打开蛛网膜下腔以释放脑脊液，充分使脑组织松弛。对蛛网膜下腔出血的患者，术前行侧脑室引流也是可行的方案。我们不常规性行腰椎穿刺置管引流。如果需要临时阻断颈内动脉，会引起轻度高血压，应静脉推注巴比妥药物以迅速地抑制脑电活动。

6.3 手术步骤

6.3.1 体位与暴露范围

患者仰卧位，垫高病灶同侧肩膀，保持头部高于心脏以保证静脉回流。头部向对侧旋转 45° ~60°，保持顶点位于低位，上颌骨在最高点，允许额叶与颞叶脑组织因重力分离（图 6.4）。为更好地控制颈内动脉近端，应充分暴露颈内动脉。对于单个简单的动脉瘤，不用暴露颈内动脉，但对于大的复杂的动脉瘤，尤其是伴蛛网膜下腔出血的，应在分离动脉瘤前充分暴露颈部颈内动脉。

6.3.2 切口与开颅

切口设计在发际线后一指宽处，范围由中线至颧骨水平（图 6.4）。切开时应小心避开颞浅动脉主干，因后续可能需要利用其搭桥。紧接着利用 Yasargil 教授的筋膜间分离技术将颞肌及其筋膜分离并向后下方牵开。游离额颞骨瓣至眶缘翻转以直视眶顶，必要时可截除眶骨扩大入路以暴露较大动脉瘤，但正常情况下无须这么做。为在眶上同一平面暴露前颅窝及中颅窝，需切除外侧蝶骨嵴、眶顶后部及外侧眶壁至眶上裂外侧角上下。而后向下在硬膜外磨除蝶骨小翼至前床突底部。

无论是从硬膜内或是硬膜外切除前床突，其在眼动脉瘤的手术中都是十分重要的一步。硬膜外前床突切除，只需在包括前床突在内的蝶骨嵴内侧，使用高速金刚钻沿着向其延长线方向钻孔，直到使固定的 3 个骨连接点断裂（图 6.5）。继而使用小剥离子将床突尖部与相连的硬膜分离松解，该过程利用骨蜡、明胶海绵或类似的产品止血。

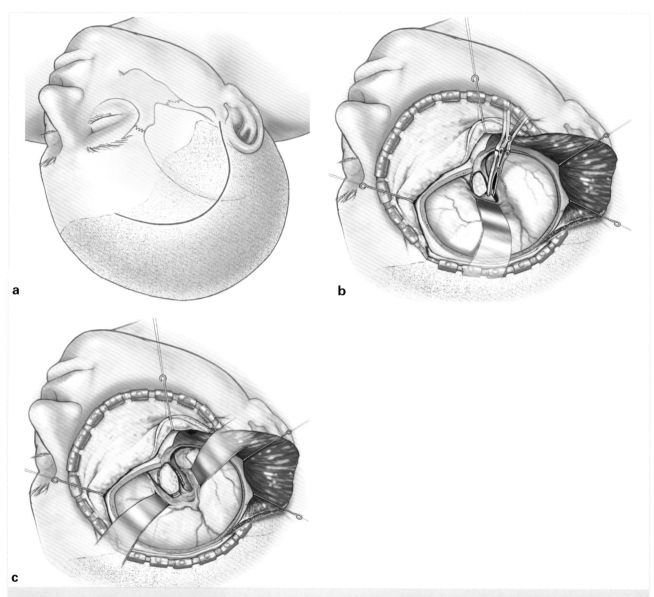

图 6.4 定位、皮肤切口和硬膜外骨切除。（a）头皮切口：从中线至颧骨。（b）磨平蝶骨嵴，移除眶顶和外侧壁。（c）硬膜外骨切除可扩大到包括前床突

同样的方法也可以暴露颈内动脉床突段动脉瘤，必要时可以更好地保护颈内动脉近端。尽管硬膜外床突切除的暴露方法较安全，但若怀疑合并床突段动脉瘤时，鉴于其可能侵入或穿透前床突，磨除前床突的过程要注意可能损伤该动脉瘤。

作者更倾向于硬膜内行床突切除。打开硬膜并充分暴露分开外侧裂，至少保证观察到部分动脉瘤（图 6.5）。使用显微钩从视神经表面提起镰状韧带边缘，用 11 号刀片向前切开至骨缘，沿蝶

骨小翼纵向切开硬脑膜 3cm，切口从前床突的尖端向前外侧延伸，超出硬膜外切除的蝶骨小翼的平台（图 6.5）。切口的另一端延伸至切开的镰状韧带。用缝合线将硬脑膜游离缘反折，暴露出完整的前床突，然后用高速金刚钻磨成薄片，用咬骨钳将其取出。使前床突与视神经管及视柱分离后，继续向下磨除视柱及蝶骨体，暴露出颈内动脉床突段。同时磨除视神经管顶和侧壁以保证视神经有一定活动度，可以向内侧移位，以备不时

之需。还可以通过环形切开硬膜环以移位 ICA，此技术可应用在治疗大型或巨大垂体上动脉瘤的手术中（图 6.6）。

6.3.3　动脉瘤解剖分离与夹闭

眼动脉段动脉瘤的近端瘤颈一般就发生于眼动脉远端，但通常被前床突所遮挡（图 6.7）。在暴露分离动脉瘤之前，应切除部分镰状韧带以减轻视神经上方压力。远端瘤颈处通常没有穿支动脉发出，可以用轻微弯曲的或侧角形状的动脉瘤夹平行于颈内动脉夹闭瘤颈，过程中注意避开眼动脉或其上表面发出的穿支。动脉瘤前壁的钙化可能会影响瘤夹的闭合，此时可应用跨血管动脉瘤夹以跨过钙化端。夹闭位置不应距瘤颈起始端过近，可能会受颈内动脉内壁动脉粥样硬化灶的影响。当夹闭成功并造影确定颈内动脉循环良好后，进一步打开动脉瘤瘤顶部清除其内容物，从而减轻其对视路的压迫。

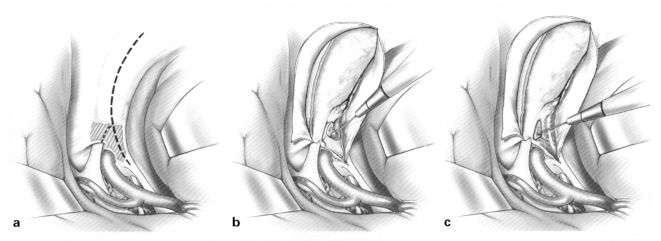

图 6.5　硬膜内前突床切除术。（a）沿蝶骨嵴向前床突尖端做硬膜纵切口。向镰状韧带做横切口。（b）前床突和视神经管的顶部用咬骨钳或高速金刚磨头移除。（c）切除前床突后，磨除视柱与蝶骨的基底附着处

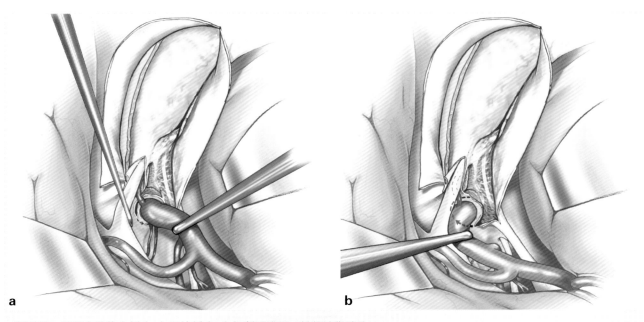

图 6.6　沿颈内动脉内侧（a）和外侧（b）切断硬膜环，松解移位动脉

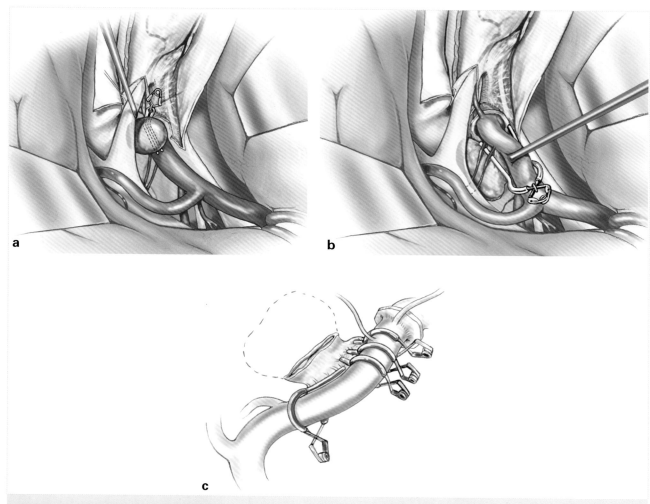

图 6.7　夹闭技术。（a）眼动脉段动脉瘤：使用侧角夹或微弧形的动脉瘤夹，平行于颈内动脉置于眼动脉与动脉瘤连接处。（b）垂体上动脉瘤：使用跨血管右侧角动脉瘤夹，保证颈内动脉腔通畅。在夹闭瘤顶部或接近硬膜环处必须确保避开后交通动脉。（c）用一系列的跨血管夹夹闭钙化的垂体上动脉瘤

　　垂体上动脉瘤通常向内侧生长，远离术中暴露的颈内动脉外侧面。当其生长较大后，其瘤壁常紧附于鞍隔硬膜或外侧的海绵窦壁。尽管从造影上看起来不像，但动脉瘤不会侵入海绵窦，且其瘤壁可被从静脉窦壁上完全剥离。第一步对瘤颈的暴露同对眼动脉段动脉瘤的暴露相似，包括打开视神经颈动脉池、镰状韧带及视神经管。进一步暴露床突段颈内动脉，打开近端硬膜环以暴露瘤颈近端，以及颈动脉孔内的垂体上动脉起始部。垂体上动脉瘤后内侧面常压迫垂体柄，其瘤体远端常顶到后交通动脉或其丘脑穿支。这些结构需术中清晰地暴露分离，并妥善保护。该

动脉瘤宜用跨血管夹，从而跨过并平行颈内动脉夹闭瘤颈（图 6.7）。夹闭钙化的动脉瘤时应尽量避免不确定地夹闭垂体上动脉，可先用短的跨血管直夹垂直方向夹闭动脉瘤近端，增加辅助夹闭的压力（图 6.7）。环形剪切开硬膜环可以直接夹闭动脉瘤瘤颈近端，而不用考虑暴露垂体上动脉起始部。

　　发生于颈动脉背侧壁的血泡样动脉瘤极易破裂，尤其是在夹闭过程中容易破裂出血，应当先明确其累及的血管段再选择动脉瘤夹。最好平行于颈内动脉长轴放置血管夹，从而避免扭转易破裂的血管段。可用筋膜或 Gore-Tex 薄膜先包围受

累血管段，再用动脉瘤夹跨过血管闭合两边，完全包围并加固病变段。

ICA 的临时阻断可以充分降低大动脉瘤张力，以便进行夹闭重建。强烈推荐进行术中血管造影以确定载瘤血管通畅性和动脉瘤是否完全闭塞。吲哚菁绿可以显示穿支血管的通畅性，在某些情况下可以替代血管造影。

6.3.4 关颅

关颅过程中要明确前床突与蝶窦的解剖关系，同时用明胶海绵或肌肉或甲基丙烯酸甲酯密封颅底，从而预防术后脑脊液漏。开颅过程中打开的额窦也应妥善修补。骨瓣的修补复位和其余部分的闭合遵循标准开颅术。

6.4 术后管理

最主要的手术并发症是同侧颈内动脉供血区缺血以及视力减退。如果手术过程中视神经已经受到动脉瘤从内侧或上方的影响而移位，又进一步受到镰状韧带的压迫，术后就有可能发生视力减退。因此在处理动脉瘤前应剪开部分镰状韧带并打开视神经管上壁以控制该情况发生的风险。眼动脉或垂体上穿支动脉的夹闭可能会影响视神经的血供，从而引起视力下降。与其他部位的动脉瘤一样，应在夹闭后仔细确认动脉瘤夹位置，避免不小心夹闭穿支动脉。

术后一过性或永久性的偏身损害往往提示颈内动脉受损，这种情况在动脉瘤钙化或有部分血栓形成伴颈内动脉壁动脉粥样硬化的患者身上发生的概率更高。术中血管造影对术中评估颈内动脉畅通性及是否合并远端闭塞十分重要。术后麻醉清醒的患者若发现合并功能受损应行急诊 CT。若情况允许，尤其是对术中未行造影的患者尽可能做 CTA。

术后复视可能是外展神经麻痹或动眼神经麻痹所致的。当硬膜环被打开时，这些神经位于床突壁内一个相对浅表的位置。在磨除床突或放置

动脉瘤夹的过程中，可能会在海绵窦内牵拉到这些神经，因为它们可能向前经过动脉瘤颈部。这些颅神经功能缺失往往是一过性的。

参考文献

[1] Siddiqi J, Harrison M, Al-Mefty O. Threats to the gold standard: intracranial aneurysm detection with CTA/MRA versus conventional catheter angiography. Crit Rev Neurosurg. 1997; 7:241–247

[2] Nagai M,Watanabe E. Benefits of clipping surgery based on three-dimensional computed tomography angiography. Neurol Med Chir (Tokyo). 2010; 50 (8):630–637

[3] Kim JM, Romano A, Sanan A, van Loveren HR, Keller JT. Microsurgical anatomic features and nomenclature of the paraclinoid region. Neurosurgery. 2000; 46(3):670–680, discussion 680–682

[4] Inoue T, Rhoton AL, Jr, Theele D, Barry ME. Surgical approaches to the cavernous sinus: a microsurgical study. Neurosurgery. 1990; 26(6):903–932

[5] Yasuda A, Campero A, Martins C, Rhoton AL, Jr, de Oliveira E, Ribas GC. Microsurgical anatomy and approaches to the cavernous sinus. Neurosurgery. 2008; 62(6) Suppl 3:1240–1263

[6] Turkmani AH, Day AL. Microsurgery of paraclinoid aneurysms. In:Winn HR, Connolly ES,Meyer FB, Britz G, LawtonM, Hongo K, eds. Youmans andWinn Neurological Surgery. 7th ed. Philadelphia, PA: Elsevier Saunders; 2017:3298–3306

[7] Seoane E, Rhoton AL, Jr, de Oliveira E. Microsurgical anatomy of the dural collar (carotid collar) and rings around the clinoid segment of the internal carotid artery. Neurosurgery. 1998; 42(4):869–884, discussion 884–886

[8] Gibo H, Lenkey C, Rhoton AL, Jr. Microsurgical anatomy of the supraclinoid portion of the internal carotid artery. J Neurosurg. 1981; 55(4):560–574

[9] Day AL. Aneurysms of the ophthalmic segment. A clinical and anatomical analysis. J Neurosurg. 1990; 72(5):677–691

[10] Day AL. Clinicoanatomic features of supraclinoid aneurysms. Clin Neurosurg. 1990; 36:256–274

[11] Kobayashi S, Kyoshima K, Gibo H, Hegde SA, Takemae T, Sugita K. Carotid cave aneurysms of the internal carotid artery. J Neurosurg. 1989; 70 (2):216–221

[12] Batjer HH, Kopitnik TA, Giller CA, Samson DS. Surgery for paraclinoidal carotid artery aneurysms. J Neurosurg. 1994; 80(4):650–658

[13] Cawley CM, Zipfel GJ, Day AL. Surgical treatment of paraclinoid and ophthalmic aneurysms. Neurosurg Clin N Am. 1998; 9(4):765–783

[14] Meling TR, Sorteberg A, Bakke SJ, Slettebø H, Hernesniemi J, Sorteberg W. Blood blister-like aneurysms of the internal carotid artery trunk causing subarachnoid hemorrhage: treatment and outcome. J Neurosurg. 2008; 108 (4):662–671

[15] Zhou GS, Song LJ. Influence of different surgical timing on outcome of patients with aneurysmal subarachnoid hemorrhage and the surgical techniques during early surgery for ruptured intracranial aneurysms. Turk Neurosurg. 2014; 24(2):202–207

[16] Lai LT, Morgan MK. Outcomes for unruptured ophthalmic segment aneurysm surgery. J Clin Neurosci. 2013; 20(8):1127–1133

[17] Zanaty M, Chalouhi N, Barros G, et al. Flow-diversion for ophthalmic segment aneurysms. Neurosurgery. 2015; 76(3):286–289, discussion 289–290

[18] Ding D. Modern management of intracranial aneurysms: surgical clipping versus endovascular occlusion for ophthalmic segment aneurysms. Clin Neurol Neurosurg. 2015; 128:130–131

[19] Durst CR, Starke RM, Gaughen J, et al. Vision outcomes and major complications after endovascular coil embolization of ophthalmic segment aneurysms. AJNR Am J Neuroradiol. 2014; 35(11):2140–2145

[20] Silva MA, See AP, Dasenbrock HH, Patel NJ, Aziz-Sultan MA. Vision outcomes in patients with paraclinoid aneurysms treated with clipping, coiling, or flow diversion: a systematic reviewand meta-analysis. Neurosurg Focus. 2017; 42(6):E15

第七章　颈内动脉床突上段动脉瘤

Juha Hernesniemi, Tarik F. Ibrahim, Hugo Andrade-Barazarte, Felix Goehre, Behnam Rezai Jahromi, Hanna Lehto
姚培森　林福鑫　王灯亮 / 译

摘要

床突上段动脉瘤按顺序可发生在眼动脉、后交通动脉、脉络膜前动脉和颈内动脉分叉处。针对这些部位的动脉瘤，显微外科手术是一个重要的治疗手段。用三维计算机断层扫描（3D-CT）或者穿刺导管造影做好术前准备，这样能在术前就对病变部位的结构了然于胸，然后我们用眶上外侧入路来治疗这些部位的动脉瘤。一旦确认动脉瘤被夹闭后，就应用吲哚菁绿血管造影和多普勒超声证实动脉瘤的完美处理及载瘤动脉和分支动脉的通畅性。

关键词：颅内动脉瘤，颈内动脉，显微外科手术

7.1 适应证、禁忌证和其他选择

颈内动脉（ICA）从远端硬膜环到 ICA 分叉是发生动脉瘤的常见部位，包括眼动脉、后交通动脉、脉络膜前动脉和颈内动脉分叉。发生在颈内动脉及其分支的动脉瘤约占所有颅内动脉瘤的 25%。

在无症状的患者中，颅内动脉瘤可能是偶然被发现的，对于这类动脉瘤，在这种情况下，第一个需要面临的问题是应该进行观察还是治疗。动脉瘤患者症状和体征可能是因为动脉瘤占位或者梗死或出血所引起的。是否需要处理动脉瘤取决于其临床表现，动脉瘤是否引起相关的症状，是否破裂。此外，为了做出合理的治疗决策，动脉瘤患者特定的破裂 / 再破裂危险因素，随访的依从性，整体治疗成功率和采取手术夹闭或者是介入栓塞，这些治疗的并发症，和动脉瘤的特征（位置、大小、形态、钙化，动脉瘤内血栓，存在其他动脉瘤）都必须进入风险 - 效益分析。甚至决定治疗后，仍然需要考虑血管内介入栓塞还是开颅夹闭的问题。选择合适的治疗策略要基于不同水平的医疗证据，并将在其他章节讨论（第二章）。对于破裂动脉瘤，血管内介入栓塞和开颅夹闭是主要的选择，而决定治疗方法必须基于以下几点具体情况，如患者特点（年龄、其他疾病）及他们的临床状况（神经病学临床分级）以及动脉瘤的特征（位置、大小、血栓或钙化的存在，伴发的动脉瘤，脑内血肿占位效应）。

颅内动脉瘤的显微外科治疗的术前准备包括 3D-CT 和 / 或 3D 导管血管造影术。3D-CT 血管造影为正确的手术定位提供了骨性标志及其与动脉瘤关系的有价值信息。

治疗颈内动脉动脉瘤的禁忌证不是绝对的。基本上，经治医师必须通过最可靠的证据来考虑以下情况发生的可能性：（1）动脉瘤未得到治疗，然后可以依据文献曾经报告患有类似动脉瘤患者未经治疗的自然病史预测结果；（2）和治疗相比，必须将治疗的风险和治疗的疗效相结合，或者该治疗降低了多少自然病史中动脉瘤破裂的风险。

7.2 眶上外侧入路

Hernesniemi 使用眶上外侧入路超过 20 年。它是以翼点开颅术为基础的但是使用更小的皮肤切口，更少的肌肉切开，更小骨瓣的同时获得足够的通路，可以对前循环大部分的动脉瘤和一些后循环动脉瘤进行操作。

7.2.1 体位摆放

患者仰卧位，头和肩同位高于心脏水平，头部向对侧旋转 15°~30°。头部与颈部固定在 Sugita 框架中轻微弯曲和向一侧倾斜。

7.2.2 颅骨切开术

在发际线后，采用8~10cm的额颞部皮肤斜切口（图7.1a）。肌皮瓣是只在颞肌的前部需要被分离。这将使术后肌肉萎缩以及面神经额支受损伤的风险降到最低。

用弹簧钩将皮瓣向前牵拉直到暴露额骨的额突（图7.1b）。

在暴露的颞上线后部钻孔。骨窗（约4cm×4cm）使用侧切铣刀游离（图7.1c）。开颅手术的最下端应该暴露一部分颞叶。皮瓣被牵开后，就可以使用金刚石磨头来完善开颅手术，以提供更大的暴露空间，同时利用热磨来凝固骨头出血。尤其是，应该磨除垂直骨和外侧蝶骨嵴，以提供

更好的通路进入大脑侧裂池。骨窗后缘弧形切口打开硬脑膜，基底朝向额眶骨，为防止其阻挡手术野和填塞硬膜外出血，用多把缝合线悬吊起来（图7.1d）。而后，使用手术显微镜开始操作。

7.3 后交通动脉瘤

1938年，Dandy报道了一篇神经外科手术夹闭后交通动脉瘤的病例，可能是首次介绍尝试直接夹闭颅内动脉瘤的案例。患者表现为动眼神经麻痹，并被诊断为后交通动脉瘤。这个部位的动脉瘤占所有颅内动脉瘤的12%~25%。约20%的患者患有第三颅神经麻痹，手术后情况可能好转，

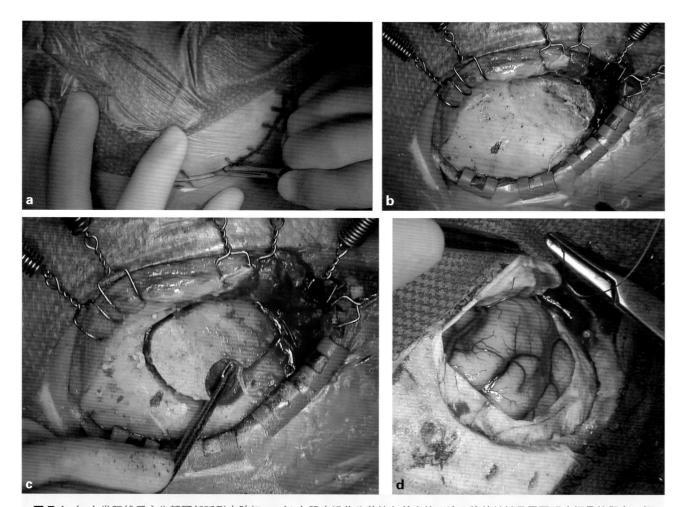

图7.1（a）发际线后方为额颞部弧形皮肤切口。（b）肌皮瓣作为整块向前牵拉。该入路的关键是需要明确额骨的额突、额颞缝、颞上线以及大脑外侧裂在骨上的投影。（c）上颞线上方仅需钻单个孔。铣刀在颅骨上制作大约4cm×4cm的骨窗。（d）硬脑膜以额眶骨为基底，后缘弧形剪开，周围缝合悬吊

也可能不会好转。如果动脉瘤在麻痹后能够尽早治疗，那么第三颅神经麻痹往往能更彻底地恢复，并且与血管内治疗相比，采用显微外科手术处理动脉瘤能够使其恢复更快（84 天：137 天）更彻底（99%：68%）。

后交通动脉起源于颈内动脉后交通段，故而后交通动脉瘤适用于显微外科夹闭除。动脉瘤的这种位置使外科医生能够实现对载瘤动脉的近端和远端控制，从而孤立动脉瘤。这些动脉瘤也容易接近，因此并不总是需要打开外侧裂，但需要尽量轻微的额叶牵拉，外侧裂才能近端分离开。重要的是，外侧裂在该体位下是垂直的。在辨认视神经和颈内动脉的情况下，再对蛛网膜进行锐性剥离。这时打开视交叉池，使脑组织松弛。沿着颈内动脉内侧壁向远端分离血管（图 7.2）。后交通动脉起自后外侧，向内、后方延伸，然后汇入大脑后动脉，为了显露后交通动脉，我们应该充分打开视神经 – 颈动脉三角区。

后交通动脉在颈内动脉分出来后向内侧运行，所以往往很难在近端看到。这一起源处可以通过更近地追踪视神经 – 颈动脉三角区的部分，或者通过追踪动脉瘤的前穹隆到它的颈部与颈内动脉

的下侧面的交点来发现。为了防止把脉络膜前动脉一起夹闭，识别出脉络膜前动脉的起始处也很重要（图 7.3 和图 7.4）。部分动脉瘤的颈部可能被前床突遮挡，有时为了更充分地暴露，需要磨除前床突。

典型的后交通动脉瘤起源于外侧方向，与第三颅神经、幕、钩回密切相关。如果动脉瘤向外突出，则不应牵拉颞叶，因为如果动脉瘤位于幕

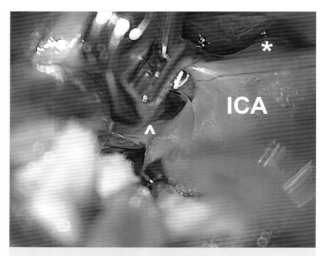

图 7.3　在夹闭未破裂的左侧后交通动脉瘤之后，鉴别后交通动脉和脉络膜前动脉。★. 后交通动脉；∧. 脉络膜前动脉；ICA. 颈内动脉

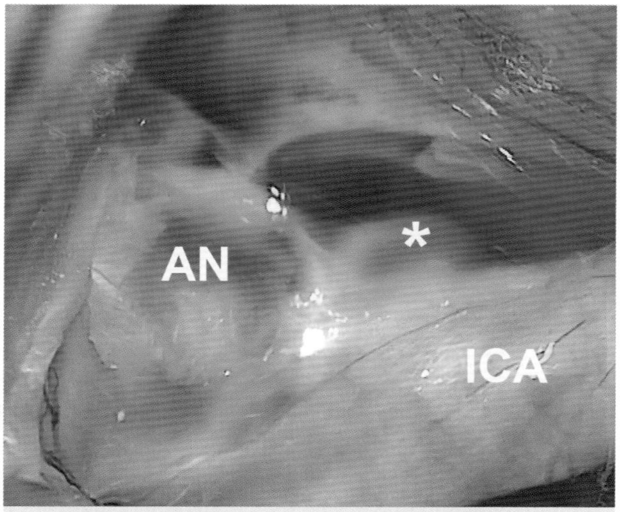

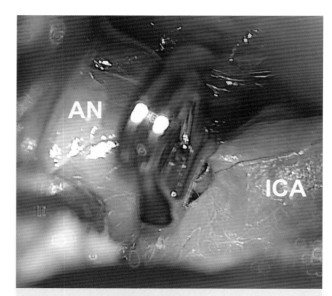

图 7.4　最后用动脉瘤直夹夹闭。AN. 动脉瘤；ICA. 颈内动脉

图 7.2　经眶上外侧入路暴露未破裂左侧后交通动脉小动脉瘤。从颈内动脉的内侧壁近端向远端开始解剖，以游离出一个临时阻断载瘤动脉的位置。★. 后交通动脉；AN. 动脉瘤；ICA. 颈内动脉

上，则可能会与颞叶粘连，这可能会导致动脉瘤于术中破裂。如果动脉瘤附着在第三颅神经上，应仔细游离，以避免医源性牵拉导致第三颅神经性麻痹。

巨大后交通动脉瘤在颅内巨大动脉瘤中的发生率为4%~7%。由于这些病变的复杂性，每一个病例都很特殊，应仔细做好计划。可选择的治疗方法包括直接手术夹闭即保护载瘤动脉，动脉瘤缝合，颈动脉结扎，血管重建和血管内介入治疗方法（栓塞，支架置入，血流导向装置）。

7.4　脉络膜前动脉瘤

大部分脉络膜前动脉直接起源于颈内动脉主干，刚好位于后交通动脉的远端。我们已经介绍了后交通动脉或大脑中动脉的起源。通常脉络膜前动脉起始处相比于颈内动脉分叉处更靠近后交通动脉的起点。此外，从颈内动脉后外侧壁可以发出一支脉络膜前动脉主干或多支脉络膜前动脉。

由于存在多个穿支、其血管分布于重要结构和变异的解剖，脉络膜前动脉瘤治疗起来很困难。这些病变占所有颅内动脉瘤的2%~5%。这些动脉瘤可以根据其穹隆方向和脉络膜前动脉瘤的起源进行分类：（1）"前外侧"的意思是在脉络膜前动脉前面，阻挡住脉络膜前动脉的起源；（2）"上外侧"，指脉络膜前动脉起点处远端；（3）"后外侧"指脉络膜前动脉起源后方；（4）在两根脉络膜前动脉之间或脉络膜前动脉穿支之间。这种分类为患者的手术计划和患者头部体位的摆放提供了重要的依据。在制订手术计划时应考虑的其他重要因素，包括颈内动脉床突上段可能的钙化，脉络膜前动脉以及后交通动脉的解剖变异，脑室出血，以及动脉瘤与前或后床突的关系。

显微外科手术

后向突出的脉络膜前动脉瘤要求头部向对侧倾斜的程度大于向侧面突出的动脉瘤。应避免过度旋转，否则颞叶可能会阻塞外侧裂，使打开外

侧裂具有挑战性，也可能会阻碍外科医生对ICA的观察。

在解剖分离阶段，开放视神经－颈动脉池能创造足够的操作空间。如果需要更多的空间，可以打开Liliequist膜释放更多的脑脊液。为更好地暴露动脉瘤和临时阻断提供更大的空间，有时需要磨除前床突。沿着颈内动脉的前、内、外侧壁向颈内动脉分叉处继续解剖。锐性分离可以防止颈内动脉牵伸和动脉瘤顶的撕裂。一旦M1节段的近端暴露后，应沿着颈内动脉的前内侧壁继续解剖，直到分辨出颈内动脉分叉复合体和近端A1和M1节段。仔细、清晰地解剖额叶下方的蛛网膜韧带，额下牵拉有利于进一步暴露。一个重要的步骤是，在尽可能的情况下，暴露颈内动脉主干远端或在M1和A1节段近端，游离一段以供临时阻断的动脉（远离穿支）。如果可能，全程应避免牵拉颞叶，以防止动脉瘤撕裂。

夹钳法则是首先在脉络膜前动脉瘤颈部使用先导夹。其次，先导夹被替换为一个更小、更轻的最终夹，用于动脉瘤颈部的完全闭塞。对于小动脉瘤，采用双剪切技术，然后按相反顺序小心地取出临时夹。

7.5　颈内动脉分叉处动脉瘤

颈内动脉分叉处动脉瘤位于颈内动脉与大脑前、中动脉的分界处。上述动脉的近端部分可在动脉瘤形成过程中发生扭转。ICA分叉处动脉瘤并不常见，占所有颅内动脉瘤的2%~9%。然而，年轻的患者似乎有更高的发病率；在20岁以下的患者中，28%的颅内动脉瘤位于ICA分叉处。所有破裂的颈内动脉分叉处动脉瘤中，约有50%动脉瘤直径小于7mm。

显微外科手术

由于ICA分叉位于颅底较高位置、附着脑组织和穿支供应前穿支，直接显微外科治疗ICA分叉处动脉瘤具有挑战性。因此，在定位过程中，

头部应尽可能安全地后仰，在大脑牵拉最小的同时能提供最佳的颈内动脉分叉处视野。颈内动脉分叉处动脉瘤根据动脉瘤顶的方向分为突向前、突向上和突向后动脉瘤。

如果预期会较长时间临时阻断，或可能需要孤立，术前数字减影血管造影和球囊闭塞试验有助于提供有关侧支循环和前交通动脉复合体通畅性的信息。

在破裂的颈内动脉分叉处动脉瘤并伴有相关的脑内血肿的病例中，可以通过一个避开和保护 Broca 区的小的皮质切口清除部分血栓。通过额下入路打开鞍上池、视交叉池以及终板提供更大的空间和脑松弛。

根据我们的经验，颈内动脉分叉处的最佳手术途径是打开颈动脉池和近端侧裂池，以分离外侧裂的近端"水平"部分。这些操作在直视下即可控制前交通动脉前的大脑前动脉分出来的近端组穿通支，来自大脑中动脉第一段的内侧豆纹动脉，以及 Heubner 回返动脉（图 7.5）。对于朝上、朝后的动脉瘤，可能需要对大脑中动脉分叉处水平面的外侧裂池分离得更宽。

额叶牵拉应谨慎进行，以避免术中发生破裂，

尤其是在朝上、朝前突出的动脉瘤中，因为这些动脉瘤经常与覆盖在上面的额叶有粘连。

在颈内动脉分叉处和脉络膜前动脉之间放置近端临时夹之前，起源于颈内动脉的穿支必须要分辨清楚（图 7.6）。如果没有空间，临时动脉瘤夹可以放置在大脑中、前动脉近端。颈内动脉分叉处动脉瘤，一般来说，不是大的或巨大的，容易使用动脉瘤直夹来夹闭（图 7.7 和 图 7.8）。由于动脉分叉的后侧面有小的穿支，因此应特别注

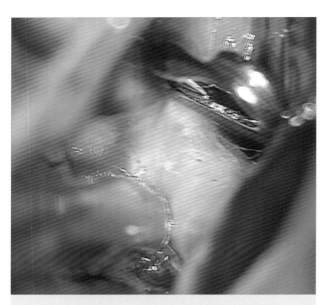

图 7.6　在 ICA 分叉处附近放置动脉瘤临时阻断夹

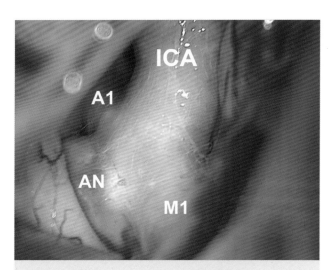

图 7.5　经右侧眶上外侧入路显露右侧未破裂 ICA 分叉处小动脉瘤。通过额下解剖分离和部分开放大脑外侧裂池近端来显露动脉瘤和大脑中、前动脉近段。A1. 近端大脑前动脉近端；AN. 动脉瘤；ICA. 颈内动脉；M1. 大脑中动脉近端

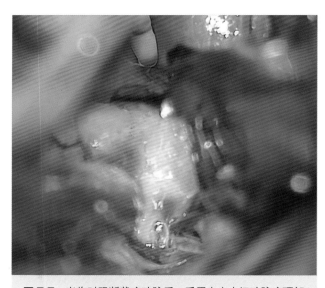

图 7.7　当临时阻断载瘤动脉后，采用直夹夹闭动脉瘤颈部

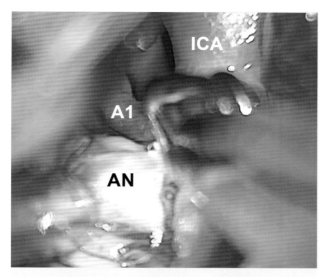

图 7.8 放置好最后一个动脉瘤夹后，取出临时夹，确认母载瘤动脉和小穿孔支动脉的通畅性。A1. 近端大脑前动脉近端；AN. 动脉瘤；ICA. 颈内动脉

意向后朝向的颈内动脉分叉动脉瘤。这些动脉瘤也可能与脉络膜前动脉有粘连。

如果颈内动脉分叉处动脉瘤复杂且累及大脑前、中动脉近端，如果无法直接夹闭，则需要采取不同的策略。当需要孤立或近端闭塞 ICA 分叉时，必须考虑血管重建过程。

参考文献

[1] Korja M, Lehto H, Juvela S. Lifelong rupture risk of intracranial aneurysms de- pends on risk factors: a prospective Finnish cohort study. Stroke. 2014; 45 (7):1958–1963

[2] Lehecka M, Dashti R, Romani R, et al. Microneurosurgical management of internal carotid artery bifurcation aneurysms. Surg Neurol. 2009; 71 (6):649–667

[3] Hernesniemi J, Ishii K, Niemelä M, et al. Lateral supraorbital approach as an alternative to the classical pterional approach. Acta Neurochir Suppl (Wien). 2005; 94 Suppl 94:17–21

[4] Dandy WE. Intracranial aneurysm of the internal carotid artery: cured by operation. Ann Surg. 1938; 107(5):654–659

[5] Molyneux A, Kerr R, Stratton I, et al. International Subarachnoid Aneurysm Trial (ISAT) Collaborative Group. International Subarachnoid Aneurysm Trial (ISAT) of neurosurgical clipping versus endovascular coiling in 2143 patients with ruptured intracranial aneurysms: a randomised trial. Lancet. 2002; 360 (9342):1267–1274

[6] Morita A, Kirino T, Hashi K, et al. UCAS Japan Investigators. The natural course of unruptured cerebral aneurysms in a Japanese cohort. N Engl J Med. 2012; 366(26):2474–2482

[7] Spetzler RF, McDougall CG, Albuquerque FC, et al. The Barrow Ruptured Aneurysm Trial: 3-year results. J Neurosurg. 2013; 119(1):146–157

[8] Leivo S, Hernesniemi J, Luukkonen M, Vapalahti M. Early surgery improves the cure of aneurysm-induced oculomotor palsy. Surg Neurol. 1996; 45 (5):430–434

[9] Tan H, Huang G, Zhang T, Liu J, Li Z, Wang Z. A retrospective comparison of the influence of surgical clipping and endovascular embolization on recovery of oculomotor nerve palsy in patients with posterior communicating artery aneurysms. Neurosurgery. 2015; 76(6):687–694, discussion 694

[10] Lawton MT. Seven Aneurysms: Tenets and Techniques for Clipping. New York, NY: Thieme; 2010

[11] Nurminen V, Lehecka M, Chakrabarty A, et al. Anatomy and morphology of giant aneurysms–angiographic study of 125 consecutive cases. Acta Neuro- chir (Wien). 2014; 156(1):1–10

[12] Velat GJ, Zabramski JM, Nakaji P, Spetzler RF. Surgical management of giant posterior communicating artery aneurysms. Neurosurgery. 2012; 71(1) Suppl Operative:43–50, discussion 51

[13] Carpenter MB, Noback CR, Moss ML. The anterior choroidal artery; its origins course, distribution, and variations. AMA Arch Neurol Psychiatry. 1954; 71 (6):714–722

[14] Erdem A, Yaşargil G, Roth P. Microsurgical anatomy of the hippocampal ar- teries. J Neurosurg. 1993; 79(2):256–265

[15] Friedman JA, Pichelmann MA, Piepgras DG, et al. Ischemic complications of surgery for anterior choroidal artery aneurysms. J Neurosurg. 2001; 94 (4):565–572

[16] Locksley HB, Sahs AL, Sandler R. Report on the cooperative study of intracra- nial aneurysms and subarachnoid hemorrhage. 3. Subarachnoid hemorrhage unrelated to intracranial aneurysm and A-V malformation. A study of associ- ated diseases and prognosis. J Neurosurg. 1966; 24(6):1034–1056

[17] Lehecka M, Dashti R, Laakso A, et al. Microneurosurgical management of an- terior choroid artery aneurysms. World Neurosurg. 2010; 73(5):486–499

[18] Elsharkawy A, Niemelä M, Lehečka M, et al. Focused opening of the sylvianfissure for microsurgical management of MCA aneurysms. Acta Neurochir (Wien). 2014; 156(1):17–25

[19] Gupta SK, Khosla VK, Chhabra R, et al. Internal carotid artery bifurcation aneurysms: surgical experience. Neurol Med Chir (Tokyo). 2007; 47(4):153– 157, discussion 157–158

[20] Miyazawa N, Nukui H, Horikoshi T, Yagishita T, Sugita M, Kanemaru K. Surgi- cal management of aneurysms of the bifurcation of the internal carotid ar- tery. Clin Neurol Neurosurg. 2002; 104(2):103–114

[21] van Rooij WJ, Sluzewski M, Beute GN. Internal carotid bifurcation aneurysms: frequency, angiographic anatomy and results of coiling in 50 aneurysms.Neuroradiology. 2008; 50(7):583–587

[22] Huang J, McGirt MJ, Gailloud P, Tamargo RJ. Intracranial aneurysms in the pe- diatric population: case series and literature review. Surg Neurol. 2005; 63 (5):424–432, discussion 432–433

[23] Koroknay-Pál P, Lehto H, Niemelä M, Kivisaari R, Hernesniemi J. Long-term outcome of 114 children with cerebral aneurysms. J Neurosurg Pediatr. 2012; 9(6):636–645

[24] Krishna H, Wani AA, Behari S, Banerji D, Chhabra DK, Jain VK. Intracranial aneurysms in patients 18 years of age or under, are they different from aneurysms in adult population? Acta Neurochir (Wien). 2005; 147(5):469– 476, discussion 476

[25] Kyoshima K, Kobayashi S, Nitta J, Osawa M, Shigeta H, Nakagawa F. Clinical analysis of internal carotid artery aneurysms with reference to classification and clipping techniques. Acta Neurochir (Wien). 1998; 140(9):933–942

[26] Yaşargil MG, Boehm WB, Ho RE. Microsurgical treatment of cerebral aneur-ysms at the bifurcation of the internal carotid artery. Acta Neurochir (Wien). 1978; 41(1–3):61–72

[27] Mathis JM, Barr JD, Jungreis CA, et al. Temporary balloon test occlusion of the internal carotid artery: experience in 500 cases. AJNR Am J Neuroradiol. 1995; 16(4):749–754

[28] Segal DH, Sen C, Bederson JB, et al. Predictive value of balloon test occlusion of the internal carotid artery. Skull Base Surg. 1995; 5(2):97–107

[29] Lehto H, Dashti R, Karataş A, Niemelä M, Hernesniemi JA. Third ventricu-lostomy through the fenestrated lamina terminalis during microneuro- surgical clipping of intracranial aneurysms: an alternative to conven- tional ventriculostomy. Neurosurgery. 2009; 64(3):430–434, discussion434–435

[30] Kazumata K, Kamiyama H, Ishikawa T, et al. Operative anatomy and classifica- tion of the sylvian veins for the distal transsylvian approach. Neurol Med Chir (Tokyo). 2003; 43(9):427–433, discussion 434

[31] Raabe A, Beck J, Gerlach R, Zimmermann M, Seifert V. Near-infrared indocya- nine green video angiography: a new method for intraoperative assessment of vascular flow. Neurosurgery. 2003; 52(1):132–139, discussion 139

[32] Raabe A, Nakaji P, Beck J, et al. Prospective evaluation of surgical microscope- integrated intraoperative near-infrared indocyanine green videoangiography during aneurysm surgery. J Neurosurg. 2005; 103(6):982–989

第八章 前交通动脉瘤

E. Francois Aldrich, Elizabeth Julianna Le, J. Marc Simard

何　秋　曾铁发　林福鑫 / 译

摘要

前交通动脉（ACoA）是最常发生颅内动脉瘤的部位，占蛛网膜下腔出血的动脉瘤总数的 30% 左右。由于前交通动脉的变异性，动脉瘤不同的起源及结构、瘤体朝向、动脉瘤与颅底和视神经的关系及大量从这一区域发出的重要的穿支动脉的缘故，导致对前交通动脉瘤的治疗是富有挑战性的。这些病例应该在治疗前完善个体化的分析与理解。虽然血管内介入治疗正不断用于前交通动脉瘤，但由于其复杂性，手术夹闭仍是一种重要的治疗方式。

关键词：前交通动脉，脑动脉瘤，蛛网膜下腔出血

8.1 解剖要点

前交通动脉有较多的正常解剖变异（图 8.1）。血管、动脉瘤和其他周围结构之间的复杂关系，使得前交通动脉瘤成为外科治疗中最复杂的动脉瘤之一。

根据高质量的计算机断层扫描血管成像三维重建和 / 或数字减影血管造影术，应详尽分析以下因素：

· 动脉瘤的外形和朝向。

· 动脉瘤瘤颈的解剖结构。

· 动脉瘤与大脑前动脉（ACAs）同侧及对侧

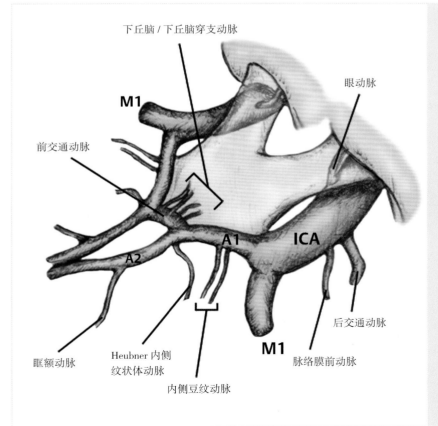

图 8.1 前交通动脉区域的解剖

下丘脑 / 下丘脑穿支动脉

眼动脉

M1

前交通动脉

A1

ICA

A2

后交通动脉

M1

眶额动脉

Heubner 内侧纹状体动脉

脉络膜前动脉

内侧豆纹动脉

A1、A2 段的关系。

·优势 A1 段的侧别。

·解剖变异。

85% 的前交通动脉瘤患者 A1 段管径不对称，其中有 10% 的患者 A1 段发育不良。这种不对称将导致动脉瘤朝向的差异；动脉瘤的基底常在 A1 段较粗的一侧，而瘤体指向 A1 段发育不良的一侧。此外，明确动脉瘤的朝向，对于外科治疗有重要意义；可根据其动脉瘤朝向与蝶骨平台的关系进行分类：

·朝下型（朝向蝶骨平台）

·朝前型（朝向鼻部，平行于蝶骨平台）

·朝上型（朝向顶部，垂直于蝶骨平台）

·朝后型（朝向枕部，平行于蝶骨平台）

·圆柱型（扩张的前交通动脉）

一个动脉瘤表现出多个朝向也很常见，特别是巨大动脉瘤。

前交通动脉也可以出现解剖异常，大约 25% 的患者有 2 条或条 3 条前交通动脉，甚至更多，形成网状结构。此外，A2 段也可出现变异，大部分情况下只有 2 根 A2 动脉（90%），但有 9% 的患者会出现 3 根 A2 动脉，1% 的患者只有 1 根 A2 动脉（局部融合）。此外 Heubner 返动脉（中豆纹动脉）也常出现解剖变异，Heubner 回返动脉是大脑中动脉 - 前交通动脉最大的也是最重要的豆纹动脉。78% 的 Heubner 回返动脉从 A2 段发出；14% 从 A1 段发出；也有 8% 的 Heubner 回返动脉从前交通动脉发出，然后急转向后沿着与 A1 段平行的方向走行。前交通动脉的不同变异将影响 Heubner 回返动脉的大小和位置。例如，在 A1 动脉较小的情况下，Heubner 回返动脉可出现变小甚至闭锁，并可能被来自 A1 段中部的内侧穿支动脉所代替，这些穿支动脉走行于正常 Heubner 回返动脉位置的外侧方。

另一个需考虑的重要的解剖因素是，ACoA 是否相对平行或垂直于蝶骨平台？这将影响术中能否看到对侧 A1、A2 段动脉和能否暴露瘤颈，以确认动脉瘤夹的选择和最终放置位置（图 8.2 和图 8.3a，b）。

8.2 手术入路

全面分析和考虑动脉瘤的形态和解剖特点后，就可以确定手术入路的侧别和类型了。ACoA 动脉瘤的入路包括：前入路（半球间）、前外侧入路（额下）、侧方入路（翼点）、经颅底扩大入路及以上入路的组合。在我们的实践中，除非动脉瘤朝上，高于前床突至少 15mm，且其他的解剖结构也是合适的，否则不会常规选用半球间入路的方式。半球间入路的优点包括：减少了对额叶牵拉以及更容易暴露 ACoA 和邻近的血管。然而，其主要缺点是在解剖动脉瘤瘤颈前常常受到动脉瘤瘤体的遮挡，尤其是对于朝前的动脉瘤和巨大动脉瘤。在这类情况下，难以完成对动脉瘤瘤颈及瘤体近端的阻断。此外，半球间入路还有可能导致：双侧额叶受损、手术操作区域加深、嗅束损伤、额窦开放导致的颅内感染及脑脊液漏。虽然，额下入路可以最直接暴露 ACoA，但其缺点与半球间入路是类似的，主要是瘤体的遮挡不易于瘤体近端的阻断。翼点入路则侧重于牵拉额叶以取得更充分的暴露，是处理 ACoA 动脉瘤最常用的方法；在我们的实践过程中，几乎用于所有病例。而颅底扩大入路，如眶上入路、经眶入路、眶颧扩大入路，仅用于特别复杂或巨大的动脉瘤。

手术入路确定之后，就需要考虑入路的侧别。因为动脉瘤瘤体通常朝向优势 A1 段的对侧，所以我们的经验是，从优势 A1 段的一侧（如果有的话）入路以暴露动脉瘤，就可以不受动脉瘤体的阻碍而更加充分地暴露和解剖动脉瘤的瘤颈。另外，优先暴露优势 A1 段有利于对瘤体近端的阻断。但应注意的是，术中单纯阻断优势侧 A1 段，而没有临时阻断对侧 A1 段，是不能完全阻断血管的。只有在遇到需要同时处理前循环的其他动脉瘤，或者需要同时清除大量脑内出血，或者需要同时清除单侧直回血肿，或者需要同时保护未受伤的脑实质等情况下，我们才会选择从非优势 A1 段的一侧入路暴露前交通动脉瘤。当任意一侧入

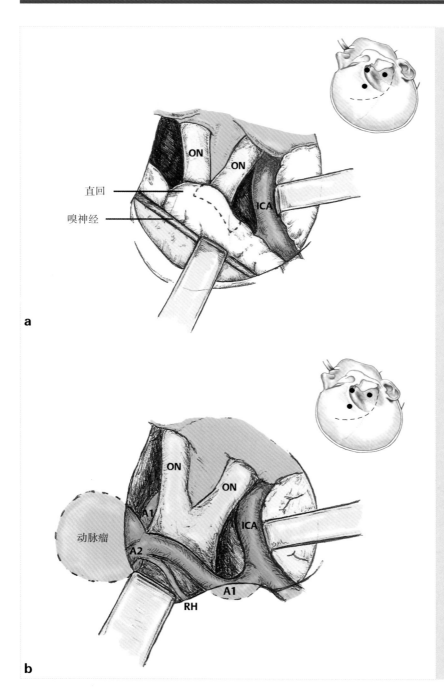

图8.2 前交通动脉瘤的硬膜内暴露。（a）抬高额叶以暴露视神经。颈内动脉－视神经池和外侧裂已被开放，以暴露右侧颈内动脉（ICA）。展示了直回将被切除的部分。（b）切除部分直回后显示同侧右侧 A1 段和 A2 段动脉，Heubner（RH）回返动脉以及对侧 A1 段动脉和动脉瘤瘤颈

路的优势是均衡的情况下，应该优先考虑从患者的非优势半球侧入路。

8.3 手术步骤

8.3.1 暴露

　　翼点开颅术是专门为处理前交通动脉瘤而设计的标准术式。患者的头部向对侧水平旋转不能大于 45°，其角度应小于处理其他前循环动脉瘤。骨瓣的额份则应大于其他前循环动脉瘤，其外侧应为瞳中线，距颧骨眶额关节约 3cm。从患者术后的美观角度考虑，最前断钻孔的位置应在发际线之内。为了最大限度减少经额入路时对额叶的牵拉，应尽可能低地暴露前颅窝底。虽然开放额窦将增加颅内感染和脑脊液渗漏的风险，但对前颅窝底部的足够范围的暴露却是手术的关键，应

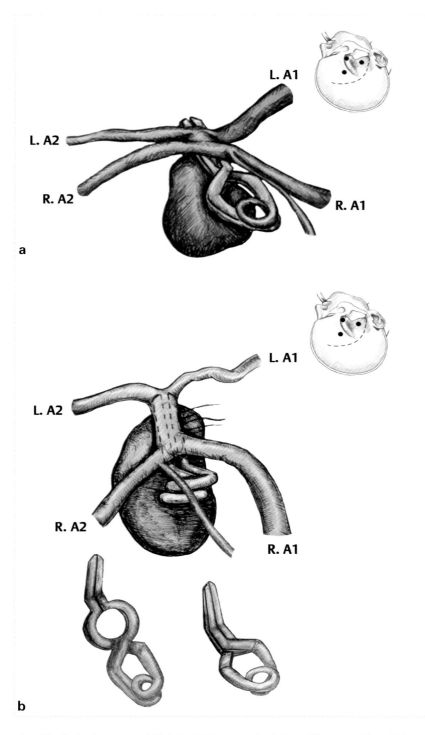

图 8.3　朝上型动脉瘤。(a)应用直夹夹闭平行于颅底的前交通动脉瘤的原理图。(b)应用成角动脉瘤夹的或成角的跨血管夹夹闭垂直于颅底的前交通动脉瘤的原理图

该更优先考虑。至于骨瓣的颞份，只需要足以暴露外侧裂近端的范围即可。

8.3.2　显微解剖

　　剪开硬脑膜后，显微解剖的第一步就是辨别视神经、颈内动脉和同侧 A1 动脉（图 8.2a）。脑压板可放置在额叶的眶面，即大脑侧裂的前面。逐渐将嗅神经拉向直回，并轻微地抬拉额叶，以暴露辨认同侧的视神经。进入视神经 – 颈内动脉池，暴露颈内动脉。将脑压板置于颞叶上方。轻微牵拉即可暴露外侧裂的近端，使其最内侧和下部区域分离。在这一解剖过程中，我们应尽可能

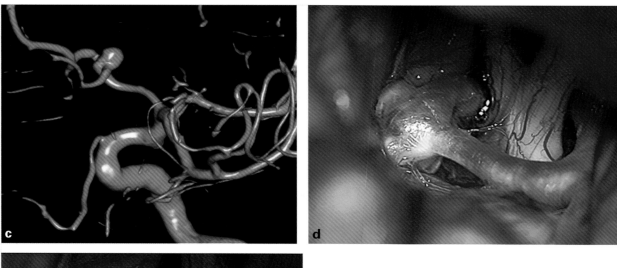

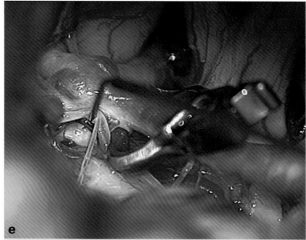

图 8.3（续）（c）三维血管造影显示了一个朝上型的动脉瘤。（d）术中照片，显示夹闭之前的动脉瘤。（e）夹闭后的动脉瘤的术中照片。注意评估动脉瘤周围结构的重要性，以便完全看清动脉瘤和穿支动脉

保留桥静脉。

　　打开外侧裂并分开额叶和颞叶，这将有助于牵拉额叶并暴露同侧近端的 A1 段，有利于临时阻断。在某些情况下，颈内动脉的分叉部可能偏外侧，甚至位于外侧裂，这需要更大范围的解剖。而在这种情况下，当 A1 段从分叉处向下走行成襻状，不用打开侧裂即可在与视神经交叉处找到同侧 A1 段以远的部分。类似的，在蛛网膜下腔出血（SAH）病例中，外侧裂是很难辨别和解剖的，应试图避免打开。

　　随着额叶的轻微牵拉和对蛛网膜进一步解剖，可以向远端分离出同侧 A1 段越过视神经处。60% 的病例中 Heubner 回返动脉由前外侧向 A1 段走

行，因此，Heubner 回返动脉在这一解剖阶段中易损伤。因此，在开始解剖和牵拉额叶时，可能会在暴露处 A1 段之前遇到 Heubner 回返动脉。此外，Heubner 回返动脉不应与眶额动脉混淆，后者通常是 A2 段的第二大分支，沿着垂直于直回和嗅束的方向走行。眶额动脉是重要的标志，因为沿其近端解剖可以大致推测出动脉瘤瘤颈的位置。我们可在此切除直回。在我们的实际操作中，经常需要切除脑组织，但应只切除最少部分以刚好能暴露出动脉瘤及相关动脉。切除直回时，要注意保护眶额动脉。可以先电凝直回内侧部至嗅束之间的软脑膜。之后，再锐性切开并小心地吸除少部分软脑膜，并保留最内侧的软脑膜层，以减

少对动脉瘤及相关血管的损伤。在被切除的部位上放置一个小脑压板，可以获得良好的 A1/A2 暴露（图 8.2b）。在大脑松弛以及位于视交叉上池内的接近蝶鞍的朝向下方的前交通动脉瘤，是不需要切除直回的。

在充分掌握动脉瘤的解剖位置和瘤体的朝向后，可轻柔地牵拉一侧的额叶，开放大脑半球之间的结构。这一解剖动作可能会对朝向前的，尤其是朝向下的动脉瘤造成损伤，因其正好就位于大脑半球间的蛛网膜下。相反的，开放大脑半球，对位于部位较高的动脉瘤尤其有优势。

为了在临时夹闭过程中完全阻断动脉瘤，即使对侧 A1 段在血管成像上表现为发育不良或闭锁，也可以对其进行阻断。几乎在所有病例中，如果仅阻断同侧 A1 段动脉，对侧 A1 段动脉仍会导致未破裂动脉瘤出血。即使暂时夹闭双侧 A1 段动脉，因为丰富的 A2 段动脉侧支循环的供应，这种出血仍然可能发生。对侧 A1 段动脉暴露的难易程度取决于前交通动脉瘤的结构特点，特别是对侧 A1 段动脉跨过视神经的位置。位置可能存在变异，但通常比外科医生预期的位置更靠内侧。因此，解剖应从内侧开始，向外推进，以避免忽视位置极其靠内的动脉。必须注意辨别来自对侧 A1 段的 Heubner 回返动脉。前交通段的血管与蝶骨平台的相对位置关系是另一个关键的评估因素。如果 ACoA 与蝶骨平台平行，同侧和对侧 A1 段动脉和 A2 段动脉都将更易于探查。相反，如果前交通段的血管与蝶骨平台位置更加垂直，那么对侧的动脉将被阻挡。在临时夹闭时，应先阻断对侧 A1 段动脉。一个长的、稍微弯曲的动脉瘤夹适合于不易夹闭的动脉瘤。接下来，可用较短的动脉瘤夹夹闭同侧 A1 段动脉，以避免对解剖区域的阻挡。

如果可能的话，下一步的操作应该还包括辨别两条 A2 段动脉。探查同侧的 A2 段动脉是非常重要的。通常可以可以沿着同侧的 A1 段动脉向远侧和向外侧探查，从而暴露在同侧 A2 段动脉与动脉瘤颈之间的区域。这时，可以用锥形的脑压板牵拉额叶，这是术中的第三个使用的脑压板。第二个脑压板应该

用于牵拉更加近端的额叶，以保持对同侧 A1 段动脉的暴露。尽管，探查对侧 A2 段动脉是被推荐的，当受限于解剖因素，这并不容易实现。在某些情况下，直到动脉瘤被夹闭前，对侧 A2 段动脉都可能无法确认。最后，在这一区域发出的许多穿支动脉是极为重要的，应该被注意到并保留（图 8.1）。

8.3.3 动脉瘤夹的应用

前交通动脉瘤的瘤颈很少在刚完成暴露时，就急于夹闭。这是因为，动脉瘤的瘤颈是需要被仔细确定的。一旦确定瘤颈，就需要在动脉瘤瘤颈、相邻的动脉和穿支动脉之间分离出可供夹闭的操作空间。在不完全了解解剖关系的情况下，过早放置动脉瘤夹是非常不可取的，因其很可能导致动脉瘤破裂、动脉瘤夹闭不全以及穿支动脉的损伤。可以在低功率的情况下，用双极电凝对宽颈动脉瘤重新塑形，但必须小心保护穿支动脉的起始部不受损伤。临时夹闭可能会有助于操作。虽然目前尚无关于临时阻断时间和效果的明确指南，但我们认为，对于前交通动脉瘤，由于该区域内有大量重要的穿支动脉存在，应避免临时阻断；或在保证安全性和完全夹闭所需的最短时间内，完成对动脉瘤瘤颈的解剖和夹闭。如果对优势侧的 A1 段动脉进行解剖，动脉瘤的分离又相对简单，那么可以暂时阻断同侧的 A1 段动脉，这将有助于松解动脉瘤有利于更安全的操作。此外，如果解剖结构不清，而且动脉瘤破裂的风险很高，也建议临时阻断。当预计要进行长时间、有难度的解剖时，一开始就临时阻断对侧 A1 段动脉是一种安全的操作，因为在紧急情况下，同侧 A1 段动脉也可以迅速地被阻断。当预计需要长时间的临时阻断或电生理监测诱发电位恶化时，应考虑给予负荷量的硫喷妥钠，以实现对脑电活动爆发的抑制。此外，在临时夹闭期间，患者应保持正常至稍高的血压。

再次，应该在夹闭之前详尽评估动脉瘤的解剖特点。前交通动脉瘤有不同的朝向和形态。Yasargil 根据动脉瘤的朝向、与蝶骨平台的相对关系，对

动脉瘤进行分类，如本文所用，他的研究认为：34% 的前交通动脉瘤朝向上方，23% 的朝向前方，13% 的朝向下方，14% 的朝向后方，16% 的是复杂的、多叶状的、朝向多个方向（图 8.4a~c）。因此，夹闭策略因动脉瘤的朝向而异。

朝上型

朝上型动脉瘤位于 A2 段之间，完全嵌入在大脑半球间的纵裂内。虽然，可以很容易地找出 A1 段动脉和前交通动脉，而且临时阻断夹的放置也相对简单，但由于动脉瘤后壁和漏斗、下丘脑穿支近端距离较近，放置永久动脉瘤夹是困难而冒险的。前交通动脉瘤与蝶骨平台的位置关系是永久动脉瘤夹选用中的一个重要因素。对于相对垂直的方向，动脉瘤直夹的两翼应高于同侧和对侧的 A1/A2 段即可（图 8.3a）。然而，在大多数情况下，动脉瘤瘤体的方向和蝶骨平台向是相对平行的，而且考虑到需要多次调整动脉瘤夹的位置，所以不提倡使用直夹。在这种情况下，无论是 45° 的动脉瘤夹，还是稍微倾斜的跨血管夹，都要尽量少的调整（图 8.3b）。有一定角度的动脉瘤夹两翼的位置也应该高于 A1/A2 段。对于跨血管夹，跨血管的部分通常要绕过同侧 A2 段动脉，动脉瘤夹的两翼要平行于 ACoA，并在对侧越过 A1/A2 段（图 8.3c~e）。

朝前型

朝向前方的动脉瘤可能是易于处理的，因其所邻近的漏斗和下丘脑穿支与动脉瘤朝向相反。

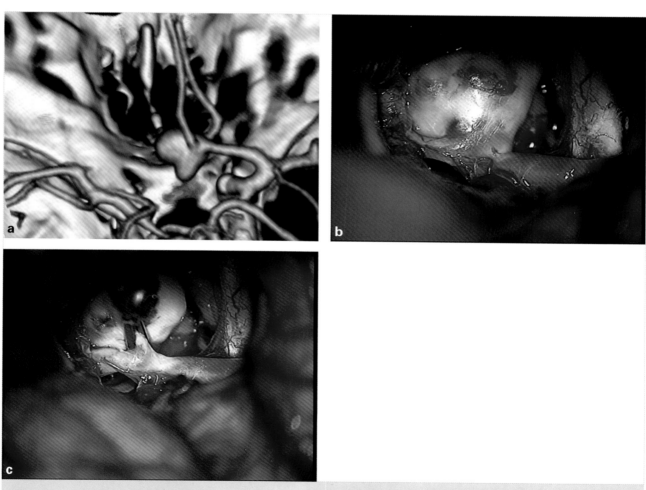

图 8.4 多朝向的动脉瘤。（a）三维 CT 血管造影显示一个巨大的前交通动脉瘤，朝前及朝下突出。（b）术中照片，显示夹闭前的动脉瘤。（c）术中照片，显示夹闭后的动脉瘤

当这类动脉瘤相对较小且颈部清晰时，只要在两条与 ACoA 垂直的 A2 段动脉之间放置一个弯夹，就可以很直接地将动脉瘤夹闭。（图 8.5a）。然而，对于宽颈的大动脉瘤而言，这种操作会导致两条 A2 动脉的扭曲变形。此外，在分离动脉瘤与 A2 段之间的界面时，特别是对侧的 A2 段动脉与动脉瘤分离时，容易导致动脉瘤分离困难，甚至破裂。而 ACoA 段在前后方向上是扩大的，这会导致对动脉瘤的暴露不充分、对动脉瘤朝向上方的范围预估偏差、对动脉瘤瘤颈大小的估计错误，将导致动脉瘤颈部上半部的不全夹闭。因此，建议可以放置一个平行于 ACoA 的跨血管直夹，绕过同侧 A2 段动脉，从上或下越过对侧的 A1/A2 段（图 8.5b）。解剖同侧 A1/A2 段的上下两面是一项非常重要的原则，有利于在三维水平上暴露动脉瘤及瘤颈。这种方法被证实是完全夹闭动脉瘤瘤颈的唯一方法（图 8.5c~e）。

朝下型

朝下型的前交通动脉瘤易损伤破裂，因此在最初分离和牵拉额叶时要十分小心。动脉瘤顶可能与视交叉或颅底毗邻，也可能遮挡对侧 A1 段动脉，而导致难以临时阻断。此外，永久性动脉瘤夹常在无法确认对侧 A2 段动脉之前就已放置。为了保持对侧 A2 段动脉的通畅，有时需要在最终夹闭动脉瘤后对动脉瘤进行减压。在最终夹闭动脉瘤前，要将动脉瘤的后壁推向前方，以分离漏斗和下丘脑的穿支动脉。一个平行于 ACoA 的动脉瘤直夹，其两翼从下方越过 A1/A2 段即可（图 8.6a~d）。

朝后型

以我们的经验，小的、孤立性的、朝后的动脉瘤是罕见的。朝后的动脉瘤通常是一个大的、复杂的、多叶状的动脉瘤的一部分。类似于朝下

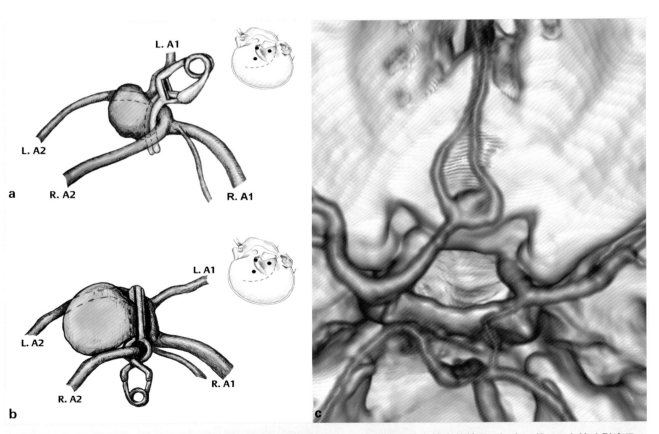

图 8.5　朝前型动脉瘤。（a）示意图演示动脉瘤弯夹的放置。（b）示意图演示跨血管夹的放置。（c）三维 CT 血管造影演示朝前型的动脉瘤

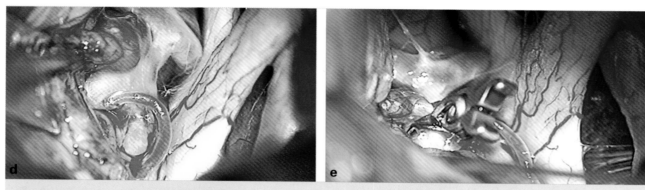

图 8.5（续）（d）术中显示动脉瘤夹放置前的照片。（e）手术中显示动脉瘤的照片

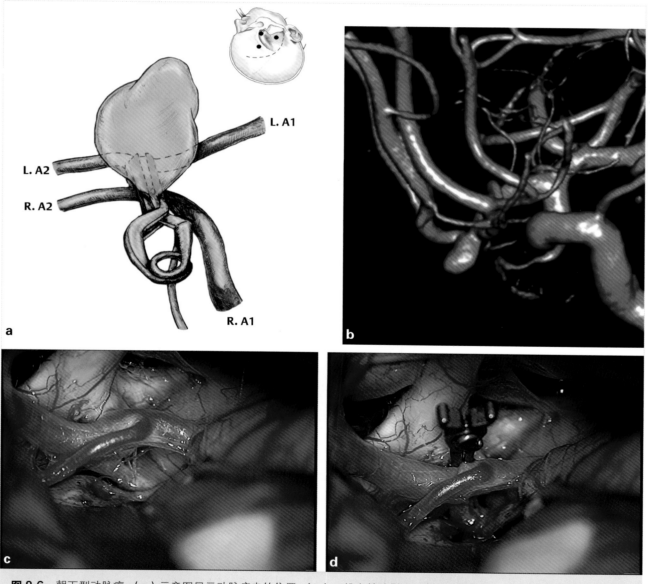

图 8.6 朝下型动脉瘤。（a）示意图显示动脉瘤夹的位置。（b）三维血管造影显示朝下型动脉瘤。（c）在动脉瘤夹放置前动脉瘤的术中照片。（d）术中照片显示动脉瘤夹放置后动脉瘤

型动脉瘤，它们可能毗邻于视交叉，并可能遮挡对侧的 A1 段和 A2 段动脉。此外，因为漏斗和下丘脑穿支动脉围绕在动脉瘤颈，或动脉瘤下壁，或更少见的动脉瘤上壁周围，将导致动脉瘤夹闭困难。需要对穿支动脉进行大范围解剖，并仔细考虑动脉瘤夹的放置情况（图 8.7）。

膨大型（ACoA 扩张）

虽然在文献中很少描述，但前交通动脉膨大扩张型伴血泡样动脉瘤是极富挑战性的，而且比文献上报道的更常见。动脉瘤夹可能无法保证出血部位的安全，然而血管内治疗也缺乏手段且具有挑战性。此外，血泡样动脉瘤常导致假性动脉瘤形成，如果未能在夹闭之前明确，将导致灾难性的术中出血。唯一真正治疗这种病变的前交通段的方法是利用两枚动脉瘤夹，将前交通段从血液循环中孤立。如果没有来自前交通动脉瘤段后侧的穿支动脉存在，并且每个 A2 段动脉通过其各自的 A1 段动脉延续而来，那么上述的操作就可以

安全地进行（图 8.8a~d）。

部分栓塞的动脉瘤

部分栓塞的动脉瘤需要外科夹闭在临床上越来越常见，其处理原则与这一区域的其他动脉瘤及其他部分栓塞的动脉瘤处理原则类似。

8.3.4 最后确认

在最终动脉瘤夹放置后，最重要的是需要确认动脉瘤完全闭塞及双侧 A2 段动脉和穿支动脉的血流量没有受到影响。像其他部位的所有动脉瘤一样，这可以通过显微镜下细致的检查、术中多普勒超声血流评估，以及吲哚菁绿血管造影来完成。在我们的机构中，术中导管造影并不常用，但会应用于复杂或巨大动脉瘤。此外，应该认识到，即使是主要穿支动脉的闭塞也不一定会引起运动或体感诱发电位的变化，对其通畅程度的评估在很大程度上依赖于前文陈述的形式。

在严重蛛网膜下腔出血的情况下，经常需要

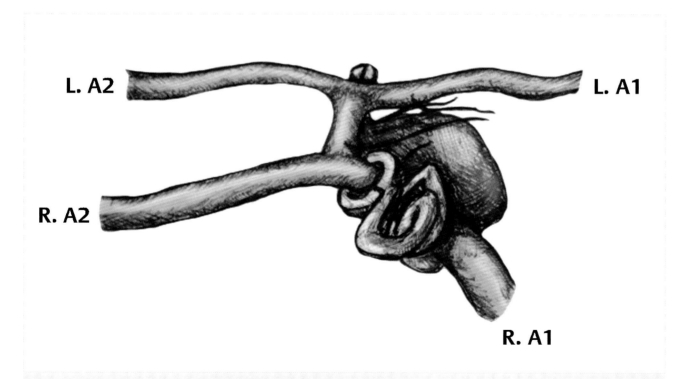

图 8.7　朝后型动脉瘤。示意图展示了这些罕见动脉瘤的潜在夹闭位置

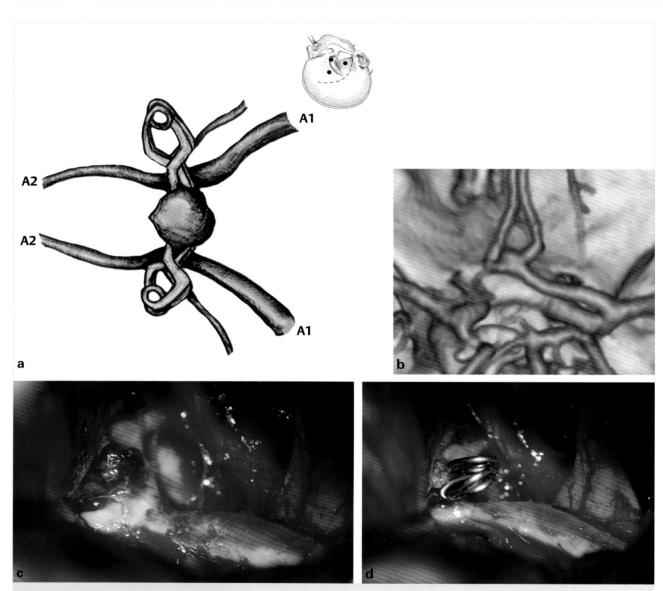

图 8.8 前交通动脉段的膨大型动脉瘤（扩张症）。（a）演示前交通动脉病变、扩张部分的示意图。（b）三维 CT 血管造影，显示前交通动脉段。（c）术中照片，显示动脉瘤夹放置前的病变前交通动脉段。（d）术中照片，显示动脉瘤夹放置后的病变的前交通动脉段

开放终板，并在低于 ACoA 的视交叉池内放置引流管。行标准关颅术式。对所有病例均行术后 CTA 检查，如有必要，可做导管造影。

参考文献

[1] Kassell NF, Torner JC, Haley EC, Jr, Jane JA, Adams HP, Kongable GL. The Inter- national Cooperative Study on the Timing of Aneurysm Surgery. Part 1: Over- all management results. J Neurosurg. 1990; 73(1):18–36

[2] Moon K, Levitt MR, Almefty RO, et al. Treatment of ruptured anterior commu- nicating artery aneurysms: equipoise in the endovascular era? Neurosurgery. 2015; 77(4):566–571, discussion 571

[3] Perlmutter D, Rhoton AL, Jr. Microsurgical anatomy of the anterior cerebral- anterior communicating-recurrent artery complex. J Neurosurg. 1976; 45 (3):259–272

[4] Yasargil MG, Smith RD, Young PH, Teddy PJ. Microneurosurgery II. Clinical Considerations, Surgery of the Intracranial Aneurysms and Results. Stuttgart: Thieme; 1984

第九章　大脑中动脉瘤

R. Loch Macdonal

高子威　林元相 / 译

摘要

大脑中动脉（MCA）是最大的脑动脉，发生于大脑中动脉的动脉瘤约占所有破裂的颅内动脉瘤中的20%。尽管它具有高度复杂的解剖结构，但由于大多数动脉瘤相对接近外侧的大脑凸面，且大多时候血管内治疗这些动脉瘤存在困难，因此MCA动脉瘤更适合外科手术。尽管如此，手术夹闭大脑中动脉动脉瘤尤其要注意大脑中动脉分支的闭塞，分支闭塞将导致脑梗死，其中约有50%的患者会出现临床损害症状。

关键词：动脉瘤，大脑中动脉

9.1 患者的选择

大脑中动脉（MCA）是颈内动脉的最大终末分支，另一条主要分支是大脑前动脉。MCA起始处位于视交叉的外侧，内侧嗅纹和外侧嗅纹的后方，前穿质的下方，位于外侧裂的蝶骨区。第一段（M1）又称蝶骨段，向外、向后走行且平行于蝶骨嵴。M1段分成上干和下干，这部分称为M2段。M1的分支包括穿过前穿质的豆状动脉，并且通常有皮质分支，最常见的是颞叶前动脉和颞极动脉。

首先，复习大脑中动脉和动脉瘤的解剖。动脉瘤的方向、大小和形态学（囊状、梭形、夹层、感染、外伤、毗邻及潜在的与分支的粘连、粥样硬化、钙化和血栓形成，等等）应在3D-DSA或CT血管成像（CTA）上进行详细分析。对于大脑中动脉动脉瘤中最常见的分叉部动脉瘤，术前确定M1段的长度是很重要的，依据这一长度在前后位血管造影片上能反映出动脉瘤的深度。豆纹动脉几乎总是起源于M1动脉的上部和后部，因此，需要打开蛛网膜，并在M1前方和下方进行操作。

大部分大脑中动脉动脉瘤因蛛网膜下腔出血（SAH）和（或）脑内血肿而被发现。它们也是最常见的偶发动脉瘤。很少有巨大的大脑中动脉动脉瘤症状的出现与占位效应、局部缺血或癫痫发作有关（图9.1~图9.3）。

9.2 手术的适应证和禁忌证

动脉瘤破裂或有症状的MCA动脉瘤是手术的主要适应证。在SAH患者中，我们的目标是在SAH后，出现血管痉挛和迟发性脑缺血之前，尽早治疗动脉瘤，以尽量减少再出血的风险。在有较大脑内血肿需要清除的情况下，需要进行急诊治疗，以改善患者神经功能（图9.4）。一般来说，除了那些双侧瞳孔固定的或更严重的，并预计不太可能恢复的患者外，作者对所有动脉瘤破裂的患者进行治疗。决定采取保守治疗的前提是，患者功能状态差不是由于脑内血肿或脑积水等因素造成的。如果有必要清除脑内血肿，那就要在术中对动脉瘤进行夹闭。

病情的紧急程度将决定是否允许在术前进行经动脉穿刺导管血管造影。对于需要紧急清除脑内血肿的患者，CT血管造影可以提供足够的有关动脉瘤位置和大小的信息，可以进行急诊手术。临床上，我们非常依赖CT血管造影，经动脉穿刺导管血管造影可用于复杂或巨大动脉瘤，以及考虑血管内治疗的动脉瘤，如未破裂的动脉瘤，或形态良好、不宜手术的动脉瘤（高龄患者，一般条件差的患者，动脉瘤颈部钙化，或严重动脉粥样硬化的患者等）。此外，未破裂动脉瘤需要治疗的情况是，动脉瘤破裂的总体风险被认为超过手术夹闭的风险的患者。

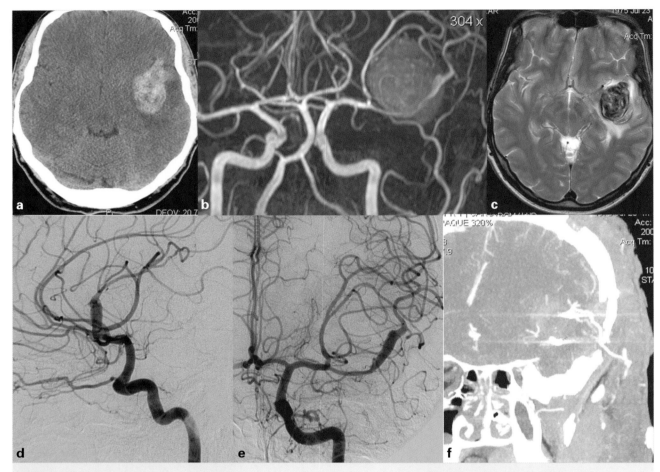

图9.1 可以看到左 M2 下干分支的巨大血栓型大脑中动脉动脉瘤：（a）头颅计算机断层扫描。（b）磁共振血管造影。（c）T2 加权磁共振成像扫描。患者是一名 32 岁的男性，癫痫发作起病。侧位（d）和前后位（e）穿刺导管血管造影显示动脉瘤来源于 M2 下干。（f）通过颞浅动脉与动脉瘤远端的 M2 分支的搭桥手术及孤立来治疗该动脉瘤

9.3 手术的替代方案

手术治疗的替代方案是血管内治疗或不治疗。不治疗适用于 SAH 后高分级的动脉瘤患者或未破裂的动脉瘤患者。对未破裂动脉瘤的处理存在争议，外科医生必须确保手术致残率和死亡率的风险低于动脉瘤自然病史的致残致、死亡率。

一旦决定了治疗动脉瘤，进一步要考虑的是适合手术夹闭还是弹簧圈栓塞。MCA 动脉瘤大多颈部较宽，动脉瘤基底部有分支，因此通常更适合夹闭。尽管对新装置器械的疗效研究很少，但血管内介入技术正在进步。治疗决策必须针对每个患者的不同情况进行制订。

9.4 风险

与 MCA 动脉瘤开颅夹闭相关的风险包括术中动脉瘤破裂，动脉瘤夹闭不全，癫痫发作，动脉瘤夹对重要分支或穿支的夹闭导致不同程度的神经功能缺损，以及面神经额支的损伤。MCA 分支的闭塞可导致肢体无力，运动性或感觉性失语，高级功能紊乱，视野缺损，顶叶症状，甚至由于脑肿胀或严重神经功能缺损导致的死亡。

9.5 术前准备

9.5.1 药物

尼莫地平在 SAH 患者确诊后开始使用。通常

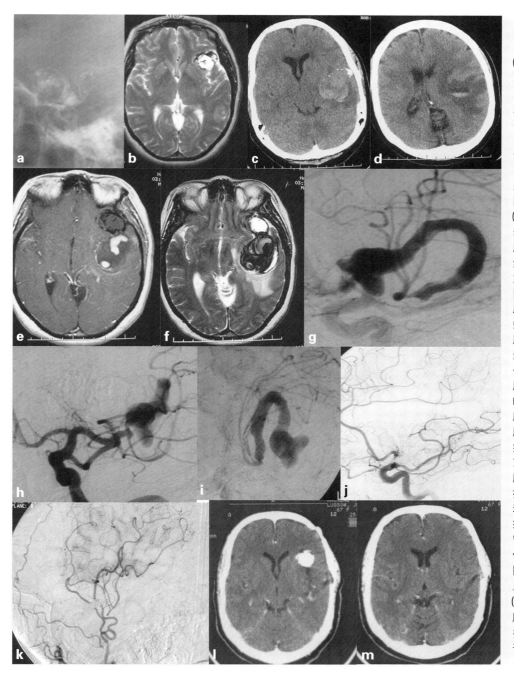

图9.2 巨大的梭形大脑中动脉（MCA）动脉瘤。（a）颅骨X线片上偶然发现动脉瘤，最初的颈动脉血管造影侧位片显示，动脉瘤部分钙化，动脉瘤外有较多MCA分支。（b）当时的磁共振提示左侧外侧裂的动脉瘤。这名49岁的女性的随访：10年后，她出现头痛和语言障碍，计算机断层扫描（CT）扫描（c，d）显示动脉瘤明显增大，伴有动脉瘤内血栓形成和周围脑组织水肿。（e）轴位T1加权增强和（f）轴位T2图像显示巨大的血栓型动脉瘤，可见通过动脉瘤的蛇形管腔。（g）左颈内动脉血管造影侧位片显示通过动脉瘤的管腔，以及3个MCA远端的分支从动脉瘤的远端发出。早期和晚期的连续斜位片（i）动脉期显示3个分支位于动脉瘤体的深面，沿着动脉瘤表面走行，翻至动脉瘤顶部。通过将两条颞浅动脉分支与两个MCA分支搭桥，然后用弹簧圈栓塞动脉瘤的近端来治疗动脉瘤。（j）术后6个月的血管造影显示，颈内动脉侧位片上可见动脉瘤被弹簧圈栓塞和（k）MCA远端血运重建成功。CT扫描（l，m）可显示大部分动脉瘤肿块。患者完全恢复，并在4年后的最后一次随访中状态良好

的口服剂量为每4h 60mg。在围手术期，维持正常血容量是必要的。关于补液的选择没有统一的建议，我们的方法是使用0.9% NaCl，必要时密切监测电解质，注意钠和钾的补充。在以下患者中使用苯妥英钠或左乙拉西坦等抗惊厥药：癫痫发作的患者、存在癫痫发作高风险的患者（脑内血肿），或者可因癫痫发作受到伤害的患者（高分级患者、已颅内高压的患者）。

9.5.2 其他因素

在不改变血压的情况下平稳地诱导麻醉很重要，可降低动脉瘤破裂或再破裂的风险。只有在确保患者充分麻醉的情况下才应用头钉固定。我们不使用腰椎穿刺引流，但对于因脑积水引起神经系统症状和体征的患者，我们会在术前放置侧脑室外引流（EVD），或在术中需要额外的大脑松弛时，通过潘氏点进行穿刺引流。所有患者都需

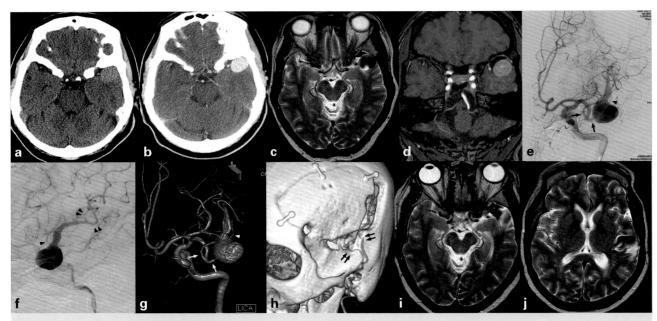

图9.3 一名患有2型糖尿病和高血压的68岁女性出现反复发作性晕厥，在CT平扫（a）和增强（b）轴位扫描和轴位T2加权（c）和基于时间的磁共振成像血管造影（d）中发现左大脑中动脉巨大梭形动脉瘤。血管导管造影（e，f）及三维重建（g）显示动脉血流来源于大脑中动脉的M1段，一条M1分支动脉于动脉瘤近端发出。动脉瘤的囊状部分移行为一段扩张的大脑中动脉，并产生两条分支（双箭头），另一条分支直接源自动脉瘤囊（箭头）。该患者通过孤立及搭桥治疗动脉瘤，其中一个是通过颞浅动脉与直接发自动脉瘤囊的动脉分支吻合（箭头），第二个与较大的远端分支（双箭头）吻合。在两条远端分支的分叉部的近侧夹闭动脉瘤远端，以便通过一个分支的搭桥供应两条分支。术后CT血管造影显示两个搭桥通畅（双箭头，h）。术后T2加权磁共振成像显示动脉瘤塌陷和脑组织受到保护（i，j）。患者完全康复

动脉置管和导尿管。选择性进行中心静脉置管。由始至终为难以控制的大出血做好准备。在一项大样本随机临床研究中，术中低温治疗并不是有益的，因此，在这个时候，尽管实验数据的结果与此相反，低温治疗还是值得探讨的。

对于复杂或巨大的动脉瘤，因可能需要长时间的临时夹闭或搭桥手术，我们常使用脑电图监测以便必要时可诱导爆发抑制（图9.1~图9.3）。

9.6 手术过程

9.6.1 体位

将患者置于仰卧位，在同侧肩部下方垫放一叠卷起的床单，以便颈部旋转。将床调整成20°的头高位。应用三钉或四钉的可穿透射线的头架固定头部。

从前床突到的翼点的正常角度稍超过45°。对于MCA动脉瘤，将患者的头部转向对侧45°意味着手术通路几乎沿着蝶骨脊垂直向下。术中神经导航可用于指导定位，如果需要，可以引导EVD置入和定位脑出血最接近脑表面的位置。这减少了颞叶的牵拉的必要，并且通常仅需要牵拉额叶。头后仰，解剖开始时额叶可以自然下垂。最后，旋转、后仰的头部向上升至稍高位置便于静脉回流。在这个位置，颧骨隆突是最高点，然后固定头部。除了部分情况例如不需要松弛大脑的少量出血的老人，在SAH的大多数情况下，需使用静脉注射甘露醇（1g/kg体重）和呋塞米（20~40mg）。

9.6.2 切皮与开颅

笔者使用标准的翼点开颅术。我们只剃掉沿着切口的一道头发以及后面EVD可能需要穿出的地方的一道头发。一旦患者摆好体位并铺巾（标准开颅手术巾），在颧弓水平处耳屏前1cm开始

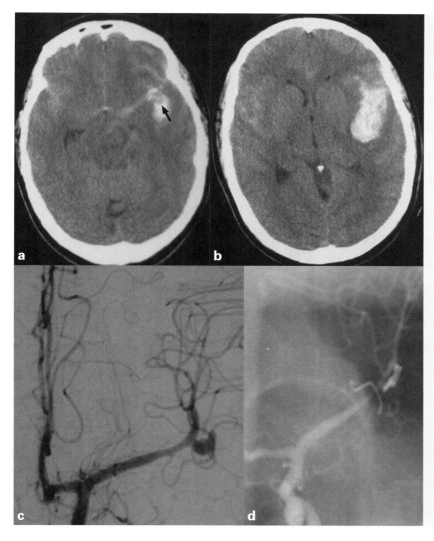

图 9.4 （a）头颅计算机断层扫描显示蛛网膜下腔出血和（b）左侧颞叶血肿。动脉瘤位于外侧裂（箭头）。（c）血管造影显示动脉瘤（d）被顺利夹闭

切口，先垂直向上且轻微向后延伸，然后在颞上线上微微弯曲，跨过中线到对侧发际线处结束。这保留了颞浅动脉，故可用于术中血管造影。颞肌与皮瓣作为一层一起翻开，这更有利于保留面神经的额支。颞肌筋膜可以用刀切割，因此不会因为烧灼导致肌肉挛缩。肌肉可以用烧灼来分离。保留附着在肌肉上的骨膜层，将肌肉从颅骨上剥离。可以留下沿着颞上线的部分筋膜和肌肉，以便在手术结束时通过缝合将肌肉重新覆盖在颞上线区域。

用盐水浸湿的纱布覆盖肌皮瓣，并用牵引钩将它牵拉在碳纤维基底框架上。颅骨钻孔 3 个，用开颅器游离骨瓣。第一个钻孔位于额颧骨缝线上方的关键孔处，低于颞上线。再在颞弓后部上缘皮肤切口的下端及皮肤切口的后边界颞上线的

上方分别钻孔 1 个。如果去除骨瓣后硬脑膜张力高，可以通过轻度过度通气来增加大脑的松弛度。剪开硬脑膜后，我们也会将 EVD 插入侧脑室的额角。这是通过沿着外侧裂向后 2.5cm 及向上 2.5cm 的三角形顶部垂直穿刺大脑完成的。

然后，使用高速钻头或咬骨钳进一步去除蝶骨大翼的外侧 1/3。对于朝前的 MCA 动脉瘤，请注意动脉瘤可能附着于蝶骨嵴的硬脑膜。一个线索是在 CT 上存在硬膜下出血，表明动脉瘤破裂已经透过蛛网膜。在这些病例中，从硬脑膜下过早牵拉脑组织可以导致动脉瘤在术中早期破裂。

9.6.3 手术入路

手术在显微镜下进行。大脑中的动脉瘤有 3 种

主要手术入路。经皮层入路是通过颞上回。经侧裂入路是由内到外或由外到内开放外侧裂两种。笔者几乎只使用由外到内的外侧裂入路。该方法的主要缺点是在获得近端控制之前可能先触碰动脉瘤。

颞上回入路通常适用于巨大脑内血肿的情况。在这种情况下，我们在该脑回前方进行皮质造瘘，进入血肿腔，并吸出一些血凝块。动脉瘤位于血肿前方，所以我们远离动脉瘤吸出足够的血凝块以实现大脑松弛，然后返回打开外侧裂。在动脉瘤被夹闭后，通过皮质造瘘或通过动脉瘤破裂进入大脑的通路清除剩余的血凝块。由内到外的外侧裂入路涉及额叶的抬高，识别视神经，进入视交叉和颈动脉池，以及从近端到远端来解剖外侧

裂。优点是早期实现近端控制，但它需要更大幅度的额颞叶牵拉。除了未破裂的动脉瘤之外，在主刀医生对显微解剖有充分信心之前，这可能比由外向内入路更可取。

对于由外向内入路，在蝶骨嵴后面2~3cm处用蛛网膜刀锐性打开覆盖在外侧裂上的蛛网膜（图9.5和图9.6）。侧裂静脉倾向于沿颞叶表面走行，因此应在这些静脉的额面开始解剖。随着熟练解剖操作，可用扁平剥离子和吸引器头牵拉侧裂边缘进而可以用锐器解剖蛛网膜纤维小梁。可以使用自动固定锥形牵开器。

皮层与外侧裂的桥静脉可以电凝和剪断，一旦辨认了M3或M2分支，就可以沿此向近端探查MCA分叉部。可以吸除蛛网膜下腔出血。蛛网膜

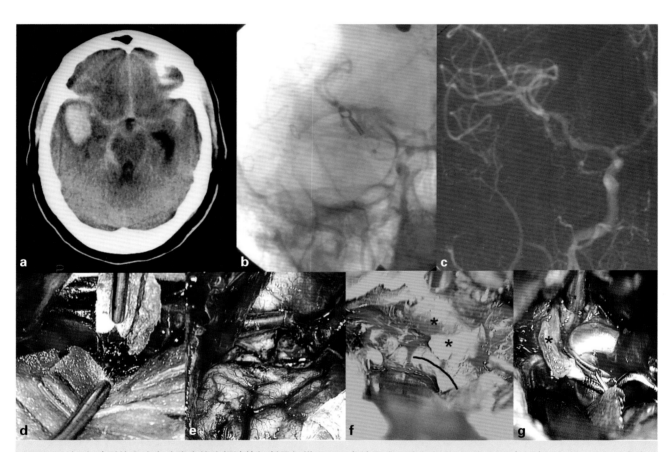

图9.5（a）破裂的大脑中动脉瘤的头颅计算机断层扫描显示，有蛛网膜下腔出血（SAH）和颞叶血肿。患者立即行手术治疗，暴露并夹闭动脉瘤，如术中经颞浅动脉逆行造影不减影（b）及减影（c）图片所示。（d）通过由外向里的入路分离外侧裂，可见侧裂外侧部分的蛛网膜已经被表面的血肿撑开。（e）吸出血凝块并辨认了一支远端M2分支。（f）通过这根动脉向近端探查找到动脉瘤（星号），大脑中动脉的走行用深色的曲线表示。（g）用一枚动脉瘤夹夹闭动脉瘤颈。在夹子的远端（星号）可以看到动脉瘤塌陷的囊体

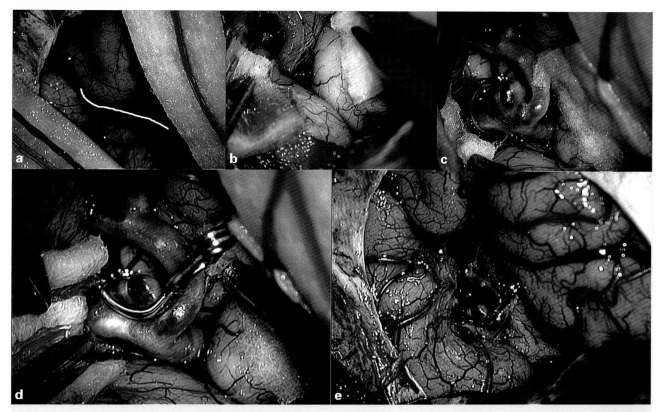

图 9.6 右侧外侧裂解剖和 MCA 动脉瘤暴露的一组照片。(a)直线提示外侧裂开始暴露。(b)打开蛛网膜并辨认一支 M2 远端分支。(c)显示动脉瘤颈部呈"V"形,并向下进入 M2 分支的分叉处之间。(d)因此,进行夹闭重建,使用弧形动脉瘤夹夹闭动脉瘤,避免颈部残余的同时保护远端分支。(e)手术结束时的术野

也可以用显微剪刀剪开。一旦辨认暴露 MCA 分叉部,下一步的操作就取决于动脉瘤的位置。如果动脉瘤处于 MCA 分叉部,那么我们就能看到动脉瘤了,接着通过暴露 M1 来获得近端控制。解剖动脉瘤基部以暴露近端动脉,尽量不要干扰到动脉瘤瘤顶。如果动脉瘤在 M1 段,则最好沿 M1 的前下侧进行必要的解剖。

9.6.4 准备和夹闭

一旦确认了动脉瘤且近端暴露足够,就可以准备夹闭动脉瘤了。应仔细检查动脉瘤区域,以识别动脉瘤上的任何可能分支,以及可能因使用动脉瘤夹而受损的任何分支或穿支。这需要动脉瘤颈部各个方向的暴露,有时需要切除周围的部分脑组织,有时包括完全移动动脉瘤。重要的原则是除了 M1 近端之外总是有至少两条分支要找。临时阻断可以降低动脉瘤张力并减少解剖过程中

破裂的风险。沿着动脉瘤的分支通常可以用钝性分离,但有时可能需要对粘连进行锐性分离。对于较大的动脉瘤,从动脉瘤上解剖游离分支可能非常困难,这时使用新的夹闭策略可能更好。

夹闭后,应重新检查动脉瘤以确保不会误夹任何分支。我们常常通过术中吲哚菁绿造影或通过颞浅动脉逆行插管血管造影来证实。

如果动脉瘤在夹闭之前破裂可以采用以下几种策略。如果破裂点很小,用吸引器头吸住破口数分钟就足够了。或者,如果出血仍然无法控制,可以用临时动脉瘤夹在 M1 近端及重要分支远端进行临时阻断。这可以实现动脉瘤在孤立时成功夹闭。临时阻断的时间尽量短,并且如果预计阻断超过 10min 就需要考虑给予爆发抑制。动脉粥样硬化或钙化以及大或巨大的动脉瘤可能临时阻断的必要性较大。打开动脉瘤以去除钙化或动脉粥样硬化时确保适当的夹闭的位置和完整的闭合。

这可以通过剥离子完成，但也可以使用超声吸引器，因此请事先准备好。通过缓慢夹闭动脉瘤来预防施加夹子时动脉瘤破裂。如果破裂位于夹子的远端并夹闭后仍然出血，则可能是动脉瘤夹闭不完全，可能需要第二个动脉瘤夹。如果出血位于动脉瘤夹的近端，则应在第一个动脉瘤夹的近端施加第二个动脉瘤夹以控制出血，之后可以评估主要血管和分支的通畅性。对于患有巨大动脉瘤的患者，根据患者的症状，去除占位效应可能与夹闭动脉瘤同样重要。

9.6.5 关颅

使用不可吸收的多根缝合线以连续水密方式缝合硬脑膜。缝合线固定硬脑膜中央与颅骨，骨瓣用钛板和螺钉复位，然后沿着最初的切口以 3-0 可吸收的多根缝合线缝合颞肌筋膜。如果骨头上留有筋膜条，则也可以复位缝合。同样间断缝合线闭合帽状腱膜，并用 4-0 可吸收的缝合线皮下缝合皮肤。

9.7 术后管理及并发症

如果患者在术前已充分被告知术后拔管事项并且无导致患者拔管风险的术中不良事件，则术后进行唤醒和拔管。通过神经系统查体来检查手术不良反应。SAH 患者在重症监护中监测体液平衡，以维持正常血容量和一定允许范围内的高血压。神经功能的任何变化都需要完善实验室检查以确定原因并通常需要立即进行 CT 扫描。MCA 动脉瘤夹闭后我们不常规进行脑血管造影，大多通过术中分析来判断是否完全夹闭 MCA 动脉瘤及载瘤动脉的通畅性，来决定是否安排脑血管造影复查。

术后并发症在"风险"部分中已陈述。术中血管造影可防止无意的动脉闭塞和残余动脉瘤。抗惊厥药治疗癫痫发作。通过尽可能地避免对动脉进行操作和采取临时夹闭阻断的方法，可以最大限度地减少术后卒中的风险。

参考文献

[1] Hernesniemi J, Dashti R, Niemelä M, Romani R, Rinne J, Jääskeläinen JE. Mi- crosurgical and angiographic anatomy of middle cerebral artery aneurysm.
[2] Neurosurgery. 2010;66(5):E1030
[3] Cilliers K, Page BJ. Review on the anatomy of the middle cerebral artery: cort- ical branches, branching pattern and anomalies. Turk Neurosurg. 2017; 27 (5):671–681
[4] DarsautTE,KotowskiM,RaymondJ.Howtochooseclippingver suscoilingin treating intracranial aneurysms. Neurochirurgie. 2012;58(2–3):61–75
[5] Greving JP, WermerMJ,BrownRD, Jr,etal. DevelopmentofthePHASESscore for prediction of risk of rupture of intracranial aneurysms: a pooled analysis of six prospective cohort studies. Lancet Neurol. 2014;13(1):59–66
[6] Etminan N, Brown RD, Jr, Beseoglu K, et al. The unruptured intracranial aneurysm treatment score: a multidisciplinary consensus. Neurology. 2015; 85(10):881–889
[7] Macdonald RL, Schweizer TA. Spontaneous subarachnoid haemorrhage. Lan- cet. 2017;389(10069):655–666
[8] Paine JT, Batjer HH, Samson D. Intraoperative ventricular puncture. Neuro- surgery. 1988; 22(6, Pt1):1107–1110

第十章　大脑前动脉远端动脉瘤：前纵裂入路

Jason A. Ellis, Nikita G. Alexiades, Robert A. Solomon, E. Sander Connolly Jr.
陈　越　林福鑫　姚培森 / 译

摘要

位于大脑前动脉（ACA）远端至前交通动脉之间的动脉瘤占所有颅内动脉瘤的 1.5%~9.0%。这类动脉瘤被命名为大脑前动脉远端（DACA）动脉瘤，大多位于或者靠近胼胝体压部的胼缘动脉起始部。DACA 动脉瘤通常和 ACA 的解剖异常有关，或者是颅内多发动脉瘤之一（占多发动脉瘤患者的 40%~55%），还与创伤以及真菌感染有关。与其他位置的动脉瘤相比，该位置动脉瘤即使直径更小，也更易破裂。解剖位置的特殊性，使得 DACA 动脉瘤的手术存在许多特殊的问题。Yasargil 在其著作《显微神经外科学》中对这些问题做了归纳：①纵裂和胼胝体池十分狭窄。②有时候大脑镰的纵深过短导致两侧扣带回黏着。③该处动脉瘤通常是宽基的同时多合并动脉硬化，并与多个穿支动脉的起始段关系密切。④载瘤动脉和对侧动脉纤维粘连处常发生动脉硬化，导致血管分离困难。⑤有时在两条 ACA 中识别载瘤动脉并不容易。⑥动脉瘤可能紧贴在扣带回软脑膜上甚至可能长入扣带回内。⑦动脉瘤可能位于 A2 段的分叉处。

关键词：胼周动脉，胼缘动脉，大脑前动脉，颅内动脉瘤，纵裂，蛛网膜下腔出血

10.1 临床表现和检查

与其他部位动脉瘤的情况类似，大脑前动脉远端（DACA）动脉瘤也多是在发生蛛网膜下腔出血（SAH）或者是在检查中偶然发现的。该动脉瘤导致的 SAH 的典型 CT 表现为纵裂池内高密度影，在胼胝体上方呈层状（图 10.1）。这种出血的模式和朝上的前交通动脉（ACoM）动脉瘤很相似，可能会影响诊断。另外，DACA 动脉瘤出血可能会破入同侧或对侧额叶，甚至破入脑室，这取决于动脉瘤的方向。还有一些相对少见的情况是，由于出血位置下方大脑皮层的激惹或者是大脑前动脉（ACA）供血区动脉内血栓形成，患者出现癫痫发作。

在术前为明确动脉瘤特征，进行血管成像是必要的，可以选择 CT 血管成像和 / 或导管血管成像。尽管导管血管成像依然是影像学的金标准，但是（CT 血管成像）获得轴位图像有助于了解桥静脉位置并制定手术计划。由于动脉瘤长入一侧半球内侧并不少见，所以进行磁共振扫描能够获得动脉瘤 - 大脑交界面更多的信息。虽然不是必需的，但是出于进行无框架立体定向手术的考量，必要时也可以考虑申请容积成像。

10.2 治疗方案

一般认为，DACA 动脉瘤开颅夹闭是比介入栓塞更为有效的方案。这是因为通常存在动脉瘤周围结构复杂，动脉瘤直径经常较小，以及瘤颈 / 体比和瘤颈 / 载瘤动脉比不佳等因素。当动脉瘤破裂时，在其起始的动脉分叉处产生了一种"爆炸"效果，使得在没有诸如球囊成形或支架等辅助的情况下，介入栓塞变得十分困难甚至完全无法进行。

由于 DACA 动脉瘤通常见于多发颅内动脉瘤患者，所以方案制订的时候应当考虑一次手术处理多个动脉瘤。最合理的手术入路应该是能同时显露多个动脉瘤。我们一般不建议进行广泛解剖来夹闭其他未破裂的动脉瘤，以减少单次手术时间和颅内操作。这些未经处理的未破裂动脉瘤，在因血管痉挛和迟发性脑缺血进行循环动力治疗和介入治疗的情况下，临床经验和文献报告均提示，其破裂风险并没有增加。

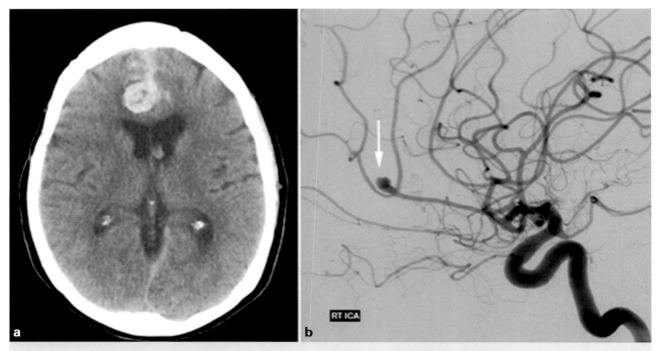

图 10.1　该患者出现"一生中最严重的头痛"的症状，并逐渐缓解。头部 CT 显示前纵裂内蛛网膜下腔出血以及右额叶内侧血肿（a）。导管血管造影发现一个 5mm 的胼周动脉瘤（箭头所示），位于胼缘动脉分支的远端（b）

10.3　前纵裂入路

10.3.1　体位

　　虽然所有前交通动脉（ACoM）及其远端动脉瘤都能够通过经纵裂入路手术，但距前交通动脉远端 2cm 以上的动脉瘤只能采取这种入路。患者取仰卧位，头部固定在三点式头架中（图 10.2）。当动脉瘤位于胼胝体膝部以下或近端时，头部适当后仰有利于暴露。神经导航对于动脉瘤的定位和暴露很有帮助。头部稍屈曲有助于胼周动脉 A4 或 A5 段动脉瘤的暴露。也可以采取不常用的侧卧位进行手术。

10.3.2　皮肤切开及开颅

　　取位于发际线内冠状头皮切口，由同侧颧弓跨中线至对侧颞上线。将颞筋膜和颞肌完整向下牵开（图 10.3）。当头皮向前牵拉时，应注意避免挤压双眼。切口线头尾的确切位置应根据动脉瘤和上矢状窦桥静脉的位置来确定。在大多数情况下，倾向于

采用非优势半球入路，即右侧入路，因为双侧大脑前动脉（ACA）上的远端大脑前动脉（DACA）动脉瘤通常都可以通过任意侧的大脑镰下入路到达。左利手、左侧额叶血肿或大脑前动脉（ACA）解剖结构变异的病例更适合左侧入路。

　　尽可能实行矢状旁开颅，注意避开额窦。骨瓣应从同侧颞上线至对侧上矢状窦。为了实现这个目标，我们磨出和矢状窦同宽的槽。这样，就能在不损伤矢状窦的情况下用铣刀游离骨瓣。一般来说，在桥静脉变异的情况下，大骨瓣开颅在获得额外的纵裂入路空间中更有优势。虽然传统观点认为，（冠状缝前）引流到前上矢状窦的单根桥静脉可以安全地离断，但是如非必要，并不建议如此。因为基本上无法判断桥静脉离断后是否发生静脉回流障碍，虽然在前额叶可能并不产生症状。

10.3.3　硬脑膜切开

　　硬脑膜打开后，基底位于上矢状窦侧的脑膜

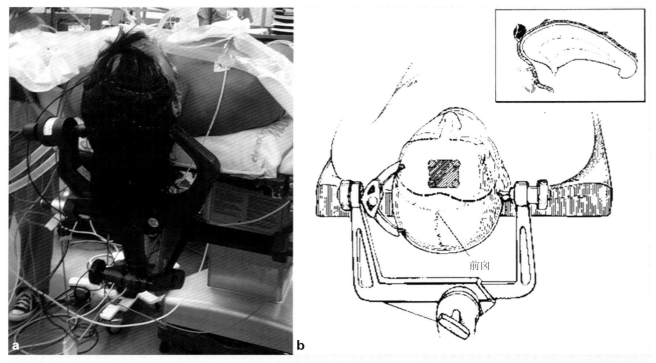

图 10.2　前纵裂入路，患者取仰卧位，头部固定在正中位置（a）。需要注意的是，固定头钉应尽量靠后，以防干扰设计冠状切口。图示最佳正中头位（b），用于治疗一例长入胼胝体膝部的 A3 段动脉瘤。该类动脉瘤通常位于胼缘动脉起源部的位置

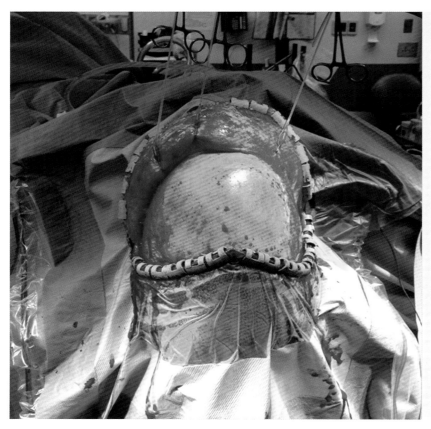

图 10.3　这种双冠头皮瓣通过眼眶边缘向前牵开并用钩子固定。在头皮牵拉过程中，要注意不要对眼球产生过多的压力。注意保留颞肌

可以翻折至对侧（图10.4a）。有时皮质静脉会直接向硬脑膜静脉引流，而不是通过桥静脉汇入矢状窦，这时应将切开的硬脑膜保持在原位，不向对侧翻折。蛛网膜与硬脑膜较易分离，暴露大脑镰。轻轻牵拉硬膜瓣，使得矢状窦靠向对侧，增加纵裂的暴露。这时候一定要注意不要过度牵拉导致矢状窦阻断。

10.3.4 显微分离

剪开硬脑膜后，使用自动牵开系统暴露，开始显微镜下操作。暴露的额叶表面用脑棉覆盖，并从大脑镰上轻柔剥离。窦平面以下的，小的内侧桥静脉电凝后予以切断。将牵开器放置在额叶内侧和大脑镰下缘处（必要时），以暴露出一个前后走向的2~3cm的操作空间。使用蛛网膜切开刀和显微剪进行锐性分离，暴露双侧扣带回（图10.4b，c）。随着不断分离，位于扣带回之间，前后向的操作空间将逐步显露。这一阶段不应进行软脑膜下分离，避免出血以及脑膨出。

扣带回底部有连续的蛛网膜，形成胼胝体池（图10.5a）。蛛网膜下腔出血时，胼胝体池内的胼周动脉常常被血凝块包裹。这两条动脉必须正确识别，并沿着动脉向近端分离。除非采取很低位的前入路，否则纵裂入路比传统颅底入路更晚实现近端动脉控制。因此，在显微暴露过程中，必须非常小心，术中不应过度分离脑粘连的血块或远端动脉。

如果额叶血肿限制了暴露，可以通过做一个小的皮质切口达到减压目的。动脉瘤周围血凝块应暂时保留，以免破坏动脉瘤破口的封闭。在这时候分离的目的是通过动脉瘤上尽可能少的操作来获得动脉近端的操作空间。通过扩大暴露来实现上述目的，这样就可以同时显露双侧胼周动脉的走行。动脉瘤通常沿胼缘动脉指向上方和前方，因此需在胼周动脉的腹侧面向前分离，至血管绕胼胝体膝部转向深处的位置（图10.5b）。必要时切除一小部分的胼胝体膝以暴露近端的胼周动脉干，做好临时阻断载瘤动脉的准备。

现在，可以开始将动脉瘤和粘连的血块、大脑和胼周动脉游离。远端大脑前动脉（DACA）动脉瘤一般位于胼缘动脉起始部的远端，胼缘动脉是胼周动脉背侧壁上发出的第一个主要分支（图10.5c）。判定胼缘动脉 – 瘤颈近端界面。完成上述辨别后，胼周动脉 – 瘤颈远端界面就自然出现了（图10.5d）。动脉瘤和对侧胼周动脉可能紧密粘连，需要在瘤颈周围耐心地锐性分离。

每个病例的夹闭策略都是独特的，取决于实际动脉瘤的特征（形状、钙化、血栓等）。最理想的情况是用尽量少的动脉瘤夹，平行于载瘤动脉进行夹闭。特殊的情况下可能需要使用跨血管夹、垂直夹、多个串联夹或交叉夹等，进行动脉瘤夹闭及血流重建。在大多数情况下，由于存在丰富的侧支循环，该位置可耐受临时阻断。这使得在最后分离和最终夹闭之前，可以选择进行动脉瘤减压。可常规使用微多普勒超声（micro-Doppler ultrasound）和术中穿刺血管造影来确认动脉瘤夹闭是否满意。临时夹闭或动脉操作引起的反应性血管痉挛可通过局部应用浸泡有罂粟碱（Pfizer Inc., New York, NY）的明胶海绵进行处理。

10.3.5 关颅

使用4-0丝线间断或连续缝合硬脑膜。用钛板和螺钉将骨瓣回植固定。帽状腱膜作为独立层次用可吸收的编织线单独缝合，皮肤用缝合钉缝合。

10.4 术后管理及并发症处理

与所有动脉瘤手术一样，载瘤动脉或其他重要动脉损伤或闭塞是术后并发症的主要原因。从诸如动脉瘤源性栓子栓塞和薄壁瘤颈 – 载瘤动脉交界处撕裂等并发症都有过报告。临时阻断时间过长可导致大脑前动脉（ACA）供血区域的梗死。与其他原因相比，远端大脑前动脉瘤术中脑牵拉导致的影响并不显著的，而纵裂入路造成额部桥静脉损伤产生的影响却很明显。术中静脉保护一

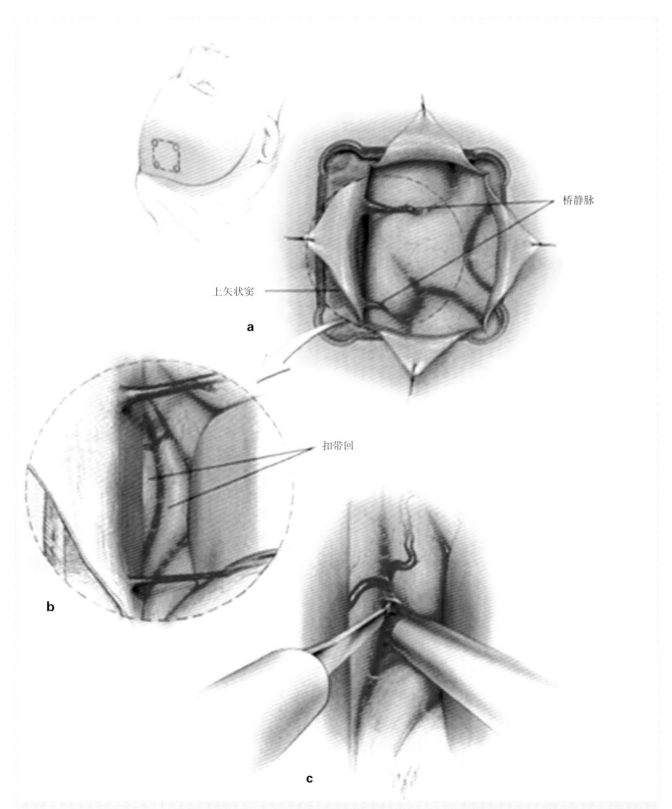

桥静脉

上矢状窦

扣带回

a

b

c

图 10.4　跨上矢状窦向对侧牵开硬脑膜瓣（a）。注意保护桥静脉。牵开器放置在额叶皮质内侧，如果需要，也可以放置在大脑镰处下缘，以便暴露扣带回（b）。一般 2~3cm 的操作空间便足够了。由于双侧扣带回通常紧密贴靠，需要进行锐性解剖分离，以开放胼胝体池（c）

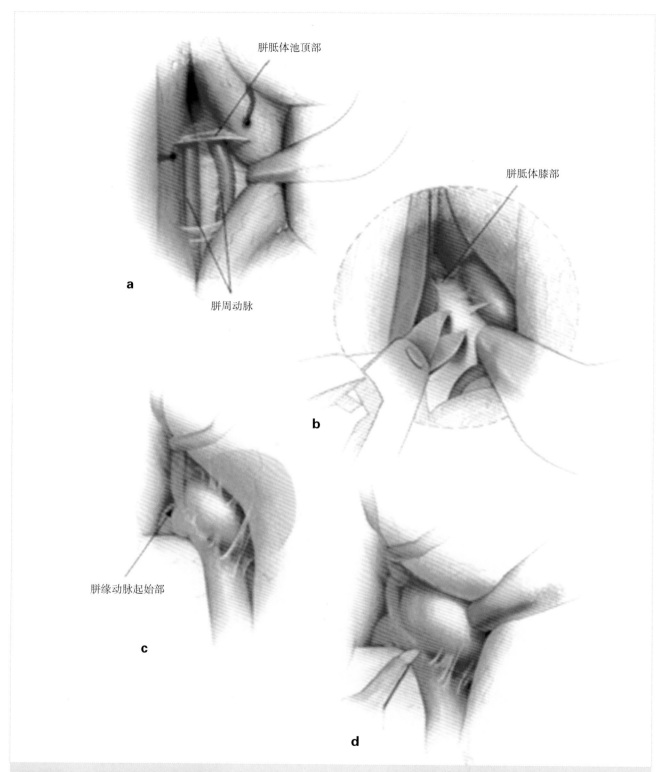

胼胝体池顶部

胼胝体膝部

胼周动脉

a

b

胼缘动脉起始部

c

d

图 10.5　（a）胼胝体池蛛网膜上的横向小梁是蛛网膜下腔入口的标志。（b）在胼胝体池里可以看到胼周血管。因为动脉瘤和胼缘动脉通常位于胼周动脉上方（背侧面），所以分离胼周动脉时应该在下方（腹侧面）进行分离。从远端到近端锐性分离，胼周动脉在胼胝体膝部处转向深部。（c）一旦近端胼周动脉至胼缘动脉分离完成，则近端分离完成。在大脑前动脉前面从近端到远端分离，暴露胼缘动脉的起源段。胼缘动脉起始段位于瘤颈近端，应小心分离。（d）然后从胼周动脉上确定瘤颈远端位置，探查以确定动脉瘤夹闭时不会夹闭其他血管

定要重视。由于静脉栓塞可能延迟出现，因此，术后相当一段时间内都应保持高度警惕。血管痉挛和迟发性脑缺血仍然是SAH后致残的主要原因。幸运的是，远端大脑前动脉（DACA）动脉瘤患者基底池积血通常少见。然而，尽管危及生命的血管痉挛和迟发性脑缺血不太常发生，然而一旦发生远端ACA段的远端局灶性血管痉挛将十分顽固，单独的血管成形术和血流动力学治疗通常难以奏效。有人认为经导管动脉内给予钙离子通道拮抗剂对上述血管痉挛的治疗非常有帮助。

参考文献

[1] Suzuki S, Kurata A, Yamada M, et al. Outcomes analysis of ruptured distal anterior cerebral artery aneurysms treated by endosaccular embolization and surgical clipping. Interv Neuroradiol. 2011; 17(1):49–57

[2] Hernesniemi J, Tapaninaho A, Vapalahti M, Niskanen M, Kari A, Luukkonen M. Saccular aneurysms of the distal anterior cerebral artery and its branches.Neurosurgery. 1992; 31(6):994–998, discussion 998–999

[3] Yaşargil MG, Carter LP. Saccular aneurysms of the distal anterior cerebral artery. J Neurosurg. 1974; 40(2):218–223

[4] Lehecka M, Porras M, Dashti R, Niemelä M, Hernesniemi JA. Anatomic features of distal anterior cerebral artery aneurysms: a detailed angiographic analysis of 101 patients. Neurosurgery. 2008; 63(2):219–228, discussion 228–229

[5] Yaşargil MG. Microneurosurgery. Vol II. Stuttgart: Georg Thieme Verlag; 1984

[6] Oshiro S, Tsugu H, Sakamoto S, et al. Ruptured aneurysm of the distal anterior cerebral artery: clinical features and surgical strategies. Neurol Med Chir (Tokyo). 2007; 47(4):159–163, discussion 163–164

[7] Kawashima M, Matsushima T, Sasaki T. Surgical strategy for distal anterior cerebral artery aneurysms: microsurgical anatomy. J Neurosurg. 2003; 99(3):517–525

[8] Lehecka M, Dashti R, Hernesniemi J, et al. Microneurosurgical management of aneurysms at A3 segment of anterior cerebral artery. Surg Neurol. 2008; 70(2):135–151, discussion 152

[9] Kim TS, Joo SP, Lee JK, et al. Neuronavigation-assisted surgery for distal anterior cerebral artery aneurysm. Minim Invasive Neurosurg. 2007; 50(3):140–144

[10] Hoh BL, Carter BS, Ogilvy CS. Risk of hemorrhage from unsecured, unruptured aneurysms during and after hypertensive hypervolemic therapy. Neurosurgery. 2002; 50(6):1207–1211, discussion 1211–1212

[11] Salunke P, Sodhi HB, Aggarwal A, et al. Is ligation and division of anterior third of superior sagittal sinus really safe? Clin Neurol Neurosurg. 2013; 115(10):1998–2002

[12] Chhabra R, Gupta SK, Mohindra S, et al. Distal anterior cerebral artery aneurysms: bifrontal basal anterior interhemispheric approach. Surg Neurol. 2005;64(4):315–319, discussion 320

[13] Qureshi AI, Mohammad Y, Yahia AM, et al. Ischemic events associated with unruptured intracranial aneurysms: multicenter clinical study and review of the literature. Neurosurgery. 2000; 46(2):282–289, –discussion 289–290

第十一章　翼点经侧裂入路与扩大入路治疗基底动脉上段动脉瘤

Babu G. Welch, H. Hunt Batjer

林俊威　丁陈禹　颜小荣 / 译

摘要

　　脑血管专科医生应该准确地运用血管内技术及手术夹闭技术，以实现颅内任何位置动脉的永久治愈。尤其是基底动脉上段病变。本章考虑基底动脉上段包括来自基底动脉分叉、大脑后动脉近端（大脑后动脉 PCA 的 P1 段）和小脑上动脉（SCA）的潜在其他病变。当基底动脉顶端动脉瘤在很大程度上被采用介入治疗后，了解更外侧和更下方的解剖关系（PCA 和 SCA 动脉瘤）及其解剖特点显得非常重要，因为这些解剖学关系特点可能对血管内治疗形成挑战。这些特征包括变异的自体血管直径，血管直径可突然变小。本章回顾了基底动脉上段手术解剖以及可能改变手术决策和手术操作的异常情况。我们对手术解剖结构的讨论是基于这样的理解：在介入治疗时代，只有部分神经外科医生擅长上段基底动脉区域动脉瘤的手术治疗。我们强烈推荐使用翼点经侧裂入路处理基底动脉上段大部分病变，因为这种入路也是提供前循环动脉瘤入路的主要方法，通过熟悉的入路达到不熟悉的位置可带来不可低估的优势。

　　关键词：脑动脉瘤，基底动脉，蛛网膜下腔出血，介入治疗

11.1 解剖

　　基底动脉分叉位于脚间池。其前部以斜坡和后床突为界，后部以大脑脚为界，上部以乳头体和后穿质为界，外侧以内侧颞叶为界。分叉平均在颈动脉后方 15mm。大脑后动脉（PCA）的交通前 P1 段是分叉的分支，位于与后交通动脉连接处以外过渡为 P2 段。大的后交通动脉当伴有小的或缺失的 P1 段时被称为幼稚型。丘脑前穿动脉大多可发自

后交通动脉，并可能影响手术入路。动眼神经沿着 PCA 和 SCA 之间走行；因此，当手术方向存在问题时，它是不可或缺的标志。SCAs 为单干或双干结构，位于动眼神经下方，走行在小脑幕下方；滑车神经通常进入小脑幕前缘，SCA 下降进入后颅窝。距 SCA 起始部近端约 5mm 处的脑桥穿支血管将变得更丰富；这在 SCA 下方形成了通常所谓的无穿支血管区，在此处可进行近端基底夹闭以进行血流控制。

11.2 术前考虑

　　1989 年，Batjer 和 Samson 讨论了基底动脉远端动脉瘤手术的发病率和死亡率原因，并指出手术时机错误和技术或概念错误对患者结局的影响具有重要意义。自那个时代以来，无创性影像技术的显著进步使得对基底动脉尖解剖有了进一步的了解，这有助于外科手术理念的建立。在评估基底动脉上段的手术入路时，外科医生应基本了解以下内容：

- 上段基底动脉与后床突的关系。
- 动脉瘤顶端的投影。
- 与动脉瘤瘤颈最相关的 PCA 血管。
- 动脉瘤瘤顶与基底动脉四分体血管的关系。
- 后交通动脉与 P1 段的位置、大小和相互关系。

　　除了手术医生的手术熟练度外，这些因素通常会决定手术入路的方向以及夹子的放置。应当清楚地理解基底动脉尖在手术方向上的示意图（图 11.1）。

　　术前检查应包括 CTA。这可帮助外科医生对上述情况进行无创影像学评估，同时还可显示动脉瘤或相关动脉壁中是否存在钙化。后床突的情况最好用矢状位重建来评估（图 11.2）。一般来

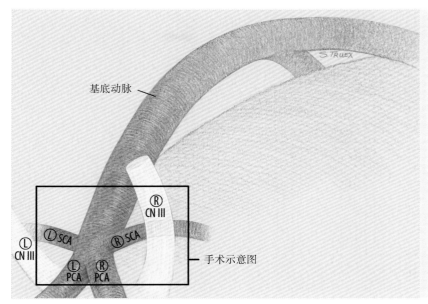

图 11.1　右翼点入路显示的基底动脉四分体与动眼神经（第 Ⅲ 颅神经）的关系示意图

基底动脉

手术示意图

说，基底动脉分叉与后床突的相对位置越低，术者在获得近端操作方面就越困难，越有可能采用介入辅助治疗或直接介入治疗。也正是出于这个原因，本研究首先介绍扩大入路治疗基底动脉上段动脉瘤。

虽然基底动脉的顶端通常被称为四分体，但大多数外科医生会发现许多变异。Lasjaunias 及其同事的研究对基底动脉解剖及其变异做出了极好的评估。这为术前制订手术计划提供了良好的解剖学基础参考，而这对于能否成功地设计经外侧裂入路治疗上基底动脉瘤是至关重要的。

需要全身麻醉，以确保大脑免受缺血影响及保持血流动力学稳定，并通过使脑组织松弛，为更深的后循环入路创造手术空间。常规监测应包括动脉导管、无创血压监测、五导联心电图、脉搏血氧饱和度测定、食管听诊器、温度探头、Foley 导管、二氧化碳测定仪、外周神经刺激器和中心静脉导管。肺动脉导管可用于充血性心力衰竭或心功能受损的患者。当应对较大的病变时，在麻醉、手术过程中可能发生心脏节律障碍，最好放置除颤器护板。在使用爆发抑制的情况下，应放置脑电图电极进行监测。通常不给予抗惊厥药，围手术期常规使用抗生素。除非采用颞下入

路，经颅放置脑室引流较腰大池引流更有助于增加手术空间。有助于脑部手术空间扩大的麻醉辅助技术包括在硬脑膜打开前 30min 应用甘露醇（0.5C1 g/kg）和过度通气至 $PaCO_2$ 为 25~30mmHg。根据外科医生的判断，可将术中体温降低至 33℃。

11.3　经大脑外侧裂入路

分离大脑外侧裂是进入基底动脉上段的关键步骤。分离的关键是在手术中仔细的解剖操作，目标是动脉瘤的周围可视化和最终使得颈动脉池 12~15mm 深的区域获得最佳照明。在解剖过程中，外科医生必须极其小心，以尽可能减少触碰动脉、脑实质和静脉解剖结构。虽然全面了解外侧裂的解剖结构使这种暴露成为可能，但我们推荐以下目标导向的方法来理解以暴露脚间池为目的的外侧裂解剖。各阶段依次要达到的手术目的及可行性讨论如下。

11.3.1　翼点开颅术的体位：沉肩，侧头

固定颅骨头架后，头部应向对侧旋转约 45°。随后应进行伸颈，使颧骨隆起位于最高点。如果不作如此的改变，该位置可能导致颞叶影响术者

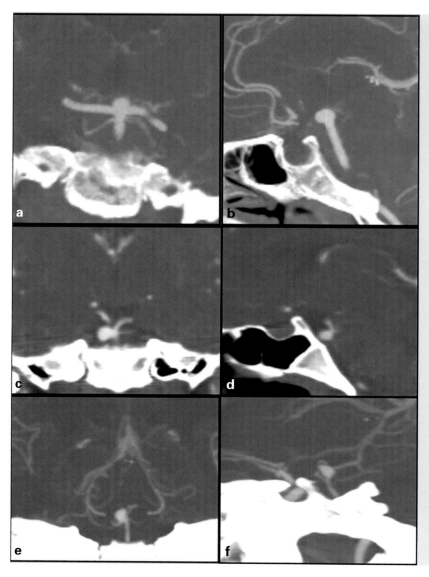

图 11.2　确定基底动脉与后床突的关系是手术计划中至关重要的第一步。这种关系将确定翼点（有或无扩展）入路是否是合理的选择。提供冠状面和矢状面断层扫描血管造影重建，以显示高（a，b）、低（c，d）和水平（e，f）关系。基底动脉顶端向大脑后的朝向也应该注意（例如，方向朝上可能提示基底尖端的位置较低）

的视野，并促使他 / 她朝向同侧肩关节。通过术中向同侧肩部轻微倾斜，术者可以在矢状面继续手术，并可以更直接地观察基底动脉上段区域。

11.3.2 开颅术和脑松弛：肌肉牵拉和术中脑室引流

在许多情况下，术前评估基底动脉解剖可决定是采用标准翼点开颅术或是改良的。对于基底动脉病变，我们通常将切口下方延伸至颧骨下方，并进行筋膜下剥离，以向后下方牵开肌肉（图 11.3）。我们的经验是，这样的肌肉牵拉方式结合充分的颞下骨质磨除可以避免进行常规的眶颧切开，除非

是为了应对位置非常高的巨大病变。为了优化照明和最大化大脑空间暴露，应注重蝶骨翼的充分磨除和术中脑室造瘘的方法。该技术涉及在蝶骨嵴外侧眶顶上方 2.5cm 和外侧裂上方 2.5cm 处垂直于脑表面插入脑室导管。此技术不应取代同样能最大限度地达到大脑松弛的麻醉辅助药的使用。

11.3.3 分离外侧裂：最大限度地分离蛛网膜，拉开脑叶，最大限度地减少静脉损伤

以脚间池内手术为目的的外侧裂的解剖应重点使 MCA 分叉至颈内动脉分叉处完全可视化。同样重要的是完成大脑前动脉的蛛网膜剥离，这一

步是经常被忽视的。建立最大分离的目标是为了术野显露额叶和颞叶（图 11.4）。MCA 松解不理想可能导致在钛夹操作期间出现扭结，而缩减额下剥离可导致手术牵开器阻塞手术视野。我们认为在本章中讨论静脉损伤是很重要的，所以颞叶的移动方法是至关重要的。在颞叶后移的过程中，术者应该平衡是蝶顶窦引流静脉网的牺牲或是内

侧钩回的切除。切除部分钩回通常是可行的。这两步都能改善可视化，但控制性钩回切除的可行性要好于牺牲大静脉。脑叶牵开的目的是使术者达到动眼神经的操作点。动眼神经应该沿着其走行从蛛网膜粘连中松解出来，到达 Liliequist 膜或更深处。如前所述，在 PCA 和 SCA 之间走行的动眼神经是术者可以进行解剖结构定位的方法。

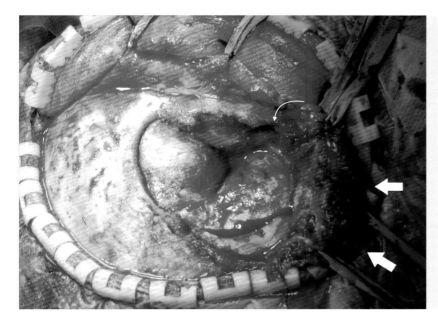

图 11.3　翼点开颅治疗基底动脉尖顶部动脉瘤的图像。大箭头表示颞肌的位置，它的切开位置比标准翼点入路更靠下。弯箭头所示为分离移位颞下肌，并暴露眶外侧环后所改善的术野区域

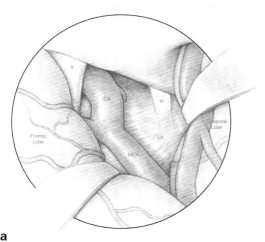

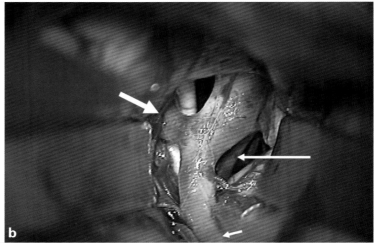

图 11.4　侧裂广泛解剖后动眼神经（第 Ⅲ 对颅神经）的初始暴露示意图（a）。应当锐性分离 Liliequist（Lil）膜，以游离动眼神经。从视神经（第 Ⅱ 颅神经）分离额叶将最小化额叶重力回缩。蛛网膜剥离和打开 Liliequist 膜后的手术视图（b）。粗略箭头所示沿着 A1 段的分离蛛网膜剥离，可以使额叶松弛。细箭头所示为后交通动脉。小箭头所示为大脑中动脉

11.3.4 基底动脉尖的暴露：动眼神经的移动和扩大的经外侧裂入路选择的考虑

在该操作中，动眼神经和同侧后交通动脉的标志应显露良好。如果发现小的后交通动脉对大的同侧 PCA 贡献极小，用小血管夹将其夹闭切断是改善基底动脉上段可视化的有用方法。这些结构作为正常标志，使得术者可以在处理基底动脉尖病变时反复进行定位。第三脑神经的镜像性质有助于对侧的解剖，这对完成动脉瘤手术至关重要。再次强调，术者应该牢记在同侧 PCA 下方和双干 SCA 最颅侧上方的动眼神经之间的关系。当手术视野被巨大动脉瘤改变或出现瘤蒂出血时，这一点尤其重要。

连续的蛛网膜剥离应显露基底动脉并进入近端。可在直回后方（A1 上方）和切迹外侧的这一点放置牵开器，以最大限度地牺牲蝶顶静脉和／或软膜下切除钩回。通常，动眼神经窗内的近端控制将影响动脉瘤夹放置，此时应考虑以下扩展方法：

·进一步拉开颞叶，在动眼神经外侧留出一个窗口，以便放置近端夹；这将使术者向外侧移动（并使动眼神经成为手术野的中心，图 11.5）。

·打开海绵窦后部；这通常是在通过改良的脊椎穿刺针注射纤维蛋白封闭剂后进行的，不需要常规牺牲滑车神经。最大开口应在三叉神经第一分支的内侧。

11.3.5 瘤顶分离：临时阻断的效用是什么

动脉瘤顶端与重要丘脑穿通动脉的关系通常取决于顶端瘤顶的投影以及动脉瘤的大小。虽然对动眼神经操作可能产生可逆的损伤，牺牲丘脑穿动脉是基底动脉尖手术最具破坏性的并发症。这些血管的受累情况是辨别 PCA 来源动脉瘤与 SCA 来源动脉瘤的主要方法。SCA 动脉瘤很少累及丘脑穿动脉。

动脉瘤顶端分离解剖的技术方面依赖于精细的动作协调，它是充分暴露的一个组成部分。锐性和钝性分离的结合及通过临时闭塞可帮助软化动脉瘤，并可使后方突出病变向前偏转。当较大的病变可妨碍周围结构可视化时，使用腺苷或心室起搏操作可能有用。这里需要注意的是，这些手法可造成穿支的低灌注使其难以从蛛网膜韧带中分离。除此之外，瘤体解剖分离的目标应该是创建一个安全的夹闭通道。

11.3.6 确定瘤夹放置

一旦夹闭通道建立，使用显微镜可以很好地确定血管夹的尺寸和数量。应考虑临时放置夹子，从而软化动脉瘤，使其向前暴露更多，更好地显露后交通支。使用动眼神经外侧通道将在手术通道中留出更多空间放置夹子，这将需要更大限度

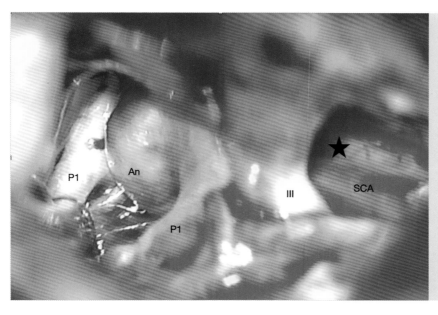

图 11.5 软膜下钩回切除后，经右侧翼点入路行低位基底动脉尖动脉瘤手术的视图。注意 P1 动脉的向上的投影。动眼神经通过 SCA 上方，在术野中间，侧方可看到基底动脉（星形）

拉开颞叶或打开海绵窦后部。应将血压维持在适当水平，可以通过腺苷诱导心跳骤停或诱导的室性心动过速进行心脏操作代替放置临时阻断夹来实现与临时阻断相同的疗效。这样的技术避免了在小的手术空间内使用额外的血管夹，但有时由于无法预测的维持心脏功能的时间，这种益处是有限的。很少有报告表明可以达到60s以上的作用效果。

应将一个直形或刺刀形瘤夹放置在动脉瘤瘤颈上，小心跨过瘤颈，不要过远，以免损伤对侧P1及其穿支。另一种选择是用带窗的血管夹将同侧P1置入开窗夹子（图11.6）或牺牲夹子中的P1，以利用现有的和相当大小的后交通动脉供应P2段。对于较大的动脉瘤，这两种方案均可产生更陡的尾颅角（图11.7~图11.9）。当使用这些替代夹子放置时，可能需要在同侧P1上方放置第

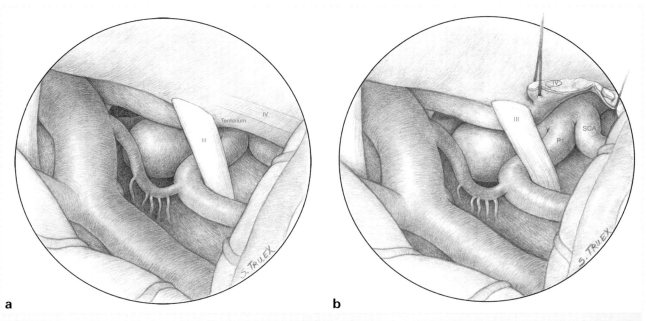

a b

图11.6 打开小脑幕/海绵窦后部前（a）和后（b），低位基底动脉瘤示意图。若需要更多地往前切开，注射纤维蛋白封闭剂是一种减少海绵窦出血的有效措施

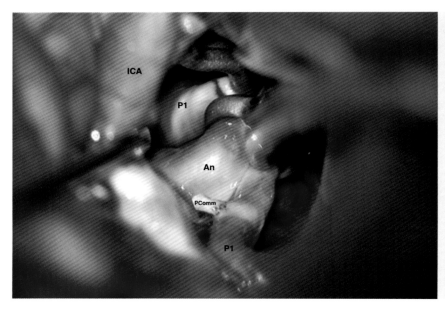

图11.7 右侧翼点入路暴露基底动脉上部的术中视图。后交通动脉（PComm）已处理。在跨血管夹跨过同侧P1时，上方的动脉瘤可提供临时夹闭。动脉瘤残留（An）可见。牵拉后可见动脉瘤残留部分位于动脉瘤瘤顶下方，然后用小的直夹闭塞（图11.9）

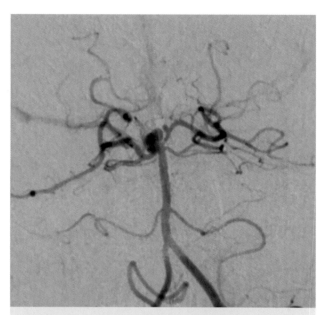

图11.8　左侧翼点入路基底动脉上部的血管造影。在动脉瘤累及P1起始部且后交通动脉足够粗的情况下，可以夹闭P1动脉。此外，P1段小的动脉瘤也可以夹闭，无须担心P1的通畅性

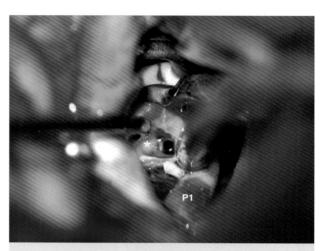

图11.9　与图11.7为相同的视图。使用显微解剖工具辅助观察动脉瘤后方（星形），明确穿支动脉的位置及动脉瘤夹的放置

二个直形钛夹，以闭塞未在P1开窗术中闭塞的剩余瘤颈。无论采用何种技术，均应检查最终结构，以确保动脉瘤闭塞，P1节段通畅，游离穿支。旋转显微镜可以更好地观察。

当动脉瘤已被夹闭时，可用蛛网膜刀刺破动脉瘤瘤囊。持续的动脉瘤充盈可能是由于夹子未完全穿过瘤颈、夹片低于对侧PCA（被误认为SCA）或动脉瘤壁过厚或不规则所致的。如果有空间，可以在远端或近端瘤颈放置一个串联夹，或者两者都放置。也可以调整推进第一个动脉瘤夹。一旦动脉瘤夹闭完全，移除基底动脉上的临时血管夹。我们在夹闭前后使用微血管多普勒或吲哚菁绿血管造影以评估周围动脉的通畅性。对于复杂和巨大动脉瘤，强烈推荐术中造影。

11.4　潜在并发症

除了标准的微血管解剖以外，从钩回切除点到围绕动眼神经的手术窗口，基底动脉上段手术

入路可能产生一组独特的并发症。如果行钩回切除，则可能因打开软膜下平面而损伤脉络膜前动脉。动眼神经的操作也应保持在最低限度。在这种方法中，保护丘脑穿支动脉可以说是最重要和最困难的任务，最好在短暂临时阻断期间通过高倍放大的解剖操作来实现。由于脚间池的狭窄范围和深度以及通过基底动脉的血流量，术中破裂对于基底动脉瘤手术是一个特别令人不安的事件。确定基底动脉和双侧P1血管相对解剖位置将使发生破裂时快速放置临时夹子成为可能。

11.5　结论

虽然基底动脉尖病变占后循环动脉瘤的一半以上，但拥有较好开颅技术的外科医生，对这种病变现在也很少进行显微外科手术治疗。这并非完全没有好处。丘脑穿支动脉不能很好地耐受操作，而且尽管介入治疗可观察到复发率增加，但接受密切监测的患者可能有更多的机会接受血管内重建，但当发生穿支动脉梗死时，则只有一个不好的结局。

本章中我们对近端PCA和SCA血管动脉瘤周围的较低位穿支密度进行了评论。这些病变通过介入治疗具有一定的挑战性，改用直接手术能

更好地处理，如果继续考虑手术治疗时应用本章推荐的技术能够更好地暴露和处理基底动脉上段病变。

参考文献

[1] Batjer HH, Samson DS. Causes of morbidity and mortality from surgery of aneurysms of the distal basilar artery. Neurosurgery. 1989; 25(6):904–915, discussion 915–916

[2] Lasjaunias P, ter Brugge KA, Berenstein A. Surgical Neuoangiography: 1 Clini- cal Vascular Anatomy and Variations. Springer: 2001; 224-259

[3] Bendok BR, Gupta DK, Rahme RJ, et al. Adenosine for temporary flow arrest during intracranial aneurysm surgery: a single-center retrospective review. Neurosurgery. 2011; 69(4):815–820, discussion 820–821

[4] Konczalla J, Platz J, Fichtlscherer S, Mutlak H, Strouhal U, Seifert V. Rapid ven- tricular pacing for clip reconstruction of complex unruptured intracranial aneurysms: results of an interdisciplinary prospective trial. J Neurosurg. 2018; 128(6):1741–1752

[5] Paine JT, Batjer HH, Samson D. Intraoperative ventricular puncture. Neuro- surgery. 1988; 22(6, Pt 1):1107–1109

第十二章 眶颧入路夹闭基底动脉上段动脉瘤

Antonio Bernardo, Philip E. Stieg

王 丰 林元相 / 译

摘要

就微创神经外科手术技术而言，治疗位于基底动脉顶端的动脉瘤可能是最具挑战性的。血管内手术在基底动脉瘤的治疗中扮演重要角色。然而，对于巨大、宽颈的或瘤颈部累及大脑后动脉的基底动脉瘤通常不宜接受血管内治疗，直接显微外科手术仍是这些患者合适的治疗方法。用于治疗基底动脉顶端动脉瘤的常规方法包括翼点和颞下入路。基底动脉和动脉瘤的解剖结构及其与骨骼的关系会影响手术入路的选择。动脉瘤和上斜坡（后床突）之间的关系至关重要。典型的动脉瘤位于蝶鞍背侧 5mm 以内，如果出现在高于或低于该区域的位置，则分别视为高位或低位动脉瘤。高位基底动脉顶端动脉瘤被前床突和岩斜前韧带部分掩盖。低位的动脉瘤被前、后床突，鞍背，岩斜前韧带所覆盖。眶颧骨离断术弥补了翼点开颅术野暴露的不足。以这种术式，可以通过动眼神经三角来识别基底动脉顶端和顶端发出的 4 条血管。我们常规使用术中吲哚菁绿荧光血管造影术，以验证夹闭后动脉瘤是否完全闭塞以及大脑后动脉、小脑上动脉和穿支动脉的通畅性。术后护理包括神经重症监护。术后如出现新的神经功能缺损，通常使用计算机断层扫描（CT）检查以排除出血或脑积水。

关键词：基底动脉顶端，基底动脉瘤，微创神经外科，眶颧骨离断术，前床突，上斜坡，动眼神经三角，夹闭，视频血管造影

12.1 简介

就微创神经外科手术技术而言，治疗位于基底动脉顶端的动脉瘤可能是最具挑战性的，因为其需要暴露的深度深，可见度差且可操作性有限。此外，由于该区域周围充斥着许多供应脑干和丘脑的重要穿支血管网，并且对动脉瘤的近端和远端观察空间很有限，因此手术操作容错空间很小。

12.2 患者选择

血管内技术在基底动脉瘤的治疗中起着重要作用，并且不断地提出新的方法和材料。但是，巨大、宽颈的或累及瘤颈部大脑后动脉的基底动脉瘤通常不宜接受血管内治疗，直接显微外科手术仍是这些患者合适的治疗方法（图 12.1a，b）。

用于治疗基底动脉顶端动脉瘤的常规方法包括翼点和颞下开颅入路。翼点入路的优点是能够暴露动脉瘤瘤颈，对脚间池有很好的视角，并具有构建不同手术通道的能力。这些通道包括视神经—颈内动脉间隙和颈内动脉—动眼神经间隙。也可以应用大脑前动脉交通前段和大脑中动脉蝶骨段与视束之间的间隙。当病变被周围的解剖结构遮蔽时，就会产生复杂性。在这些情况下，常规方法通常无法提供足够的工作空间。

在翼点入路术式中，不论颞下或经外侧裂的路径最终都可通过相同的深部间隙：颈内动脉—动眼神经间隙，有时是视神经—颈内动脉间隙观察到斜坡区域。通过翼点入路对脑干腹侧暴露，向尾端受到前、后床突，岩斜褶皱遮挡，向头端受眼眶边缘和颧弓的限制（图 12.2）。

颞下入路可在手术早期减少解剖分离蛛网膜，并能更好地观察动脉瘤的后侧及相关的穿支动脉。当动脉瘤未破裂，颞叶能更充分地被牵拉以便暴露；如果处理已破裂动脉瘤，在开颅手术时若已处理了急性出血后脑积水的情况下，牵拉颞叶的

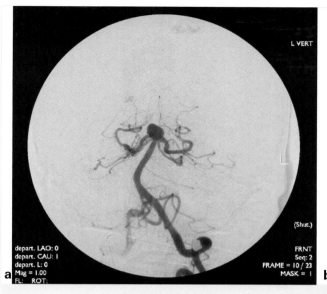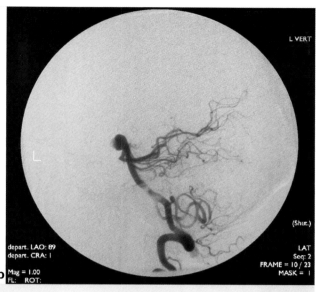

图 12.1 脑血管造影巨大基底动脉动脉瘤的前后（a）和侧视图（b）

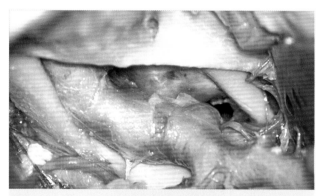

图 12.2 经翼点入路手术通道显露的基底动脉顶部受前、后床突和岩斜褶的限制，受眶缘和颧弓的限制

耐受性更好。但是，在肥胖患者和动脉瘤破裂的患者中，颞下入路可能由于颞叶牵拉和 / 或桥静脉损伤而导致颞叶出血性梗死。

基底动脉和动脉瘤的解剖结构及其与骨骼的关系会影响手术入路的选择。基底动脉分叉和动脉瘤颈部可能与乳头体和第三脑室的底部一样呈喙突状，或者在中脑桥脑连接处下方可能出现"低"分叉。动脉瘤和上斜坡（后床突）之间的关系至关重要。典型的动脉瘤位于蝶鞍背侧 5mm 以内，如果出现在高于或低于该区域的位置，则分别视为高位或低位动脉瘤（图 12.3a，b）。

高位基底动脉顶部动脉瘤被前床突和岩斜前韧带部分掩盖。低位的动脉瘤被前、后床突，鞍背，岩斜前韧带所覆盖（图 12.2）。这些动脉瘤可能需要颅底外科手术技术进行夹闭。首要原则是开颅骨瓣最大化。外科医生可以在开阔的空间操作，有利于手术器械的使用并最大限度地减少了脑牵拉。

眶颧骨离断术弥补了翼点开颅术野暴露的不足。它包括去除眶上缘、眶顶和附着下移颞肌的颧弓（图 12.4）。在动脉瘤位于高位的情况下，眶眶颧骨离断术可使该区域的观察角度增大（10°），这至关重要（图 12.5）。仅此一项技术就可以使基底动脉顶端、脚间池和桥前池的暴露范围增加，减少了对脑牵拉的需求，并且可以直接观察内侧额叶的下表面。

基于标准的眶颧骨离断开颅术，扩大眶颧骨离断术入路用于处理低位的基底动脉顶端动脉瘤，增加了前床突和上斜坡的切除（图 12.6）。

12.3 放射学评估

导管血管造影术仍然是基底动脉瘤患者术前评估的金标准（图 12.1a，b）。CT 很有用，因为它提供了带有重建的相关骨性结构的动脉瘤图像，并且从多个角度可以旋转、查看。这有助于神经

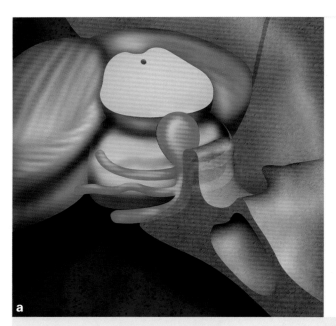
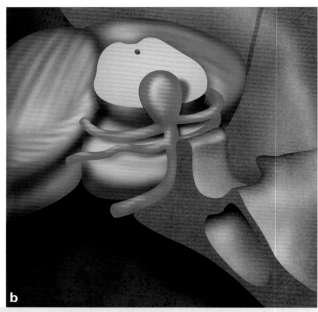

图12.3 描绘的动脉瘤和上斜坡之间的关系。（a）位于鞍背以下的动脉瘤被认为是低位的。（b）高于鞍背的动脉瘤被认为是高位的

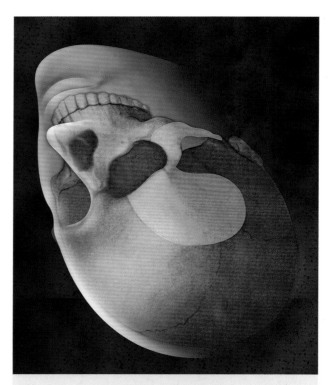

图12.4 眶颧骨离断术包括切除眶上缘、眶顶和附着下移颞肌的颧骨

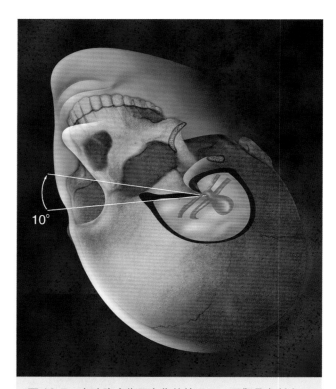

图12.5 在动脉瘤位于高位的情况下，眶颧骨离断术可使该区域的观察角度增大（10°），这至关重要。仅此一项技术就可以使基底动脉顶端、脚间池和桥前池的暴露范围增加，减少了对脑牵拉的需求，并且可以直接观察内侧额叶的下表面

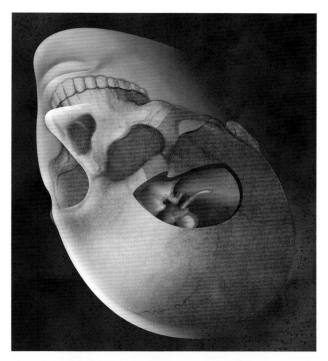

图 12.6　扩大眶颧入路是在标准眶颧开颅术的基础上，加上前床突和上斜坡切除。特别有利于处理低位的基底动脉顶端动脉瘤

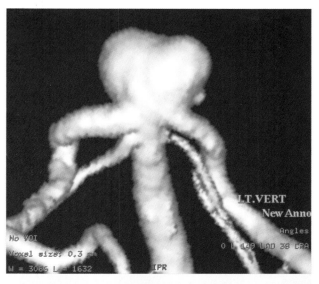

图 12.7　计算机断层血管造影获得的基底动脉顶端动脉瘤的重建图像。三维图像可以从多个角度旋转和观看

外科医生了解解剖结构（图 12.7）。

12.4　术前准备

建议术前维持正常血容量、正常血压、等渗、血糖正常和轻度低碳酸血症。不建议形成重度低碳酸血症，除非控制脑肿胀或手术暴露需要。在临时阻断血流、最终切开动脉瘤体和进行永久夹闭时，还应维持轻度低温（33~35℃）和巴比妥诱发的脑电图爆发 – 抑制。在进行临时阻断期间，避免低血压和明智地诱发血压升高可保护脑功能。

放置股动脉鞘用于术中血管造影，放置头部电极以记录脑电图和体感诱发电位反应。头部放置在可透射线的支架中，略微伸出，并向对侧旋转 10°~15°。

12.5　手术操作规程

从同侧耳屏的前部，颧弓下边界水平，到颞

上线，做一条曲线手术切口。然后切口略微弯曲，终止于对侧瞳孔中线，略高于发际线以内。如果需要做血管搭桥，应避免损伤颞浅动脉的后支。只需要沿着切口的路径剃掉部分头发。沿计划的切口注射含肾上腺素的局麻药约 10mL。切开皮肤，并用头皮夹进行止血。下部切口需用骨膜剥离器分开颞浅筋膜和头皮。

抬起头皮瓣，暴露下面的颞筋膜。沿颞线上缘切开筋膜，并在筋膜下解剖分离后分别牵拉。该技术保护面部神经的额支，该分支位于帽状腱膜下脂肪垫中并沿着筋膜的表面延伸。继续向前分离，以暴露出眼眶边缘、颧突和颧弓。分离颞肌并牵开，暴露颧骨根部和翼点。颞肌瓣在颞下窝的血管蒂处与颅骨相连。皮瓣和颞肌分别向前和向下方牵拉，用外科鱼钩牵开器固定在牵拉杆上。

进行翼点开颅手术，加固缝合硬脑膜。使用 Penfield 1 号剥离子可剥离眶壁的侧面和上方的骨膜，形成一个扇形，从而暴露出颧骨和整个眼眶边缘（图 12.8）。用小凿子或金刚钻将眶上神经从骨管中释放出来。用摇摆锯完成眼眶和颧骨离断术。第一个钻孔是在颧弓根部。第二个和第三个将颧骨切口正好位于颧突的水平上方。第四个切口将眶上缘和眶顶分离。后两个连接眶上下裂的切口

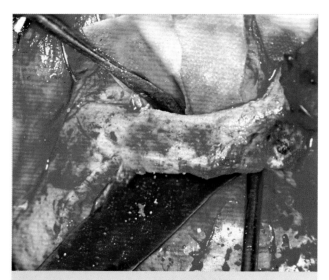

图12.8 使用Penfield 1号剥离器轻轻地将骨膜从眶壁的外侧和上方剥离，完全暴露颧骨和整个眶缘

游离眶侧壁。通过直视或通过使用Penfield 1号剥离子触探颞下窝来识别眶下裂。第五个切口是从眶下裂到颞窝的捷径。第六个和最后一个切口从眶上裂的外侧缘开始延伸，并从眶下裂开始连合第五个切口。这些切口离断了眶颧骨形成骨瓣并分离（图12.9a，b）。在颞窝外侧壁钻孔与中颅底相平。

在扩大眶颧入路治疗低位动脉瘤的病例中，需要切除前床突（图12.10）。我们更倾向在硬膜外切除前床突，同时暴露视神经管。硬脑膜进一步从前颅窝底抬起，直至找到视神经自颅底出口的位置。视神经管的顶部磨薄呈菱形，直到视神经上方只剩下一个凹陷的骨壳。这个骨壳可以折断并被完全移除。在这一阶段结束时，视神经已部分游离，可以稍微向中间移动，以减少后续步骤中出现意外并发症的可能性。

然后切除前床突。先将前床突上下表面的硬脑膜剥离，然后用高速金刚钻头磨除床突。在这个手术过程中，要注意周围的结构：视神经位于内侧，床突外侧硬脑膜覆盖的为动眼神经，颈内动脉（ICA）的床突下段于前内侧三角走行。

一旦前床突完全切除，颈内动脉就可见了。此时，视神经的包膜已去除。将硬脑膜从眶上裂和邻近眶顶的上、后部剥离，并用高速钻将蝶骨

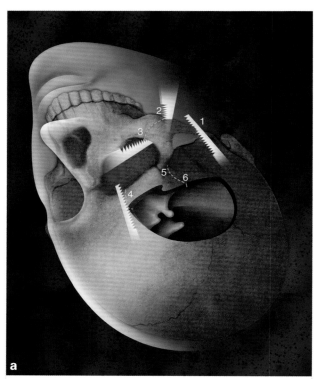

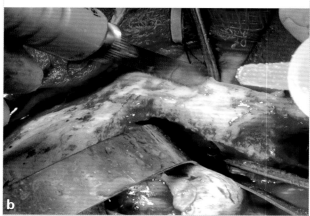

图12.9 （a，b）在颧突根部、颧突和眶壁连续离断骨组织，游离眶颧骨瓣，然后移除

小翼的其余部分磨除。眶上裂外侧壁的其余部分，由蝶骨大翼形成，也被磨除（图12.11）。广泛的磨除骨性结构有助于暴露硬膜覆盖的视神经、床突下段ICA，以及近端和远端硬膜环。

沿半月形剪开硬脑膜。硬脑膜向眶周和颞肌的前下方反折。以这种方式，眶周组织的轮廓变平，增加了暴露空间，然后通过显微外科操作打开外侧裂。首先分离浅表外侧裂，继续向近端分离进入视神经颈内动脉池。逐渐从该区域释放脑脊液，

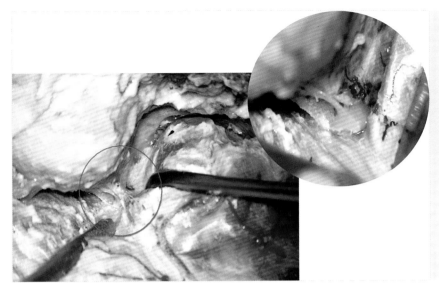

图 12.10 在蝶骨嵴磨平后，可以观察到位于外侧眶上裂和内侧视神经管之间的前床突

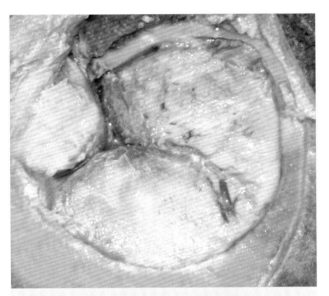

图 12.11 蝶骨大翼和眶顶的大部分被磨除。这种广泛的骨切除暴露了眼眶的外侧和上方，增加了显微外科可观察深部结构的角度

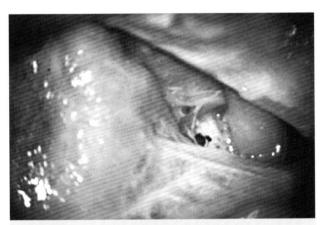

图 12.12 Liliequist 膜横跨颈内动脉和动眼神经之间的开口，并在其上做了一个小切口，以释放脑脊液和暴露脚间池

增加脑组织的松弛度以减少术中牵拉的需求。

从眶表面游离视神经，暴露终板并开窗，从第三脑室吸出更多脑脊液，以进一步松弛脑组织。打开外侧裂池深部，探查颈动脉－动眼神经三角。电凝并切断颞尖和蝶顶窦之间的桥静脉。抬起额叶，颞叶向下后方牵拉。后交通动脉穿过 Liliequist 膜时，可以看到其走向。

打开 Liliequist 膜，从脚间池进一步抽吸脑脊液（图 12.12）。此时可观察到后交通动脉与同侧大脑后动脉连接处。有时需要牺牲后交通动脉，以创造更多的空间，以便于操作器械和放置临时及永久性动脉瘤夹。外侧裂的解剖完成的标志是从颈内动脉到脉络裂将脉络膜前动脉分离出来。

此时，可以通过颈动脉－动眼神经三角（图 12.13a，b）识别基底动脉顶端和在顶部发出的 4 条血管（大脑后动脉和小脑上动脉）。患者头部的旋转增加了基底动脉干和对侧血管的显示。基底动脉瘤也应可见。第三对颅神经位于大脑后动脉和小脑上动脉之间。

对于低位的病灶，后床突和上斜坡可以用金刚磨钻磨除，可以提起或不提起硬脑膜瓣（图

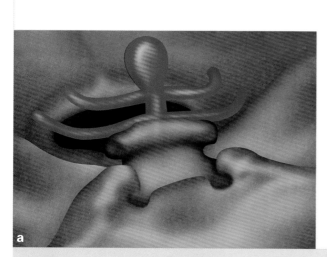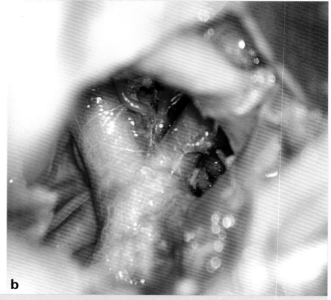

图 12.13　Liliequist 膜打开后，经颈动脉 – 动眼神经三角可辨认出基底动脉顶部和起源于基底动脉顶部的 4 条血管（成对的大脑后动脉和小脑上动脉）。（a）画家描绘图。（b）手术视角

12.14a~e）。分离动脉瘤颈部周围蛛网膜，从动脉瘤周围分离出左右大脑后动脉（图 12.15）。近端控制基底动脉干的区域固定在后床突上方，临时阻断夹可放置在小脑上动脉起始点下方。通常情况下，这个操作可以松弛动脉瘤，使之足以进行解剖。动脉临时夹闭的替代方法是应用血管内球囊闭塞和低温停循环。

穿支血管必须从动脉瘤的颈部锐性分离。在最终动脉瘤夹放置过程中，确保所有的穿支血管都不在动脉瘤夹的范围之内。长而直的夹子可以提高能见度，并从较低的途径夹闭到位。对于大动脉瘤，最好采用开窗夹和长而直的夹。动脉瘤夹放置后，将动脉瘤顶部稍向前倾斜，以观察确保所有的穿支都在夹片范围外。有时，可能需要另一个动脉瘤夹来释放穿支血管。

我们常规使用术中吲哚菁绿视频血管造影术，以验证夹闭后动脉瘤是否完全闭塞以及大脑后动脉、小脑上动脉和穿支动脉的通畅性（图 12.16）。

动脉瘤残留或意外夹闭基底动脉发出的主要动脉，则需要重新调整动脉瘤夹或更换动脉瘤夹。

在硬膜内手术结束时，硬脑膜采用连续可吸收缝线以水密方式闭合。用微型钛板和螺钉回纳眶颧骨和颅骨瓣。缝合颞肌和筋膜并重新附着于骨筋膜上的筋膜袖带。

12.6　术后处理以及可能的并发症

术后护理包括神经重症监护，动脉导管监测血压，留置导管监测尿量。一般来说，维持正常血压和血容量。根据不同情况应用围手术期抗生素、糖皮质激素和抗惊厥药物。在 ICU 监护治疗一段时间后，患者可转到标准的住院病房，并进行自主活动。术后如出现新的神经功能缺损，通常使用计算机断层扫描（CT）检查以排除出血或脑积水。怀疑梗死时可进行磁共振弥散加权成像检查。

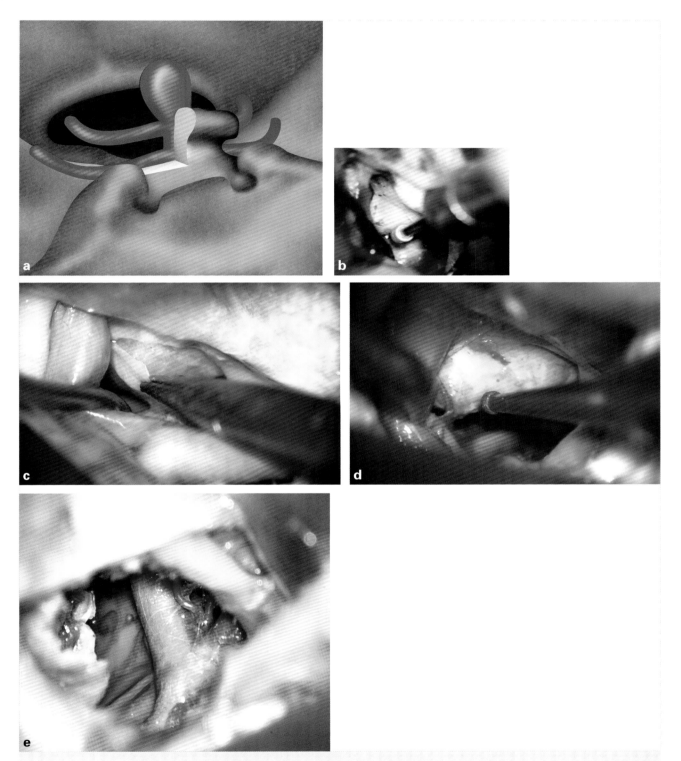

图 12.14　对瘤体位置较低的基底动脉顶部加强暴露。侧视时，基底动脉顶部在后床突以下 5mm 以上时，可被后床突和斜坡上部遮挡。（a）画家描绘图。（b）在这种情况下，后床突和上斜坡可以磨掉。（b）外科手术视野。这可以用（c）或不用（d）抬高硬脑膜瓣来完成。（e）去除后床突和上斜坡后的手术视野

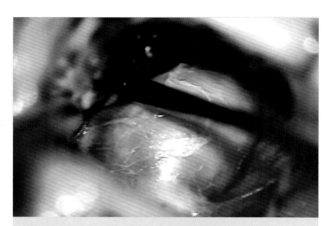

图 12.15 从动脉瘤颈部分离蛛网膜，从动脉瘤底部剥离左右两侧的 P1 段

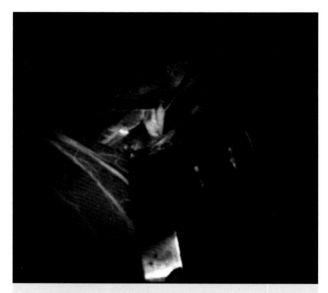

图 12.16 吲哚菁绿视频血管造影用于确认载瘤动脉、分支动脉和穿支动脉的血流情况，并用于评估夹闭后意外残留的动脉瘤

第十三章 基底动脉和大脑后动脉瘤的颞下和颞前入路

Feres Chaddad, José Maria De Campos Filho, Mateus Reghin Neto, Axel Perneczky, Gerrit Fischer, Evandro De Oliveira

苏兴奋　张元隆　林福鑫 / 译

摘要

　　根据基底动脉分叉部与后床突的关系，有几种手术入路可以用于基底动脉分叉部动脉瘤，包括颞下、颞极、颞前、翼点、眶颧、眶上或联合入路。颞下入路通过向上牵拉颞叶，提供了脚间窝的侧方视野。与翼点入路及其改良方法相比，颞下入路的优势在于颞下入路能更好地显露基底动脉分叉部后方发出的重要穿支动脉。它也能使朝前或朝后的动脉瘤更容易暴露。在单次开颅手术中，颞前入路综合了这些入路的优点。

　　关键词：大脑后动脉，后交通动脉，颞前开颅，颞下入路，椎动脉

13.1 患者选择

　　基底动脉远端 1/3 处的动脉瘤，包括基底动脉分叉部和基底动脉发出的小脑上动脉起始部，以及较少见的来源于大脑后动脉近端的动脉瘤，其最常见的治疗方法是血管内治疗。然而，对于宽颈动脉瘤和 / 或将大脑后动脉起始部并入动脉瘤的病例，开颅手术夹闭可能是最佳选择。

　　到达基底动脉上段的手术入路包括翼点入路及其改良方法（眶颧和眶上，有助于暴露高的基底动脉分叉部）、颞极、颞前、颞下或多种联合入路（图 13.1）。手术入路的选择取决于多个因素，包括基底动脉分叉部与后床突的关系，动脉瘤的朝向和中线的关系、动脉瘤破裂情况、其他动脉瘤的存在和后交通动脉的大小。从翼点方向看，瘤颈低于鞍底至后床突约一半时动脉瘤将很难暴露；为了达到近端控制，通常需要额外暴露以显露基底动脉。

　　翼点入路由 Yasargil 推广普及。该入路提供了一个稍微倾斜和直接向下的基底动脉分叉部前外侧方的视野；确切地说，它是通过颈内动脉和视神经之间、颈内动脉和第三颅神经（动眼神经）之间、颈内动脉分叉部上方或通过打开第三颅神经（动眼神经）外侧小脑幕的某种空间组合而看到的。大脑后动脉交通前段（P1）和小脑上动脉起始部均可以看到。此入路对朝前投射的动脉瘤是困难的，因为倾向于先暴露动脉瘤顶且很难看到从动脉瘤后方基底动脉顶端发出的穿支。Sano 的颞极入路是更广泛暴露颞叶的翼点开颅方法。朝后外侧牵拉颞极，暴露第三颅神经和小脑幕游离缘之间的空间，创造出脚间窝前外侧视野。

　　本章介绍颞下和颞前入路。颞前入路在单次开颅手术中综合了这些入路的优点。该入路是基于扩大切除蝶骨和颞骨，广泛打开基底池，并且将额叶和颞叶分离开。它结合了翼点入路和颞下入路所能提供的多个视角（图 13.2~ 图 13.6）。1958 年 Gillingham 医生首次描述了颞下入路，随后由 Drake 医生推广（图 13.7~ 图 13.9）。颞下入路可用于基底动脉分叉部动脉瘤，也可以用于起源于小脑上动脉和大脑后动脉近端的动脉瘤。它最适用于相对后床突处于低位的基底动脉分叉部动脉瘤患者。前置的视交叉或低位的下丘脑结构也使得颞下入路较其他入路更有优势。该入路的真正优势是对动脉瘤背面以及基底动脉顶端和大脑后动脉交通前段（P1）重要穿支的良好暴露和直接观察。这在朝向后方的动脉瘤中特别有用。当选用侧方入路时，瘤夹叶片的方向倾向于平行基底动脉分叉部，以使 P1 段扭曲的风险较低。其局限性包括不容易看到和控制对侧神经血管结构。因此，强调细致的术前计划以确定开颅侧别。另外，因为需要牵拉颞叶，必须达到脑松弛，因此，

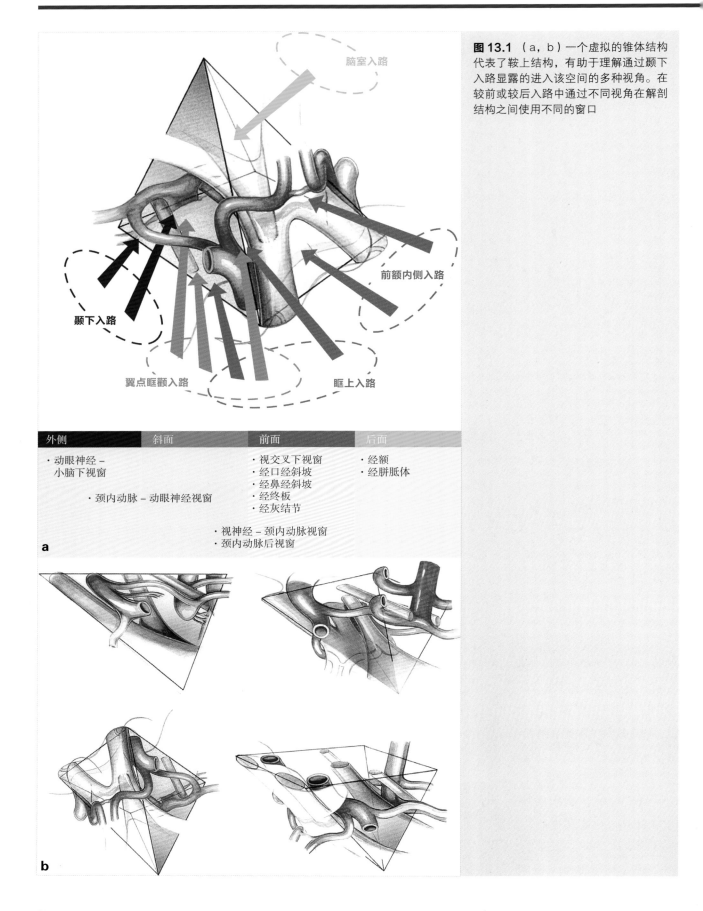

图 13.1（a, b）一个虚拟的锥体结构代表了鞍上结构，有助于理解通过颞下入路显露的进入该空间的多种视角。在较前或较后入路中通过不同视角在解剖结构之间使用不同的窗口

外侧	斜面	前面	后面
· 动眼神经 – 小脑下视窗		· 视交叉下视窗	· 经额
		· 经口经斜坡	· 经胼胝体
	· 颈内动脉 – 动眼神经视窗	· 经鼻经斜坡	
		· 经终板	
		· 经灰结节	
	· 视神经 – 颈内动脉视窗		
	· 颈内动脉后视窗		

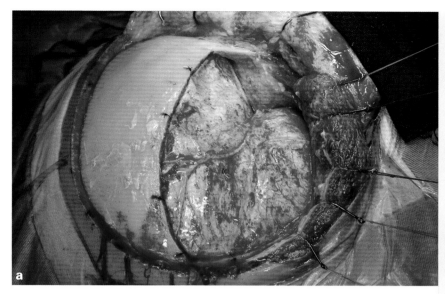

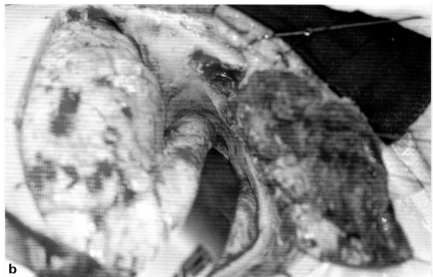

图 13.2 （a）颞前颅骨切开术显示蝶骨大翼和小翼、颞骨鳞部和眶顶已磨开。（b）颞前颅骨切开显示颞下硬膜外视野

在急性蛛网膜下腔出血（SAH）的情况下，该入路可能比其他入路更困难。

13.2 解剖

大脑后动脉起源于基底动脉顶端，紧邻小脑上动脉起始部的远端，进入幕上间隙（图 13.7 和图 13.8）。大脑后动脉 P1 段从基底动脉分叉发出后向侧方走行在脚间窝内，直到与后交通动脉相连。该段动脉最常见的分支是后丘脑穿动脉、脉络膜后内侧动脉、四叠体板分支、长旋动脉和短悬动脉，以及至大脑脚和中脑被盖的分支。P2 段

从后交通动脉的连接处开始，穿越大脑脚和环池，直到中脑的最后外侧边缘。这一段可以分为两部分：沿大脑脚走行的 P2A 或脚段，以及沿中脑外侧走行的 P2P 或周围段。海马动脉、颞前动脉和大脑脚穿支动脉通常起源于 P2A 段，而脉络膜后内侧动脉有时也起源于该段；而颞中动脉、颞后动脉、颞共同动脉、丘脑膝状体动脉和脉络膜后外侧动脉最常起源于 P2P。

13.3 术前准备

需要行颅脑 CT 扫描并进行 3D 重建以评估动

脉瘤的朝向、与后床突的关系、脑室大小，以及任何脑萎缩将指示脑脊液引流可达到多大程度的脑松弛。可在邻近动脉和动脉瘤中寻找钙化灶。磁共振影像扫描可显示动脉瘤与周围结构的形态关系。可以观察到视交叉前置或低位下丘脑，使颞下入路相对更有优势。导管数字减影血管造影可显示穿支动脉。应该做一个未减影的侧位像来确定动脉瘤与后床突的关系。

对于基底动脉瘤手术，必须提供可完整选择的动脉瘤夹，尤其是有孔的和刺刀状的。基底动脉的临时阻断可能是必要的，可以通过临时夹闭或在基底动脉中使用导管进行血管内球囊闭塞来实现。术中血管造影也有助于即刻显示夹闭前和夹闭后情况。

无须使用抗癫痫药，除非患者在术前有癫痫发作或者罕见的癫痫患者。在术中使用围手术期抗生素。如果需要脑松弛可以在手术时将引流管置入侧脑室颞角引流，避免腰大池引流。对朝向后方进入桥脑或中脑的动脉瘤的采用包括诱发电位在内的监测。

13.4　颞下入路

13.4.1　患者体位

患者取仰卧位，头部高于心脏水平以促进静脉回流（图 13.9）。应使用垫子将同侧肩部抬高，以防头部和颈部过度旋转而压迫对侧颈静脉或颈动脉。头钉头架固定头部，如果计划行术中血管造影应使用可透射线头架，并且向对侧旋转80°～100°。颧弓应几乎处于水平位置。下一个重要步骤是将头部向对侧（朝地板）屈曲15°～20°，通过补偿中颅窝底向上的角度为外科医生提供符

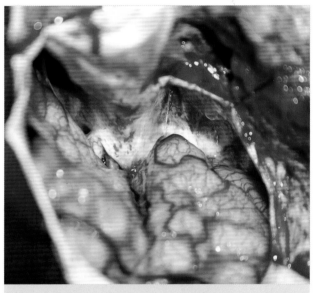

图 13.3　颞前开颅暴露可用于经侧裂显微手术、颞极和颞下入路

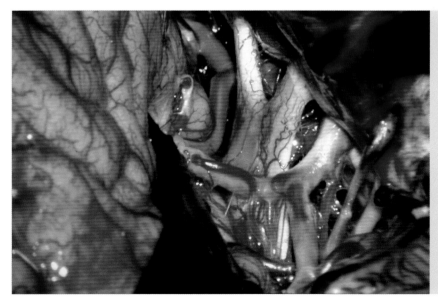

图 13.4　颞前入路可大范围暴露基底池，可见到颈内动脉及其分叉、视神经和动眼神经

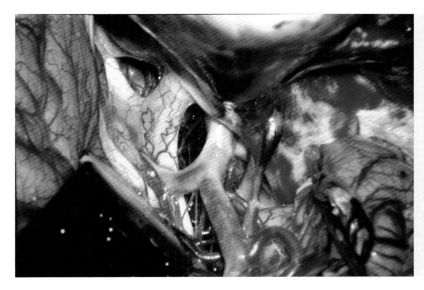

图 13.5 脚间池可以从颈内动脉和视神经之间、颈内动脉和第三颅神经（动眼神经）之间、从颈内动脉分叉部上方，以及通过牵拉或打开第三颅神经（动眼神经）外侧的小脑幕进入

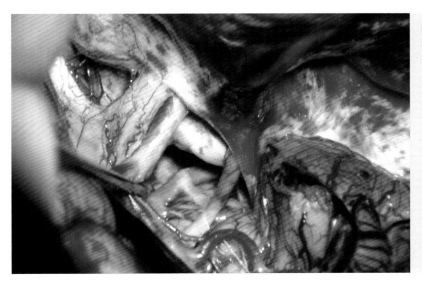

图 13.6 前外侧入路通过颈内动脉和动眼神经之间的间隙显示脚间池，露出了基底动脉

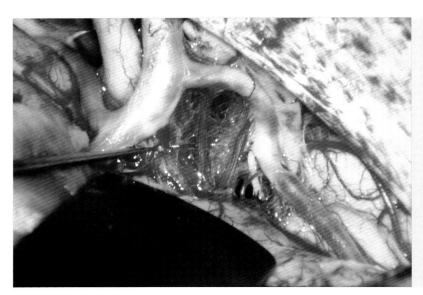

图 13.7 颞下入路显示大脑后动脉

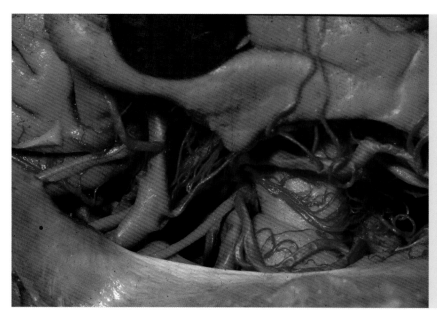

图 13.8　尸体标本显示颞下视野，后交通动脉与大脑后动脉相连。小脑上动脉位于动眼神经下方，大脑后动脉位于动眼神经上方

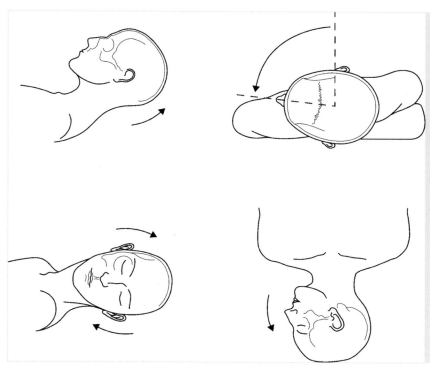

图 13.9　患者体位摆放的 4 个重要步骤。抬高头部后，小心将头部向对侧旋转 80°～ 100°，直至颧弓处于水平位置。为了便于上述操作，可使用垫子将同侧肩部抬高。然后，头部侧屈向对侧，以支持重力自动牵拉颞叶退缩，并为外科医生提供符合人体工程学的工作位置。最后一步是将头部向后弯曲 15°～20° 以防止喉部和通气管受压

合人体工程学的工作位置。这个操作也很重要，因为它强化了重力而不是物理牵拉颞叶。头伸展（后仰）约 10° 可以预防对喉部和通气管的压迫。

13.4.2　皮肤切口

　　在外耳道前方 10mm 经颧弓表面的垂直线上做约 50mm 的筋膜外皮肤切口（图 13.10）。分开

皮下组织，保留颞浅动脉和耳颞神经。颞肌筋膜以 "Y" 形切开（图 13.11~ 图 13.13）。基底叶向颧弓下方牵拉以保护面神经颞支，而其他叶向两侧牵开以暴露颞肌。在某些情况下，肌肉下缘可以直接向上钝性分离以显露颞骨鳞部。在颞肌厚的患者中，在后缘少量垂直切开是必要的。通过减少暴露和肌肉剥离，可以预防咀嚼、下

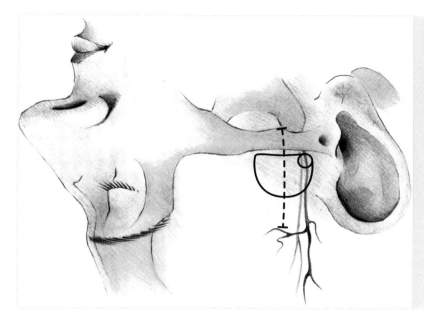

图 13.10　从外科医生的视角看右侧颞区。对于术前定位，颞侧颅骨的解剖学标志，如眶外侧缘、颧弓、外耳道和乳突是精准定位的。注意颞区耳前的浅表神经血管结构，如颞浅动脉和耳颞神经与皮肤切口及开颅大小的关系

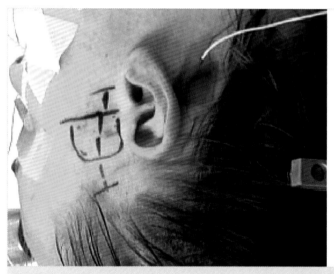

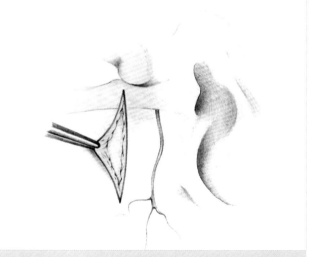

图 13.11　皮肤切口与外耳道前约 1cm 处的颧弓成直角。仔细分离皮下组织，保护颞浅动脉、耳颞神经及面神经颞上支

颌骨张开和肌肉萎缩等术后问题，达到改善美容的效果。

13.4.3　开颅和夹闭

开颅时先在颧弓根部前 1/3 处钻孔（图 13.14）。接着用开颅器械锯出一条平行于颧弓的直线，然后从钻孔处起锯出一条"C"形线，锯到第一个底部切口的前界。骨瓣必须宽 15~25mm，高

15~20mm。移除骨瓣后，磨平骨窗基底边内板至与中颅窝底齐平（图 13.15）。通常不需要切除部分颧弓或钻孔。引入手术显微镜，"C"形剪开硬脑膜，其基底部朝向中颅窝底（图 13.16）。

硬脑膜打开后，充分引流脑脊液是手术成功的关键，它使颞叶在重力作用下离开中颅窝底部。硬脑膜内操作的第一步应是暴露和打开环池（图 13.16 和图 13.17）。如果颅内压很高，如在蛛网膜

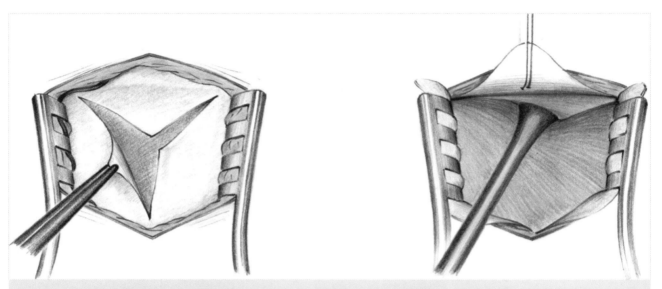

图 13.12　向两侧牵开皮肤后，Y 形切开颞肌筋膜。筋膜基底瓣向下翻折覆盖于颧弓，并用坚固的缝线固定。剩余两个瓣向两侧牵拉。在颧弓下方，钝性分离颞肌下缘并向上牵拉

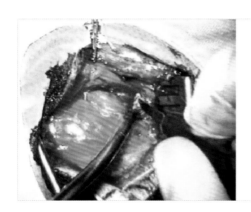

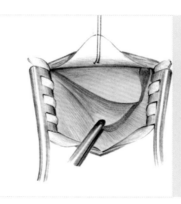

图 13.13　在大多数具有结实颞肌的病例中，如果没有在后缘做小垂直切口，则不可能完全移动肌肉。注意颞中回和颞下回突起之间的细小凹槽

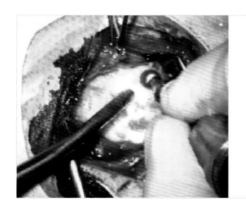

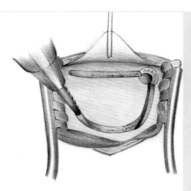

图 13.14　向两侧牵开颞肌，暴露出颞骨鳞部。钻孔后，锯出一条平行于颧弓的直线，然后从钻孔处起锯出一条 C 形线，锯到前述颞底线的前界。通过此方法创建的骨瓣大小为宽度 15~25mm 和高度 15~20mm

下腔出血的情况下，应行侧脑室穿刺并放置侧脑室引流管。应缓慢增加对颞叶的牵拉，牵拉的方向应先略微向下，然后穿过中颅窝底部，然后再向上达小脑幕缘。当钩回随着牵开器尖端一起抬起时，进入脚间池的开口也随之暴露，显露出虚拟鞍上椎体的基底外侧面。脚间窝入口狭窄，被动眼神经分成两个间隙。可通过牵开小脑幕大幅度扩大入口。这是通过在滑车神经入幕及幕内走

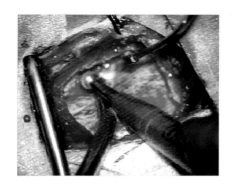

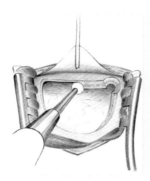

图 13.15　取下骨瓣后的一个重要开颅步骤是在保护硬脑膜下用高速磨钻磨除颞底边骨窗的内板，以扩大视觉角度和操作深度

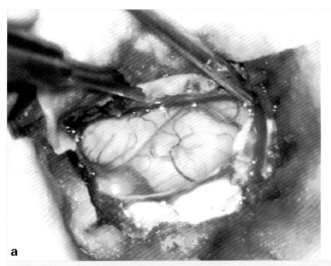

a

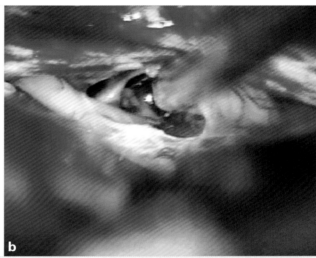

b

图 13.16　（a）硬脑膜呈半圆形切开，其基底部朝向颞底。硬脑膜瓣用 2~3 根缝线向下固定。小心牵拉颞叶，直至打开环池，释放出一定量的脑脊液。（b）暴露小脑幕缘与动眼神经之间的脚间池入口

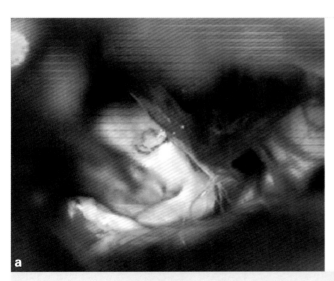

a

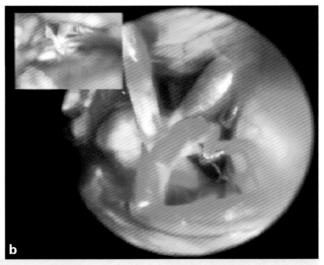

b

图 13.17　（a，b）显微镜内镜视野观察到的脚间池。注意动眼神经和小脑上动脉的走行和大脑后动脉在其周围向后延伸。本例动脉瘤瘤颈朝前

行前放置4-0缝线，然后穿过中颅窝底的硬脑膜来完成的。分离蛛网膜后进一步吸除脑脊液，可见到基底动脉分叉及其穿支，同侧和对侧的后交通动脉、P1以及同侧更远端的大脑后动脉（图13.17）。

在夹闭过程中，基底动脉的临时阻断是有必要的，可以降低动脉瘤的张力。临时阻断的另外一种方法是在术前放置动脉导管，在手术中用血管内球囊阻断基底动脉。术中血管造影也有助于证实动脉瘤被夹闭以及邻近的主要动脉仍然保持通畅。

13.5 颞前入路的手术技巧

患者取仰卧位，头部高于心脏以利于静脉回流。头部向对侧旋转约10°，后仰约15°，将颧骨突起置于手术区域的最高点。皮肤切口始于耳屏前方，延伸到耳朵上方，并在发际线内向中线弯曲形成曲线。在筋膜间进行分离以保护面神经额支。将颞肌从整个颧骨上剥离，并翻转覆盖在颧弓水平部分。根据硬脑膜和颅骨之间的粘连程度，采用钻1个、2个、3个或4个孔进行额颞蝶骨开颅术（图13.2）。第一个钻孔位于颞上线的最前下方处，靠近额骨颧突，即关键孔。第二个钻孔位于眶上缘上方额骨，在第一个孔内侧2cm。第三个钻孔位于第一个孔后至少4.5cm的颞上线下方。在颧弓根部的颞骨鳞部形成第四个钻孔。蝶骨大翼和颞骨鳞部被磨除，从前方和下方显露整个颞极。眶顶和蝶骨小翼也被磨除。大范围的骨切除可以更好地显示颞叶的前部和下部，并且减少了对脑组织的牵拉（图13.2和图13.3）。

从额部区域到蝶骨嵴压迹处，弧形切开硬脑膜。然后，硬膜切口变直并向前朝向脑膜眶动脉。为了完全暴露颞叶，骨窗范围内在侧方和后方另外切开硬脑膜。

使用显微手术技术操作进入脚间池（图13.4和图13.5）。将颞极引流至蝶顶窦的桥静脉以及额叶眶面至蝶顶窦和海绵窦的静脉切断牺牲。将附着于钩回与动眼神经和小脑幕缘之间的蛛网膜打开。为了充分拉开颞叶，分离环池及其蛛网膜。脑池开放之后，颞极可向上、向后抬起，显露出脚间区域。

打开较深的蛛网膜包括Liliequist膜，锐性分离打开蛛网膜，显露基底动脉分叉部和近端大脑后动脉、小脑上动脉、动脉瘤瘤颈和邻近穿动脉（图13.6、图13.7）。遵循动脉瘤显微手术的原则。强烈建议通过吲哚菁绿血管造影或导管血管造影来验证动脉瘤充分夹闭和邻近动脉保持通畅。

13.6 术后处理，包括可能的并发症

术后类似于所有动脉瘤手术的术后管理。患者术后被转至神经外科重症监护室至少24h。在最初几天内行CT扫描。如果术中没有做血管造影，我们会在患者住院期间进行术后血管造影。

参考文献

[1] Ono M, Ono M, Rhoton AL, Jr, Barry M. Microsurgical anatomy of the region of the tentorial incisura. J Neurosurg. 1984; 60(2):365–399
[2] Yasargil MG, Antic J, Laciga R, Jain KK, Hodosh RM, Smith RD. Microsurgical pterional approach to aneurysms of the basilar bifurcation. Surg Neurol. 1976; 6(2):83–91
[3] Chaddad Neto F, Ribas GC, Oliveira Ed. The pterional craniotomy: step by step [in Portuguese]. Arq Neuropsiquiatr. 2007; 65(1):101–106
[4] Tedeschi H, De Oliveira E, Wen HT. Pretemporal approach to basilar bifurca- tion aneurysms. Tech Neurosurg. 2000; 6(3):191–199
[5] Yasargil MG. Basilar artery bifurcation aneurysms. In: Yasargil MG, ed. Micro- neurosurgery. Vol 2. Stuttgart: Geor Thieme Verlag; 1984:232–246
[6] Drake CG. The surgical treatment of aneurysms of the basilar artery. J Neuro- surg. 1968; 29(4):436–446
[7] Drake CG. The treatment of aneurysms of the posterior circulation. Clin Neu- rosurg. 1979; 26:96–144
[8] Sano K. Temporo-polar approach to aneurysms of the basilar artery at and around the distal bifurcation: technical note. Neurol Res. 1980; 2(3–4):361–367
[9] De Oliveira E, Siqueira M, Tedeschi H, Peace DA. Surgical approaches for aneurysms of the basilar artery bifurcation. In: Matsushima T, ed. Surgical Anatomy for Microneurosurgery VI: Cerebral Aneurysms and Skull Base Le- sions. Fukuoka City: Sci Med Publications; 1993:34–42
[10] de Oliveira E, Tedeschi H, Siqueira MG, Peace DA. The pretemporal approach to the interpeduncular and petroclival regions. Acta Neurochir (Wien). 1995; 136(3–4):204–211
[11] Dorsch NWC. Aid to exposure of the upper basilar artery: technical note. Neurosurgery. 1988; 23(6):790–791

第十四章　经侧裂床突和经海绵窦入路治疗基底动脉分叉部动脉瘤

Ali F. Krisht

王芳玉　张元隆 / 译　林元相 / 审

摘要

位于基底动脉顶端的动脉瘤通常通过血管内治疗。手术治疗的入路主要包括颞下入路和翼点入路，后者有一些改良和扩大入路。一些扩大入路可以增加表浅部分的暴露，经海绵窦和经床突入路，可以增加手术视野的深度，从而使术者更好地夹闭基底动脉瘤。这种入路特别适用于大的、巨大的、瘤体朝后、宽瘤颈、低分叉部，或者伴有基底动脉扩张延长的基底动脉动脉瘤。

关键词：颅内动脉瘤，基底动脉尖，经海绵窦，蛛网膜下腔出血，床突磨除

14.1　患者选择

14.1.1　手术适应证及选择

治疗基底动脉顶端动脉瘤的方法包括手术夹闭和血管内弹簧圈栓塞。目前更倾向于血管内治疗基底动脉顶端动脉瘤，因为相比于前循环动脉瘤，后循环动脉瘤手术有更高的手术并发症。

Guglielmi 可拆式弹簧圈用于治疗动脉瘤已经被大家所接受。外科医生对处理复杂的后循环动脉瘤的经验越来越少。

另一方面，血管内治疗宽颈的大动脉瘤失败的可能性大。在具有血流动力学结构的动脉瘤中，例如在基底动脉分叉区的动脉瘤中，治疗失败的可能性也大。血管内治疗后动脉瘤血流再通率在20%~30%，在基底动脉尖动脉瘤上发生率更高。此外，栓塞后基底动脉动脉瘤出血的概率每年高达1%~2%。

决定开颅手术夹闭基底动脉顶端动脉瘤还是血管内栓塞治疗需考虑动脉瘤瘤颈宽度、大小、瘤内血栓情况、与后床突的位置关系，动脉瘤的朝向。作者采用经海绵窦和经床突入路，更好地暴露手术区域，以便更好地夹闭动脉瘤，使动脉瘤血流再通的发生率降低，提高手术成功率。这种入路适用于大或巨大的，瘤体朝后（图14.1），低分支部，宽基底，伴有基底动脉扩张延长（图14.2）的动脉瘤，而不适用小瘤颈的小动脉瘤和后床突层面以上朝前的动脉瘤（图14.3）。

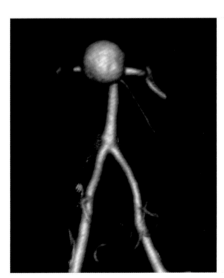
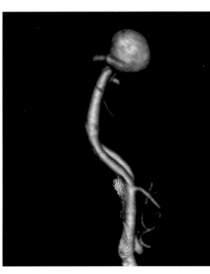

图 14.1　宽基底瘤体朝后的复杂基底动脉顶端大动脉瘤的正面观和侧面观

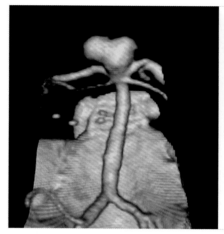
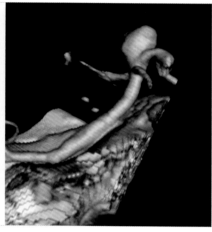

图14.2　形态不规则且基底宽的基底动脉顶端动脉瘤的CTA

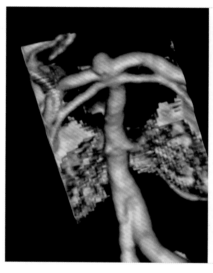
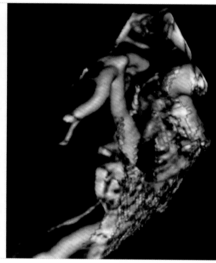

图14.3　不需经海绵窦入路的后床突上小基底动脉顶端动脉瘤的CTA

14.1.2　手术禁忌证

基底动脉顶端大动脉瘤患者的预计生存期不到5年的，只建议采用血管内治疗。除上述情况外，均需向患者提供血管内治疗和显微镜下夹闭动脉瘤这两个手术方式，并充分告知两种方式的风险和优点，以便帮助患者做出决定。

14.1.3　手术的时机

虽然没有严格的规定，且有些是个体化的决定，但我们通常会参考一些使用Yasargil的蛛网膜下腔出血分级系统（表14.1）的指南。1~3级伴有脑积水的患者需尽快手术治疗。4级或者病情更严重的患者通常经过合理的保守治疗，直到病情好转，再考虑手术治疗。

表14.1　Yasargil 蛛网膜下腔出血评分系统

分级	临床表现	神经功能缺损，颅神经损伤，半球综合征	
0 未破裂	无症状	A	否
	有症状	B	是
1（SAH）	无神经功能缺损	A	否
	轻度神经功能缺损如颅神经损伤	B	是
2（SAH）	头痛和脑膜刺激征	A	否
	轻度神经功能缺损	B	是
3（SAH）	反应迟钝，呆滞，烦躁	A	否
	半球综合征	B	是
4（SAH）	蒙眬状态，疼痛有反应，无发声		
5（SAH）	昏迷，无反应，生命征不稳		

SAH. 蛛网膜下腔出血

14.2 手术前准备

SAH 患者进入重症监护病房后行动脉穿刺置管。用 β 受体阻滞剂如阿替洛尔（25mg 口服）或可乐定（0.1~0.2mg）等控制清醒患者的血压，一般不需要静脉用药。脑室明显扩大患者可行侧脑室外引流术，并保持引流管在外耳道水平以上 15cm。通常 3 级或 4 级伴有脑室扩大的患者行引流手术完可明显改善病情，使术者可以尽快手术治疗。术前使用围手术期抗生素、氢化可的松和苯妥英等抗惊厥药并持续到术后。

除了导管造影，大部分患者可行 CTA 检查与术后 CTA 对比。可通过 MRI 灌注和弥散成像检查了解 3 级及以上患者手术前脑缺血情况，也可作为是否延迟手术的参考依据。术前脑缺血延迟手术的原因是蛛网膜下腔出血后 1 周左右常出现血管痉挛或缺血。

手术过程中监测体感诱发电位和脑干诱发电位。诱发电位如果改变，需考虑移除临时阻断夹，并相应地调整夹闭策略。

14.3 手术过程

14.3.1 手术切口和开颅手术

常规气管内插管麻醉后，患者取仰卧位，头向左转。常规额颞开颅手术准备。切口周边局部剃头（图 14.4）。常规消毒后，切开头皮，头皮夹止血。

切口从耳屏前开始曲线走行延伸至中线旁，需要暴露到额颧骨与眼眶边缘的交界处（图 14.4），使颞部的暴露足够朝前。用刀片锐性切开皮瓣。开颅前预留一小片骨膜以备额窦开放时使用。颧弓处切开颞深筋膜，切开剥离颞肌后暴露颧弓颧突及额突。颞线上需留部分筋膜，关颅时方便缝合颞肌。

额颞入路与翼点入路相似，只不过颞部能够多暴露。骨窗暴露好，引入显微镜，镜下磨除蝶骨嵴，包括眶缘与颧骨交界处的区域及眶顶。磨薄眶顶后 1/3 和眼眶侧壁至蛋壳厚度，最后用小咬骨钳咬除。移除脑膜中动脉眶支两侧颅骨，使颞前硬膜与眶周组织相通（图 14.5）。磨钻或咬骨钳磨除颅骨，在脑膜中动脉眶支的内侧，需暴露到前床突外侧。脑膜中动脉眶支外侧面，需暴露眶上裂水平。电凝并切断脑膜中动脉眶支。脑膜中动脉眶支作为切开海绵窦外侧壁的硬膜固有层的起点标记（图 14.6）。在这个层面继续切开硬膜，并暴露海绵窦外侧壁的第三、第四、第五颅神经（图 14.7）。

术中根据需要，有可能需要打开岩斜区和后床突的海绵窦，这时可以在三叉神经第一和第二

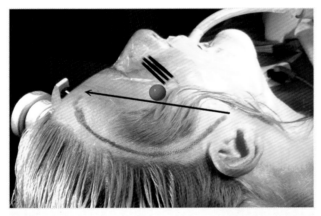

图 14.4 患者的头位及切口。箭头是切口起点到终点的连线，是皮瓣能暴露到的位置。红色圈代表的是额颧骨与眶缘的交界处

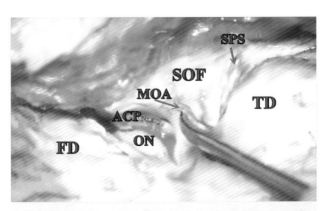

图 14.5 脑膜中动脉眶支（MOA）的暴露，使颞部的硬膜与眶上裂（SOF）的眶骨膜相连。ACP. 前床突；FD. 额部硬膜；ON. 视神经；SPS. 蝶窦；TD. 颞部硬膜。注意暴露颞极硬膜

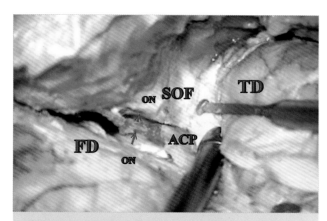

图14.6 切除脑膜中动脉眶支后，颞部硬膜从眶上裂水平开始成为海绵窦的外侧壁。这个图还显示了在前床突（ACP）水平蝶骨翼最内侧的延伸，视神经的眶内段和硬膜外段。FD. 额部硬膜；TD. 颞部硬膜

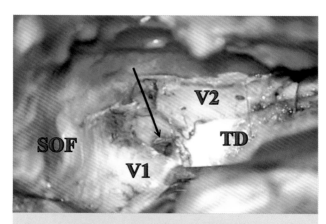

图14.8 三叉神经 V1 和 V2 分支之间海绵窦内注射纤维蛋白胶建立止血。SOF. 眶上裂；TD. 颞硬脑膜

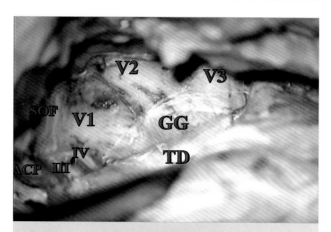

图14.7 前颞部海绵窦侧壁的暴露。ACP. 前斜突；GG. 半月神经节；Ⅲ. 眼运动神经；Ⅳ. 滑车神经；SOF. 眶上裂；TD. 颞硬脑膜；V1、V2、V3. 三叉神经分支

支之间的海绵窦内注入纤维蛋白胶（图14.8）。这减少硬膜外出血同时也有助于进一步地分离。将硬脑膜从海绵窦外侧壁剥离，使前床突侧方区域暴露更好。术中可看到视神经从硬膜外进入眶内的位置，这有助于磨钻磨前床突（图14.9）。

14.3.2 磨除前床突

前床突有3个面：一个是眶顶面，前面的步骤已经磨除了；第二个是视神经管顶部；第三个是视神经管底部。这阶段，在大量冲水情况下使用高钻速的金刚钻磨除前床突，残余的薄颅骨可以用咬骨钳移除，避免损伤床突段颈内动脉。

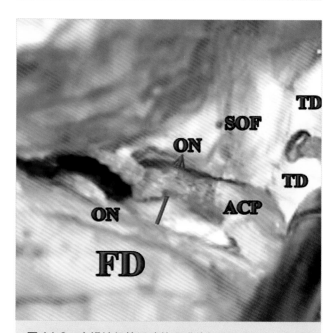

图14.9 在视神经管近端的硬膜外部分和眶内部分的视神经走行。可以看到在眶上裂处切开颞部硬膜能更好地暴露前床突（ACP）。这使得床突显得更浅表，更容易磨除。FD. 额部硬膜

14.3.3 硬膜剪开

以蝶骨嵴为中心，"T"形切开硬脑膜（图14.10）。通过切开动眼神经周边的硬膜纤维带，暴露动眼神经的硬膜内和硬膜外部分。更大范围地切开动眼神经内侧和外侧的纤维，可以让动眼神经活动度增大。对于颞部静脉发达的患者，为了尽量暴露脚间窝，外侧的硬膜应该切开得尽量低，这时就需要颞部的切口足够低，并确保部分颞部

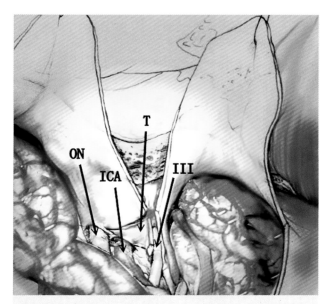

图 14.10　蝶骨嵴处的硬膜切口。可见从视神经（ON）延伸到动眼神经（Ⅲ）的三角形硬膜。移除后可暴露后床突和脚间窝区域。海绵窦侧壁、动眼神经三角的硬膜切口可以暴露动眼神经的硬膜内外部分。ICA. 颈内动脉

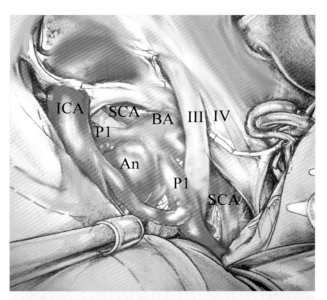

图 14.11　术中基底动脉顶端的暴露。AN. 动脉瘤；BA. 基底动脉干；ICA. 颈内动脉；Ⅲ. 动眼神经；Ⅳ. 滑车神经；P1. 后交通；SCA. 小脑上动脉

硬膜保留。从动眼神经三角处向外切开硬膜至内侧的视神经处硬膜和颈内动脉环，形成三角状硬膜，可直接暴露后床突，满足基底动脉低位分叉的动脉瘤磨除后床突的需要。

14.3.4　硬膜内解剖分离

　　打开视神经周边和视交叉池的蛛网膜，释放脑脊液，松弛脑组织，充分松解侧裂蛛网膜。脑压板向后向外牵拉颞叶，切开 Liliequist 膜和动眼神经上下的蛛网膜，可以看到大脑后动脉后交通段，往内侧暴露，可以看到基底动脉分叉部。如果分叉部位置较低，术中需要切开岩斜区折叠的硬膜，暴露海绵窦的后内侧，进而磨除后床突。海绵窦内注射纤维蛋白胶可以避免出血。剥离后床突的硬膜，使用超声骨刀磨除动眼神经下方的后床突外侧部。动眼神经往外侧推移，磨除后床突内侧部，可暴露基底动脉干下方及小脑上动脉，同样，也可暴露对侧大脑后动脉 P1 段（图 14.11）。

14.3.5　夹闭动脉瘤

　　一般需先临时阻断基底动脉（图 14.12），临

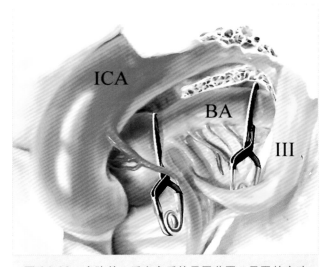

图 14.12　磨除前、后床突后的暴露范围。暴露基底动脉主干（BA），临时阻断夹放置于无穿支区域。这使得从小脑上动脉来的侧支循环血管开放。注意临时阻断夹与永久阻断夹之间的距离，这有利于手术操作及暴露瘤颈。Ⅲ. 动眼神经；ICA. 颈内动脉

时阻断时不需额外的脑保护措施，只需维持正常血压及正常血容量。一般临时阻断的位置是在小脑上动脉附近无血管分支处，临时阻断时间一般不超过 2min。术中需要考虑到同侧后交通动脉的位置和大小。如果后交通细小而且阻碍动脉瘤颈

的显露，可以电凝或者在无血管分支处切断。分离动脉瘤颈，注意识别丘脑穿通动脉，避免损伤。使用永久动脉瘤夹夹闭动脉瘤前，先用临时阻断夹夹闭基底动脉主干。直的动脉瘤夹适用于朝上突起的动脉瘤。对于朝后的动脉瘤，瘤颈可能会被同侧大脑后动脉 P1 段阻挡，使用跨血管动脉瘤夹可以更好地夹闭动脉瘤后壁，而后使用直的动脉瘤夹夹在第一个动脉瘤夹远端和大脑后动脉交通段之间区域，再移除跨血管夹和临时阻断夹。可使用超声多普勒探头监测动脉瘤血流情况，如果提示动脉瘤未见血流信号，或者考虑动脉已夹闭，可以分离动脉瘤前部和后部，确保没有夹闭穿支动脉。如果对动脉瘤是否夹闭完全或者对周边血管是否误夹有疑问的话，可以行术中造影检查。

对于大的动脉瘤，特别是朝前或者朝上的动脉瘤，在动脉瘤顶没有丘脑穿支动脉的，可以使用功率 25W 的双极电凝动脉瘤，使动脉瘤体缩小。动脉瘤朝后的手术难度更大，主要因为动脉瘤的后面有较多的分支血管。在动脉瘤颈和分支血管之间总有空间可以置入动脉瘤夹。

14.3.6 关颅过程

使用 4-0 的缝合线（Ethicon, Inc., Somerville, NJ）水密缝合硬脑膜。可以用颞肌筋膜修补动眼神经三角和前床突的硬膜缺损。使用硬膜补片（Integra LifeSciences, Plainsboro, NJ）、纤维蛋白组织黏着剂（Baxter, Deerfield, IL）和纤维蛋白胶可以更好地修补硬膜。通过缝合硬脑膜消除颞前间隙。骨瓣用颅骨固定装置或钉链复位。颧骨与眶缘交界处的缺损用骨替代物重建。常规闭合头皮。

14.4　术后处理及可能的并发症

未破裂动脉瘤的患者术后在重症监护室监护一夜后转入普通病房，常规饮食，并允许 24h 内完成下床活动，通常在手术后 3~4 天出院。蛛网膜下腔出血患者在重症监护室针对血管痉挛进行监护治疗，通过术后 CTA 就可以了解血管痉挛情况。

第十五章　椎动脉和小脑后下动脉瘤

Amr Abdulazim, Daniel Hänggi, Nima Etminan
詹少宇　丁陈禹　张元隆 / 译

摘要

囊状的椎动脉和小脑后下动脉瘤的手术治疗通常需要枕下外侧或枕下正中入路。至于非球形 / 梭形 PICA 动脉瘤，应考虑重建手术。

关键词：颅内动脉瘤，小脑后下动脉，椎动脉

15.1 介绍

源于椎动脉（VA）和（或）小脑后下动脉（PICA）的动脉瘤与前循环动脉瘤相比较为少见，在所有动脉瘤中所占比例不到 2%。VA/PICA 动脉瘤的治疗通常采用血管内治疗的方式，但在特定的情况下可能需要外科手术。在 PICA 起端至 VA 近端（PICA 近端动脉瘤，Ⅰ~Ⅲ段）间的囊状动脉瘤，通常需要经枕下外侧入路切除枕骨大孔边缘。（Ⅳ段和Ⅴ段）PICA 远端动脉瘤最好通过枕下正中入路。如果起源于 VA 的末端 PICA，可能需要从更外、上入路治疗，以前提出的外侧经髁突枕下入路很少采用。对于非囊状 / 梭形 PICA 动脉瘤，需要采取重建措施（如动脉瘤切除后端端吻合、PICA–PICA 侧侧吻合，或枕动脉 –PICA 搭桥）；在考虑破坏性措施，如闭塞载瘤血管（尤其是优势的 PICA）之前，先在神经血管小组内讨论再选择方案。

15.2 解剖特征及患者选择

PICA 起源具有高度变异：它起源于 VA 硬膜内 V4 段占人群的 90%，大概 10% 来源于 VA 硬膜外 V3 段或基底动脉。在解剖学上，小脑后下动脉在后组脑神经（Ⅸ~Ⅻ）层面上曲折的包绕着延髓。在小脑扁桃体的前部，形成后环。PICA 的后续走行，在延髓和扁桃体背侧形成了环状。它的远端分为两个主要分支，供应小脑蚓部和小脑半球。因此，根据在后颅窝结构解剖走行，将 PICA 分为 5 段：

- 延髓前段（第一段）
- 延髓侧段（第二段）
- 扁桃体延髓段（第三段）
- 帆扁桃体段（第四段）
- 皮层段（第五段）

前 3 个节段发出穿支动脉供给后外侧髓质。前 3 段也称为近端 PICA；Ⅳ 和 Ⅴ 段是远端 PICA。约 2% 的颅内动脉瘤与 PICA 有关。PICA 动脉瘤可能出现破裂，几乎都是蛛网膜下腔出血（SAH）。脑室内出血也很常见动脉瘤也可能出现缺血或伴有呃逆、吞咽困难和其他后组脑神经麻痹等症状。

通常，初步诊断检查应包括标准血液检查和头颅计算机断层扫描（CT）以及 CTA，确认和定位出血，区分动脉瘤是近端还是远端 PICA 的起源，与颅底的关系。

导管旋转数字减影血管造影和三维重建仍然是确认动脉瘤的首选诊断方法，特别是确定动脉瘤的位置、大小、形状和朝向，以及和穿支动脉关系。更重要的是，导管造影可以提示有关 PICA 大小和间接地提示它的供血范围，这是决定动脉瘤搭桥或直接夹闭的重要因素。根据血管造影，神经外科医生和 / 或神经放射学家之间协商确定治疗动脉瘤的最佳模式，优选保留载瘤动脉。该决定通常包括动脉瘤相关因素（形态、大小、朝向及前 3 段 PICA 动脉瘤与起源在 VA 上 PICA 相关的位置），患者相关因素（例如患者年龄、入院情况、合并疾病）以及是否需要手术解除血肿或减压。最后，血管内治疗的可行性及神经外科操作

性可能在决策过程中发挥作用。

大多数 PICA 来源的动脉瘤可以通过血管内治疗或显微外科手术治疗，而且没有强有力的数据来指导决策，因为在最大量的随机临床试验中比较夹闭和栓塞治疗，仅 2.6% 的动脉瘤位于后循环，所有动脉瘤中只有 1.4% 是 PICA 动脉瘤（共 31 例）。此外，小样本、单中心和回顾性研究报告了两种治疗方式的良好结果，尽管这些研究不是随机的，但这些类型的报告通常低估了合并症（表 15.1）。

许多 PICA 源性动脉瘤基底较宽，因此血管内治疗尤为复杂。显微外科治疗的主要挑战是与后组脑神经的解剖关系，从而存在后组脑神经损害的风险，尤其是吞咽和气道控制。

表 15.1 PICA 动脉瘤的外科和 / 或血管内治疗的较大系列报告（超过 5 名患者）的概述

作者（年份）	病例数（动脉瘤个数）	治疗方式	动脉瘤位置[a]	动脉瘤破裂状态	结果[b]
Rodríguez-Hernández 等（2011）	50（51）	ST	35 近端，16 远端	100% 破裂	好：41；差：10
Tokimura 等（2011）	22（23）	ST（17），EVT（5）	13 近端，10 远端	100% 破裂	ST：好：16；差：2 EVT：好：4；差：1
Nourbakhsh 等（2010）	15	ST（13），EVT（2）	10 近端，3 远端，2 n.s.	100% 破裂	好：9；差：5；n.s.：1
Peluso 等（2008）	30	EVT	n.s.	100% 破裂	好：21；差：9
Al-khayat 等（2005）	52	ST	52 近端	64% 破裂，36% 未破裂	好：47；差：5
Horowitz 等（1998）	38	ST	32 近端，6 远端	73% 破裂，27% 未破裂	好：33；差：2；n.s.：2
Orakcioglu 等（2005）	14（16）	ST（13），EVT（1）	11 近端，5 远端	100% 破裂	好：12；差：2
Sandalcioglu 等（2005）	16	ST（7），EVT（9）	13 近端，3 远端	100% 破裂	ST：好：6；差：1 EVT：好：6；差：3
D'Ambrosio 等（2004）	17	ST	所有近端	100% 破裂	好：13；差：4
Kleinpeter（2004）	11	ST	8 近端，2 远端	100% 破裂	好：7；差：3
Horiuchi 等（2003）	18（21）	ST	10 近端，11 远端	100% 破裂	好：16；差：2
Mukonoweshuro 等（2003）	23（24）	EVT	19 近端，5 远端	100% 破裂	好：19；差：3；n.s.：1
Matsushima 等（2001）	8	ST	n.s.	70% 破裂，30% 未破裂	好：4；CN palsy：3；差：1
Bertalanffy 等（1998）	5	ST	10 近端，2 远端	100% 破裂	好：8；差：4
Ishikawa 等（1990）	5	ST	2 近端，3 远端	100% 破裂	好：2；差：3
Yamaura（1988）	56	ST（43），保守治疗（13）	46 近端，9 远端，1 n.s.	75% 破裂，25% 未破裂	ST：好：43 保守治疗：好：3；差：10

缩写：CN. 颅神经；EVT. 血管内治疗；n.s.. 未指明；ST. 手术治疗
[a] 动脉瘤位置对应于 PICA 的节段（近端 = Ⅰ～Ⅲ，远端 = Ⅳ，Ⅴ）。对于 PICA 来源的动脉瘤的治疗方式，最初的多学科决策中最重要的因素是：（1）PICA 起源水平与 VA 和脑干的关系；（2）动脉瘤的形状（宽与窄颈）
[b] 根据格拉斯哥预后量表（GOS）和 / 或改良 Rankin 量表（mRS）将结果分为差（GOS 1~3，mRS 4~6）、好（GOS 4~5，mRS 0~3）

高位或脑桥前的动脉瘤难以采用显微手术治疗，在这些情况下，血管内治疗似乎更有利。另一方面，宽基底的动脉瘤，特别是如果源于 PICA 动脉瘤，采用血管内治疗具有挑战性，可以通过显微外科手段更好地进行重塑修复。通过外侧枕骨下开颅术，同时切除枕骨大孔可暴露近端 PICA 动脉瘤（Ⅰ ~ Ⅲ）段（图 15.1）PICA 远端动脉瘤即Ⅳ ~ Ⅴ段，小脑蚓部或半球形分支可以通过外科手术治疗，并发症低，这是由于它们的远端位置极少或不需要牵拉小脑。通过枕下正中开颅暴露动脉瘤，伴或不伴寰椎椎板切除术（图15.1）。

15.3 常规术前管理

在 SAH 患者中，避免再次破裂是入院后的首要目标。世界神经外科学会联合会（WFNS）Ⅱ级或更高级别的患者应在神经重症监护室或类似单元进行监测。WFNS Ⅰ级患者可入住普通病房单人间。在这类患者中，持续记录生命体征，包括血压和神经状态，避免血压波动非常重要。镇痛、轻度镇静和通便通常是预防性的措施，但疼痛刺激操作，如静脉注射和中心静脉导管的插入，应在充分止痛下完成或避免操作。入院后因转运或治疗而插管的患者，在破裂的动脉瘤得到治疗之前，不应拔管。推荐给低级别的患者口服尼莫地平，每 4h 60mg，对于无意识的患者需要静脉注射。对于体重小于 60kg 的患者或随后出现动脉低血压（收缩压＜ 110mg），需要减少剂量。

更强的镇痛药（阿片类药物）或镇静剂只能在监测条件下给药，特别是通过静脉给药时。

对于无占位性出血或梗阻性脑积水的 WFNS Ⅰ型或Ⅱ型动脉瘤的外科治疗，麻醉诱导后可腰椎穿刺脑脊液（CSF）外引流，以使大脑松弛，已行脑室外引流除外。

在 Mayfield 头架固定前必须充分麻醉。对于破裂或未破裂的动脉瘤手术，我们建议使用甘露醇，剂量为 1.0g/kg 体重，使大脑松弛，减少牵

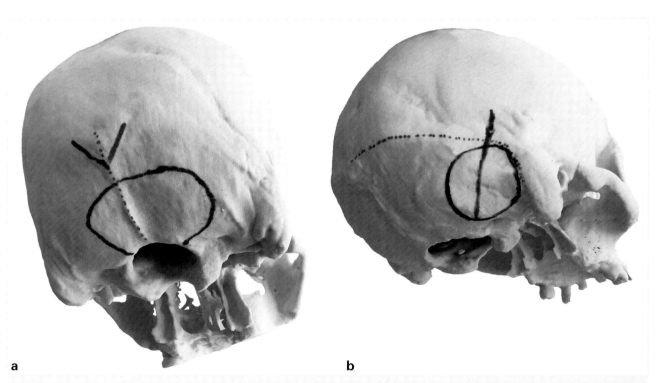

a　　　　　　　　　　　　　　　　**b**

图 15.1　枕下正中开颅术或颅骨切开（a）进入右侧远端 PICA 动脉瘤的骨窗，以及枕下外侧开颅术或颅骨切除治疗起源于 VA 的 PICA 起源处的动脉瘤的骨窗（b）

拉，但对老年患者，其剂量应减少。开颅手术和硬脑膜剪开后，应从腰椎或脑室外引流管中释放 50~100mL CSF。

15.4 手术过程

由于 PICA 动脉瘤与后组神经的解剖关系，应进行电生理监测（躯体感觉和运动诱发电位和颅神经Ⅸ ~ Ⅻ的肌电图）。

15.4.1 枕下外侧入路

虽然半坐或坐姿可能有其优点，但为了外科医生更舒适地做手术，侧俯卧位越来越受青睐。肩部应远离外科医生旋转约 45°，以不限制进入后颅窝，并且头部应尽可能倾斜，以减少手术方向的斜度。

固定头钉应放置在垂直于切口的平面上。乳突窝后方约 3cm 处画一条 6~8cm 的直线切口线。切口的上端与耳郭的上边缘相对应，下端与枢椎的棘突相对应。枕动脉应该电凝并分开。显然，如果治疗复杂动脉瘤需行枕动脉 –PICA 搭桥，则必须在皮肤切开时保护和解剖枕动脉。可以设计马蹄形皮肤切口或在切开皮肤之前使用多普勒超声识别其血管走向，然后在动脉上方向下切开皮肤，直到提供足够的长度，从而保留动脉。肌肉层垂直分离，从骨膜下层提起，与骨分开。注意不要损伤靠近枕骨大孔的颅外 VA。VA 的触诊较难，可以在多普勒超声的帮助下进行鉴别。然后用固定牵开器（例如 Adson 小脑牵开器）将头皮和肌肉分开，其中一端从颅骨末端插入，另一端与颅骨末端重叠并在切口中央居中或从末端插入。破坏性颅骨切除术是首选，因为即使首先形成骨瓣，也需要在侧面进行大量的额外钻孔（图 15.1）。开口向上外侧延伸。乳突导静脉从颞骨的乳突部分出现，并且通常提示下方为横窦在与乙状窦的交界处。打开的乳突气房应立即用骨蜡密封。较大的气房可能需要用肌肉堵塞。颅骨切除直径大小应该在 3~4cm。在尾部，

颅骨切除术应该到达后颅窝的底部。通常不需要在 VA 的颅外段做手术，也不需要切除寰椎的任何部分。

将硬脑膜 "Y" 形剪开显露小脑桥脑角，脑脊液主要从小脑延髓池释放，用于松弛大脑。接下来，用牵开器将同侧小脑扁桃体略微抬高，并识别近端 VA 和Ⅸ ~ Ⅺ颅神经。VA 位于齿状韧带的内侧和顶部；PICA 的起源通常位于Ⅸ至Ⅻ颅神经束之间，但实际上有很大的差异。如果 PICA 起源于远端，即靠近椎 – 基底动脉连接处，PICA 动脉瘤通常位于舌下神经（舌上三角）上方，如果 PICA 起源较近，即接近 VA 的硬脑膜进入点，PICA 动脉瘤可见于迷走神经和副神经（迷走神经副三角）之间的三角形内或低于舌下神经（舌下三角）。网状或稍弯曲的动脉瘤夹可以有效地避免对颅神经的损伤（图 15.2）。使用动脉夹后，经多普勒超声和吲哚菁绿血管造影证实动脉瘤完全闭塞，PICA 通畅后，应注意硬脑膜的水密缝合。硬脑膜脑脊液漏是一种并发症，可导致皮肤渗漏和感染，占位性假性脑膜膨出，可能继发脑积水，甚至颈脊髓空洞症。颅骨缺损的处理方法，可选择用甲基丙烯酸甲酯材料替代颅骨，以防止假性脑膜膨出。肌肉和筋膜予以分层闭合，皮肤根据外科医生的习惯缝合。

15.4.2 枕下正中入路

对于枕下正中入路，最好选择侧俯卧位。取中线皮肤切口，由枕外隆突上方直至枢椎棘突（图 15.1）。在中线上，经无血管的项韧带电切分离肌肉。从项上线到枕骨大孔骨膜下显露枕骨。从暴露的上侧边缘钻孔后，行开颅术。"Y" 形剪开硬脑膜，切口横跨两个小脑半球，下端跨越枕骨大孔。边缘窦可缝合、结扎或电凝；后者会使硬脑膜收缩，通常需要自体或其他的硬脑膜修补。同样，枕下窦可能需要缝合、结扎或凝固（图 15.3）。接下来，小脑延髓池释放脑脊液和轻微抬高小脑扁桃体后，确定远端 PICA，然后从近端或远端追踪到动脉瘤。根据它的位置，识别并最终

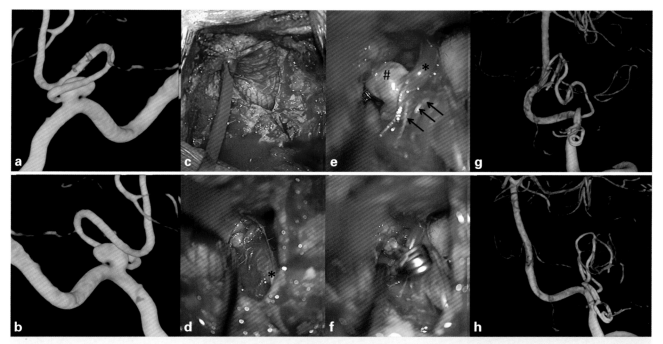

图 15.2　一例近端 PICA 动脉瘤破裂患者，接受显微外科手术。(a, b) 术前导管血管造影示囊状近端 PICA 动脉瘤，PICA 起源于动脉瘤颈段。(c) 术中小脑半球显露，经枕下正中入路，打开颅骨，切开硬脑膜。(d) 小脑扁桃体轻轻牵拉后，暴露椎动脉近端 (*)。(e) 沿椎动脉的远端分离暴露 PICA (*) 和动脉瘤 (#)、迷走神经头端及尾端 (箭头)。(f) 动脉瘤最终用弧形夹夹闭。(g, h) 术后导管造影证实动脉瘤完全闭塞，PICA 通畅

夹闭动脉瘤。然而，远端 PICA 动脉瘤通常是宽大的基底或梭型，通过夹闭来维持载瘤动脉的完整性并不总是可能的 (图 15.3)。

对于外周 PICA 动脉瘤，通常可以在没有并发症的情况下将载瘤动脉闭塞，但是对于占主导地位的 PICA 供血较大的区域，则必须保持血管通畅。术前必须规划好重建措施；包括切除动脉瘤后的端端吻合术，PICA-PICA 侧侧吻合术，或枕动脉至 PICA 搭桥 (图 15.3)。硬脑膜可使用自体骨膜以水密方式缝合，

用甲基丙烯酸甲酯代替颅骨，并以常规方式缝合切口。

15.5　术后处理，包括可能的并发症

后颅窝手术患者，术后应在重症监护病房监测。任何神经系统改变，意识改变或生命体征 (如呼吸) 的实质性持续变化，应通过 CT 扫描以排除后颅窝血肿或急性梗阻性脑积水。脑室外引

流将有助于解决脑积水。如果没有脑室外引流并且患者急剧恶化，意识水平降低，呼吸困难或停止需要插管，应立即进行 CT 扫描并考虑紧急放置脑室外引流。其他护理措施与其他 SAH 患者相同，包括足够的补液以维持正常血容量，避免可能影响脑灌注的因素或增加脑代谢率。应用尼莫地平、保证血流通畅、预防静脉血栓栓塞、临床监测、经颅多普勒超声和 CT 灌注扫描或其他一些方法，观察迟发性脑缺血的临床和放射学征象。

主要的潜在并发症包括脑干和颅神经损伤，横窦或乙状窦的血管损伤，伴有缺血改变的主要动脉或小穿支损伤，术后血肿，脑脊液漏和手术牵拉引起的小脑损伤。后组颅神经麻痹可导致吞咽困难和声带麻痹，因此患者术后需要进行的吞咽功能评估才能进食和饮水。拔管前应确认气道通畅。如果有严重的功能障碍，需要胃造瘘术和气管切开术。在这段时间内可能会出现脑肿胀，需要进行监测几天神经功能。术后可行血管造影证实动脉瘤闭塞及大动脉通畅。

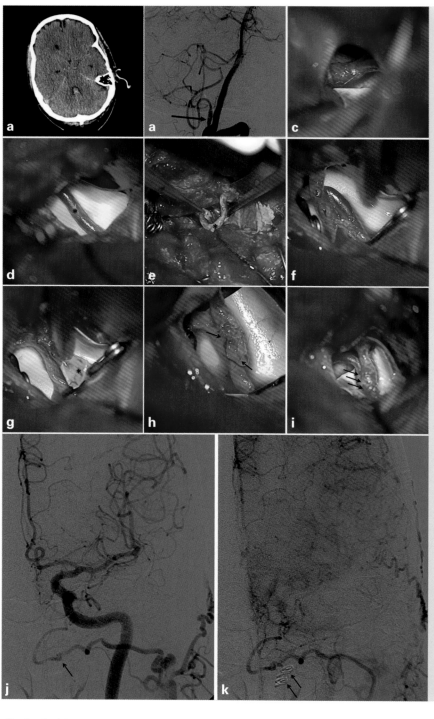

图 15.3 （a）CT 扫描显示孤立的第四脑室出血。（b）血管造影证实存在梭形 PICA 动脉瘤，如果不闭塞载瘤动脉，则难以血管重建。多学科讨论决定了采用外科治疗，即枕动脉 –PICA 动脉搭桥术和动脉瘤夹闭术。（c）动脉瘤显露后术中视图。手术中暴露 PICA 远端（d*）和枕动脉（e*），两根血管很接近（f）。在受体血管的临时夹闭（箭头）后，做动脉切开术 – 匹配鱼嘴样供体血管（g*）。然后在动脉切开术的两端进行吻合（h，箭头），可沿着后壁和前壁进行连续或间断的吻合（i，箭头）。（j，k）术后血管造影示枕动脉到远端 PICA 搭桥，PICA 逆行充盈（j，箭头），梭状 PICA 动脉瘤完全夹闭（k，箭头）

参考文献

[1] Ishikawa T, Suzuki A, Yasui N. Distal posterior inferior cerebellar aneurysms– report of 12 cases. Neurol Med Chir (Tokyo). 1990; 30(2):100–108

[2] Tokimura H, Yamahata H, Kamezawa T, et al. Clinical presentation and treat- ment of distal posterior inferior cerebellar artery aneurysms. Neurosurg Rev. 2011; 34(1):57–67

[3] Lehto H, Harati A, Niemelä M, et al. Distal posterior inferior cerebellar artery aneurysms: clinical features and outcome of 80 patients. World Neurosurg. 2014; 82(5):702–713

[4] Rodríguez-Hernández A, Rhoton AL, Jr, Lawton MT. Segmental anatomy of cerebellar arteries: a proposed nomenclature. Laboratory investigation. J Neurosurg. 2011; 115(2):387–397

[5] Molyneux AJ, Kerr RS, Yu LM, et al. International Subarachnoid Aneurysm Tri- al (ISAT) Collaborative Group. International subarachnoid aneurysm trial (ISAT) of neurosurgical clipping versus endovascular coiling in 2143 patients with ruptured intracranial aneurysms: a randomised comparison of effects on survival, dependency, seizures, rebleeding, subgroups, and aneurysm oc- clusion. Lancet. 2005; 366(9488):809–817

[6] Nourbakhsh A, Katira KM, Notarianni C, Vannemreddy P, Guthikonda B, Nan- da A. Long-term follow-up of disability among patients with posterior inferi- or cerebellar artery aneurysm. J Clin Neurosci. 2010; 17(8):980–983

[7] Peluso JP, van Rooij WJ, Sluzewski M, Beute GN, Majoie CB. Posterior inferior cerebellar artery aneurysms: incidence, clinical presentation, and outcome of endovascular treatment. AJNR Am J Neuroradiol. 2008; 29(1):86–90

[8] Al-khayat H, Al-Khayat H, Beshay J, Manner D, White J. Vertebral artery-post- eroinferior cerebellar artery aneurysms: clinical and lower cranial nerve out- comes in 52 patients. Neurosurgery. 2005; 56(1):2–10, discussion 11

[9] Horowitz M, Kopitnik T, Landreneau F, et al. Posteroinferior cerebellar ar- tery aneurysms: surgical results for 38 patients. Neurosurgery. 1998; 43 (5):1026–1032

[10] Orakcioglu B, Schuknecht B, Otani N, Khan N, Imhof HG, Yonekawa Y. Distal posterior inferior cerebellar artery aneurysms: clinical characteristics and surgical management. Acta Neurochir (Wien). 2005; 147(11):1131–1139, dis- cussion 1139

[11] Sandalcioglu IE, Wanke I, Schoch B, et al. Endovascularly or surgically treated vertebral artery and posterior inferior cerebellar artery aneurysms: clinical analysis and results. Zentralbl Neurochir. 2005; 66(1):9–16

[12] D'Ambrosio AL, Kreiter KT, Bush CA, et al. Far lateral suboccipital approach for the treatment of proximal posteroinferior cerebellar artery aneurysms: surgi- cal results

and long-term outcome. Neurosurgery. 2004; 55(1):39–50, discus- sion 50–54

[13] Kleinpeter G. Why are aneurysms of the posterior inferior cerebellar artery so unique? Clinical experience and review of the literature. Minim Invasive Neurosurg. 2004; 47(2):93–101

[14] Horiuchi T, Tanaka Y, Hongo K, Nitta J, Kusano Y, Kobayashi S. Characteristics of distal posteroinferior cerebellar artery aneurysms. Neurosurgery. 2003; 53 (3):589–595, discussion 595–596

[15] Mukonoweshuro W, Laitt RD, Hughes DG. Endovascular treatment of PICA aneurysms. Neuroradiology. 2003; 45(3):188–192

[16] Matsushima T, Matsukado K, Natori Y, Inamura T, Hitotsumatsu T, Fukui M. Surgery on a saccular vertebral artery-posterior inferior cerebellar artery aneurysm via the transcondylar fossa (supracondylar transjugular tubercle) approach or the transcondylar approach: surgical results and indications for using two different lateral skull base approaches. J Neurosurg. 2001; 95 (2):268–274

[17] Bertalanffy H, Sure U, Petermeyer M, Becker R, Gilsbach JM. Management of aneurysms of the vertebral artery-posterior inferior cerebellar artery com- plex. Neurol Med Chir (Tokyo). 1998; 38 Suppl:93–103

[18] Yamaura A. Diagnosis and treatment of vertebral aneurysms. J Neurosurg. 1988; 69(3):345–349

第十六章 经乙状窦迷路后入路及极外侧颈静脉下经髁颈静脉结节入路治疗动脉瘤

Jonathan J. Russin, Alexandra Kammen, Steven L. Giannotta
王琦琨　丁陈禹　林福鑫 / 译

摘要

　　本章的着重阐述的是经乙状窦迷路后入路（RTL）及极外侧颈静脉下经髁颈静脉结节入路（ELITE）路。主要阐述这些颅底入路应用于颅内动脉瘤的手术治疗。这些入路的相同优点是可以提供颅后窝前方的视角而不需要过多移动脑干。RTL 能将进一步暴露椎 – 基底动脉系统，ELITE则更倾向于后方的暴露。这些复杂的颅底技术主要是联合血管内治疗时采用或者没有有效的血管内治疗可用时应用。

　　关键词：经乙状窦迷路后入路，极外侧颈静脉下经髁颈静脉结节入路，动脉瘤，后循环，颅底入路

16.1 介绍

　　相对前循环动脉瘤来说后循环动脉瘤显露更困难与更不好的自然病程，因此其对外科医生来说更具挑战。颅底入路的普及改善了后循环动脉瘤患者的预后。近来，血管内技术的进步为这些病变提供了创伤更少的治疗选择，减少了开放手术干预的必要。这种疗法虽然对患者有好处，但也筛选出了一些最为困难的病例，这些病例只能采用外科手术治疗。这里讨论的都是已成熟的治疗后颅窝动脉瘤的颅底技术。联合应用这些颅底技术和血管内介入治疗有望发展成新的术式以提高后循环动脉瘤治疗的安全性和成功率。

16.2 患者选择

　　经乙状窦迷路后入路（RLT）、极外侧颈静脉下经髁颈静脉结节入路（ELITE）适合于基底动脉 – 小脑前下动脉（AICA）交界处、下基底干、椎 – 基底动脉交界处、椎动脉远端和小脑后下动脉近端（PICA）处的动脉瘤（图 16.1）。AICA 和 PICA 远端动脉瘤通常不需要这些入路提供的前方暴露。此外，在规划手术入路时，必须考虑动脉瘤的形状、朝向和大小。这些入路由于暴露的位

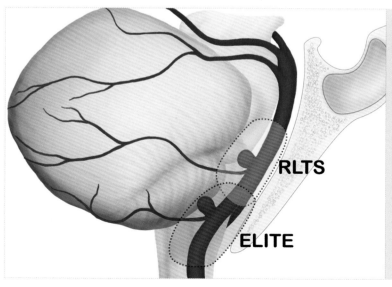

图16.1 经乙状窦迷路后入路（RLTS）、极外侧颈静脉下经髁颈静脉结节入路（ELITE）的暴露方法

置更靠近前方，特别适合朝向基底沟的动脉瘤。

动脉瘤的形状，瘤颈的朝向，使用 RLT 入路时乙状窦的相对大小，对侧静脉引流模式和经术前静脉血管造影或 CTV 评估是否存在影响手术侧颈内静脉情况来决定手术入路侧别。大多数椎-基底动脉交界处动脉瘤和基底动脉主干动脉瘤位于腹侧或背侧，并可能在较小的乙状窦那一侧。如果动脉瘤颈部明显偏向一侧，或基底动脉偏向一侧，应选择同侧入路。如果动脉瘤朝向上方或下方，入路选在乙状窦较小的一侧。

这些方法的应用应仅限于脑干前的病变。对于脑干一侧病变为了降低对神经血管结构损伤的风险，通常可以通过乙状窦后或远外侧入路即可。这些技术也只建议在与血管内治疗相结合时或者在没有有效的血管内治疗可用的情况下使用。

16.3　禁忌证

对于对侧乙状窦较小或缺失的患者，不建议采用 RLT 入路。有颅颈交界区不稳定情况是 ELITE 的相对禁忌证，因为髁突的骨性磨除可能进一步加剧不稳定性。

16.4　术前计划

RLT 入路结扎考虑乙状窦时，应行术前闭塞试验即临时闭塞静脉窦并测量闭塞近端静脉窦压力，结扎后窦压升高小于 $5cmH_2O$ 可能是窦结扎的一个合理压力上升上限。这种测量也可以在手术中进行。然而，在我们的经验中，最重要的因素是影像学上对侧乙状窦是否显现。故而我们不再进行术前或术中静脉压力的测量。

仔细回顾术前影像学，特别是枕髁和颈静脉结节的骨解剖，可以帮助外科医生有效和安全开展 ELITE 入路。测量动脉瘤以及其与舌下神经管和颈静脉球的关系可以帮助动脉瘤暴露，同时尽量减少所需的骨切除。

在处理动脉瘤性蛛网膜下腔出血时，RLT 和

ELITE 手术均需做好常规脑脊液引流的计划。是否实施脑脊液引流取决于病变的位置以及术中脑池是否容易被解剖打开（释放脑脊液），对于动脉瘤性蛛网膜下腔出血的患者，通常采用脑室穿刺引流，而对于择期治疗的患者，通常选择腰椎穿刺引流术。脑脊液引流适用于术中需要脑组织良好退缩（以增加显露空间）的病例，术后也可促进伤口愈合。

16.5　手术步骤

16.5.1　经乙状窦迷路后入路

患者可以取仰卧位，头部与切口侧成 45° 角，也可以取公园长廊位（侧俯卧位）。当手术切口位于外科医生有利手对侧时，我们倾向于仰卧位；位于外科医生有利手同侧，我们倾向于公园长廊位。我们的做法是不需要头钉固定，建议使用 Mayfield 头架固定，这样有助于确保一个稳定的手术范围，并能够支持自动牵引器。术中常规监测面神经肌电图、脑干听觉诱发反应、运动和感觉诱发电位反应。

取耳后弧形头皮切口，距离耳纹约 3cm，切口从星点或略高于项线到略低于枕骨大孔的边缘（图 16.2）。将皮肤和皮下组织与在由肌肉和筋膜层分开后的那一层拉起。另外，筋膜切口与皮肤切口需稍微错位偏移。这有利于多层缝合与错位缝合偏侧缝线，有助于防止术后脑脊液漏。然后用鱼钩针将肌皮瓣固定到两侧，以暴露外耳道后缘和汉勒氏棘。改良的乳突切除术与迷路后入路暴露需要使用切割钻头或高速金刚钻头。将后半规管骨化，并显露后颅窝以及乙状窦前的硬脑膜（Trautmann 三角）。并从与上岩上窦的交界处到与颈静脉球窦交界处的乙状窦蛋壳化的，在乙状窦后面 3~4cm 处显露出后颅窝硬脑膜。乳突切除术的范围包括上至中颅窝底和岩上窦，下至颈静脉球，前至后半规管，后至乙状窦硬膜。如果患者在手术入路一侧存在听力损失，可以通过切除迷路来扩大对斜坡的暴露。

打开乙状窦处的硬脑膜并且暴露乙状窦的后缘（图 16.3）。我们的常规方法是，如果术前成像显示对侧窦较明显，且与手术侧差不多，就切除乙状窦。当对侧横窦和乙状窦较小时，则应对同侧乙状窦进行临时闭塞，用小型针管测量同侧横窦的压力变化。如果窦压升高小于 5cmH$_2$O，那么结扎窦是相当安全的。当压力升高超过 5cmH$_2$O 时，则可以切开乙状窦前硬脑膜，手术可联合利用乙状窦后和乙状窦前两个通道。另一种选择是，

可以将岩上窦牵开，术区可以稍微向上延伸，形成一个经岩骨通道。

将乙状窦结扎并向两端分开，整个硬膜瓣可以翻向前方。手术区域中心通常包括耳蜗 – 面神经复合体和绒球小结叶。三叉神经位于术区深部的上方，穿过蛛网膜下腔直到进入 Meckel's 腔。在下方可以看到舌咽神经、迷走神经及副神经进入颈静脉孔（图 16.4）。硬脑膜打开后，小脑延髓池随即打开，这使得小脑半球进一步减压。然后

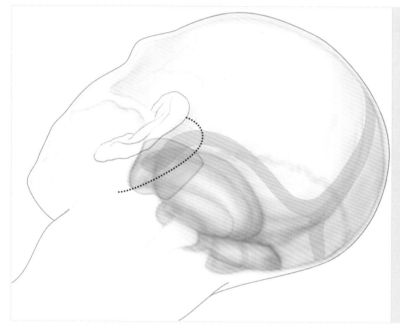

图 16.2　RLT 切口位置及开颅范围与乙状窦的关系

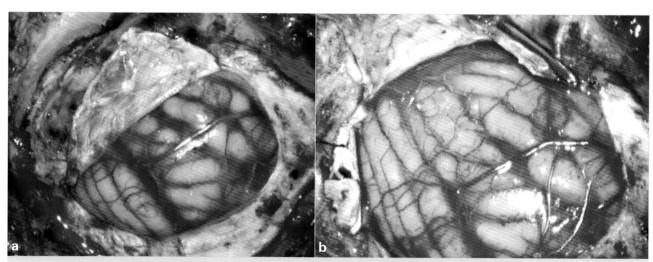

图 16.3　（a）术中乙状窦结扎和切开前暴露的图像。（b）基底动脉主干动脉瘤破裂时的 RLT 暴露，小脑半球广泛蛛网膜下腔出血

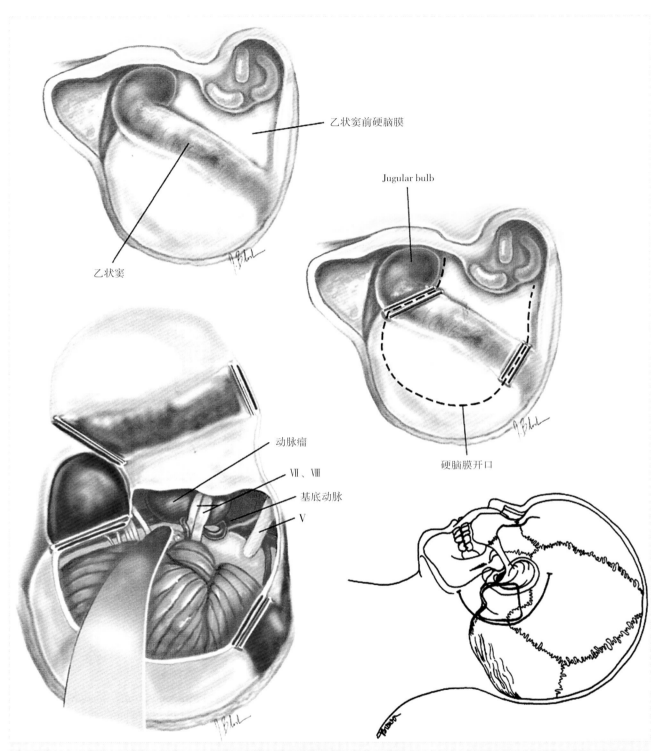

乙状窦前硬脑膜

乙状窦

Jugular bulb

硬脑膜开口

动脉瘤

Ⅶ、Ⅷ

基底动脉

Ⅴ

图 16.4 RLT 入路完整乳突切除，乙状窦前和乙状突后硬脑膜骨化（左上）。后半规管完全骨化。乙状窦作为硬脑膜开口（中心）的一部分上、下结扎。展示了椎 – 基底动脉交界处的充分的迷路后暴露。在面 – 听复合体后面（左下）暴露动脉瘤。右下角插图为左侧 RLT 入路的耳后头皮切口和开颅术

打开桥小脑前角池蛛网膜，显露椎动脉。可以沿着同侧椎动脉走行进行分离暴露，在上述颅神经复合体之间的腔隙中进行，直到椎 - 基底动脉交界处。基底动脉通常在 AICA 的起源的上方。这时，同侧椎动脉的远近端、基底动脉、PICA 和 AICA 均可暴露，以便于在夹闭动脉瘤时控制这些动脉。其次对于狭窄的间隙的脑神经，轻度弧形的夹钳是最佳的选择。但通常情况下，动脉瘤夹头部经常显得较大从而遮挡手术视野。所以，用长动脉瘤夹可以避免由于夹钳头部遮挡术野，并且可以使得夹钳无须通过深部，使手术安全进行。

动脉瘤夹闭后进行硬膜水密性缝合。通常来说，使用可缝合的硬膜补片来重建硬脑膜并保证密封性。我们的做法是使用一块超大的可缝合硬脑膜补片置入硬膜下，然后通过针穿过硬脑膜、可缝合的硬脑膜补片和硬脑膜边缘来缝合缺损，形成类似三明治的效果。这使得脑脊液搏动能够将移植物黏附到硬脑膜上。常规情况下，自体腹部脂肪移植被用来填补乳突气房切除术造成的缺损空间，防止脑脊液漏入乳突中。颅底钛板用于颅骨切除术的重建。虽然我们并没有在所有病例中为患者放置腰椎穿刺引流管，但当硬膜重建有困难或可能出现硬膜不完整时，腰大池引流始终是作为预防脑脊液漏的选择之一。

16.5.2 极外侧颈静脉下经髁 - 经颈静脉结节入路

ELITE 入路通常是在 3/4 侧卧位或公园长廊位（俯卧位）下，用 3 枚螺钉将患者的头部固定。所取的顶点略微向下，使患者的耳朵成为暴露区域的最高点。通过下移，前旋肩膀将其定位于术区外，并用胶带固定。注意不要过度拉伸肩膀，以免伤及臂丛神经。垂直的微 "S" 形切口或称为线状乳突后切口，可以从乳突骨面后 2cm 处的外耳道水平面开始，沿着乳突体和胸锁乳突肌的后侧面延伸到大约 C2/C3 的水平。切口外侧由胸锁乳

突肌和头夹肌组成，内侧将斜方肌和半棘肌组成的浅表肌层分离，并显露出深筋膜和头大肌。切开头大肌并打开深筋膜可以显露枕下三角。这个肌肉三角与上斜肌、下斜肌和头大直肌相邻。枕下三角内可见 C1 椎弓根、椎动脉和 C1 神经根。

暴露枕下三角的肌肉组织后，可触及在寰椎（C1）上方拱起并穿透寰枕筋膜的椎动脉。由于椎动脉的走行多样，因此术前有必要对影像资料进行仔细研究。需要推移椎动脉时，可以电凝并切除部分硬膜外周围的软组织和静脉丛。脊髓后动脉通常起源于椎动脉硬膜入口附近，必要时可分离。然而，脊髓后动脉可以起源或靠近于硬膜环，术中应注意保护。此外，硬膜外来源的小脑后下动脉并不罕见，也应注意完善术前影像加以鉴别。

然后进行乳突后颅骨切除，并延长暴露至枕骨大孔。使用气磨钻，磨至枕大孔边缘及乳突下段，显露远端的乙状窦和颈静脉球。如果需要显露更多下方的部分，可以将中线至外侧的寰椎后弓去除。也可以考虑行 C2 半椎板切除术，如果有必要，椎动脉可以移至横突孔。将颅骨切除术范围扩大至乙状窦后缘及颈静脉球后缘，切除枕髁后 1/3，直至显露舌下神经管及颈静脉结节。可以继续向前内侧磨除和向上显露颈静脉球的下表面。在舌下神经管和颈静脉球之间磨除、缩小颈静脉结节。可将舌下神经管以及舌下神经管骨骼化以增加前方暴露（图 16.5）。

颅底暴露完成后，将硬脑膜从横窦 - 乙状窦交界处开始，沿着乙状窦，在椎动脉硬脑膜入口的后方垂直切开，可根据需要向下延伸。将硬脑膜连带乙状窦下份一起往前外侧翻起。几种不同的硬脊膜开放方式可以用来适用于处理不同的特点的病变。ELITE 入路提供了一个由低到高一级由外到内的手术路径来处理下斜坡和椎 - 基底动脉复合体位置的手术通道。此时视线与脑干下部前方的椎动脉平行。该入路最适用于累及椎 - 基底动脉交界处和下基底动脉主干的病变（图 16.6）。该入路减少了脑干牵拉，同时便于在近端控制相关的血管。

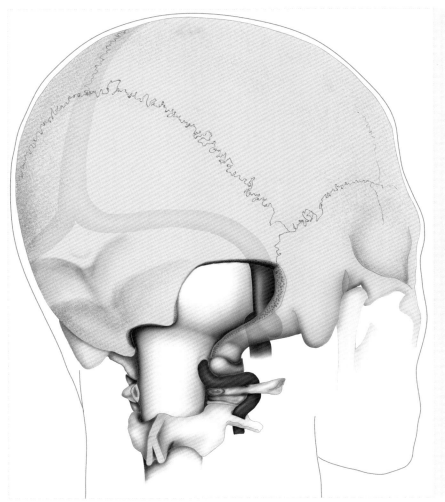

图 16.5　ELITE 入路的颅底开颅术

椎动脉远端的梭状动脉瘤多为夹层动脉瘤，最好处理方式以包裹为主。然而，对 PICA 起源位置的反复操作，可增加其延髓段前外侧脑干穿支动脉损伤风险。联合开放手术和血管内介入技术处理这些复杂动脉瘤更具安全性和有效性（图 16.7）

硬脑膜修补对预防术后脑脊液漏或假性脑膜膨出具有重要意义。通常来说，直接硬脑膜缝合要达到水密程度是不可能的。我们的做法是使用一种可缝合的硬膜补片放置在硬膜下，在硬膜切开区域的边缘，重建一个水密密封腔；骨蜡和 / 或纤维蛋白胶常可用于封闭乳突气房；高危患者可以用自体脂肪移植来处理；钛网可用于重建颅骨；筋膜闭合对于伤口愈合同样是至关重要。术后前几日的脑脊液外引流也可以有效防止部分脑脊液漏，但这不作为常规方法。

16.6　术后处理包括可能的并发症

患者术后需在重症监护病房接受治疗。经乙状窦前迷路后入路的并发症包括暂时性或永久性的听力丧失和后组颅神经损伤，可能导致声带麻痹、吞咽困难和吸入性肺炎。在一些严重的持续性颅神经损伤的病例中，可能需要采取气管切开术和胃造瘘术。同时面神经也容易受到损伤，并发症治疗的重点是保护角膜，保持角膜润滑，如果不能及时恢复神经损伤，还需要进行角膜修补术。如果面神经功能完全丧失，可以考虑延迟性面神经功能重建。更常见的并发症是脑脊液漏，需要进行脑脊液分流或手术修补。特别需要注意的是，乙状窦前入路存在静脉梗死的风险。

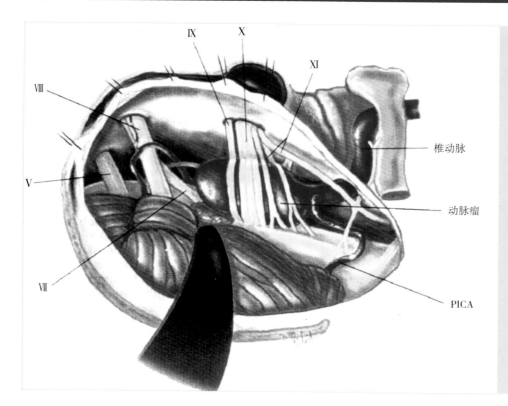

图 16.6 ELITE 入路提供了一个由低到高一级由外到内的手术路径来处理下斜坡和椎 – 基底动脉复合体位置的手术通道

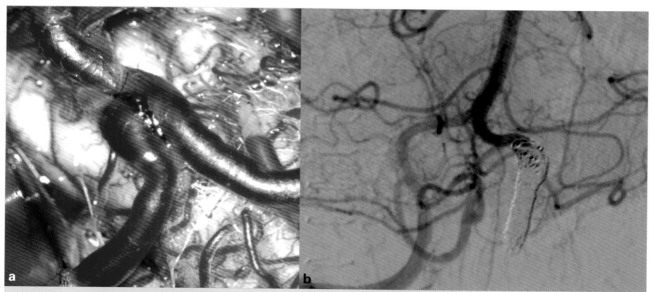

图 16.7 （a）完整的 PICA–PICA 搭桥术中图像。该图是患者以蛛网膜下腔出血为表现的梭形椎动脉动脉瘤血管内栓塞治疗之前的影像。（b）血管内治疗后直接闭塞椎动脉梭状动脉瘤及载瘤动脉的正位血管造影。通过双侧充分的远端充盈，以及在血管内闭塞侧逆行填充的少量血流，可以视为是搭桥后的充盈作用

参考文献

[1] Wiebers DO, Whisnant JP, Huston J, III, et al. International Study of Unruptured Intracranial Aneurysms Investigators. Unruptured intracranial aneurysms: nat- ural history, clinical outcome, and risks of surgical and endovascular treatment. Lancet. 2003; 362(9378):103–110

[2] Day JD, Fukushima T, Giannotta SL. Cranial base approaches to posterior cir- culation aneurysms. J Neurosurg. 1997; 87(4):544–554

第十七章　椎动脉汇合和基底动脉中段动脉瘤及经岩骨入路

Hasan A. Zaidi, Vini G. Khurana, Douglas John Fox Jr., L. Fernando Gonzalez, Robert F. Spetzler
林陈超　丁陈禹　林福鑫 / 译

摘要

椎动脉汇合和基底动脉中段动脉瘤属罕见病变，很大程度上因其后颅窝腹侧病理位置以及该血管树供应的重要区域，使外科手术极具挑战性。采用4种常规开放手术入路用于治疗这些病变：眶颧 / 颞下入路、扩大中颅窝底（Kawase）/ 经岩骨入路、乙状窦后入路和远外侧入路。每种方法都提供进入后循环不同部分的通道。在本章中，我们回顾了治疗这些病变的重要外科和临床经典方法。

关键词：动脉瘤，基底动脉，夹闭术，经岩骨，椎动脉

17.1 引言

椎动脉汇合和基底动脉中段动脉瘤属罕见病变，很大程度上因其后颅窝腹侧病理位置以及该血管树供应的重要区域，使外科手术极具挑战性。成功清除这些病变的手术原则包括对术前血管成像进行仔细分析，以确定关键性脑干穿支血管的位置，通过广泛的骨切除和硬脑膜开放，最大限度地实现病变的手术可视化，对近端和远端血管进行仔细和早期的解剖，保留所有血管穿支，并制订初次夹闭术不可行情况下的应急方案。

17.2 患者选择

17.2.1 诊断

椎动脉汇合和基底中段动脉瘤根据它们在基底动脉下 3/5 的位置定义的。包括从椎－基底动脉交界处到小脑前下动脉（AICA）起源的病变。诊断的金标准仍然是标准的 4 条血管造影，以明确动脉瘤的形态，以及描绘重要的穿支血管与动

瘤顶的关系。但是，在处理巨大的动脉瘤时，可能并非总是能迅速地看到穿支动脉，且经常被遮盖住。此外，颈内动脉、颈外动脉和椎动脉造影以及三维旋转图像有助于确定血管的管径和显示后交通动脉，以便制订在初次夹闭不可行、可能需要搭桥时使用的应急计划。

计算机断层扫描（CT），CT 血管造影和包括磁共振血管造影在内的磁共振成像作为重要的补充研究，可在术中神经导航时使用，术前计划时确定骨窗范围和手术入路，以及了解动脉瘤中钙化和血栓的形成情况。但是，这些研究不应消除或代替可以提供更多解剖细节的常规血管造影。

17.2.2 适应证 / 禁忌证

手术适应证包括不宜接受神经血管内治疗的病变，如宽颈动脉瘤，以及在动脉瘤顶内具有重要脑干穿支动脉的动脉瘤，这些患者具有良好的功能恢复潜力。对于无功能性无症状未破裂病变患者的治疗，需要权衡手术并发症的风险和这些病变自然病史中破裂的风险。发生破裂导致不可逆的损伤风险与动脉瘤顶的大小、动脉瘤和载瘤血管的不规则外观以及患者的个人或家族的动脉瘤性蛛网膜下腔出血病史直接相关。开放手术治疗的禁忌证包括有多系统合并症的在长时程患者，这些患者麻醉或失血的情况下，将面临更高的并发症风险。应向患有广泛的心肺或气道问题以及高龄患者说明常见的手术风险，并且仅在自然病史中出血风险大于手术治疗风险的情况下才应继续治疗。

17.2.3 时机、备选方案和风险

许多破裂的动脉瘤，在初次出血后最初的 24~48h 内，再次破裂的风险最大，因此应在这些患

的早期进行闭塞手术。动脉瘤未破裂的患者应在完成全面的医学和影像学检查后接受治疗，包括评估心脏停搏过程引起的并发症风险。主要备选方案是密切影像学观察或血管内治疗，这需要听取血管内神经外科医生或神经介入放射科医生的意见。

17.2.4　手术入路及每种入路的解剖学考虑因素

椎动脉汇合和基底动脉中段动脉瘤的治疗一般有 4 种方法：眶颧 / 颞下入路、扩大中颅窝底（Kawase）/ 经岩骨入路、乙状窦后入路和远外侧入路。眶颧和颞下入路允许进入基底动脉的上部 2/5，通常适用于治疗基底动脉分叉部、大脑后动脉或小脑上动脉的动脉瘤。

扩大中颅窝底（Kawase）/ 经岩骨入路适用于位于基底动脉中部 1/5 处的病变，通常为 AICA 病变。乙状窦后入路用于椎 - 基底动脉交界处至 AICA（基底动脉下的 3/5 处）的动脉瘤，远外侧入路用于椎动脉从硬膜内起源到椎 - 基底动脉交界处的病变。根据我们的经验，我们发现眶颧、乙状窦后和远外侧入路通常可提供大多数病变的充分可视化条件。

17.3　术前准备

由于在动脉瘤手术期间，可能会出现大量失血，因此，我们通常会放置中心静脉导管并通过动脉管路进行连续血压监测。通常对患者检测血型并在手术前进行筛查。如果计划中有心脏停搏，则放置 Swan-Ganz 导管。围手术期使用抗生素。脑电图和体感诱发电位（SSEP）监测通常用于颈部旋转的外科手术定位和夹闭重建后充分血流的术中监测。颅神经监测不常规使用，但可能对脑干听觉诱发电位的第七和 / 或第八颅神经进行监测，以监测脑干功能。运动诱发电位用于涉及基底动脉顶端的动脉瘤患者和心脏停搏患者。

在进行开颅手术之前，大多数情况下使用甘露醇（0.5g/kg）。在大多数手术过程中，血压和 $PaCO_2$ 的目标是血压正常和血碳酸正常。暂时性阻断后，

可能会使用药物升高血压以促进脑灌注。如果术前影像学检查或术中检查显示动脉瘤颈部或顶部脆弱，则可在解剖期间降低血压，以减少术中破裂的机会。此处描述的所有入路的共同点是，在术后 72h 内采用腰椎穿刺脑脊液引流，以及腹部和腹股沟备皮铺手术单，以备术中需要脑血管造影。

通常建议与耳鼻喉科医生合作，不仅为了经岩骨入路，还适用于耳、鼻和喉咙问题的术后处理。

17.4　手术步骤

17.4.1　扩大中颅窝底入路

患者取仰卧位，使头部向手术入路对侧旋转 90°。有颈椎管狭窄风险的老年患者应在定位前和定位后进行 SSEP 监测，以观察其潜伏期或振幅的任何变化。根据需要使用较大的肩台和臀部旋转装置，方便头部转动并减少颈部旋转的程度，以促进静脉回流。颈部横向延伸，头顶向地面倾斜 10° ~15°，使颞叶因重力而下坠，远离手术通道。为了防止肩台妨碍外科医生的手臂，可以用尾带将其绑住，但是要特别注意避免过度牵引而导致颈椎管和臂丛神经损伤风险的增加（图 17.1）。如果需要术中血管造影，则将头部放置在三脚透射的头部固定器中。

可使用前凹的"问号"形切口或内凹的"马蹄"形切口（图 17.2）。紧靠耳屏的切口下端应到达颞骨颧突起点的下缘。切口应保持在距耳屏

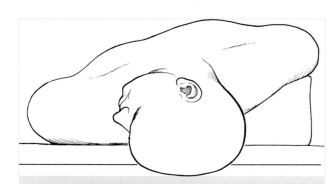

图 17.1　患者取仰卧位，行扩大中颅窝底手术，肩台适当抬高，头部处于水平位置，略微伸展并向地板倾斜 10° ~15°

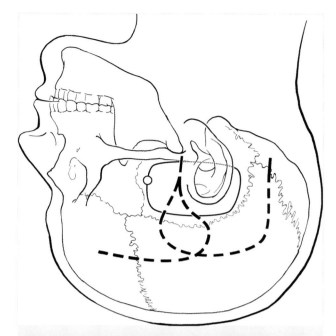

图 17.2 中颅窝底入路的头皮切口选择和开颅术。将颅骨切开部向下延伸至与中颅窝底齐平至关重要

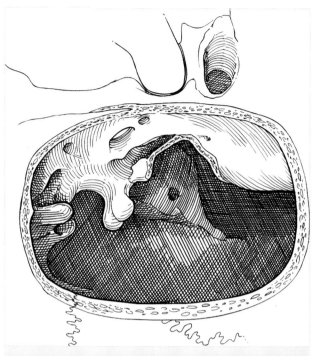

图 17.3 显示了颅中窝颅骨暴露。可见棘孔、卵圆孔和圆孔的后外侧到前内侧区域。破裂孔位于内侧，正好位于后床突的外侧

不到 1cm 处，以免切断面神经的额支和颞浅动脉的升支主干。当使用"问号"形切口时，采用标准筋膜分离技术将头皮皮瓣向前分为两层。可采用颧骨截骨术。如果进行手术，笔者用两个摇摆锯锯开颧突，使之与下方翻开的颞肌相连。对于"马蹄"形切口，头皮皮瓣向下翻开一层。

颞骨暴露为外耳道以前占 2/3，外耳道之后占 1/3（图 17.3）。进行颞部开颅术，并应在平齐中颅窝底钻孔。然后从中颅窝底进行硬膜外解剖，从后开始向前移动。应暴露以下结构：弓状隆起，面神经膝状裂孔处岩浅大神经（GSPN），棘孔处的脑膜中动脉和卵圆孔处的下颌神经后外侧缘（图 17.4）。内侧硬膜沿岩脊继续向上抬高，露出的结构从侧面形成了 Glasscock 三角，在内侧形成 Kawase 三角（图 17.5）。然后可以使用金刚钻小心地磨出 Kawase 三角形骨质。识别出颈内动脉的岩段，通常位于 GSPN 的下方。该钻孔暴露了后颅窝硬脑膜。颞硬脑膜从前到后呈线性剪开，并且要特别注意避免下吻合静脉受损。然后硬脑膜的这一部分用固定缝合线更好地向上翻开。第二个硬脑膜切口与第一个切口垂直并向暴

露的后颅窝硬膜延伸。在后颅窝硬脑膜上做第三个后凹切口。最后切口是通过切开小脑幕切迹，并根据需要牺牲岩上窦。在进行小脑幕切开之前，先确认并保护好滑车神经（图 17.6）。解剖蛛网膜后，可以看到小脑上动脉、大脑后动脉、基底动脉中段和第Ⅲ～Ⅷ颅神经。为了防止脑脊液漏，硬脑膜必须进行水密缝合。应根据需要使用颅骨膜或硬脑膜替代物、组织密封剂和脂肪移植物。任何裸露的颞骨气房应积极用骨蜡封闭。

17.4.2 经岩骨入路

经岩骨入路包括迷路后、经迷路和经耳蜗入路，每种方法均涉及外侧岩骨和乳突骨的各种切除。患者体位与中颅窝底入路保持相同。如果因患者原因导致肩膀无法充分下垂，则使用侧卧 - 公园长椅位（侧俯卧位）。"马蹄"形的皮肤切口位于前下方，开始于耳屏前，绕耳朵至耳郭根部后 2~3 横指宽处。它的后部刚好在乳突的末端下方（图 17.7）。头皮皮瓣用鱼钩向前翻开。在颧突

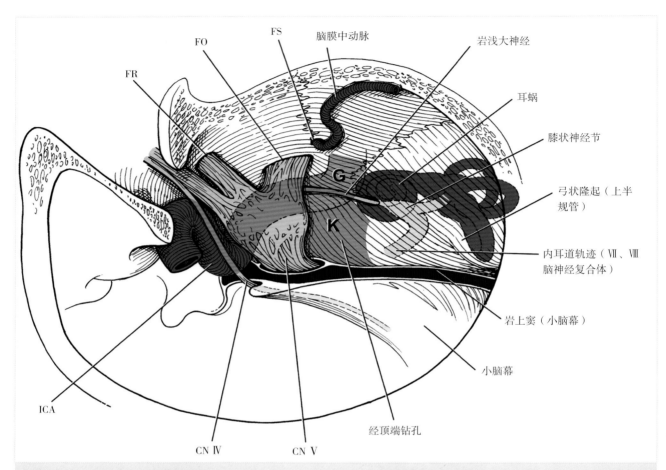

图 17.4　引导颅中窝岩尖暴露的解剖标志定位。前缘是三叉神经（脑神经 V 和通过卵圆孔退出的下颌分支）。外侧缘是岩浅大神经，下缘是颈内动脉（ICA）（在 G，Glasscock 三角形下方），内侧缘是岩上窦（在幕内），后方应避开耳蜗。FO. 卵圆孔；FR. 圆孔；FS. 棘孔；K. Kawase 三角形

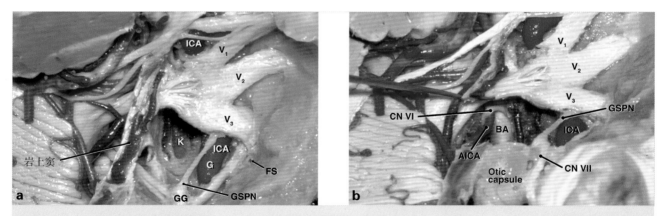

图 17.5　尸体解剖显示右颅中窝的照片。（a）暴露显示在磨出岩尖后的 Kawase 三角形（K）。该区域是从颅中窝进入颅后窝的通道。（b）一旦打开后窝门，中基底动脉干即显露出来。注意小脑前下动脉（AICA）与外展神经［脑神经（CN）VI］之间的密切关系。BA. 基底动脉；CN VII. 面神经；FS. 棘孔；G. Glasscock 三角形；GG. 膝神经节；GSPN. 岩浅大神经；ICA. 颈内动脉；V1. 三叉神经的眼支；V2. 三叉神经的上颌支；V3. 三叉神经的下颌支

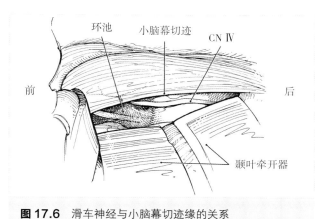

图 17.6 滑车神经与小脑幕切迹缘的关系

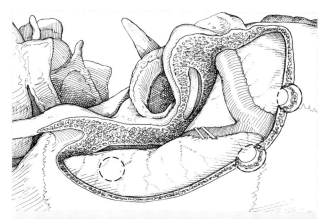

图 17.8 开颅图示，钻孔部位已标记，显示保护乙状窦及经岩上窦夹闭动脉瘤

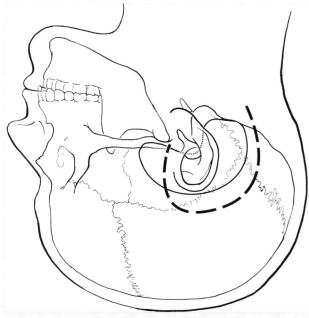

图 17.7 经岩骨入路的头皮切口在面神经额支和耳屏之间耳前方的颧弓下方延伸。切口的后缘向下延伸至或超出乳突尖

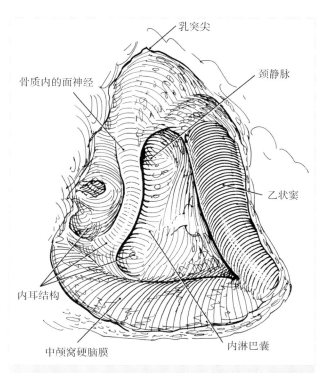

图 17.9 经岩骨磨除骨质暴露乙状窦和中、后颅窝硬脑膜，暴露面神经。显示半规管（内耳结构）

的根部上方和横窦的上方和下方钻孔，正好位于横窦乙状窦的交界处（图 17.8）。通常通过术中图像引导，定位星点来确定窦的位置。首先，使用带有金刚钻头的高速钻将整个乙状窦从横窦乙状窦交界处暴露到颈静脉窦。接下来，神经耳科医生行大体乳突切除术。从上前到后下，依次暴露覆盖在砧骨和半规管的皮质骨、面神经、面神经管和内淋巴囊（图 17.9）。一旦这些结构暴露出来，便会建立一个乙状窦迷路后通道。如果磨出

半规管和内淋巴囊，则将建立经迷路通道。如果在伴有或不伴有面神经移位的情况下，也对中耳骨和耳蜗进行了磨除，便会建立一个经耳蜗通道。在后一种情况下，术后可以放置一个小的肌肉填塞以防止脑脊液漏。

接下来，使用先前的钻孔行开颅术，以暴露出构成窦脑膜角的硬脑膜，该窦脑膜角是上方中

颅窝的硬脑膜和岩上窦入口处乙状窦正前方的硬脑膜之间的凹槽。后者应经明确确认。于颈静脉球的上方"Z"形切开硬膜（图17.10），并沿着乙状窦的前缘向下至与岩上窦的交界处。然后向前转向半规管，平行于岩上窦并立即转至岩上窦下方。电凝并切断岩上窦。接下来，从外侧延伸到内侧切开硬膜，穿过小脑幕至切迹，保留滑车神经。硬脑膜可通过前部和上部缝合线悬吊翻开

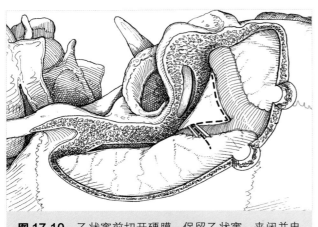

图17.10　乙状窦前切开硬膜，保留乙状窦，夹闭并电凝切断岩上窦

（图17.11）。蛛网膜解剖后，小脑上动脉、AICA和基底动脉中段以及后部的滑车和脑神经应该可见。必须保留 Labbé 下吻合静脉，以避免静脉梗死。颅骨膜、局部颞筋膜或硬脑膜替代物与脂肪移植物和组织密封剂一起使用，水密封闭硬脑膜。作者经常进行钛网颅骨成形术。切口应多层封闭，并用单独的连续单丝缝合线缝合皮肤。

17.4.3　乙状窦后入路

乙状窦后开颅术是处理涉及基底动脉中段在内的各种病变的主要入路，包括位于 AICA 起源的病变。乙状窦后入路沿着与岩骨平行的轨迹提供狭窄的入口。定位类似于颅中窝和经岩骨的入路。耳郭后2横指处做曲线切口，以横窦乙状窦交界处为中心。切口通常从耳朵的顶部延伸到乳突尖端，但是神经导航通常有助于规划该切口（图17.12）。确定后乳突槽和星点，并在横窦乙状窦连接处钻孔。行开颅术或颅骨切除术时要特别注意保持硬脑膜完整。尽可能从侧面取下骨瓣，露出横窦的远端，横窦乙状窦的交界处和乙状窦

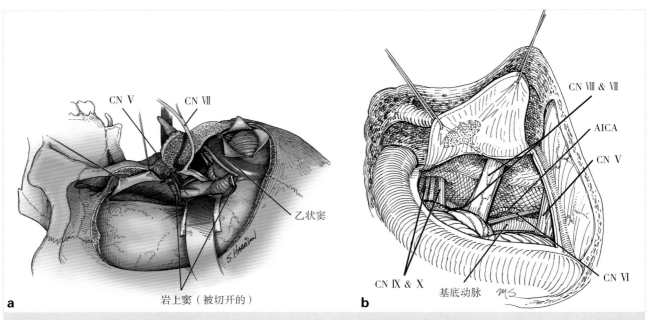

图17.11　（a）颞叶和切开的小脑幕，由牵开器保护。颞叶的基部以及切开的小脑幕在不牵拉下吻合大静脉的情况下被抬高。（b）乙状窦前迷路后颅骨切除术具有乙状窦的完整骨架，如果术前血管造影对侧有足够的引流或在暂时性闭塞前后确定了窦内压力，则可以切除乙状窦。AICA. 小脑下前动脉；CN Ⅴ. 三叉神经；CN Ⅵ. 外展神经；CN Ⅶ. 面神经；CN Ⅷ. 前庭耳静脉神经；CN Ⅸ. 舌咽神经；CN Ⅹ. 迷走神经

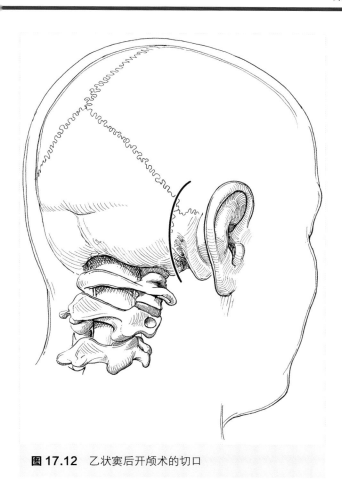

图 17.12　乙状窦后开颅术的切口

的近端（图 17.13）。窦内侧 2~3mm 处行弧形硬膜切开术，应用缝合线，使窦向上和向前翻开而不会阻塞窦。

对于涉及基底动脉下部 2/5 的动脉瘤，可以将骨窗延伸至枕大孔以下。打开脑池，将桥小脑角的蛛网膜直接向下打开。进行广泛蛛网膜剥离（图 17.14）。此操作结束时，硬脑膜应水密闭合。应使用雪花形的钛微孔板修复颅骨缺损，或应行钛或其他人工颅骨成形术。

17.4.4　远外侧入路

远外侧入路为延髓前外侧和椎动脉的暴露（从硬膜内起源到汇合处）提供了一条斜向下的通道，且无须牵拉小脑。对于椎动脉和椎 – 基底动脉交界处的动脉瘤，无须切除枕髁和暴露硬膜外椎动脉。取改良公园长椅位（侧俯卧位）（图 17.15）。将头部固定，然后水平转动与同侧肩错

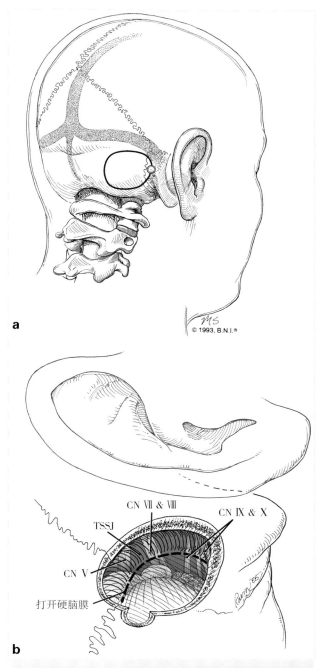

图 17.13　（a）乙状窦后开颅术。必须注意暴露乙状窦，可能需要切除乳突气房。应适当密封。（b）该图显示了乙状窦后开颅术中乙状窦完全暴露。将硬脑膜尽可能靠近窦打开，将其拉开，并将窦牵拉以最大限度地暴露。基底动脉位于暴露底部的深处，在第 V ~ 第 X 颅神经下方。TSSJ. 横窦乙状窦交界处

开 30°，然后向地面倾斜 20°~30°，以拉开肩膀与头部侧面之间的角度。下颌朝着胸骨柄弯曲 20°~30°。在乳突尖和枕外隆凸尖的中间做一个正

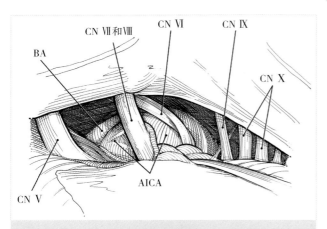

图 17.14 通过乙状窦后开颅术观察小脑前下动脉（AICA）的动脉瘤。在三叉神经（CN V）、面神经（CN VII）和前庭耳蜗（CN VIII）神经下方可见动脉瘤。外展神经（CN VI）覆于动脉瘤顶。BA. 基底动脉

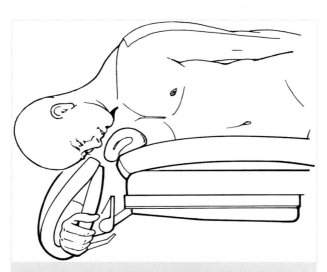

图 17.15 公园长椅位。此位可使桥小脑角或中线结构良好暴露。重要的是，除了向对侧旋转头部 15° ~30° 并最大限度地弯曲下巴之外，将同侧肩膀向下方拉，并相对于水平向后弯曲颈部（"使头部降低"）约 30°。这样可以清楚地看到同侧肩膀上方和后方

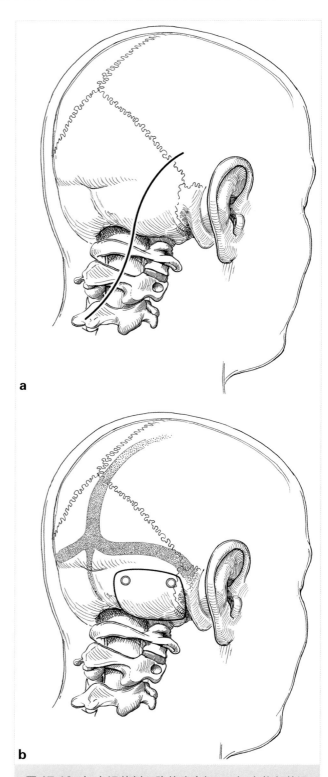

图 17.16 （a）远外侧入路的头皮切口。（b）拟行的远外侧开颅术

中的轻度"S"形切口。拐点在枕大孔的水平上。切口上方位于耳根后两指宽处；在下方，结束于第三颈椎棘突的中线处（图 17.16a）。暴露了枕外隆凸尖和枕大骨孔之间的枕外隆凸尖与枕骨中线脊、寰椎后弓和同侧寰椎半椎板及侧块。应通过保持中线的方向并通过识别此位置椎动脉周围独特的暗黄色脂肪和丰富的静脉丛来避免损伤椎动脉。应避免在该区域过度进行单极烧灼，以防

止意外伤害椎动脉。可用超声识别椎动脉，但不是必需的。为优化暴露角度，开颅术应从正中线向外侧延伸至尽可能远的侧向，并应去除枕骨大孔骨质。静脉窦不需要暴露（图17.16b）。行寰椎半椎板切除术。乙状窦后硬膜切开术始于枕骨大孔下方的中线，并在开颅术上外侧边缘附近的小脑下方向头部弯曲并横向弯曲（图17.17）。翻开硬脑膜，进入脑池以释放脑脊液，并仔细地解

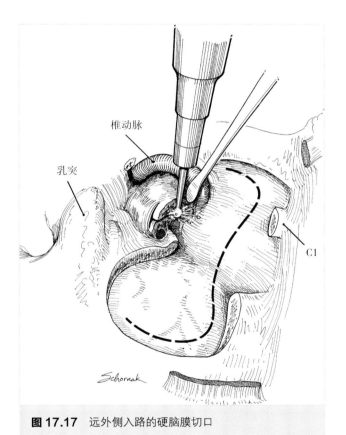

椎动脉

乳突

C1

Schornak

图 17.17　远外侧入路的硬脑膜切口

剖该区域的蛛网膜。识别椎动脉的硬膜内起源，然后向头部汇合（图17.18）。使用已描述的入路方法中的相同关颅闭合原理。术后几天建议行腰椎穿刺引流。

17.5　术后处理，包括可能的并发症

与扩大中颅窝技术相关的并发症包括对GSPN的牵拉，这可能导致轻度面瘫。在颞硬脑膜切开术中，Labbé下吻合静脉受伤可能导致颞叶梗死。在颅中窝底钻孔时，进入耳蜗有引起耳聋的风险。在此钻孔过程中，颈内动脉也有危险。硬膜切开术中对滑车神经的损伤可导致麻痹性复视。如果预计会出现后组颅神经或脑干功能受损，拔管前应与麻醉师进行详细讨论。建议尽早进行物理治疗。可通过使用渐进式弹力袜和皮下药物预防措施来尽量减少静脉血栓栓塞性疾病。为了最大限度地减少脑脊液漏的风险，我们尝试使用天然硬脑膜或硬脑膜替代物来实现水密硬脑膜封闭。打开的气房需要骨蜡封闭，在某些情况下使用带有或不带有脂肪移植物的组织密封。如果发生脑脊液漏，建议行腰椎穿刺引流，如果持续存在，可能需要重新进行伤口探查。血压维持正常范围内。对于完全闭塞的动脉瘤，应在术中或术后立即进行血管造影予以证实，并建议在3年和10年进行随访。如果围手术期发现残留，建议在1~2年内进行第一次随访。可以保存一份动脉瘤患者的登记表，确保其不会在随访中丢失。

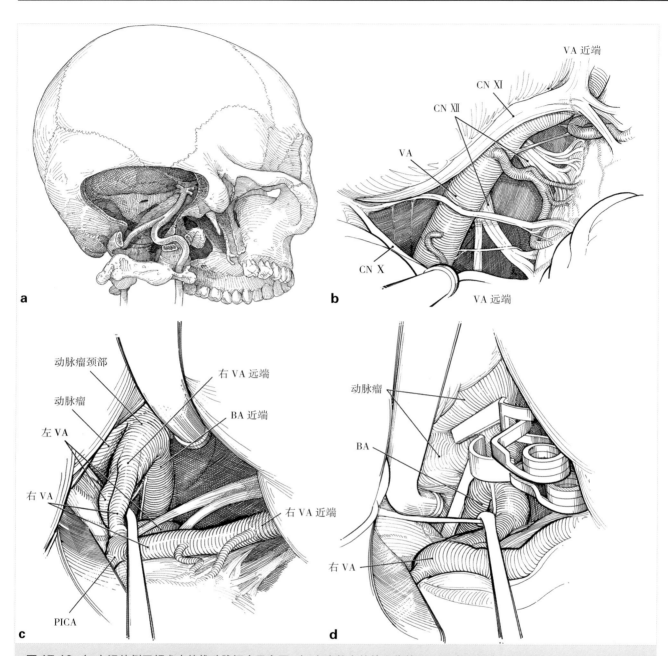

图17.18 （a）远外侧开颅术中的椎动脉汇合示意图。（b）在较高的放大倍数下，通过远外侧入路暴露椎动脉（VA）和周围的颅神经。（c）在患者处于深低温停循环状态下，可见两条椎动脉形成了基底动脉（BA）。可见动脉瘤的颈部和基底动脉远端。（d）用一个45°角带窗的长夹，将动脉瘤颈部的远端部分平行于BA夹闭。窗孔处的颈部残留部分被另外的动脉瘤夹夹闭。PICA. 小脑后下动脉

第十八章 梭形动脉瘤、延长扩张型动脉瘤和夹层动脉瘤

Christopher M. Owen, Michael T. Lawton
苏兴奋 林元相 / 译

摘要

梭形动脉瘤和延长扩张型动脉瘤与囊性动脉瘤相比并不常见，它们在临床表现和治疗选择上也有所不同。除椎动脉夹层动脉瘤外，颅内夹层动脉瘤极为罕见，因此其治疗方法尚不明确。这些动脉瘤的范围可从单根血管的小梭形扩张到累及多根动脉起源并伴有血栓形成的巨大延长扩张型动脉瘤。要成功治愈这些动脉瘤，通常需要复杂的神经血管技术，例如孤立动脉瘤联合远端血管搭桥、近端闭塞，切除后吻合，转位或血栓切除联合瘤夹塑形重建。

关键词：动脉瘤，梭形动脉瘤，延长扩张型动脉瘤，夹层动脉瘤，血管搭桥

18.1 引言

梭形动脉瘤和延长扩张型动脉瘤与囊性动脉瘤相比并不常见，它们在临床表现和治疗选择上也有所不同。这些动脉瘤的范围可从单根血管的小梭形扩张到累及多根动脉起源并伴有血栓形成的巨大延长扩张型动脉瘤。它们没有可供夹闭的明确的瘤颈，并且经常出现起源血管在四周参与动脉瘤的扩张或者被大块的血栓所包绕，其远端分支从动脉瘤壁上发出。要成功治愈这些动脉瘤，经常需要通过孤立动脉瘤联合远端血管搭桥、近端闭塞、切除后吻合、转位，或者血栓切除联合瘤夹塑形重建来实现。

除椎动脉夹层动脉瘤外，颅内循环的夹层动脉瘤极为罕见，因此，其治疗方法尚不明确。一些梭形动脉瘤可能有潜在的夹层病因。

18.2 患者选择

18.2.1 梭形动脉瘤和延长扩张型动脉瘤

梭形动脉瘤或延长扩张型动脉瘤可通过 3 种方式引起症状：压迫、缺血或破裂。与囊性动脉瘤相比，延长扩张型动脉瘤更容易引起压迫或缺血，较少出现破裂。

如果患者表现为出血症状，则计算机断层扫描（CT）具有诊断意义。如果 CT 为阴性，则需要行腰椎穿刺。对于出现新的神经功能缺损的患者，CT 可能提示缺血或水肿，这时通常需要行核磁共振扫描成像进一步明确。术前 CT 和 CTA 也可用于更好地明确动脉瘤与颅底的关系。

多个角度成像的导管血管造影，特别是计算机三维重建影像，仍然是诊断和手术计划的金标准。术前血管造影检查可明确：①起源动脉；②动脉瘤的大小、形状，以及输入和输出动脉的关系；③是否存在血管痉挛或低灌注；④邻近血管的移位预示着颅内血肿或瘤内血栓形成占位效应，其体积大于血管造影所见；⑤向动脉瘤远端区域的侧支供血程度；⑥是否存在其他动脉瘤或异常血管。我们还使用核磁共振成像和对比增强磁振血管造影评估巨大梭形动脉瘤和延长扩张型动脉瘤对邻近结构的压迫效应，并可显示在血管造影上无法显示的动脉瘤体内的机化血栓。

手术的目的是消除动脉瘤的出血风险，减少占位效应和对邻近脑组织和颅神经的压迫，维持动脉瘤远端的正常动脉循环。手术需权衡治疗风险和这些动脉瘤的自然病史。是否手术需考虑患者的年龄、合并症、临床表现以及动脉瘤的大小、

位置和形态。非手术治疗方案包括针对缺血症状的抗血小板治疗，针对神经血管压迫症的抗惊厥治疗，针对无症状或轻微症状的连续影像学观察。梭形动脉瘤的自然病程预后非常差，后循环病变的 5 年死亡率大于 20%，保守治疗的失败证明对这些动脉瘤进行外科干预是正确的。

18.2.2 夹层动脉瘤

前循环和基底动脉夹层动脉瘤典型表现为急性局灶性神经功能缺损，而硬膜内椎动脉夹层常引起蛛网膜下腔出血（SAH）。颈内动脉背侧的血泡样动脉瘤是床突上段夹层假性动脉瘤，常表现为蛛网膜下腔出血，并且具有很高的早期再破裂率和术中破裂率。血管造影是检查这些病变的主要方法，但 CT、CTA 和磁共振成像也常用作检测手段。破裂动脉瘤的手术目的是防止再出血，同时保留动脉瘤远端的血供。夹层动脉瘤通常需行孤立术。如果夹层动脉节段有重要穿支，手术将变得复杂。必要时，可通过切除后吻合或颅外 – 颅内血管搭桥以保持远端循环。

颅内动脉夹层引起的假性动脉瘤具有很高的再破裂率，因此，除非初次出血极其严重，否则应及时治疗。表现为缺血症状的未破裂夹层动脉瘤可以通过药物治疗，手术治疗适用于因占位效应引起症状的患者，然而这些治疗必须进行个体化处理。

18.3 手术前准备

所有病例都使用脑电图和诱发电位进行监测。临时夹闭期间使用巴比妥盐或异丙酚爆发抑制进行脑保护。静脉注射腺苷或快速心室起搏可以提供足够的循环停滞窗口，而不会出现低体温和心肺分流等并发症。当载瘤动脉需要手术闭塞时，术者必须考虑对相应的供血区域进行血运重建，以防止出现缺血的并发症。血管造影评估侧支循环至关重要，球囊闭塞试验有助于识别无法耐受永久性动脉闭塞的患者。对闭塞耐受性差的患者通常需要高流量搭桥，例如隐静脉或桡动脉搭桥（图 18.1）。对考虑行高流量搭桥的患者行超声 Allen 检测，因为这些患者可能需要获取桡动

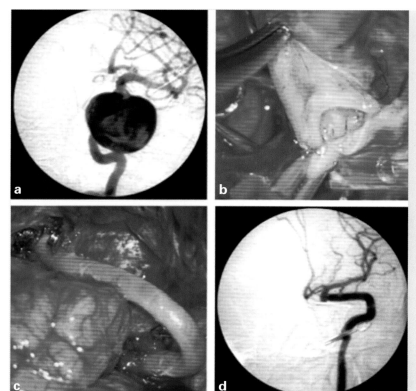

图 18.1 一名 15 岁男孩，表现为复视。（a）左侧颈内动脉（ICA）血管造影（前后位）显示左侧海绵窦颈内动脉瘤。左 ICA 球囊闭塞试验伴有低血压刺激和单光子发射计算机断层扫描（SPECT）脑血液研究结果显示左半球的灌注呈无症状性减少。因此，该动脉瘤采用了手术孤立和岩骨至床突上段 ICA 搭桥术进行治疗。（b）用短的隐静脉行近端端侧吻合，并于床突上段 ICA 行远端端侧吻合。（c）完成搭桥使海绵窦颈内动脉瘤可被孤立，（d）术后血管造影显示左半球血流恢复良好

脉。轻度耐受的患者可能只需行低流量搭桥。SAH血运重建的阈值应降低，因为即使闭塞试验阴性也不能确保发生血管痉挛时有足够的灌注。

18.4　手术步骤

动脉瘤的大小、形状和位置决定了手术入路。广泛磨除蝶骨嵴的翼点开颅术可作为大多数前循环动脉瘤的手术入路。有时需要行眶颧骨切开以增加暴露。开颅时必须保留颞浅动脉（STA）。夹层动脉瘤术中破裂率很高，需通过磨除前床突或暴露颈内动脉（ICA）来确保足够的近端控制。大脑前动脉A2段和A3段的动脉瘤需要经纵裂入路。椎动脉或椎基底动脉交界处动脉瘤可通过切除寰椎椎板的远外侧（经髁）入路。基底动脉中段动脉瘤可经岩骨入路，该入路需磨除部分岩骨（迷路后、经迷路或经耳蜗）。对于较小的基底动脉中段动脉瘤，扩大的乙状窦后入路可能就足够，这可以避免经岩入路相关的并发症。当需要更大的暴露范围时，经岩骨入路可与颞下开颅及切开小脑幕相结合。

18.4.1　瘤夹重建载瘤动脉

梭形动脉瘤和延长扩张型动脉瘤缺少瘤颈，使得瘤夹重建比单纯的囊性动脉瘤更困难。通常需要多个瘤夹和开窗夹，同时必须临时孤立动脉瘤以完成瘤夹重建。这些动脉瘤内也经常充满血栓。要夹闭动脉瘤，首先必须通过切除血栓减少占位效应（图18.2）。血栓切除术需要在局部或整体循环停止的情况下切开动脉瘤。用杯状镊或超声吸引器逐段切除血栓，直至血栓完全清除或到达动脉瘤腔，此时应用止血剂（氧化纤维素）和轻柔压迫可控制出血。很难确定通过动脉瘤重建的通道是否有足够的内径来供应远端分支，因此瘤夹重建时应留出足够的管腔，并且术中使用多普勒超声测量流速，血管造影是很有用的。

对颈内动脉背侧血泡样夹层动脉瘤，夹层通常仅累及动脉周长的一部分，直接瘤夹重建是首选的治疗方法。该节段被暂时孤立，近端临时夹

常需放置于颈内动脉颈段或床突段，远端临时夹放于ICA末端。某些病例可能还需要临时夹闭眼动脉和/或后交通动脉，以充分减低该节段的膨胀，以便使用永久夹进行重建。夹子叶片需平行于载瘤动脉，并且必须与正常内膜相对。因为需要将病变的血管壁一起夹闭，载瘤动脉管腔通常会缩小15%~30%（图18.3）。如果颈动脉四周均受累及，则可能无法行瘤夹重建，必须提前准备应急措施，如瘤夹强化包裹，或孤立并高流量搭桥［通常为颈动脉–大脑中动脉（MCA）］。

18.4.2　动脉瘤/载瘤动脉闭塞

载瘤动脉闭塞是治疗夹层动脉瘤、梭形动脉瘤、延长扩张型动脉瘤的最简单方法（图18.4）。它可能涉及流入端阻塞（颈内动脉结扎术）、流出端阻塞或两端阻塞（孤立术）。孤立术是理想的方法，它可以最大限度地降低动脉瘤破裂或生长的风险，被孤立节段如果没有分支且供应远端区域的侧支血流是充足的，则从理论上讲是安全的。第一个要求并不总能得到满足，尤其是当动脉瘤沿着颈内动脉床突上段、大脑中动脉的蝶骨段和基底动脉生长时。在这种情况下，建议仅使用近端闭塞。第二个要求（足够的侧支血流）可能需要通过球囊闭塞试验来评估。只有破裂的动脉瘤才不能闭塞载瘤动脉远端（图18.4）。它适用于近端动脉暴露困难（如基底动脉干动脉瘤）且动脉瘤壁厚和/或充满血栓，以及破裂风险低的大型和巨大的延长扩张型动脉瘤。载瘤动脉闭塞有时可以通过血管内介入技术实现。

18.4.3　前循环的血运重建

有多种搭桥方法可供选择，这取决于动脉瘤所在的位置和远端区域对流量的要求（图18.5）。颈内动脉床突下动脉瘤可以被孤立并通过几种方法搭桥（图18.5）。通过STA–MCA搭桥可以实现床突上段颈内动脉闭塞后的血运重建。球囊闭塞试验耐受性差的患者可能需要从颈部ICA到MCA的高流量隐静脉搭桥。MCA动脉瘤被孤立后，也

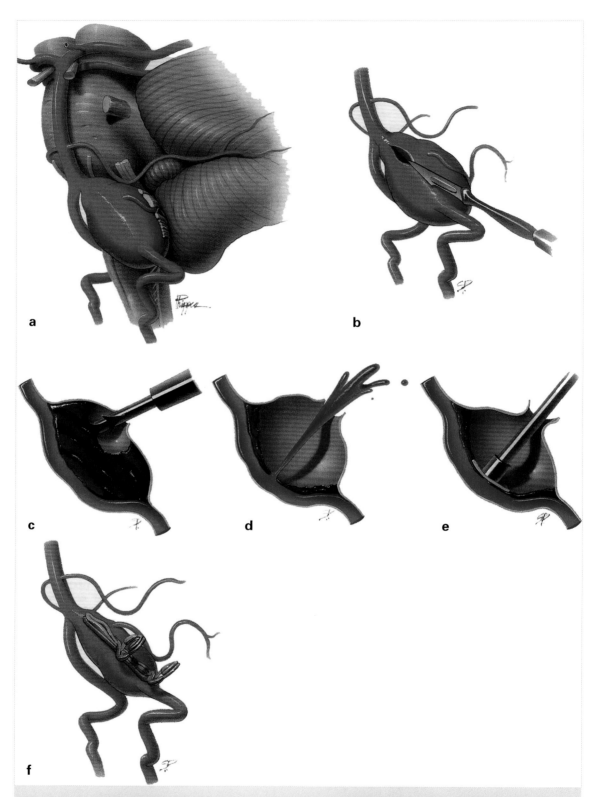

图 18.2 （a）硬膜内椎动脉的延长扩张型动脉瘤压迫脑干和颅神经而产生症状。（b）通过切开动脉瘤和（c）用超声吸引器清除血栓以消除压迫性肿块。（d）继续切除血栓直到动脉瘤腔。（e）用氧化纤维素或类似物止血。（f）将动脉瘤壁聚集在一起用瘤夹重建载瘤动脉。注意，切除血栓消除了占位效应和生成了重建血管所需的额外的血管壁

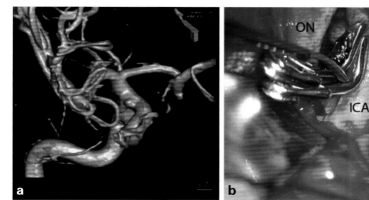
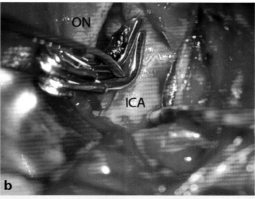
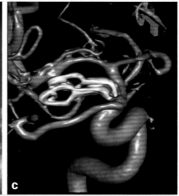

图 18.3（a）术前三维血管造影重建（右 ICA）显示 ICA 背侧血泡样动脉瘤。（b）两个并联的直角夹夹住 ICA 血泡样动脉瘤，叶片平行于 ICA 长轴。（c）术后三维血管造影重建显示并联的直角夹和动脉瘤闭塞。ICA. 颈内动脉；ON. 视神经

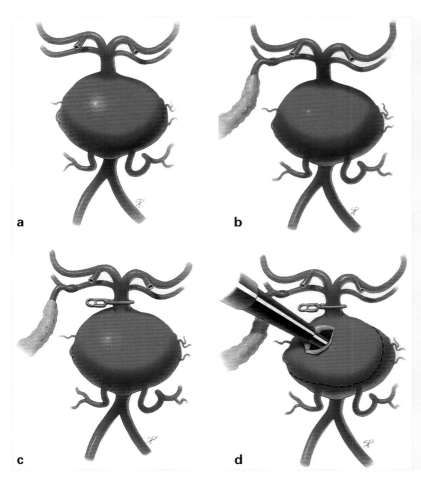

图 18.4（a）某些延长扩张型动脉瘤，例如中段基底动脉动脉瘤，难以通过外科手术治疗，其治疗仅限于载瘤血管闭塞。（b）在首次手术中，通过颞浅动脉到小脑上动脉搭桥增加到基底动脉远端的血流。（c）在第二次手术中，用动脉瘤夹阻断基底动脉远端。（d）通过动脉瘤的血流减少可促进瘤腔内血栓形成，可在第三次手术中行血栓切除术。虚线表示血栓切除的范围。治疗减轻了动脉瘤对脑干的压迫并保证了远端血流

可以用 STA–MCA 搭桥重建 MCA 远端区域的血运。"双腔" STA–MCA 搭桥法将 STA 的额支和颞支分别连接到 MCA 的不同分支上，可为该区域提供更高的流量，或用于 MCA 两条分支主干的血运重建。如果在开颅过程中 STA 受损，或太狭窄而不能为搭桥提供足够的流量，那么原位搭桥可以将颞前动脉侧侧吻合到动脉瘤远端的 MCA 分支上。同样的，未受累的 MCA 分支可以通过端侧植入或侧侧吻合的方式作为邻近的已被近端阻断的 MCA 分支的供体血管。双重再植入技术是完全重

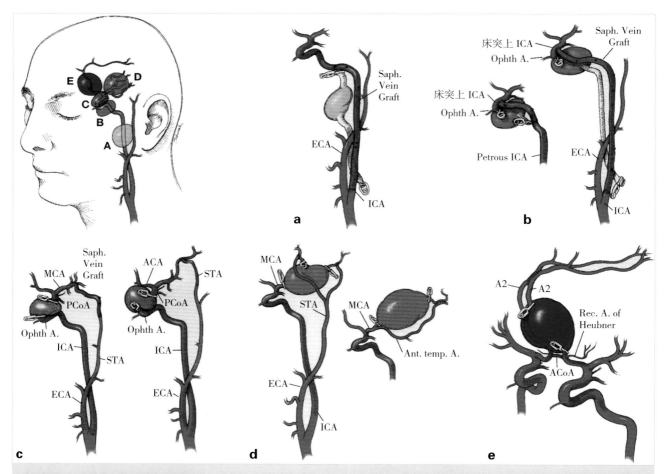

图18.5　前循环血运重建的手术方法。（a）孤立颅底的颈内动脉（ICA）动脉瘤，并通过颈动脉颈段－岩段隐静脉搭桥重建血运。（b）海绵窦的ICA动脉瘤被孤立并通过颈动脉岩段－床突上段隐静脉搭桥或颈段－床突上段颈动脉搭桥进行血运重建。（c）于床突上段动脉瘤附近孤立ICA床突上段，并通过颞浅动脉（STA）－大脑中动脉（MCA）搭桥或STA-MCA插入隐静脉搭桥进行血运重建。（d）孤立MCA动脉瘤，行"双腔"STA-MCA搭桥或颞前动脉至MCA原位搭桥进行血运重建。（e）孤立大脑前动脉瘤，并通过另一根大脑前动脉行原位搭桥重建血运。ECA. 颈外动脉；Saph Vein. 隐静脉；Ophth A. 眼动脉；PCoA. 后交通动脉；Ant. tmp. A.. 颞前动脉；Rec. A. of Heubner. 回返动脉；ACoA. 前交通动脉；Graft. 搭桥

建MCA分叉的另一有效技术（图18.6）。利用该技术，将两条传出动脉重新植入到连接供应动脉近端的搭桥血管上。如果动脉瘤累及前交通动脉远端的大脑前动脉，则受累及的大脑前动脉与对侧动脉之间行侧侧吻合可维持两条动脉的远端血流。

18.4.4　后循环血运重建

多种搭桥方法可用于后循环血运重建（图18.7）。使用STA作为供体动脉和小脑上动脉或大脑后动脉来对上段基底动脉进行血运重建。小脑上动脉是首选，因为其对临时阻断的耐受性更好。当STA流量不足时，可以用颈动脉或MCA作为

供体血管，使用高流量隐静脉移植和中等流量桡动脉移植对基底动脉尖端进行血运重建。如果在搭桥的手术过程中需要直接进入基底动脉瘤，则可采用幕上下联合入路，可行椎动脉到小脑上动脉或大脑后动脉的搭桥。一旦完成搭桥术，这种入路可以直接进入动脉瘤行孤立术或近端闭塞术，而到达基底动脉顶端的传统入路通常不可直达动脉瘤，如眶颧－翼点入路。

基底动脉中段动脉瘤和小脑前下动脉动脉瘤可使用枕动脉进行血运重建。这里很少需要高流量搭桥。沿着动脉沟可到达椎动脉V3段，远外侧入路和乙状窦后入路均可方便地暴露这一部位，

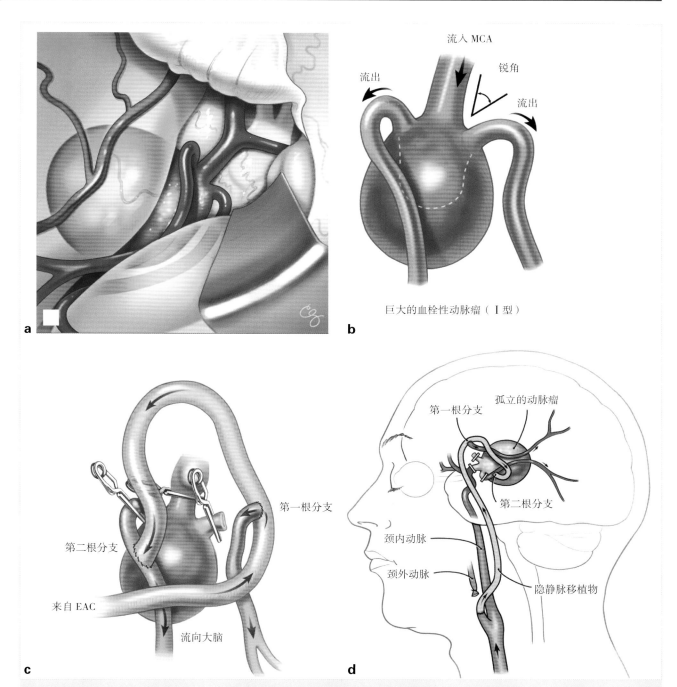

图 18.6 双重植入手术技术。(a) 从神经外科医生术中的角度看,通过标准左翼点开颅手术暴露 MCA 巨大的血栓性动脉瘤。(b) 流入的 MCA 蝶骨段与源自动脉瘤基底部的流出干之间呈锐角关系。动脉瘤腔用虚线描绘,动脉瘤的其余部分充满血栓。(c) 首先将隐静脉移植物与颈部颈外动脉行端端吻合后,于动脉瘤夹之间分出第一根 MCA 分支,横切并将搭桥血管以端侧吻合的方式重新植入。将搭桥血管上的临时夹重新放置于这一吻合口外,以重新供应植入的主干。在动脉瘤夹间分离出第二根 MCA 分支,将搭桥血管修剪至合适大小,将其端侧吻合的方式植入第二根 MCA 主干。在动脉瘤发出第二根 MCA 分支处用永久动脉瘤夹阻断,并且来自搭桥血管的血流重新供应该主干。(d) 该血管重建需要 3 个吻合口,并将动脉瘤排除在循环之外

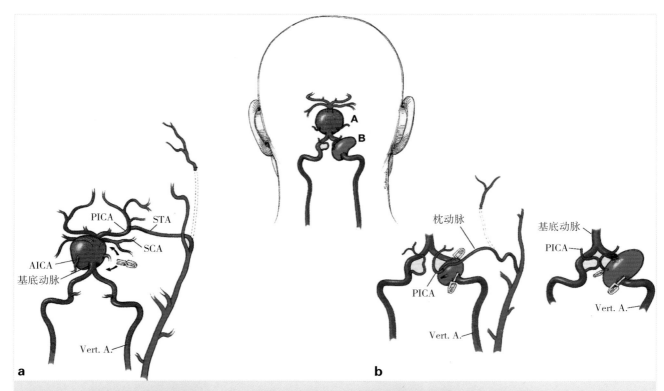

图 18.7 后循环血运重建的手术方法。(a) 基底动脉中段动脉瘤的近端或远端被阻断，并由颞浅动脉（STA）至大脑后动脉搭桥或 STA 至小脑上动脉搭桥重建血运。(b) 椎动脉被孤立（夹子置于椎动脉近端和 PICA 起点，血管内弹簧圈置于椎动脉远端），并通过 PICA-PICA 原位搭桥重建血运。或者，如图所示的枕动脉至 PICA 搭桥。SCA. 小脑上动脉；AICA. 小脑前下动脉；Vert. A.. 椎动脉

这使其成为可能的供血动脉，可进行端侧吻合及血管移植。PICA 经常沿椎动脉 V4 段从动脉瘤的根部起始，其穿支供应延髓前外侧部分，应优先保护其血流。一个累及 PICA 起始处的梭形动脉瘤行孤立术时，可以通过枕动脉或对侧 PICA 行PICA-PICA 侧侧搭桥，或通过再植入到近端椎动脉上进行重建血运。远端 PICA 的血运重建使该动脉在离开动脉瘤时被阻断，并通过搭桥血管逆行供应延髓穿支。如果对侧椎动脉是闭锁的或缺如的梭形椎动脉动脉瘤，则可以切除动脉瘤，并在 V3 段到 V4 段远端插入移植血管重建基底动脉干的血运。

18.4.5 动脉瘤切除与再吻合

切除一些梭形动脉瘤和延长扩张型动脉瘤并将动脉瘤所在载瘤动脉的近端和远端重新吻合是可行的（图 18.8）。这种技术只适用于某些动脉

瘤，这些动脉瘤通常位于 MCA、大脑前动脉或PICA。当动脉的末端不能无张力靠拢时，可用小段桡动脉或 STA 为插入移植血管提供便利。但当瘤体存在多个分支时，该技术不再适合使用。

18.4.6 移动和转位

一些梭形动脉瘤可引起类似于巨大动脉瘤的压迫症状，特别在累及后循环的动脉时。大血管减压可能是合适的治疗方法，通过移位动脉瘤，将其与脑干和颅神经分开。这可以通过在动脉瘤周围绕一条细布或缝线，并将其固定在斜坡硬脑膜上，从而使血管远离神经结构来实现。开窗夹也可用作悬吊。

18.4.7 包裹

用细布或棉花包裹梭形动脉瘤可以加固动脉瘤壁并促进炎症反应产生坚韧的瘢痕组织。这

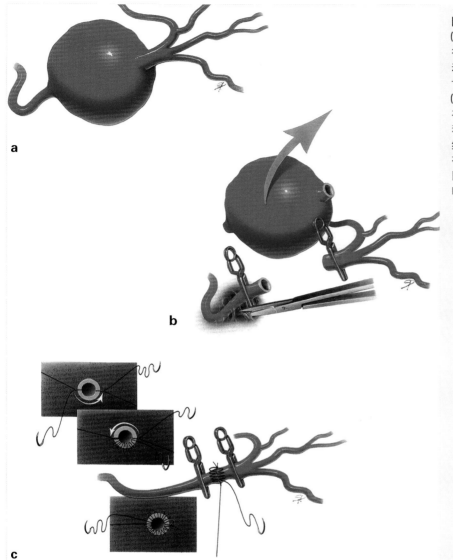

图 18.8（a）近段大脑中动脉（MCA）延长扩张型动脉瘤可切除后行原位再吻合。（b）用临时夹控制动脉瘤的近端和远端，切除动脉瘤。切断粘连的蛛网膜移动动脉的末端。（c）动脉的近端和远端彼此相对放置在一起，缝合线重新缝合动脉的近端和远端。使用连续缝合 180° 至对侧缝线；在所有缝线到位之前，缝线都没有收紧。然后收紧缝线并打结。以相同的方式，完成另一半的吻合并移除临时夹

在理论上降低了动脉破裂的风险，尽管很少有数据支持这一观点或证明动脉瘤生长速度有任何降低。当包裹血泡样动脉瘤时，在动脉周围包裹一条细布，并用成角动脉瘤夹固定，使悬吊紧靠在血管壁上。

18.4.8　血管内治疗

当夹层动脉瘤需行单纯近端闭塞或孤立一小段没有穿支或分支动脉时，血管内栓塞载瘤动脉可作为开放手术的替代方法。血流导向装置可作为显微手术行梭形动脉瘤血运重建的替代方案，可在重建正常动脉腔的同时保留穿支。血流导向装置在治疗前循环梭形动脉瘤安全性和有效性仍不明确，目前仅有小样本的病例系列报道。有关基底动脉梭形动脉瘤的小病例系列报告认为血流导向装置治疗的血栓和出血并发症可能超过其自然病史。血流导向装置所需的积极抗血小板治疗与动脉瘤性蛛网膜下腔出血术后严重出血并发症有关，这使支架置入成为破裂动脉瘤的最后选择。

18.5　术后管理，包括潜在并发症

所有术后患者均在神经外科重症监护室中观

察过夜。除了开颅术后标准的术后措施外，所有搭桥患者在术后第一天开始服用阿司匹林。所有患者在术后第一天行血管造影，评估移植血管通畅程度和动脉瘤闭塞情况。每日行多普勒超声检查评估搭桥血管的通畅性。术后并发症和术后神经功能缺损通常在患者苏醒后立即显现。移植血管闭塞大多数发生在手术后24h内，24h后仍通畅的搭桥血管仍会保持通畅。出现移植血管闭塞和脑卒中的患者应考虑早期行同侧颅骨切除减压术，特别是在SAH或残留大块动脉瘤内血栓的情况下。除非患者在术前有癫痫病史，否则术后不推荐使用经验性抗癫痫药物。

参考文献

[1] Quiñones-Hinojosa A, Du R, Lawton MT. Revascularization with saphenous vein bypasses for complex intracranial aneurysms. Skull Base. 2005; 15(2):119–132

[2] Lawton MT, Abla AA, Rutledge WC, et al. Bypass surgery for the treatment of dolichoectatic basilar trunk aneurysms: a work in progress. Neurosurgery. 2016; 79(1):83–99

[3] Owen CM, Montemurro N, Lawton MT. Blister aneurysms of the internal car- otid artery: microsurgical results and management strategy. Neurosurgery. 2017; 80(2):235–247

[4] Tayebi Meybodi A, Huang W, Benet A, Kola O, Lawton MT. Bypass surgery for complex middle cerebral artery aneurysms: an algorithmic approach to re- vascularization. J Neurosurg. 2017; 127(3):463–479

[5] Auguste KI, Quiñones-Hinojosa A, Lawton MT. The tandem bypass: subclavian artery-to-middle cerebral artery bypass with dacron and saphenous vein grafts. Technical case report. Surg Neurol. 2001; 56(3):164–169

[6] Monteith SJ, Tsimpas A, Dumont AS, et al. Endovascular treatment of fusiform cerebral aneurysms with the pipeline embolization device. J Neurosurg. 2014; 120(4):945–954

第十九章　颅内动脉瘤的内镜下治疗

Alexander M. Tucker, Sergei Terterov, John G. Frazee
颜小荣　林元相 / 译

摘要

　　在神经外科领域中，内镜的使用频率正日益增加，因其更能达成微侵袭的优势、使得神经内镜更能被大家接受。在将来，神经血管外科医师需要在接受专业训练后掌握这一技能，能够在更小的颅孔、更清晰的视野中安全有效地完成内镜下颅内动脉瘤治疗。

　　关键词：动脉瘤，内镜手术

19.1 前言

　　近 10 年来，神经内镜治疗已日益广泛地用于治疗许多颅内病变，特别是当施行蝶鞍区和前颅底病损的切除时，许多外科医生首选使用神经内镜进行治疗。对动脉瘤的治疗而言，虽然现在多数的动脉瘤能通过经血管内介入方法成功治愈，但部分动脉瘤的治疗目前仍然仅能依靠外科的动脉瘤夹闭术。在过去一段时间，因学习使用内镜治疗动脉瘤较为困难以及器械的缺乏等因素，神经内镜用于治疗颅内动脉瘤的推广受到了限制。除此之外，一些神经内镜的过大尺寸和长度也限制了其使用，例如传统的神经内镜多是直径 4mm、长19cm 的规格，在使用上较为笨拙。但近年来，因神经内镜更有微创的优势，使其更能被大家接受。在将来，神经血管外科医师需要在接受专业训练后掌握这一技能，能够在更小的颅孔、却更清晰的视野中安全有效地完成内镜下颅内动脉瘤治疗。

　　部分反对在内镜辅助下夹闭颅内动脉瘤的学者认为镜头限制了单孔视野的暴露且仅能进行单手手术操作。近来，部分学者认为在部分动脉瘤治疗中，使用内镜将严重缩小了术野并影响到了患者的安全。但仅在 50 年前，关于术中显微镜的使用也曾有过类似的争论，但随着其使用日益广泛及术者的舒适性增加，术中显微镜现在被认为是开放式外科治疗颅内动脉瘤的标准配置。

　　一款更小、更短、更轻的镜头及镜身，是神经内镜广泛运用于治疗颅内动脉瘤的前提。Storz Frazee Ⅱ 型内镜（图 19.1）采用了直径 4mm 的镜头和长 11cm 的硬质玻璃镜管，轻质的机箱连接线永久固定于镜身，于其之下另有一连接镜身的可拆卸式光源线。这款内镜十分便于拆卸灭菌。外科医师在使用该内镜时可感知的总重量仅为 219g，这包含了镜头、镜管、内芯以及吸引器。镜身连线端正对的对侧，有一卡扣座用以连接镜头。镜身上还有一聚焦调节滑轮以及 3 个镜头常用功能按键（如白平衡调节）。这款内镜增设了吸引器可伸缩滑轨，能搭配使用不同规格的吸引器，让外科医师解放双手同时使用器械（一手使用吸引器，另一手能使用其他器械）。此款内镜镜头成像高清且有立体感，在接近术区操作时具有优势。此款内镜还具有质轻且不拖线的特点，在使用过程中不会因持镜而出现明显的手部疲劳。

　　鉴于其微创的优势，动脉瘤内镜下治疗结合了开放式手术治疗视野明确、血管内介入治疗低并发症发生的优势。传统内镜手术（通常用于脑室系统）还使用一个能够用于灌洗和穿过器械的套管。在经内镜手术中，术者的主要手术器械都位于内镜旁并与之平行，因此，术中显微镜对视野的暴露不如手持内镜。经内镜手术与内镜辅助下的手术存在一定区别，后者的镜头仅作为显微镜的辅助工具、以更便于抵近观察术区或探查动脉瘤体后直视下被遮挡的区域。

　　经内镜手术存在许多显著的优势，如更小的颅孔（小至 15mm）、更轻微的脑部刺激、更少夹闭前

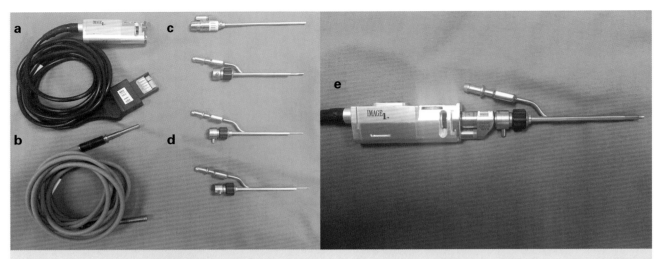

图 19.1 Storz Frazee Ⅱ 微型内窥镜。（a）影像1照相机（长84cm，宽1.9cm，高3.3cm，重98g）。（b）从光源到相机的电缆（16g）。（c）0度内窥镜（直径0.4cm，长10.6cm）（d）3种尺寸（直径1.9mm、2.4mm和3.3mm）的吸引器。每个吸引器的长度是可调的（超出示波器吸引器的范围为1.9~10mm）。（e）完全组装的 Frazee Ⅱ 微型内窥镜（总重量219g）

的操作、更好的穿支动脉显像以及更能明确对钳夹后的评估。与术中显微镜相比，神经内镜能够提供更充足的光源、增加成像深度、放大高至25%的倍率、更贴近解剖结构的成像以及更好的操作性。这些特点对比显微镜更有优势，如后者需要更大的手术切口才能充分暴露手术相关的重要解剖结构。

19.2 患者准备

神经内镜技术可用于破裂和未破裂动脉瘤。若动脉瘤急性破裂，多数外科医生提倡在最初的24h内处理以降低再破裂的风险。鉴于血管内介入治疗动脉瘤的重要性，对于不同的动脉瘤的治疗，还需要神经放射介入团队参与病例讨论，以制定个体化的治疗策略。

19.3 术前准备

在制订患者的治疗策略时，应考虑患者是否符合内镜治疗的适应证。首先，外科团队应评估是否能够单独通过内镜完成动脉瘤的治疗。若明确该动脉瘤无法单独通过内镜完成较好的治疗效果，则内镜可用于探查动脉瘤及局部血管的解

剖关系以及确认是否夹闭到位（内镜辅助下的手术，Endoscopically Assisted Surgery）。但多数动脉瘤可以仅通过内镜治疗这一手段同时完成探查和治疗过程（经内镜手术，Endoscopically Directed Surgery），尤其是位于前交通动脉、后交通动脉、大脑中动脉分支处及颈内动脉分叉处的动脉瘤，甚至位于颅底和小脑上动脉的动脉瘤也能通过这种方式完成治疗。无论在有无图像引导的情况下，均可通过内镜接近胼周动脉动脉瘤。但就目前的技术而言，大脑中动脉远端的动脉瘤还不是经内镜手术的适应证。

在大多数情况下，术前患者的必备血管成像检查仅有计算机断层扫描血管造影（CTA）一项。该技术能够呈现三维图像，让术者明确从颅外经颅孔到达动脉瘤的入路。但在部分患者中，CTA成像效果不满意或者需要瘤体的时相灌注成像时，数字减影血管造影（DSA）才是评估动脉瘤形态和高危血管解剖的必备检查。

19.4 手术过程

19.4.1 手术准备与体位

所有行动脉瘤治疗手术的患者均应全身麻醉

并行气管插管。在麻醉诱导阶段，即可静脉滴注甘露醇（1g/kg）以增强脑组织回缩，从而减少手术操作对脑组织的牵拉。在神经内镜手术中，甘露醇的给药时机十分重要，术者应提前与麻醉团队做好相关沟通。因采用更小颅孔的缘故，通常从切皮至打开硬脑膜的过程仅需15min，甘露醇的预计给药时机也需早于传统开颅手术。除此之外，本文作者在手术开始时通常还会给予患者抗癫痫药。在大多数动脉瘤破裂的患者中，治疗动脉瘤前需行脑室置管外引流。通常未破裂动脉瘤术前无明显置管适应证，如果患者术前未行脑室置管外引流术，则可通过开放脑脊液池或打开终板的方式进一步降低颅压。但这些前置操作却对前交

通动脉动脉瘤的治疗是禁忌证，但如果脑组织较为饱满，也应在夹闭术前行脑室置管外引流。

经眉弓切口（图19.2）能抵近多数前循环的动脉瘤，患者取仰卧位、头居中，此时额叶微离前颅底表面，以暴露间隙。应先扪及眶上切迹并取其旁开约2.5cm处做标记切皮，以避免损伤眶上神经。出于美容考虑，切口可选择在眉弓下缘或发际线内。

但是在治疗后循环的动脉瘤或经眉弓切口无法到达的动脉瘤时，患者应取类似于传统开颅动脉瘤夹闭手术的体位。在治疗基底动脉和小脑上动脉的动脉瘤时，常取颞下切口，切口和颅孔大小与前相同。而在经内镜手术中，皮肤切口之小，仅

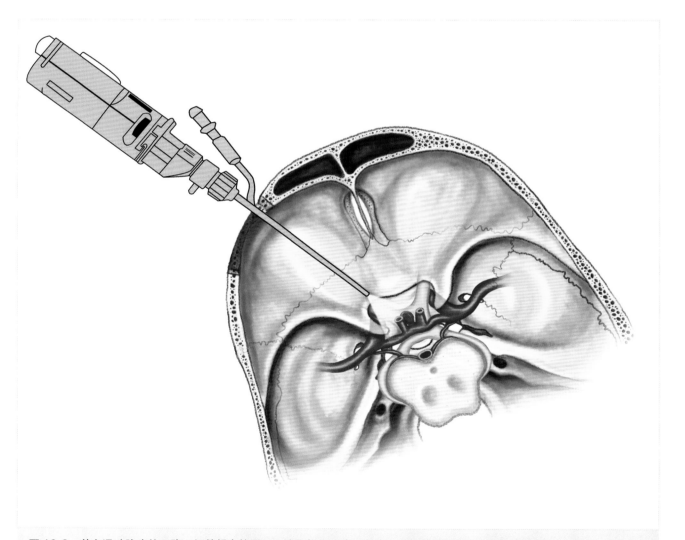

图19.2　前交通动脉瘤的入路。经前颅底的眉弓入路和额下入路可到达大多数前循环动脉瘤以行外科手术

沿切口约 1cm 宽的一小片头发需要被剃去，我们称之为"好莱坞式剃发"（Hollywood Shave）。术后剩余的头发梳理后可盖过备皮之处及手术切口。

目前有很多技术被用于术中保护毗邻的穿支动脉及其属支，例如诱发电位监测，术中脑电图，术中血管造影术，荧光显微镜技术，术中多普勒彩超以及内镜技术。大多数在内镜下夹闭动脉瘤时，笔者常使用躯体感觉诱发电位监测，术中脑电图以及术中多普勒彩超。笔者也认为术中的高清成像能减少术中血管造影术的使用。

19.4.2 手术切口

按标准方法消毒并铺巾，切开皮肤至颅骨，各向分离头皮，使用头皮钩或小号自留式拉钩拉开表层软组织。若取眉弓切口，则于切口内、向外侧旁开处取一约 2.5cm 宽、1.5cm 高的颅孔；对富有经验的术者而言，患者条件允许的情况下可取更小的颅孔。"U"形切开硬脑膜，带蒂端朝下。硬膜与头皮轻置于术野之外（图 19.3）若体位正确，额叶回缩并与前颅底表面分离，这一作用在打开蛛网膜后可因脑脊液流出而变得更为明显。部分患者因脑的重力作用不足而使术区暴露不良，可借助自留式脑组织牵开器抬起额叶。使用硬质Frazee Ⅱ型内镜（规格 4mm 宽、0° 镜头）探入硬膜下腔，并抽吸脑脊液。

19.4.3 神经内镜手术方法

对右利手的外科医生而言，推荐左手持内镜，

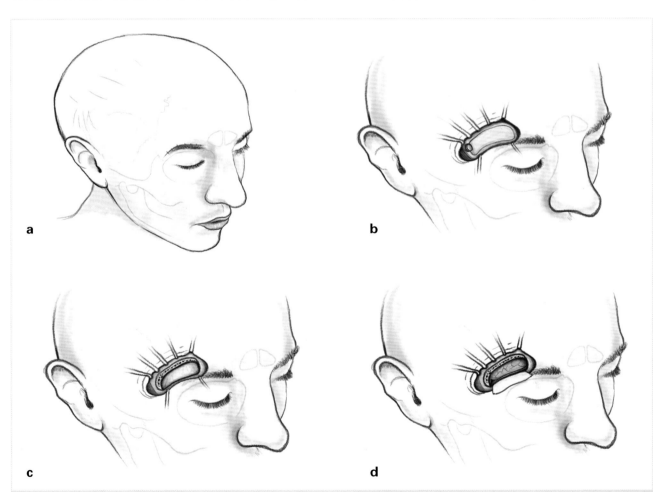

图 19.3 眉弓入路。（a）在眉毛下方、眶上切迹外侧切开皮肤。（b）用鱼钩牵开皮肤，将颞肌从颅骨上分离，并确认关键孔位置。（c）在关键孔处钻孔，打开一个 2.5cm×1.5cm 的骨窗。（d）"U"形切开硬脑膜，基底朝向下方

就如手持吸引器一样。这种方式可以让术者双手同时使用器械（左手持内镜和吸引器，而右手可进行分离、电凝、钳夹等操作）。因内镜重量轻盈的缘故，故无须专人持镜，术者可自如移动镜头以更好地探查重要的解剖结构。当内镜抵近术区时，术者可通过不断变动内镜的角度以获取脑部危险区的清晰三维图像。在内镜引导下的手术中，术者可通过不断变动内镜的深度以改善对手术过程中的深度感知。为避免对神经或血管的损伤，移动内镜的操作必须轻柔缓慢。除此之外还有很关键的一点，操纵内镜的术者必须意识到精细结构往往就位于镜管之旁，此时十分容易在视野之外随着镜管的移动而被损伤。

一些神经外科医生提倡使用成角镜头的内镜。虽然这种内镜能够更好地显像部分盲区，但是选用这些高成角的镜头时仍需谨慎。市面上成角 30°、70° 甚至是 120° 的镜头虽有其实用性，但对不熟悉内镜使用的外科医师而言，这在术中会造成视野的混淆。对大多数动脉瘤而言，若在完善的术前规划下能够通过直接入路抵近病变区域，此时使用硬质 0° 镜头内镜一般是最佳的选择。

19.4.4　前循环动脉瘤夹闭的手术要点

当进行内镜介导下的手术时，术者仍需遵守动脉瘤手术的原则。这包括：充分暴露供血动脉的近心端，以供临时阻断；游离应从动脉瘤颈部开始；置夹前探查所有穿支动脉及分支；在夹闭完成后应仔细检查其放置部位。值得注意的是，当后交通动脉瘤紧贴动眼神经时，在完成动脉瘤夹闭后勿牵拉瘤体，避免发生动眼神经麻痹。

在经眉弓切口的手术中，嗅束往往很容易辨认，其伴行于视神经的后外侧。视神经被覆的蛛网膜通常做大开口，抽吸脑脊液以进一步释放颅压。进一步打开视神经外侧的蛛网膜，此时可见颈内动脉，再沿周边游离颈内动脉以便于近端阻断血流。接下来沿颈内动脉向远端追踪，直至暴露出后交通动脉。若动脉瘤即位于此，则可直接游离动脉瘤颈，若动脉瘤位于更远端，则应继续

沿颈内动脉游离至分支水平。通过从颈动脉分叉处开始追踪第一分支——大脑前动脉，则可以找到前交通动脉。若有需要，可切除直回脑组织以充分暴露动脉瘤或其他重要的血管结构。在这步，应仔细辨认 Huebner 回返动脉并加以保留。若是大脑中动脉的动脉瘤，则应从动脉近端起追踪寻找，必要时可打开蛛网膜。动脉瘤一经辨认，就应仔细游离瘤体颈部，在施放动脉瘤夹之前，应于每条分支动脉和瘤体颈部下放置一个临时阻断夹。在某些难以充分暴露瘤体颈周视野的情况下，可先于动脉瘤颈的可见部放置动脉夹，尽快游离瘤体余部，此时动脉瘤体通常已减压以便暴露视野。如果发现有一分支动脉被同时夹闭，应尽快游离该动脉，再施放另一动脉瘤夹（不能夹到这条动脉），并移除或重新放置前一个动脉瘤夹。部分病例中，大的动脉瘤体严重遮挡了周围结构的视野，尤其是分支动脉。此时可使用双极电凝器调至极低功率（通常在 Spetzler-Malis 双极电凝中设置 20）使瘤体顶部回缩以充分扩大外科医生的视野，但应小心使用以防电凝器尖端刺破动脉瘤体的薄壁，而应将其与瘤体平行放置再轻触瘤体表面。在完成对动脉瘤体的处理后，应充分游离动脉瘤颈，并将动脉瘤夹安放于持夹钳上以应对瘤体提前破裂。保持瘤体表面的湿润，还能预防双极电凝器与其发生粘连。

19.4.5　出血控制

处理意外破裂的动脉瘤技术要点与显微镜下开放手术类似。首先应将内镜退出并由助手清洗镜头，右手持大口径的吸引器置于瘤体旁控制出血，直至能够使用内镜内附的吸引器控制出血。若暴露术野仍有困难，可将吸引器移至破裂点。偶有部分情况必须用脱脂纱布来压迫出血点，通常在轻压破裂点约 1min 后出血即得到控制，此时可继续分离操作。甚至有的情况下，需要在按压控制出血的同时才能继续分离组织。也见部分案例使用脑组织撑开器（在固定臂上）将纱布固定于动脉瘤出血点上，以在压迫止血的同时能空出

术者的手。如果以上措施无法控制出血，可使用暂时性动脉夹置于瘤体或动脉近心端处，直至完成组织的游离且精确地永久夹闭动脉瘤。若存在蛛网膜下出血，可于手术结束后进行终板穿刺或置管术。

19.4.6　手术结束

在手术完成动脉瘤夹闭这一关键步骤后，应充分灌洗术野至净。将动脉浸于罂粟碱溶液中，轻柔退出内镜。若术中使用了拉钩，则将其取下并仔细检查其下的脑组织是否有损伤。使用 4-0 缝线缝合硬脑膜，自体骨瓣置回原处并由薄层钛合金板和螺丝固定。若术中切开颞肌，则使用 3-0 可吸收缝线对其进行对位缝合，同法处理帽状腱膜，最后缝皮。若切口位于暴露部位，可使用 4-0 可吸收缝线；若切口位于发际线内，则可采用手术缝合钉。使用无菌敷料绕头加压包扎 24~48h，以减少头皮渗血及眶周肿胀。

19.5　术后管理及并发症

就动脉瘤患者而言，经内镜的手术与经传统术式的术后管理相同。术后患者按标准剂量预防性应用抗生素。若术前应用糖皮质激素，术后可立即开始减量，且在 1 周内逐渐减量；若患者术前或术中已发生动脉瘤破裂，应持续使用抗癫痫药物至少 2 周；若患者已发生癫痫发作，则可适当延长疗程。术后疼痛通常可在静脉使用阿片类镇痛剂（常用吗啡）后降到最低；若患者能口服药片，阿片类镇痛剂（常用羟考酮）或对乙酰氨基酚能应对大部分的疼痛。合并蛛网膜下腔出血的患者需在重症监护室（ICU）继续进行多次神经系统检查及在中心静脉置管的保护下调控血压。每日行经颅多普勒超声检查以明确其动脉流量，若发现其流量增加，提示存在脑血管痉挛，此时应采取升压及扩容治疗。在静脉使用升压药治疗或防止脑血管痉挛出现临床症状时，收缩压常达 180~200mmHg。值得注意的是，上述方法治疗脑血管痉挛仅限于确定动脉瘤完全治愈时；对严重脑血管痉挛或仅能在术中确定部分治愈动脉瘤病患，需要在注射维拉帕米后行导管血管造影术，部分病例需再进行血管成形术。

部分患者需要放置脑室外引流管，尤其是确定存在脑积水、脑室内出血或可疑存在颅高压的患者，还可通过术中做第三脑室终板切开大大降低并发慢性脑积水的概率。若患者术后无法拔除脑室外引流管，则有脑脊液分流术的适应证。因所有蛛网膜下腔出血的病例均已做终板切开，故并发脑积水的患者首选放置脑室 - 腹腔分流管（由浸有抗生素的导管及特制的阀门组成）。脑室 - 腹腔分流是严重蛛网膜下腔出血患者并发脑积水的最佳选择。但应注意对存在颅内感染史的患者而言，放置分流管及内镜下脑室切开术存在较高的失败率，应尽量避免手术。

第二十章　经血管内介入治疗后动脉瘤的显微手术治疗

Badih Junior Daou, Nohra Chalouhi, Stavropoula Tjoumakaris, Pascal Jabbour, Robert H. Rosenwasser
陈小勇　王惠清　林元相 / 译

摘要

目前，血管内介入技术在脑动脉瘤治疗中越来越常见。介入治疗后短期的良好预后也已获得肯定。然而，越来越多的患者在接受血管内治疗后，尤其是弹簧圈栓塞治疗的患者，在长期的随访中出现复发性蛛网膜下腔出血、持续动脉瘤残留以及动脉瘤复发等问题。治疗这些复发性蛛网膜下腔出血、动脉瘤残留以及复发需要具有难度的多种的外科手术以及血管内治疗技术。

关键词：脑动脉瘤，夹闭，血管内栓塞，动脉瘤复发

20.1　选择患者

由于治疗效果好，脑动脉瘤的血管内治疗越来越普遍。血管内治疗后获得的短期良好预后也得到肯定。然而，随着血管内治疗患者例数的增加（尤其是弹簧圈栓塞治疗的患者），并随着随访时间的延长，该技术的长期缺点也逐渐显露。在接受血管内治疗后，仍有大量患者出现动脉瘤复发与残留，弹簧圈移位以及复发蛛网膜下腔出血等一系列问题。随着复发性动脉瘤数量的增加，动脉瘤再治疗的需求也随之增长。治疗复发以及残余动脉瘤充满挑战性，也需要复杂烦琐的外科技术与血管内治疗技术。主要的外科治疗手段包括动脉瘤夹闭、动脉瘤包裹以及颅内 – 颅外血管搭桥伴供血动脉闭塞术（图 20.1~ 图 20.5）。血管内治疗手段包括再次栓塞，支架置入，支架辅助弹簧圈栓塞以及血流导向装置如 pipeline 栓塞设备。尽管再次栓塞治疗已应用广泛，高达 50% 的病例仍需要后期再次治疗。而且，由于解剖形态复杂以及血管内材料难以送达等原因，一些复发

或残余的动脉瘤无法进行二次血管内治疗。手术夹闭相较于介入栓塞可以达到更好的完全闭塞率。但在技术难度上，由于先前放置的血管内治疗材料的存在，手术夹闭介入治疗后复发的动脉瘤的难度相比未治疗动脉瘤明显增加。尽管如此，经过适当地选择患者后，手术夹闭仍可以低风险、高效地进行。应当根据患者及动脉瘤形态特征决定是否选择手术夹闭介入治疗后复发的脑动脉瘤。选择过程中应考虑患者的重要因素包括：年龄小于 70 岁；无明显合并症或控制后的合并症；动脉瘤复发明确诊断后，患者无法遵嘱随访复查；无吸烟史；复发或残余动脉瘤导致的蛛网膜下腔出血；患者倾向于手术干预；宽颈动脉瘤；动脉瘤体 – 颈比小于 2∶1；动脉瘤位置，前交通动脉、后交通动脉、大脑中动脉位置复发的动脉瘤是最好的手术夹闭适应证；动脉瘤颈或基底部发出相邻的分支动脉；由于弹簧圈填塞不充分，动脉瘤颈部有足够的空间进行夹闭；血管内治疗后明显的复发或残余（大于 40%），或随访时出现进展性闭塞（图 20.1~ 图 20.5）。血管内治疗失败或多次干预失败后，可以考虑选择手术夹闭治疗。高龄伴有合并症、位于后循环的动脉瘤、不理想的动脉瘤体 – 颈比、动脉瘤颈弹簧圈填充致密的患者均不适合进行手术夹闭。

20.2　术前准备

应充分评估所有可能影响手术过程以及术后病程的合并症，包括心脏、肺部的功能状态。另外，全面的神经功能评估也必不可少。尽管 CTA 与 MRA 技术在近年来发展迅猛，DSA 仍然是评估脑血管的金标准。旋转 DSA 三维重建技术可更加

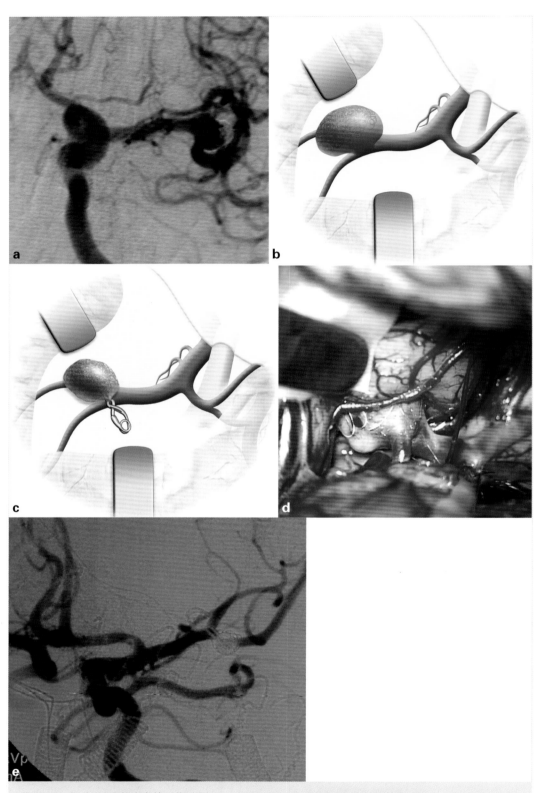

图 20.1 （a）左颈内动脉前后位造影显示一枚弹簧圈栓塞后复发的大脑中动脉瘤。（b）通过左侧翼点开颅打开外侧裂暴露动脉瘤的示意图。（c）通过左侧翼点开颅暴露动脉瘤的术中图片。外侧裂已打开，在颞叶可见牵开器。（d）动脉瘤夹闭后的示意图。（e）术中颈内动脉造影显示夹闭的动脉瘤以及通畅的大脑中动脉及其分支

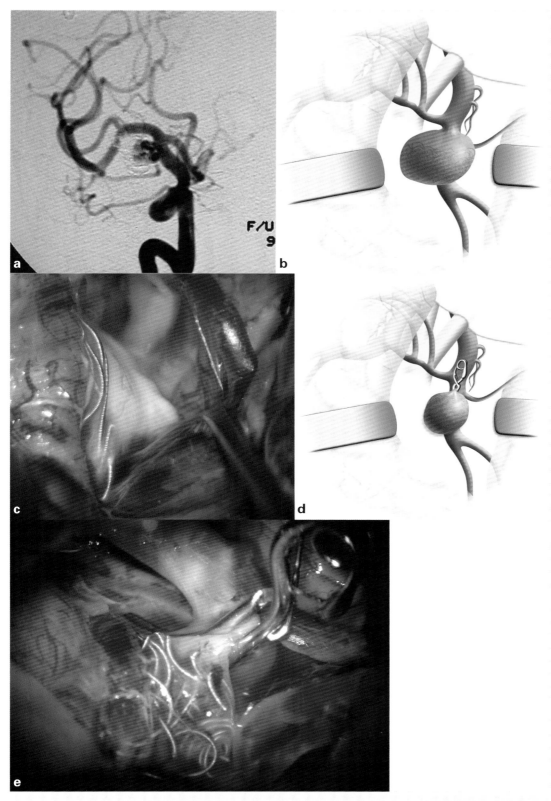

图 20.2 （a）右颈内动脉前后位造影显示弹簧圈栓塞后复发的颈内动脉瘤。（b）右侧翼点开颅并打开外侧裂后暴露的动脉瘤示意图。（c）术中图片显示通过左侧翼点开颅暴露的动脉瘤，此时外侧裂已打开，颞叶由牵开器牵拉。（d）动脉瘤夹闭后的示意图。（e）术中图片显示动脉瘤夹夹闭动脉瘤颈

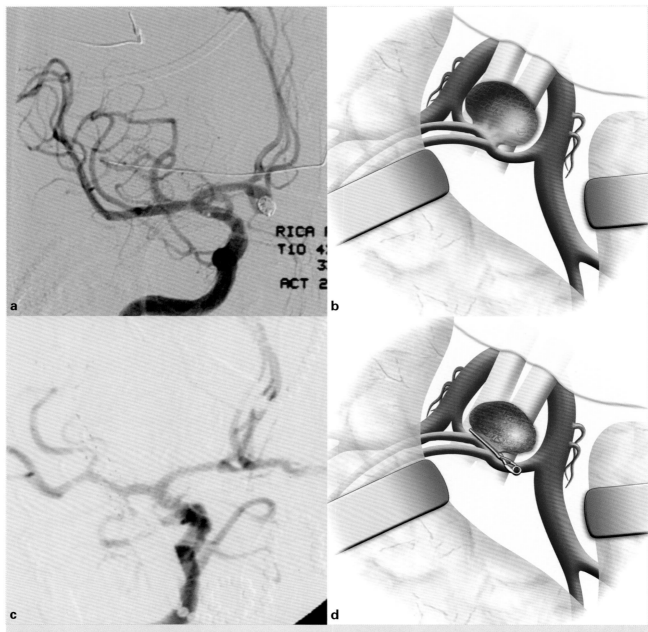

图 20.3 （a）右颈内动脉斜位血管造影显示弹簧圈栓塞后复发的前交通动脉瘤。（b）右侧翼点开颅暴露血管内治疗后的动脉瘤示意图。（c）术后右颈内动脉造影显示夹闭的动脉瘤以及通畅的大脑前动脉。（d）术中显示的夹闭后动脉瘤的示意图

详细的显示脑血管的解剖结构及分布情况。它可以评估动脉瘤的形状、动脉瘤与载瘤动脉的关系、动脉瘤与周围血管的空间关系，动脉瘤颈的大小，动脉瘤体 – 颈比、弹簧圈在动脉瘤内的填塞情况以及无填塞物的可夹闭动脉瘤颈、继发与动脉瘤或弹簧圈的载瘤动脉变形、动脉瘤的朝向、交通段动脉的通畅情况以及夹闭过程中载瘤动脉近端

控制的可行性。

20.3 手术步骤

手术在气管插管下麻醉进行，予戊巴比妥、甘露醇联合呋塞米保持脑组织松弛，从而充分暴露视野，扩大手术夹闭的操作空间并降低脑组织

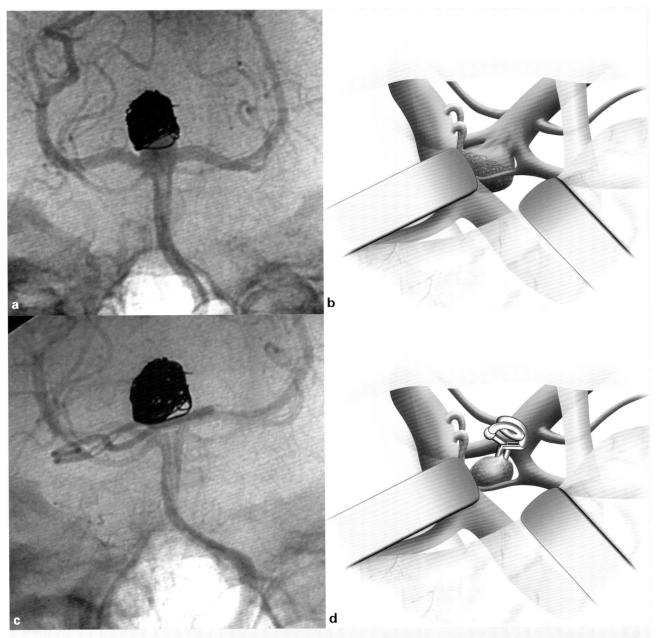

图 20.4 （a）椎动脉前后位造影显示弹簧圈栓塞后复发的基底动脉分叉处动脉瘤。（b）右侧翼点开颅暴露的栓塞后动脉瘤的示意图。（c）术后前后位椎动脉造影显示夹闭的动脉瘤以及通畅的大脑后动脉。（d）术中夹闭后动脉瘤的示意图

回缩的张力。而且，可以在打开侧裂以及蛛网膜下腔间隙过程中通过脑室外引流或腰大池引流控制脑脊液量保持脑组织松弛并减少对脑组织的牵拉，在可以充分暴露脑池的同时最后暴露动脉瘤。

神经电生理技术常用于术中监测，可以反映麻醉效果、手术操作以及脑血流的改变，也可作为调整手术及麻醉技术过程中避免并发症发生的

有效手段。持续脑电监测可以反应大脑的代谢活动并检测脑组织缺氧、缺血变化。体感及运动诱发电位可以有效监测神经功能受损，包括血管闭塞，小穿支血管闭塞，局部微循环障碍，脑灌注改变。脑干听觉诱发电位可应用在后循环动脉瘤夹闭手术中，其对检测脑干缺血变化高度敏感。应用神经电生理监测技术时，麻醉医生与神经电

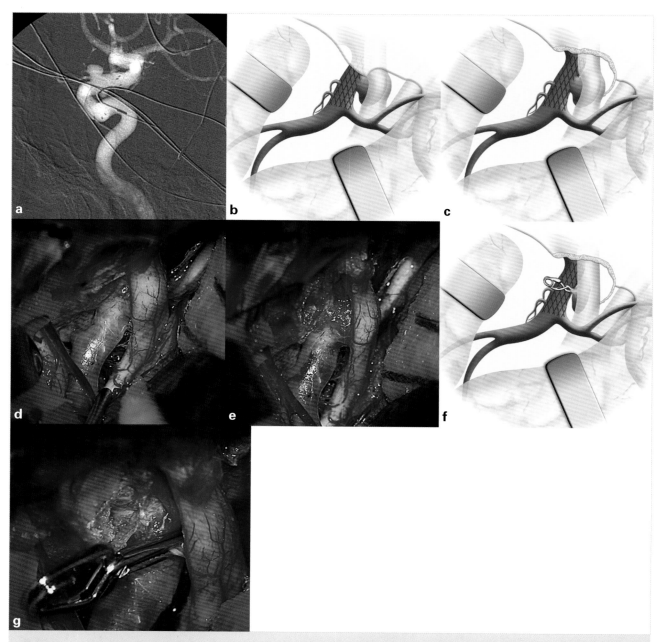

图 20.5 （a）左侧颈内动脉造影显示颈内动脉内的支架横跨眼动脉瘤颈。（b）左侧翼点开颅暴露动脉瘤的示意图，磨除前床突前（c）磨除前床突后的示意图。（d）术中图片显示左侧翼点开颅暴露动脉瘤，磨除前床突前（e）磨除前床突后（f）动脉瘤夹闭的示意图。（g）术中图片显示夹闭的动脉瘤

生理医生团队应相互协作，共同快速、恰当地应对术中出现的各种情况。

　　动脉瘤囊部及颈部的弹簧圈造成的手术夹闭困难在临床上相当常见，尤其是瘤颈处的大弹簧圈常使得动脉瘤夹闭困难。因此，充分暴露操作空间不容忽视，通过额外磨除颅底以充分扩大骨窗可以保证手术操作空间、充分暴露动脉瘤与载瘤动脉，同时降低后期操作时脑组织的张力并满足夹闭血管内治疗后复发动脉瘤的一系列复杂操作。

20.3.1 开颅及暴露颅底

　　根据病灶的位置可以选择不同的手术入路。总的来说，标准翼点开颅在处理前循环动脉瘤的同时可最大限度减少脑组织的牵拉。改良眶颧入路或眶上入路等颅底技术可以提供更宽阔的手术视野并减少脑组织牵拉，尤其适合应用在复杂的大型前交通动脉瘤、后交通动脉瘤、颈内动脉腔动脉瘤、床突旁动脉瘤、眼动脉瘤、垂体上动脉动脉瘤以及颈内动脉末端动脉瘤。硬膜外或硬膜下磨除前床突对床突旁动脉瘤、眼动脉动脉瘤、垂体上动脉动脉瘤以及一些后交通动脉动脉瘤的暴露必不可少。

　　处理后循环动脉瘤有多种不同的颅底入路方式，包括远外侧枕下入路处理小脑后下动脉动脉瘤与椎动脉动脉瘤、眶颧入路伴后床突切除术或颞下入路伴前岩骨切除术处理基底动脉尖动脉瘤与小脑上动脉动脉瘤、远外侧或乙状窦后入路处理小脑前下动脉瘤与远端椎动脉动脉瘤、岩锥切除术处理椎 – 基底动脉动脉瘤与基底动脉动脉瘤。

20.3.2 显微切除

　　打开外侧裂可以更好地暴露前循环动脉瘤，降低脑组织牵拉力，在夹闭大型、复杂动脉瘤时可以保持脑组织松弛。大脑外侧裂的静脉解剖因人而异。许多大静脉沿着大脑外侧裂分布。切开外侧裂进行显微解剖时，无论如何小心放置牵开器，仍会暴露出这些静脉结构。分离静脉时需轻柔操作，最大化降低损伤，否则容易出现水肿、出血、静脉功能不全以及静脉梗死等问题。夹闭前交通动脉动脉瘤时，打开终板可以进一步松弛脑组织并扩大手术视野。

　　分离蛛网膜间隙、开放基底池可以最大化降低脑组织牵拉力、提高脑组织松弛度并充分暴露动脉瘤。为了避免脑干及颅神经的牵拉，应从后外侧（后外侧、远外侧）入路沿第Ⅶ / Ⅷ、第Ⅸ、第Ⅺ、第Ⅻ对颅神经处用显微剪在小脑延髓池处开放蛛网膜间隙，远外侧入路分离切断同侧最上方的齿状韧带。

　　血管内治疗后的动脉瘤由于瘢痕形成、局部粘连以及动脉瘤形态变化造成操作更加困难。利用显微剪锐性分离动脉瘤体与瘤颈可以更好地暴露动脉瘤结构、降低术中动脉瘤破裂的风险。在放置动脉瘤夹前应当识别、分离并保护好穿支血管。

20.3.3 放置临时阻断夹

　　放置临时阻断夹可以降低动脉瘤压力并辅助最后分离动脉瘤、辅助神经外科医生对动脉瘤进行操作、降低术中动脉瘤破裂风险、辅助动脉瘤夹夹闭动脉瘤颈。作者在术中利用巴比妥类药物诱导脑电图爆发抑制，从而保护脑组织。通常放置一个临时阻断夹于载瘤动脉流入端即可，需要时可在流出端分支处运用临时阻断夹。

20.3.4 夹闭策略

　　夹闭血管内治疗后颅内动脉瘤的效果取决于几大因素。放置动脉瘤夹前，应当小心分离出动脉瘤的立体结构，了解动脉瘤内弹簧圈的位置，明确弹簧圈有无移位以及动脉瘤基底部可以放置动脉瘤夹的位置。评估血管内治疗后复发或残余的动脉瘤颈宽度相当重要。不论夹闭何种类型的动脉瘤，足够的动脉瘤颈空间用于放置动脉瘤夹对于降低载瘤动脉损伤的风险都至关重要。血管内治疗后的动脉瘤在动脉瘤颈处可能存在弹簧圈，因此放置动脉瘤夹的空间也随之减少。对于残余动脉瘤高度大于动脉瘤颈宽度 2 倍以上的动脉瘤，微创手术夹闭是最有效的措施。在动脉瘤颈基部放置一枚动脉瘤夹即可闭塞动脉瘤，保护载瘤动脉。动脉瘤颈过窄会增加载瘤动脉损伤的风险，这种情况下可以选择放置多个动脉瘤夹。

　　通常在夹闭动脉瘤前不取出弹簧圈，因为此操作可以导致并发症增加以及预后不良。当血管内操作与手术夹闭的时间间隔越长时更能体现这一情况。较长的手术间隔时间，局部瘢痕的形成以及动脉瘤壁变薄都将给取出弹簧圈的操作造成困难。然而，动脉瘤颈处的弹簧圈常常造成手术困难，因此夹闭动脉瘤之前有时不得不先取出弹簧圈。当弹簧圈紧密地嵌在动脉瘤内并形成瘢痕或弹簧圈突出到蛛网膜下腔时，在夹闭前必须要取出弹簧圈。在取出弹簧圈前需要对动脉瘤行暂时性孤立术。操作时需要利用巴比妥类药物诱发爆发抑制电位，结合适度低体温以降低脑组织代谢并保护脑组织。检查、取出弹簧圈或载瘤动脉管腔内的血栓碎片等操作应当在夹闭动脉瘤之前进行，从而避免发生血栓栓塞并发症。动脉瘤附近的穿支血管有时会紧紧黏附在动脉瘤上或挤压弹簧圈，应当谨慎地解剖分离并保护这些血管。

尽管血管内治疗后复发或残余的动脉瘤大多选择显微外科夹闭术，在某些情况下却只能选择其他治疗手段。放置弹簧圈后会导致局部瘢痕形成、钙化、血栓形成、影响动脉瘤壁以及弹簧圈突入动脉瘤颈等一系列问题。出现这些情况时，手术夹闭动脉瘤风险较高。此时可以应用动脉瘤包裹术、搭桥孤立术或邻近血管栓塞术。

支架辅助栓塞的动脉瘤复发率较低，但复发后进行手术夹闭的操作难度更大。载瘤动脉的支架，尤其在放置时间过长之后，会黏附在载瘤动脉管壁上，造成手术操作困难。而且，放置临时阻断夹后会使支架变形。目前不推荐将支架取出。动脉瘤夹靠近载瘤动脉会导致动脉瘤或载瘤动脉基底部撕裂。动脉瘤夹应放置在刚刚足够动脉瘤夹夹闭瘤颈的位置。栓塞或支架放置后的动脉瘤，由于结构僵硬、可操作空间狭小，使得手术的难度增大。

20.3.5 术中造影

夹闭动脉瘤后，超声多普勒可以评估载瘤动脉输入端与输出端的通畅性以及动脉瘤内的残余血流。术中造影技术可有效记录动脉瘤闭塞情况以及载瘤动脉输入端与输出端的通畅性。在夹闭血管内治疗后复发的动脉瘤时，由于手术操作过程的不确定性，术中造影技术也显得尤为重要。并且，在搭桥手术后也需要利用术中造影评估吻合处血管的通畅性。进行术中血管造影前，应对双侧腹股沟区备皮、消毒，利用 Seldinger 技术将股动脉导管鞘置入开颅对侧的股动脉内并接上肝素化生理盐水。穿刺股动脉最好在麻醉诱导后、手术开始前进行。股动脉穿刺置管可以避免对桡动脉置管并缩短造影的时间，从而在突发动脉闭塞时可以及时的诊断并处理。同时，股动脉置管也避免了术者担心动脉瘤夹位置不佳影响载瘤动脉血流而采取仓促的措施。术者可以在便携式单面透视装置中获取术者造影结果。造影结果由神经外科医生评估，明确载瘤动脉或分支动脉残余形态与通畅性。得益于此，术者可以在术中进行适当的调整。术中造影技术安全性高，并发症风险小于 1%。吲哚菁绿荧光造影是另一项可以术中快速评估血管通畅性、动脉瘤闭塞情况以及是否吻合成功的工具。

20.4 术后管理以及并发症的处理

手术过程中或手术后新发的变化或功能缺陷都预示着血管缺血、血栓或出血的出现，应当尽早发现并发症。在夹闭动脉瘤时或夹闭后，应当根据神经电生理监测的结果评估有无异常，并及时进行神经功能检查。电生理监测结合临床表现可以帮助术者评估并处理术后并发症。若怀疑载瘤动脉通畅性不佳、穿支血管损伤或夹闭不当，应当考虑及时进行探查。清醒伴局部神经功能缺损的患者或尚未清醒怀疑有颅内缺血的患者（注意有时在诱导爆发抑制后患者意识会延迟恢复数个小时），应当进行颅脑 CT 平扫检查。如果临床表现、神经电生理以及影像学资料都无法解释功能缺损时，可以借助脑血管造影明确原因。

血管内治疗后行手术夹闭的动脉瘤患者在术后应当转到神经重症监护室，以监测心肺与循环功能、血流量以及血压。要采取措施预防深静脉血栓的形成。我们应用间歇充气式压力袜并在术后 12h 及以后每隔 12h 皮下注射 5000 单位的肝素以预防深静脉血栓。另外，还应当预防胃溃疡以及癫痫的发生。避免侵入式血管置管以及留置尿管时间过久以降低感染的风险。

随着血管内治疗后复发以及残留的动脉瘤数量的增加，应当对这类动脉瘤治疗建立指南，以提供最佳的处理方案。对于血管内治疗后复发或残余且无法再次行血管内治疗的动脉瘤，手术夹闭是比较合适的治疗手段。尽管对于血管内治疗后复发的动脉瘤，手术夹闭风险高于未治疗动脉瘤，但其成功率仍可达到94%~100%，并发症发生率约10%，且复发率低。大多数患者都可以直接对动脉瘤颈进行夹闭。然而，当弹簧圈与载瘤动脉的间隙过于狭窄时，在术前应当计划进行搭桥以防夹闭失败。不应常规取出弹簧圈，这将造成并发症率升高。对血管内治疗后的动脉瘤进行二次治疗，可以选择血管内入路或手术，应当根据患者特征、残余或复发的动脉瘤解剖特点以及神经外科医生的经验制订个体化治疗方案。

参考文献

[1] Campi A, Ramzi N, Molyneux AJ, et al. Retreatment of ruptured cerebral aneurysms in patients randomized by coiling or clipping in the International Subarachnoid Aneurysm Trial (ISAT). Stroke. 2007; 38(5):1538–1544

[2] Johnston SC, Dowd CF, Higashida RT, Lawton MT, Duckwiler GR, Gress DR, CARAT Investigators. Predictors of rehemorrhage after treatment of ruptured intracranial aneurysms: the Cerebral Aneurysm Rerupture After Treatment (CARAT) study. Stroke. 2008; 39(1):120–125

[3] Kole MK, Pelz DM, Kalapos P, Lee DH, Gulka IB, Lownie SP. Endovascular coil embolization of intracranial aneurysms: important factors related to rates and outcomes of incomplete occlusion. J Neurosurg. 2005; 102(4):607–615

[4] Raymond J, Darsaut TE. An approach to recurrent aneurysms following endo- vascular coiling. J Neurointerv Surg. 2011; 3(4):314–318

[5] Arnaout OM, El Ahmadieh TY, Zammar SG, et al. Microsurgical treatment of previously coiled intracranial aneurysms: systematic review of the literature. World Neurosurg. 2015; 84(2):246–253

[6] Romani R, Lehto H, Laakso A, et al. Microsurgery for previously coiled aneur- ysms: experience with 81 patients. Neurosurgery. 2011; 68(1):140–153, dis- cussion 153–154

[7] Waldron JS, Halbach VV, Lawton MT. Microsurgical management of incom- pletely coiled and recurrent aneurysms: trends, techniques, and observations on coil extrusion. Neurosurgery. 2009; 64(5) Suppl 2:301–315, discussion 315–317

[8] Raaymakers TW, Rinkel GJ, Limburg M, Algra A. Mortality and morbidity of surgery for unruptured intracranial aneurysms: a meta-analysis. Stroke. 1998; 29(8):1531–1538

第二十一章　翼点开颅暴露对侧动脉瘤

Joao Paulo Almeida, Danilo Silva, Judy Huang, Rafael J. Tamargo

林　鹏　林福鑫　林元相 / 译

摘要

14%~34% 的颅内动脉瘤患者有不止一个动脉瘤。在可行的情况下通过单侧开颅手术治疗多发动脉瘤，可以避免多次开颅的风险，降低住院时间和费用。一侧开颅夹闭同侧多个动脉瘤的技术已较为成熟，并且它也适用于靠近中线的双侧动脉瘤，比如前交通动脉瘤和大脑前动脉远端动脉瘤。本章将讨论经对侧入路治疗颅内动脉瘤的适应证、手术方法和临床效果。成功的对侧入路需要了解基底池的显微手术细微差别和前循环解剖结构。借用颅内脑池的自然间隙作为手术通道，而不需要破坏脑实质，就能通向另一侧。通过充分的外科手术解剖和脑池通路的使用，可经对侧入路治疗动脉瘤，这样的动脉瘤包括眼动脉动脉瘤、颈内动脉分叉段动脉瘤、后交通动脉动脉瘤和近端大脑中动脉动脉瘤。

关键词：颅内动脉瘤，颅骨切开术，多发动脉瘤

21.1　简介

有 14%~34% 的颅内动脉瘤患者有不止一个颅内动脉瘤。这些多发动脉瘤病例中有 20%~ 40% 是双侧动脉瘤。在可行的情况下，通过单侧开颅手术治疗多发动脉瘤，可避免多次开颅手术的风险，降低住院时间和费用。双侧前循环动脉瘤，包括眼段、大脑中动脉（MCA）、后交通段、颈内动脉（ICA）分叉处动脉瘤，可能适合对侧入路手术。手术能否成功的关键因素包括：选择合适的患者、术前根据解剖变异做好手术计划和确定病变的位置。在作者的经验中，适合对侧入路的病例并不多见，约占 10%。在未破裂动脉瘤患者中，使用

该手术方案完成夹闭的成功率在 80% 左右，但在破裂动脉瘤患者中，成功率仅在 40% 左右。

21.2　患者的选择

21.2.1　多发颅内动脉瘤

尽管有个例报道单个患者颅内同时有 13 个动脉瘤的情况，但大部分多发动脉瘤为两个动脉瘤。大约有 1/2 多发动脉瘤发生在两侧。双侧眼动脉段动脉瘤是多发动脉瘤最常见的情况之一，多见于女性。在对手术适应证进行合适的筛选后，治疗颅内多发幕上动脉瘤的首要目标是通过一侧翼点开颅夹闭同侧破裂或有症状的动脉瘤，然后处理同侧其他动脉瘤，除非在处理破裂动脉瘤后难以暴露其他动脉瘤。通常来说，患者在随访过程中会返院行二次翼点开路夹闭未处理的对侧颅内动脉瘤。这是基于颅内动脉瘤手术的基本原则，即在显微解剖过程中需要近端血管控制。

通过对侧入路可直视下夹闭大脑前动脉前交通段和 ICA 分叉处的动脉瘤，相对容易，同时造成穿支动脉损伤的风险最小。起自前交通动脉或者脉络膜前动脉的动脉瘤指向后外侧，导致从对侧入路手术困难。MCA 动脉瘤，尤其是 M1 段较短时，也可从对侧探查。避免分次开颅治疗对侧动脉瘤对于偶然发现的动脉瘤的治疗是可取的，因为这能让未破裂动脉瘤的患者得到及时的治疗，同时避免额外的风险、缩短恢复时间和减少分次开颅夹闭或栓塞手术、全身麻醉和住院时间的延长而增加的费用。从对侧入路治疗未破裂动脉瘤的缺点包括暴露深度增加、近端控制困难以及额外操作和脑牵拉机会的增加等。急性脑出血时，由于大脑肿胀和血液满布视野导致颅脑解剖结构

模糊、缺乏近端控制，暴露和脑松弛不足，这时采取该手术方案就存在争议。当前对具有特定解剖特征的偶发动脉瘤的另一种治疗选择是血管内栓塞治疗，而非二次开颅手术。由于血管内介入治疗技术的不断发展，血管内介入治疗已经成为一种替代治疗措施，这需要重点考虑，特别是对蛛网膜下腔出血伴有对侧动脉瘤的患者。当对侧入路太危险时，可选择血管内栓塞治疗。

21.2.2 颈动脉眼段动脉瘤

颈动脉眼段动脉瘤常发生于 ICA 的内侧壁，且多为双侧动脉瘤。这使得一部分非巨大动脉瘤特别适合对侧入路（图 21.1）要获得颈动脉眼段动脉瘤显微外科治疗的最佳效果需要掌握眼动脉动脉瘤与海绵窦顶部远端硬膜环，前床突包括视柱、镰状韧带、视神经、视交叉、眼动脉和垂体上动脉的起源处和垂体的解剖关系。

床突旁有限的操作空间使得避免视神经和视交叉的损伤在显微解剖过程中至关重要。分离镰状韧带对安全地移开视神经是必要的。对于小动脉瘤，硬膜下磨除骨质通常是不必要的，即便需

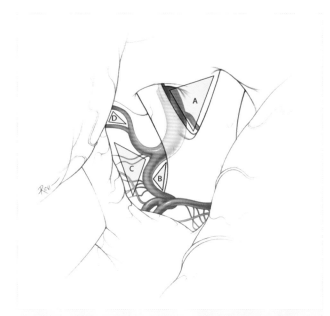

图 21.1 暴露对侧动脉瘤位于：A. 眼动脉段；B. 后交通动脉段；C. 颈内动脉终末端；D. 大脑中动脉段，以及它们与三角蛛网膜下间隙的关系

要磨除部分鞍结节，也比同侧开颅所需磨除前床突和切开视柱更容易实现。对于适合该手术方案的患者，应仔细评估颈动脉 – 眼段动脉瘤的大小、位置、形态和动脉瘤体的朝向。从 ICA 的内侧或上侧壁起始的直径小于 10~15mm 的囊状动脉瘤，在视神经的上外侧的和视交叉的外侧，适合于对侧入路（表 21.1）。复杂的动脉瘤（巨大的、梭形的、双叶的、瘤壁不规则和钙化）优先选择同侧开颅手术夹闭动脉瘤。

由于经视神经前间隙夹闭动脉瘤是对侧入路最常见的途径，因此对视神经前间隙空间较小或视交叉前置的患者不适合对侧入路。采用三维重建 CT 进行术前评估，分析视神经之间的距离以及双侧 ICA 在鞍结节水平之间的距离可能会有所帮助。对侧入路的相对禁忌证包括视交叉前置、巨大动脉瘤、大动脉瘤破裂以及起源于外侧或视神经向极内侧移位的动脉瘤。

21.3 手术步骤

对侧动脉瘤的暴露始于摆放标准翼点开颅的体位。为最大限度减少对脑组织的牵拉，最大限度地利用显微照明实现解剖可视化，并扩大通往对侧血管操作通道的空间，建议仔细暴露额眶部。这要求在颅骨切开的前内侧范围要去除额骨内下部分，并使用高速磨钻磨除同侧眶顶和蝶骨翼的不规则部分。毗邻的大脑外侧裂的蝶骨大翼和蝶骨小翼内侧也要磨平，以连接前颅窝的外侧部和

表 21.1 经对侧翼点入路的三角间隙与动脉瘤亚型的相关性

三角间隙	动脉瘤分型
视交叉前间隙	朝向内侧的颈内动脉眼段动脉瘤和垂体上动脉动脉瘤，朝向下方的后交通动脉瘤和脉络膜前动脉瘤
视神经颈内动脉间隙	朝向后外侧的后交通动脉瘤和脉络膜前动脉瘤
颈内动脉上间隙	朝向上方的颈内动脉分叉部动脉瘤
大脑中动脉间隙	朝向上方或下方的大脑中动脉分叉处动脉瘤

颞窝的前部。

在打开硬脑膜并将其固定在蝶骨翼上后，开始使用显微镜，先进行蛛网膜显微分离以进入岛盖区域的大脑外侧裂池。大脑外侧裂开放可减少对额叶的牵拉，并为解剖基底池提供了宽阔的通路。蛛网膜的解剖延续到同侧的视神经颈动脉池。完整暴露视神经以明确神经走向是必要的。基底池脑脊液的释放可使脑组织松弛。如果基底池中的蛛网膜下腔血凝块较厚，预计从基底池释放 CSF 不足，可以使用腰大池引流或侧脑室外引流。在同侧视神经从额叶解剖出来后，可以打开视交叉池。通过打开 Liliequist 膜和经终板打开脑室系统释放脑脊液可以进一步松弛脑组织。接着可打开对侧视神经颈动脉池以解剖对侧结构。

21.3.1 暴露对侧颈动脉眼段动脉瘤

解剖视神经间隙后可完全暴露视交叉。这个三角形空间以前面的蝶骨平台和双侧视神经为边界，沿着视神经解剖，可进入对侧眼动脉起始处，垂体上动脉起始处位于内侧。在解剖对侧颈内动脉内侧壁，也就是眼动脉段动脉瘤起始处之

前，术者有必要将对侧视神经先移位以减少操作引起的视神经损伤。这可以通过纵向切开对侧镰状韧带的圆周中心直至视神经管的顶部来实现（图 21.4）。在极少数情况下，使用高速磨钻和小金刚钻将对侧视神经管暴露，可以进一步解除对侧视神经的束缚。在视神经附近钻孔时应充分冲洗，以避免视神经受热损伤。在这些操作之后，将对侧视神经向旁边移位，使颈内动脉床突段的内侧壁暴露出来。通过视交叉前间隙，可以明确向内突起的颈内动脉眼动脉段和垂体上动脉动脉瘤的瘤颈，以适合放置动脉瘤夹（图 21.5 和图 21.6）。

近端血管控制的方法包括直接在眼动脉的起始处近端阻断颈内动脉床突段，经颈部暴露颈段颈内动脉或者通过血管内经股动脉球囊闭塞岩段颈内动脉。选择的方法取决于动脉瘤大小、动脉瘤解剖复杂性的预判和医疗机构的优势和习惯。如果不打开远侧硬脑膜环，在动脉瘤起始处进行近心端血管控制可能是不可行的，这对于通过对侧狭窄通道入路来说是一个很困难的操作。因此，起源于短的床突旁颈内动脉的眼动脉瘤可能需要

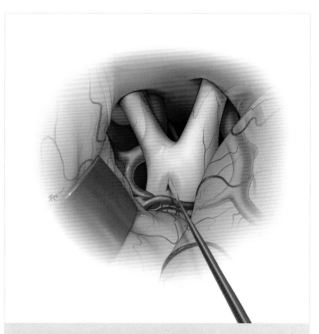

图 21.2 使用镰状刀或显微外科双极打开终板，可以进一步释放脑脊液，减少对脑实质的牵拉和增加对侧血管的暴露

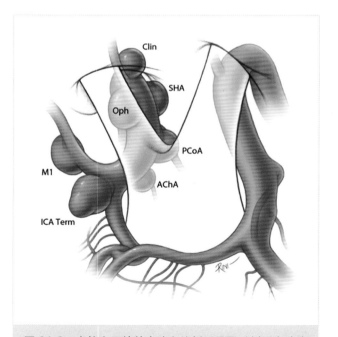

图 21.3 在扩大开放基底池和终板后暴露对侧颈内动脉分叉处，A1 和 M1 分支

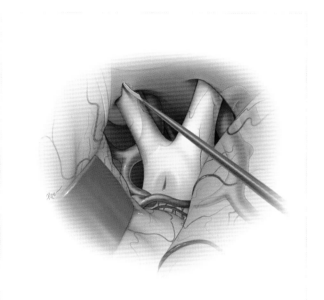

图 21.4　使用镰状刀小心打开对侧镰状韧带，能够进一步移位对侧视神经，增加眼动脉段动脉瘤和垂体上动脉瘤的暴露

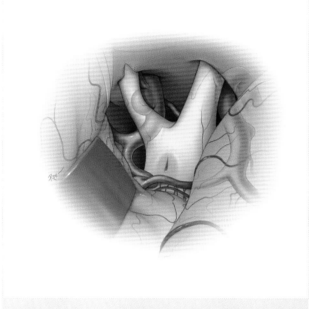

图 21.6　扩大开放基底池后暴露对侧眼动脉段动脉瘤

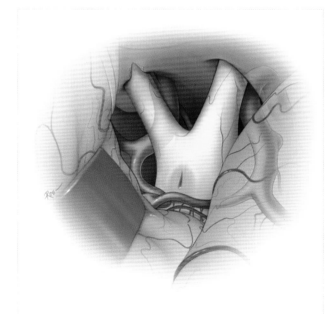

图 21.5　打开镰状韧带可扩大对侧床突旁颈内动脉内侧壁的暴露

颈部解剖以获得足够的近端控制。

视交叉前置所致视交叉前间隙空间限制以及动脉瘤朝向外侧或上外侧可能会妨碍从对侧通向

眼动脉段动脉瘤的通路。对于巨大眼对于巨大眼动脉段动脉瘤，同侧入路仍然是首选的，因为在这些情况下，需要充分切除前床突和视柱。

21.3.2　从对侧暴露后交通及脉络膜段动脉瘤

　　暴露对侧后交通和脉络膜段动脉瘤既可以通过视交叉前间隙，也可以通过对侧视神经颈动脉间隙（图 21.1~ 图 21.8）。这些部位的动脉瘤通过对侧入路暴露是很困难的，因为部分视野会被颈内动脉以及视神经遮挡。对侧三角形视神经颈内动脉间隙的边界包括：对侧视神经、视交叉和视束的外侧面；对侧颈内动脉的内侧面和对侧大脑前动脉 A1 段的下面。经过这一间隙和视通路的上部，可将对侧颈内动脉向外或向内侧移位以明确后交通动脉和脉络膜前动脉动脉瘤的瘤颈。因为这些动脉瘤经常朝后外侧突出，所以对侧颈内动脉和视通路可能会部分遮挡后交通动脉以及脉络膜前动脉的起始处。能否获得充分的视野取决于视交叉的相对位置。分离出较长段的对侧后交通动脉起源处远端的颈内动脉床突上段，对于充分暴露是有帮助的。前置的视交叉会导致暴露非

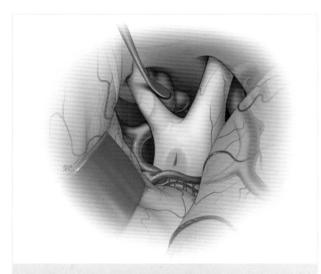

图 21.7 对侧后交通动脉瘤。暴露并夹闭这些动脉瘤常可通过分离视神经间隙完成。朝向内侧的动脉瘤适合这一入路。然而，起源于颈内动脉外侧壁的后交通动脉瘤不适合对侧入路夹闭

常困难甚至是不可能的。朝向后侧的动脉瘤的夹闭的可行性取决于视交叉的位置。如果夹闭可行，可在视交叉上方或下方进行。

21.3.3 暴露对侧颈内动脉末端动脉瘤

起源于对侧颈内动脉末端的动脉瘤最适合对侧入路进行暴露。这些部位的动脉瘤从同侧入路通常很难处理。颈动脉越长，牵拉额叶的必要性就越大。如果动脉瘤的顶部位于内侧或固定于前穿质的下方，则牵拉可导致动脉瘤破裂。来自脉络膜段颈内动脉的穿支动脉很难识别，因为动脉瘤壁往往会覆盖它们。通常，这类动脉瘤的暴露需要手术显微镜向更外侧移动，以避免过度牵拉额叶。动脉瘤夹平行于 A1 段和 M1 段放置的可能性很小。在宽颈动脉瘤的病例中，夹子可能会引

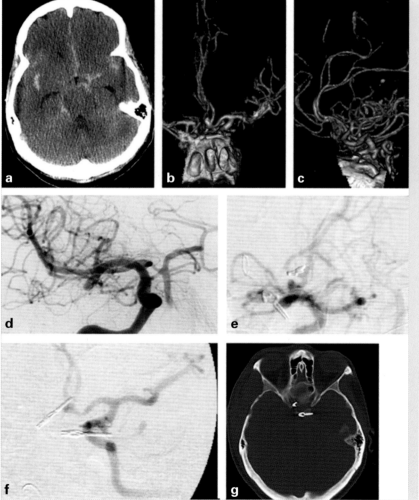

图 21.8 对侧入路夹闭后交通动脉瘤的典型病例。一女性患者，55 岁，蛛网膜下腔出血，WFNS 评分 2 级，拟通过一侧幕上开颅夹闭所有动脉瘤。（a）入院 CT 提示弥漫对称性蛛网膜下腔出血，CTA 提示多发动脉瘤位于（b）前交通动脉瘤（前后位 CTA）、（c）左侧后交通动脉瘤（侧位 CTA）、（d）右侧大脑中动脉瘤（前后位右颈内动脉造影）。所有动脉瘤经单一右侧开颅夹闭。（e）术中左侧颈内动脉斜位和（f）侧位颈内动脉造影显示前交通动脉瘤和后交通动脉瘤的完全夹闭和后交通动脉的通畅。（g）术后 CT 显示夹闭后交通动脉瘤的夹子从右侧进入

起颈动脉分叉变形，从而造成继发的血流问题。

　　当选择对侧入路时，夹闭这些动脉瘤可能相对直接，这是因为这些动脉瘤常朝向上方前穿质，使得动脉瘤所在平面垂直于工作通道和视线（图21.9）。沿着对侧大脑前动脉 A1 段的近端或对侧颈内动脉远端至颈动脉分叉处可找到颈内动脉末端。进一步分离对侧大脑中动脉 M1 段远端和抬高对侧额叶能暴露出对侧的颈内动脉上间隙。这个三角形间隙的边界是对侧大脑中动脉蝶骨段、大脑前动脉 A1 段和对侧额底内侧部。即使是颈动脉末端大动脉瘤也可以通过该间隙暴露出来。起源于脉络膜段的穿支血管可从动脉瘤后壁分离，并且可以看到大脑前动脉和中脑中动脉的起源处。对侧入路能平行于大脑前动脉和大脑中动脉轴线放置动脉瘤夹，与同侧入路相比，其导致的穿通动脉损害风险更小。

21.3.4　暴露对侧大脑中动脉分叉处动脉瘤

　　在到达颈动脉末端后，打开颈内动脉上间隙，紧贴着对侧大脑中动脉的蝶骨段下表面解剖分离，直到大脑中动脉 M1 分叉处。豆纹动脉通常从朝向前穿质的大脑中动脉 M1 段发出，在解剖蝶骨段时，紧贴大脑中动脉下表面分离可避免损伤豆纹动脉。对侧大脑中动脉分叉处的动脉瘤可能需暴露到对侧岛阀的水平（图21.10）。大脑中动脉动脉瘤所在位置远于岛阀则不适合对侧夹闭。在处理双侧大脑中动脉瘤时，为了避免动脉瘤夹造成的视野遮挡，可在处理完对侧动脉瘤后再夹闭同侧动脉瘤。

　　相对较短的大脑中动脉蝶骨段更容易到达动脉瘤。当大脑中动脉分叉处动脉瘤朝向前或向下指向蝶骨嵴时，这类动脉瘤更容易被夹闭，因为它们垂直于视线，可以用一个简单的直夹夹闭。对于朝向外侧的大脑中动脉分叉处动脉瘤，对侧入路手术是具有挑战性的，因为在分离动脉瘤颈时，载瘤动脉可能会挡住手术视野。为了充分暴露，可能需要移位载瘤动脉和动脉瘤，这可以通过临时阻断 M1 段降低动脉瘤内张力来实现。朝

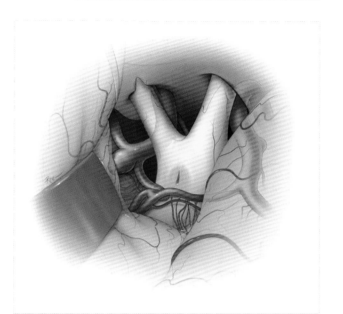

图 21.9　对侧颈内动脉分叉处动脉瘤。这是十分适合对侧入路夹闭的病例。这些动脉瘤常朝向上方前穿质，便于暴露动脉瘤瘤颈并夹闭。通常穿质动脉围绕在动脉瘤瘤体周围，在最后夹闭动脉瘤之前必须仔细解剖分离

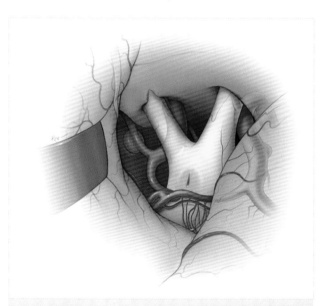

图 21.10　对侧大脑中动脉动脉瘤。要靠近位于边缘岛近端来夹闭对侧大脑中动脉动脉瘤。基底池和终板广泛开放，识别、分离并避免损伤外侧豆纹动脉，以成功治疗该部位动脉瘤

向外侧的动脉瘤可以用弯曲的夹子钳夹，其尖端向下弯曲穿过动脉瘤颈。当第一个瘤夹没有完全夹闭动脉瘤颈部时，可能需要第二个弯夹，其尖

端向上弯曲穿过颈部并与第一个瘤夹的叶片相对。朝向上的动脉瘤可能躲在内侧眶回的后面，可以通过将动脉瘤向下移动、向上牵拉额叶或切除一小部分眶回来暴露（图 21.4）。这些动脉瘤一旦暴露到位，其突出部分用一个直夹可以很容易夹闭。

21.4 临床结果

20 世纪 70 年代末，Yasargil 等首次报道翼点开颅术为一种有效的夹闭对侧动脉瘤的方法。他们描述了 5 例通过单侧翼点开颅成功夹闭双侧颈动脉眼段动脉瘤的病例，并指出"无论动脉瘤的基底是向内还是向外"夹闭对侧动脉瘤都是可行的。尽管在过去 20 年，颅内动脉瘤的血管内治疗方法得到了发展，但对侧入路夹闭动脉瘤对特定病例的治疗仍然很有用。多位作者报告了通过这种方法取得的令人鼓舞的临床结果。

颈动脉眼段动脉瘤是通过对侧翼点开颅术治疗的第一类动脉瘤。Fries 等发表了一个 51 例患者共有 58 个颈动脉 – 眼动脉段动脉瘤的病例系列报告，其中 9 个患者共有 10 个动脉瘤是通过对侧翼点开颅夹闭的。19 例患者出现单侧或双侧视觉障碍。术后视力下降 3 例，视力没有变化的 1 例，视力改善 15 例。以视觉缺陷为主要表现的并且接受对侧入路治疗的患者，治疗后视力得到改善。术后视力下降的所有患者都是经单侧开颅手术。研究认为，用单侧入路夹闭动脉瘤时，在视神经附件的操作会导致视力下降。经对侧入路开颅来夹闭颈动脉眼段动脉瘤的系列研究中，Andrade-Barazarte 等的研究是其中最大的研究之一，他们报道的临床结果最佳，其中在 30 个患者的 3 个月跟踪随访中，有 28 个患者的 mRS 评分在 0~3 之间，这其中有一个患者术后出现视力障碍，表现为偏盲。其中 2 个患者 3 个月的随访过程中出现预后不良，原因和手术入路本身没有关系。其中一个患者并发了血管痉挛，另一个术前临床分级就很差。

在一个简洁的描述性解剖学研究中，de Oliveira 等报道了对侧开颅手术治疗 51 例患者的结果，这些患者共患有 55 个动脉瘤，没有出现与对侧入路相关的死亡率或致残率。笔者认为，最适合对侧入路的动脉瘤有以下几种：颈动脉 – 眼动脉瘤、后交通动脉瘤、脉络膜前动脉瘤、位于大脑前动脉 A1 和 M1 段的动脉瘤和大脑中动脉动脉瘤。Lynch 和 Andrade 通过单侧翼点开颅手术夹闭 15 例对侧动脉瘤，这其中 13 个患者被认为"优秀"或"好"结果（独立生活方式和工作）。Rajesh 等使用单侧扩大眶翼点开颅术来处理 10 例携带 23 个动脉瘤的患者，其中 12 个动脉瘤位于对侧，结果 9 例达到良好的临床效果，这些患者的格拉斯哥预后量表（GOS）评分为 IV 或 V 级。de Sousa 等发表了使用单侧翼点入路治疗 46 例双侧大脑中动脉动脉瘤的研究报道，30 例患者（65%）用外科手术夹闭就能完全闭塞。绝大多数患者能够获得最佳临床结果，90% 患者在最后一次随访中 GOS 评分为 IV 或 V 级。据研究，对侧大脑中动脉的动脉瘤手术失败的主要原因是脑水肿的存在、在急性出血时期手术、动脉瘤朝外侧突起以及非常长的 M1 段。Rodríguez-Hernández 等研究使用单侧和双侧入路处理双侧大脑中动脉动脉瘤方法的差异，证实了单侧入路的安全性、临床效果和性价比。两组患者的神经功能结局均良好，mRS 评分为 0~2 级，同等水平，但与双侧开颅组相比，单侧开颅组每位患者平均节省费用约 133 090 元人民币。作者得出结论，这项技术最适用于因脑萎缩而导致大脑外侧裂扩大的老年患者，也适用于短 M1 节段的指向下方或前方的未破裂动脉瘤患者。

参考文献

[1] Rinne J, Hernesniemi J, Puranen M, Saari T. Multiple intracranial aneurysms in a defined population: prospective angiographic and clinical study. Neuro- surgery. 1994; 35(5):803–808

[2] Lynch JC, Andrade R. Unilateral pterional approach to bilateral cerebral aneurysms. Surg Neurol. 1993; 39(2):120–127

[3] McMahon JH, Morgan MK, Dexter MA. The surgical management of contrala- teral anterior circulation intracranial aneurysms. J Clin Neurosci. 2001; 8 (4):319–324

[4] Inci S, Akbay A, Ozgen T. Bilateral middle cerebral artery aneurysms: a com- parative study of unilateral and bilateral approaches. Neurosurg Rev. 2012; 35(4):505–517, discussion

517–518

[5] Clatterbuck RE, Tamargo RJ. Contralateral approaches to multiple cerebral aneurysms. Neurosurgery. 2005; 57(1) Suppl:160–163, discussion 160–163

[6] Oshiro EM, Rini DA, Tamargo RJ. Contralateral approaches to bilateral cere- bral aneurysms: a microsurgical anatomical study. J Neurosurg. 1997; 87 (2):163–169

[7] de Oliveira E, Tedeschi H, Siqueira MG, et al. Anatomical and technical aspects of the contralateral approach for multiple aneurysms. Acta Neurochir (Wien). 1996; 138(1):1–11, discussion 11

[8] Rodríguez-Hernández A, Gabarrós A, Lawton MT. Contralateral clipping of middle cerebral artery aneurysms: rationale, indications, and surgical tech- nique. Neurosurgery. 2012; 71(1) Suppl Operative:116–123, discussion 123–124

[9] Andrade-Barazarte H, Kivelev J, Goehre F, et al. Contralateral approach to in- ternal carotid artery ophthalmic segment aneurysms: angiographic analysis and surgical results for 30 patients. Neurosurgery. 2015; 77(1):104–112, dis- cussion 112

[10] Kakizawa Y, Tanaka Y, Orz Y, Iwashita T, Hongo K, Kobayashi S. Parameters for contralateral approach to ophthalmic segment aneurysms of the inter- nal carotid artery. Neurosurgery. 2000; 47(5):1130–1136, discussion 1136–1137

[11] Yasargil MG, Gasser JC, Hodosh RM, Rankin TV. Carotid-ophthalmic aneur- ysms: direct microsurgical approach. Surg Neurol. 1977; 8(3):155–165

[12] Fries G, Perneczky A, van Lindert E, Bahadori-Mortasawi F. Contralateral and ipsilateral microsurgical approaches to carotid-ophthalmic aneurysms. Neu- rosurgery. 1997; 41(2):333–342, discussion 342–343

[13] Rajesh A, Praveen A, Purohit AK, Sahu BP. Unilateral craniotomy for bilateral cerebral aneurysms. J Clin Neurosci. 2010; 17(10):1294–1297

[14] de Sousa AA, Filho MA, Faglioni W, Jr, Carvalho GT. Unilateral pterional ap- proach to bilateral aneurysms of the middle cerebral artery. Surg Neurol. 2005; 63 Suppl 1:S1–S

第二十二章 感染性颅内动脉瘤

Michael K. Tso, R. Loch Macdonald
陈鹏强　王惠清　连葆强 / 译　林元相 / 审

摘要

　　霉菌性动脉瘤一词最早由 William Osler 于 1885 年提出并描述这种霉菌性动脉瘤的大体病理表现。然而，尽管大多数霉菌性动脉瘤是由细菌（而不是真菌）侵入血管壁并随后扩张引起的，但该术语仍然存在。因此，首选术语为感染性动脉瘤。感染性颅内动脉瘤相对少见，约占已发表病例中所有颅内动脉瘤的 2%。然而，真正的发病率尚不清楚，特别是由于感染性动脉瘤在临床上可以无相应动脉瘤症状，在抗生素的作用下可能会消退而不被发现。感染性动脉瘤壁可能非常脆弱。绝大多数感染性颅内动脉瘤是 Willis 环远端脑动脉，在现代发表的病例中通过介入治疗，但仍需考虑手术方案。有兴趣的读者可参阅参考文献，了解有关感染性颅内动脉瘤的全面综述。本章概述了感染性颅内动脉瘤的手术决策和治疗，具体手术技术将在其他章节讨论。

　　关键词：感染性颅内动脉瘤，霉菌性动脉瘤，手术，血管内，蛛网膜下腔出血，心内膜炎

22.1 患者的选择

22.1.1 诊断

　　细菌性心内膜炎和急性发作的神经系统症状的患者应考虑到感染性颅内动脉瘤的可能。感染性动脉瘤的病理生理学可能是菌血症的血源性播散或细菌性心内膜炎瓣膜赘生物形成的脓毒性栓子。发生心内膜炎相关瓣膜赘生物的风险因素包括静脉用药、免疫抑制和人工动脉器械，如支架、移植物和瓣膜。邻近感染的持续扩散，包括眶蜂窝织炎伴海绵窦血栓性静脉炎、鼻窦炎或脑膜炎，也可导致感染性动脉瘤形成。有轻微的男性好发倾向。感染性动脉瘤通常以破裂状态出现，可表现为蛛网膜下腔出血（SAH）、脑内出血（ICH）、脑室内出血和罕见的硬膜下出血。从血培养中分离出的最常见微生物包括链球菌属（包括草绿色链球菌）、葡萄球菌属和肠球菌属。真菌菌种罕见，大约 1/3 的培养物为阴性。与典型的发生在 Willis 环周围动脉分叉点的囊状动脉瘤不同，感染性动脉瘤常见于大脑中动脉（MCA）远端分布，具有梭形形态。

　　如果考虑出血原因的诊断，头部的非对比计算机断层扫描（CT）并不是首选。感染性动脉瘤通常通过 CT 血管造影（CTA）进行诊断。也可采用磁共振血管造影（MRA）检查，尤其是肾功能不全者。然而，MRA 可能会遗漏更小、更远端的动脉瘤。数字减影血管造影（DSA）是检测感染性动脉瘤的金标准，尤其是非常小的远端动脉瘤。孤立性自发性脑实质内血肿的鉴别诊断应包括感染性动脉瘤破裂，尤其是在心内膜炎的情况下。在适当的临床背景下（例如心内膜炎或其他一些感染），根据动脉瘤的形态（例如梭形）和位置（例如远端 MCA）将颅内动脉瘤考虑为感染性动脉瘤。

22.1.2 手术适应证

　　确定感染性动脉瘤是否需要手术或介入治疗的关键取决于破裂状态（图 22.1）。破裂的感染性动脉瘤被认为有较高的再出血风险，因此倾向于积极治疗。在感染的药物治疗期间，未破裂的感染性动脉瘤可进行连续影像检查，如果动脉瘤生长、持续或明显破裂，则考虑手术。发生危及生命的脑实质内出血的患者需要接受手术以清除血肿，如果可行，还可以使用或不使用搭桥进行夹闭重建或夹闭动脉瘤。否则，介入治疗通常是首

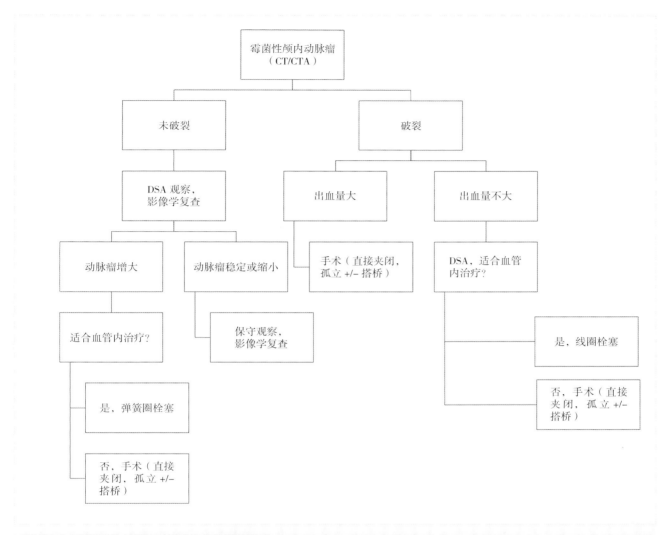

图 22.1 疑似感染性颅内动脉瘤患者的管理模式

选，因为其中许多患者患有严重的心脏疾病，并可能接受抗血栓药物治疗。介入治疗选项包括直接弹簧圈栓塞术和液体栓塞剂栓塞术（例如，溶于二甲基亚砜的氰基丙烯酸正丁酯 NBCA 或乙烯 - 乙烯醇共聚物与钽粉 Onyx 混合，ev3 Inc.）。如果血管内介入治疗选项不可行或不安全（例如，无法选择性插管供血动脉或载瘤动脉供应潜在的语言区域），则考虑手术。手术的目的是防止破裂或再出血。

22.1.3 手术禁忌证
血流动力学不稳定或处于濒死状态的患者不建议进行手术。此外，患者在手术前必须纠正任何凝血障碍。动脉瘤破裂病例应迅速进行纠正治疗。

22.1.4 手术时机
感染性动脉瘤通常为假性动脉瘤。结果是，动脉瘤壁可能非常脆弱。因此，如果无法选择介入治疗，有些外科医生建议在动脉瘤破裂后等待数天至 1 周的时间，让患者接受抗生素治疗，以允许动脉瘤周纤维化，从而变为不易破裂的动脉瘤。感染性动脉瘤壁非常脆弱，其稠度类似于湿棉纸，这增加了术中破裂的风险。

22.1.5 非手术治疗
由于疾病的相对罕见和现代病例中手术或介

入手术的干预，感染性动脉瘤的自然病程尚不明确。未破裂感染性动脉瘤的破裂风险似乎相对较低。值得注意的是，感染性动脉瘤被国际未破裂颅内动脉瘤（ISUIA）研究中排除。因为单纯抗生素治疗可使感染性动脉瘤消退，所以考虑对未破裂的感染性动脉瘤进行保守治疗是合理的。如果患者处于濒死状态，可考虑保守治疗。

感染性动脉瘤的管理策略包括外科手术和血管内手术，后者是大多数临床情况下的一线治疗。血管内手术可包括动脉瘤的直接弹簧圈栓塞术（使用或不使用球囊支架辅助）或用弹簧圈或液体栓塞剂（NBCA 或 Onyx）闭塞载瘤动脉。与 NBCA 相比，Onyx 可在载瘤动脉近端注射，并可多次注射。由于多种原因，通常避免使用支架，包括需要双重抗血小板治疗，血管壁脆弱，高凝状态导致栓塞风险增加以及为持续感染存在的潜在病灶。如果患者因心脏问题或其他合并症而成为较差的全身麻醉候选者，可考虑在清醒镇静下进行介入治疗。但是，当遇到棘手问题时，治疗可能更具挑战性，特别是当尝试将微导管导丝进入非常远端的载瘤动脉时。介入治疗还可最大限度地减少感染性动脉瘤的直接操作，从而降低术中破裂的风险。与外科手术相比，可能可以更早开始介入手术治疗，因为理论上等待动脉瘤纤维化的需要更少。介入治疗还可能允许更早的心脏瓣膜修复置换术，这需要全身抗凝治疗。

介入治疗病例（图 22.2）

患者男，54 岁，右利手，患有高血压、酒精和可卡因滥用，因意识模糊就诊于邻近医院。头部 CT 平扫显示左后颞叶 ICH。他的住院病程以非 CST 段抬高型心肌梗死、酒精戒断为特征，癫痫、需要间歇性血液透析的急性肾损害和细菌性心内膜炎。超声心动图显示重度二尖瓣反流伴 2cm 赘生物。血培养有草绿色链球菌生长。患者接受广谱抗生素治疗，随后在培养获得敏感性抗生素后转为万古霉素治疗。患者随后被转诊至我院。由于急性肾损害，未进行 CTA。MRA 显示无动脉

瘤。DSA 显示左侧远端 M3、M4 段动脉瘤，直径为 2mm。该感染性动脉瘤首次 ICH 后 3 周在常规条件下使用 Onyx 进行血管内栓塞，感染性动脉瘤位于供血动脉的极远端，无操作区域。栓塞手术涉及右股动脉穿刺，随后全身肝素化，并在左颈总动脉内置入一根 Shuttle 导管。从 M2 下支远端操纵微导管，微导管头端恰好位于动脉瘤近端。注入 Onyx，动脉瘤完全闭塞，导管头端轻微反流。手术无并发症，患者在 9 天后被转回邻近医院，无局灶性神经功能缺损。

22.1.6 手术风险

手术风险包括接受全身麻醉和手术的一般风险，包括心肌梗死、肺炎、深静脉血栓形成、肺栓塞等。与手术相关的风险包括术中动脉瘤破裂、缺血性和出血性并发症、手术部位感染、新发神经功能缺损和死亡。缺血可能是血栓栓塞事件、临时夹子导致的载瘤血管长时间闭塞、永久性夹子导致的意外载瘤动脉闭塞和搭桥血管血栓形成所致（如适用搭桥）。

22.2 术前准备

感染性动脉瘤患者的管理需要神经外科、神经介入放射学、传染病学、心脏外科和重症监护医学的多学科方法。感染性动脉瘤患者需要从气道、呼吸和循环方面进行治疗稳定。术前综合内科和麻醉评估也是合理的，以确保全身麻醉的安全性。尤其是对于破裂的动脉瘤，应迅速逆转任何凝血障碍，包括在人工心脏瓣膜的用药。血常规检查包括全血细胞计数、电解质、肌酐、国际标准化比值、部分凝血活酶时间、红细胞沉降率和 C 反应蛋白。进行血液和尿液培养，以检测厌氧菌和需氧菌。可以通过 CD4 计数和 HIV 状态来考虑免疫功能低下状态的检查。术前评估需要胸部 X 线检查，以排除胸部感染。下颌骨 X 线检查可发现牙侵蚀性脓肿的证据。应进行超声心动图（经胸和 / 或经食道），以评价心脏和瓣膜功能，检

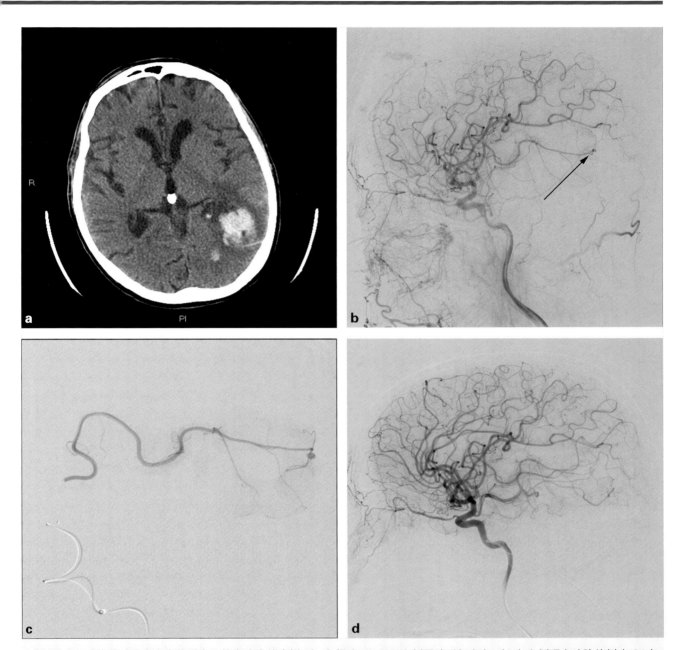

图 22.2 感染性动脉瘤患者接受介入栓塞治疗的病例。(a) 颅脑 CT 显示左侧颞叶后部出血。(b) 左侧颈内动脉外侧 (ICA) 造影，显示左侧远端 M3/M4 感染性动脉瘤。(c) 左侧超选择性造影，进一步显示左侧 M3/M4 感染性动脉瘤。(d) 左侧 ICA 造影显示动脉瘤在用 Onyx 栓塞后闭塞

测瓣膜赘生物，并检测附壁血栓。获得头部 CT 和 CTA（头部和颈部）扫描，以评估出血的程度和动脉瘤的位置。感染性动脉瘤破裂时不建议腰穿。如果持续存在血培养阴性的脑膜炎问题，可考虑使用。如果有脑积水的放射学证据或患者在动脉瘤破裂后出现意识水平下降，可以在术前进行脑室外引流（EVD）。对于需要准备搭桥的患者，应

进行桡动脉评价（Allen 试验）。

在获得血培养后，应给予静脉广谱抗生素。抗生素可根据微生物的类型和培养的敏感性进行调整。一般静脉抗生素治疗至少持续 4~6 周。入院早期可能需要经外周静脉置入中心静脉导管。还需给予退热药退热，以维持正常体温。动脉瘤破裂时，控制血压，防止再出血。

在手术干预之前，出于以下原因要进行 DSA 检查：①评估动脉瘤形态和构型；②检测更小的动脉瘤，尤其是 CTA 可能无法检测到的动脉远端；③评估潜在搭桥供体血管的口径，包括同侧颞浅动脉（STA）和枕动脉；④可能通过 Wada 试验确定动脉瘤载瘤动脉（患者清醒时动脉内注射阿米妥钠至载瘤动脉）；⑤如可行的话计划血管内栓塞治疗。对于可能难以在术中定位的非常小的远端动脉瘤，出于术中神经导航的目的，可获得 MR 或 CTA 成像。

22.3 手术过程

22.3.1 定位和辅助设备

术前一般避免使用类固醇或预防性抗癫痫药物。甘露醇可在开颅术中和硬脑膜切开前使用，以帮助降低颅内压。插管和全身麻醉开始后，患者通常被固定在头架上，头转向对侧，垫子放置在同侧肩部下方。房间内的辅助设备包括手术显微镜、术中评估用微型多普勒和可定位皮肤表面 STA 的常规多普勒、神经导航（如可用）和吲哚菁绿（ICG）血管造影（如可用）。术中血管造影也是可使用的。如果需要，应准备好桡动脉或大隐静脉进行搭桥手术。在破裂病例中，我们避免使用局部麻醉剂浸润切口。

22.3.2 开颅

标准弧形切口和翼点开颅术可能是足够的；但是，感染性动脉瘤通常位于远端动脉上，因此必须定制暴露动脉瘤的方法。根据动脉瘤的位置，最好保留 STA 以及额支和 / 或顶支。神经导航可能有助于在远端 MCA 感染性小动脉瘤的情况下计划颅骨瓣。

22.3.3 动脉瘤显露与夹闭

必须小心打开硬脑膜，尤其是对于可能黏附在硬脑膜上的远端 M3/M4 感染性动脉瘤。打开硬膜后，将手术显微镜引入手术区域。情况许可下

对脑实质内出血进行减压，但不要过于积极，因为血肿可防止活动性动脉瘤出血。动脉瘤需要小心进行解剖分离，首先识别出用于近端控制的无名动脉、无名分支以及靠近动脉瘤颈和基底的任何穿支血管。可使用临时阻断夹。应考虑塑形重建手术（夹闭重建）还是破坏性手术（动脉瘤孤立搭桥术）。通常，由于动脉瘤壁的易碎性质和动脉瘤的梭形，无法直接夹闭动脉瘤。因此，可以在近端和远端放置永久性夹子夹闭动脉瘤。术中，在感染性动脉瘤部位可观察到脓液或炎性物质。可以切除动脉瘤和邻近感染组织，尤其是在动脉瘤非常浅表的情况下（例如 M3、M4 连接处）。

更近端的动脉瘤可能需要颅内 - 颅内分流术或颅外 - 颅内分流术，具体取决于动脉瘤直接夹闭重建的可行性。其他章节中讨论了具体的搭桥技术。包裹动脉瘤，特别是术中破裂时，是重建载瘤动脉的最后手段。然而，这种异物可能存在持续性感染病灶或引发强烈炎症反应（如纱布瘤）的风险。

可以进行 ICG 视频血管造影和术中血管造影，以证实感染性动脉瘤未充盈，尽管在孤立和切除明显感染性动脉瘤时可能没有必要。缝合前应充分冲洗。

22.3.4 关颅

一期关闭硬脑膜是理想的，如果可能的话，避免用人工补片行硬膜成形。骨瓣通常可以还纳，通常不会感染。使用大量杆菌肽洗涤液。使用间断可吸收 3-0 缝线重新对合颞肌和筋膜。使用间断可吸收 3-0Vicryl 缝线倒置缝合帽状腱膜。有经验者倾向于使用连续 4-0 单股可吸收缝线进行皮肤缝合。

22.3.5 开颅病例（图 22.3）

1 例 28 岁，右利手，男性，已知有静脉注射毒品、长期使用美沙酮和丙型肝炎病史，因发热、左侧面部和上肢无力来我院就诊。头部 CT 平扫显示 SAH 主要位于右侧大脑外侧裂池，以及部分右

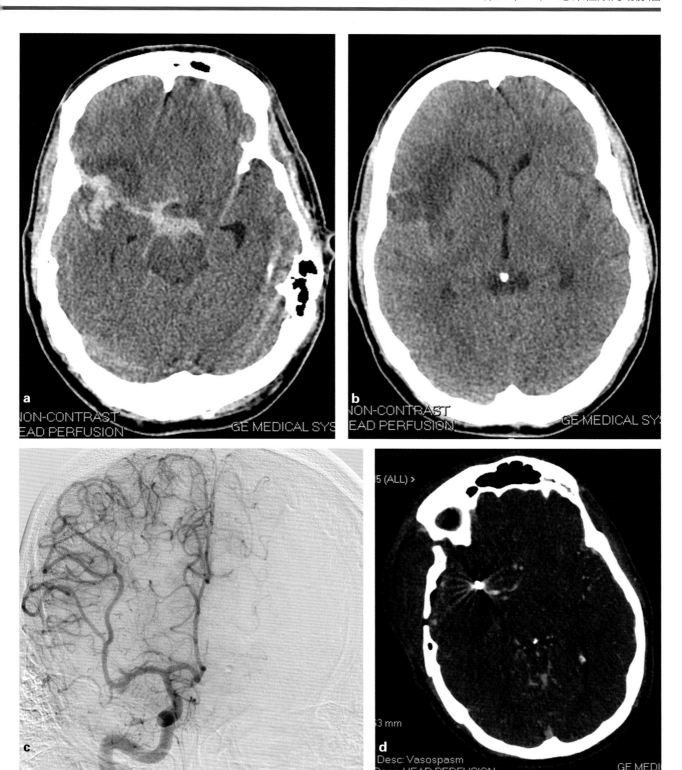

图 22.3 感染性动脉瘤患者接受动脉瘤夹闭治疗病例。（a）颅脑 CT 显示主要涉及右侧大脑外侧裂池的 SAH。（b）CT 显示部分右 MCA 区梗死。（c）造影显示右 MCA 分叉感染性动脉瘤指向下外侧以及上 M2 闭塞。（d）术后 CTA 显示动脉位置和右 MCA 分叉感染性动脉瘤未显示

侧 MCA 区域梗死。CTA 显示右上 M2 闭塞，但无明确动脉瘤。经胸超声心动图显示重度主动脉瓣和二尖瓣反流，多个赘生物直径达 1.5cm。血培养为凝固酶阴性葡萄球菌。DSA 显示延迟充盈的右侧 MCA 分叉假性动脉瘤，并证实存在上方 M2 血栓形成。血管内治疗可能需要支架辅助，这需要预先处理和评估双重抗血小板药物及其相关出血风险。因此，患者接受了动脉瘤夹闭术。

对患者进行插管，并应用甘露醇以降低颅内压，并行右额叶 EVD。在全身麻醉下，行标准右翼点开颅术，保留 STA。广泛分离外侧裂，剥离至 ICA 以进行近端控制。辨别了右侧 M1，随后是两个 M2 分支。在右侧 MCA 分叉部位识别出覆有脓液的动脉瘤。术中破裂用棉片和吸引器控制。在 M1 和 M2 下干放置临时动脉瘤夹。切除 M1 的假性动脉瘤囊，去除覆盖的纤维化组织。这显示了分叉部位的血管缺损。由于壁易碎，决定不缝合缺损。相反，将轻微弯曲的 5mm 动脉瘤夹闭塞上方 M2 残端以及分叉，同时保留 M1，ICG 血管造影显示患者 M1 和 M2 血流较差。术中血管造影使用右侧 STA 近端逆行注射造影剂至右侧颈总动脉，确认感染性动脉瘤被孤立，血流流经右侧 M1 和 M2 下干。除术中破裂外，无进一步并发症，患者恢复良好。

22.4 术后处理

如果术中不能进行血管造影，则应进行术后血管造影以证实动脉瘤已闭塞。术后可进行 CT、CTA，以查找任何即刻并发症，随后以延迟方式进行连续 DSA 或 CTA 检查，直至原发感染得到充分治疗。如果存在 SAH，可以考虑使用尼莫地平，但是目前还没有关于尼莫地平用于感染性动脉瘤患者的具体数据。静脉注射抗生素持续 4~6 周。

需要心脏外科和神经外科会诊，恢复抗凝治疗（例如，人工心脏瓣膜），权衡术后出血和血栓栓塞并发症的风险。目前没有明确的指南，因此需要根据具体情况作出决定。也没有关于心脏瓣膜修复或置换的最佳时机的指南，这需要全身抗凝和降血压治疗。但是，一些人建议在开颅动脉瘤夹闭术后大约 4 周进行心脏手术。但是，有一份发表的病例报告指出，感染性颅内动脉瘤夹闭后 3 天即可进行安全的瓣膜修复。

感染性动脉瘤患者的预后较差，致残率和死亡率较高。如有机会出院，患者可在 6~8 周内接受神经外科随访，并遵医嘱接受传染病内科随访。可以在 3~6 个月时进一步随访，进行无创血管成像检查，并在 1 年时进行验证性 DSA，以证实动脉瘤持续闭塞以及不存在新发动脉瘤。

参考文献

[1] Ducruet AF, Hickman ZL, Zacharia BE, et al. Intracranial infectious aneurysms: a comprehensive review. Neurosurg Rev. 2010; 33(1):37–46
[2] Peters PJ, Harrison T, Lennox JL. A dangerous dilemma: management of infectious intracranial aneurysms complicating endocarditis. Lancet Infect Dis. 2006; 6(11):742–748
[3] Meyer SA, Bederson JB, Shilpakar SK, Sharma MR, Gordon DS, Winn HR. Infectious aneurysms. In: Winn HR, Connolly ES, Meyer FB, Britz G, Lawton M, Hongo K, eds. Youmans and Winn Neurological Surgery. 7th ed. Philadelphia, PA: Elsevier Saunders; 2017:304–309

第二部分
血管畸形

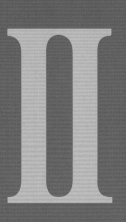

第二十三章　大脑凸面动静脉畸形

Jacob R. Lepard, John Amburgy, Winfield S. Fisher III
张元隆　王惠清　连葆强 / 译

摘要

　　虽然大多数大脑凸面的动静脉畸形呈倒圆锥形，顶点指向侧脑室，但每个动静脉畸形均不同。临床中遇到两种类型的脑动静脉畸形：未破裂和破裂动静脉畸形。未破裂动静脉畸形，分为有症状和无症状的。一项未破裂脑动静脉畸形的随机试验强调了药物治疗未破裂动静脉畸形的重要性。此项随机试验受到了挑战，因为这项研究的时间跨度较短，而动静脉畸形（AVMs）自然史的时间较长（2%~4% 的年出血率，其间包含未出血时间）。无论是未破裂还是破裂的病例，全面的临床评估和严格的患者选择，再加上经典的外科治疗（开放手术、栓塞和立体定向放射外科）是所有脑动静脉畸形患者治疗的特点，手术切除首先以同心方式控制表面供血动脉，注意保护引流静脉。AVMs 的深部切除通常以螺旋方式围绕 AVMs 进行，随后是深部动脉蒂的环向切除，最终控制 AVMs 的小簇，然后是切断引流静脉。这将使动静脉畸形整体切除，减少出血和神经损伤。

　　关键词：大脑凸面，动静脉畸形，幕上

23.1　术前计划

患者选择

　　所有动静脉畸形（AVMs）的治疗都应针对预防出血、神经功能减退、癫痫和死亡进行。一般来说，AVMs 必须完全切除，并且在治疗结束后的某个时间行脑血管造影，以确认没有动静脉分流的迹象，才能认为 AVMs 已治愈。因此，治疗前的影像几乎总是包括导管血管造影，需要显示大部分（如果不是全部的话）供应头部的主要动脉，类似于计算机断层扫描（CT）或磁共振成像（MRI）横截面成像。可能还需要特别的检查如功能性 MRI 和弥散张量成像来描绘大脑功能区域和白质束。

　　大约 65% 的颅内动静脉畸形为幕上；最常见的临床表现是脑实质内出血和癫痫发作。理想的治疗策略可能包括观察与药物治疗、手术切除、栓塞和立体定向放射外科（SRNS）相结合，并且每种或所有这些治疗都是针对每个病变量身定做的。

　　立体定向放射可治疗之前可采用手术切除非常危险的病变，在治疗直径小于 3cm 的动静脉畸形时最有效，治疗后 2 年内最多可达到 80% 的闭塞。导管定向栓塞很少有完全治愈，通常用作手术或立体定向放射辅助手段，用于阻塞血管蒂或减少血流。

　　ARUBA（一项未破裂脑动静脉畸形的随机试验）支持未破裂动静脉畸形的医学治疗，尽管本研究的结果因许多原因备受争议，包括高度选择的未破裂动脉瘤人群可能比破裂的动静脉畸形患者有更良性的自然史，治疗组栓塞治疗的优势和随访时间短，往往比自然史更强调治疗的短期并发症。几项研究讨论了精心选择患者以改善 AVMs 出血的自然史的重要性。根据最近发表的一项荟萃分析，未破裂和破裂的 AVMs 每年的出血风险分别为 2.2% 和 4.5%。因此，应强调的是，手术的主要指征是防止进一步出血，其他手术指征包括：①血肿清除；②控制癫痫发作。

　　脑动静脉畸形手术的其他考虑因素包括术前充分备血，大出血时有良好的静脉通路，以及良好的显微手术器械，特别是双极电凝镊子，如需带冲洗、冷却或特殊涂层的，以尽量减少凝血过程中的粘连。

23.2　解剖

　　大多数动静脉畸形呈倒圆锥形，其尖端指向

侧脑室，这是动静脉畸形的一个重要形态特征，可使手术切除变得困难。最常见的情况是，AVMs通过胶质边界、血肿或脑室液与周围的脑组织相分离。在尖端，细小的血管丛使得边缘的剥离极其烦琐，因为这些血管丛非常脆弱，难电凝，触碰时易大量出血。通过在血管丛周围解剖，控制动静脉畸形尖端的小血管，可以减少失血。引流静脉可以是单一的或多个的，可以到达皮质表面或深入室管膜下静脉系统。保留主要引流静脉对顺利切除至关重要。如果这些静脉切除太早，供血动脉无输出静脉，可导致严重的AVMs扩张、肿胀和大量出血。

如果可能的话，伴随的供应动脉动脉瘤需要通过开放手术来治疗。所有的供应动脉通常遵循正常的解剖模式，因此熟悉这些模式对于切除策略至关重要。此外，血管正常通路可能存在，需要保护以防止神经功能缺损。

脑出血与手术时机

脑内血肿可以为手术切除AVMs创造条件。血肿能在大脑内形成一个空腔，可以减少牵拉脑组织，减轻病变带来的影响，并有利于增加AVMs的暴露。在这些病例中，早期手术可能存在问题，因为周围的脑组织可能水肿，AVMs病灶可能被血肿掩盖。尽管对于大出血且有显著占位效应的患者，在出血后的急性期需要开颅以清除血肿，但在大多数情况下，最好推迟手术，直到血块液化。CT和/或MRI可以很容易地跟踪血肿液化过程。

23.3　手术步骤

23.3.1　体位和开颅

患者的头部应高于右心房，以增加静脉回流。头部采用刚性固定，避免过度旋转和颈部伸展，防止颈静脉受损。头部的位置应使动静脉畸形的皮质表面与地板平行，以便在最小的脑牵拉情况下垂直接近病变部位。

立体定向影像引导有助于头皮和骨瓣的设计。动静脉畸形手术的总体原则是设计一个比需要更大的骨瓣，这样可以保证医生能暴露到所有的供血血管。皮肤切开后，患者静脉注射甘露醇（0.25g/kg）和呋塞米（10mg），以增加大脑松弛。

23.3.2　显微外科手术步骤

使用带柔性锥形叶片脑压板的圆盘形牵开器系统。与显微镜相连的视频显示对于神经外科护士和辅助人员观看和在关键时刻快速反应非常重要。术中超声或立体定向影像引导可能有帮助。至少应提供3个吸引器，其中1个用于紧急备用。

各种各样的血管显微外科器械是必要的。动脉瘤夹和AVMs夹都应可用。小动脉瘤夹可以临时血管阻断，小血管可以用Sundt型AVMs夹阻断。较大的血管可用动脉瘤夹永久性夹闭。为避免侧支动脉的损伤，在血管进入动静脉畸形之前，不进行最后的切除或永久性电凝或结扎。在最终切除AVMs之前，允许调整血管夹。

其他需要的仪器包括长、短显微剪，以及一个高质量的非黏性双极电凝装置。尽管铂头电凝器和可冲洗双极镊子都可以用，但作者更喜欢铂头电凝器。可调整长度的器械一开始用于浅层分离，然后进行深层分离。

不一定按常规方法切开硬脑膜，因为供血动脉、引流静脉或动静脉畸形本身可能黏附在硬脑膜上并有损伤的风险，在没有明确动静脉畸形解剖情况下，可能导致棘手的出血。硬膜在放大镜或显微镜下打开。环形硬脑膜切口与动静脉畸形的皮质面相距一定距离，以避免损伤动静脉畸形的皮质供血血管。在手术显微镜下，检查并定位皮质表面动静脉畸形、供血动脉和其他浅表血管，在动静脉畸形和皮质之间通过建立胶质边界，解剖和分离这些血管（图23.1）。向AVMs远端跟踪供血血管，允许在供应动脉上放置临时血管夹，并且仅当血管被确认进入AVMs时，才允许永久性闭塞血管。可能有必要打开脑沟和裂隙以识别供血动脉，并建立正常血管结构的近端控制。偶尔，在皮质表面可见的AVMs的唯一部分可能是一个动

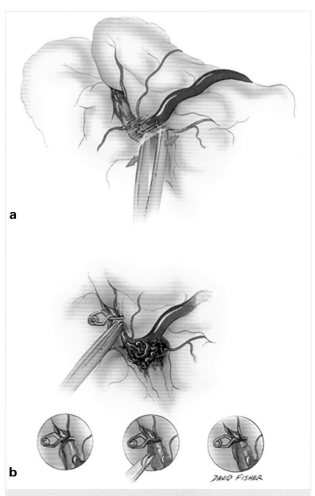

图 23.1 开始的分离包含近端控制 AVMs 的供血动脉。（a）暴露蛛网膜。（b）每条动脉都进入 AVMs，只有当它进入血管畸形时才会被电凝和切断。插图显示，每根血管一开始都是用双极电凝镊子在一小段血管上进行电凝，然后在电凝尝试失败的情况下，可中途切断血管，以加强出血的控制。只有当它完全被电凝后，它才会被完全剪断

脉化的皮质静脉，其皮质下可能有 AVMs 血管团。

AVMs 的分离解剖在胶质界面内继续进行，尽可能靠近 AVMs，并且应沿着血管巢的圆周方向进行，在所有其他层面上都不超出合理的剥离范围。很难区分动脉蒂和动脉化的引流静脉。可以在血管上放置一个临时阻断夹来区分两者；静脉会在血管巢远端塌陷，而动脉会继续跳动。应在一定长度上的血管（至少 1~2mm）上电凝血管，而不是在一个固定点上电凝。使用显微剪对血管进行部分切断，可以在血管完全切断和血管末端收缩之前确认闭塞；所有血管分两个阶段进行切断，以便

在发生出血时，可以轻松控制（图 23.1）。动静脉畸形夹应适用于不易电凝的血管，并且这些血管足够坚韧可以放置血管夹。供血动脉侧支往往发生在脑裂中，因此需要特别注意。

在分离过程中，双极镊子以电凝方式使用，其尖端打开与剥离的畸形血管表面平行。为了避免脆弱的血管在术腔深部破裂，应谨慎或完全避免撑开操作。AVMs 上的牵拉可以增加暴露，实际上只要手法压迫就可以停止渗液。棉片可以放在 AVMs 上帮助暴露畸形的血管；但是，靠棉片用力剥离既无效又危险。应阻止活动性出血，发生时不要填塞，因为多个部位出血会使 AVMs 切除加倍复杂。

几个因素可以使 AVMs 难以与周围的脑组织区分开。在动静脉畸形上方弯曲旋转的多个供血血管可能掩盖了正下方的正常组织。未破裂的动静脉畸形和儿科患者的动静脉畸形不太可能被胶质组织包围。AVMs 边缘的胶质组织通常在分离早期很容易识别，但随着分离深度的加深，变得更难识别，因为供血血管的直径变得非常微小。"如果它看起来像 AVMs，它可能是"的原则可以应用于这些情况。虽然过多的偏离会导致不可宽恕的出血，但谨慎的做法是略微偏向 AVMs 的一侧，以避免对正常组织造成伤害。

随着分离深度的加深，动静脉畸形的供血动脉和引流静脉变小，这些小血管丛可能从动静脉畸形延伸到周围的脑组织中（图 23.2）。在分离的这一阶段，可能会发生大量出血，而且可能会使人精疲力尽，难以控制。因此，如果出现不易控制的出血，应扩大分离组织的边界，使其包含这些小的血管丛。聚焦这些血管丛的分离，通常会在血管丛的尖端部分移形为单根供血动脉（与血管丛相对应），这可以电凝和锐性分离供血动脉。在这些极其脆弱的、难以电凝的血管上使用 AVMs 夹有助于止血（图 23.2）。过早地将 AVMs 夹应用于血管丛本身时会出现问题，这可能会影响周围界面而阻碍手术进展；AVMs 夹可以防止血管收缩到正常组织中，在单一的供血血管上效果最好。

AVMs 夹也可用于分离深埋在脑沟内的主要供血血管；这些血管也可能具有脆弱的微血管周围血管丛，难以电凝。

在病灶的周围分离完成并进入侧脑室后，应注意深部供血动脉的解剖。室管膜下供血血管位于倒置锥形分离的尖端。在较大的动静脉畸形手术中，脑室总是开放的；在这种情况下，在脑室内放置一片带线的棉片，以防止血液溢入脑室系统中。

最后一步是控制和切断引流静脉。由于位于静脉蒂下方或附近的小供血动脉，切除巢后，大的引流静脉仍可能动脉化。动脉瘤夹夹闭主要引流静脉几分钟并进行观察之前，不应该干扰这些引流静脉（图 23.3）。动静脉畸形扩张或肿胀加剧，引流静脉暂时闭塞，是动脉蒂仍然存在的迹象，需要在引流静脉永久闭塞之前，继续寻找供应动脉。应注意引流静脉附近的区域；常在那里或脑室深处发现持续性供血动脉。然后，应将 AVMs 整体完整抬出大脑。经动静脉畸形行部分切除术会导致出血，最好情况是出血得以控制，最坏情况下出血几乎不可能控制。

动静脉畸形切除后，对术腔进行冲洗，仔细检查是否有残余病灶。一个简短的过度通气可以确认已经达到足够的止血效果，并且确认手术已经完成。如果在切除完成时止血似乎不理想，可在脑室内或术腔附近放置一根引流管，以便在术后立即进行引流和颅内压力监测。没有必要用增加血容量来测试术腔止血效果，手术造成的低血压可能会导致神经功能缺损。一些外科医生采用术中血管造影来确认 AVMs 切除的范围。

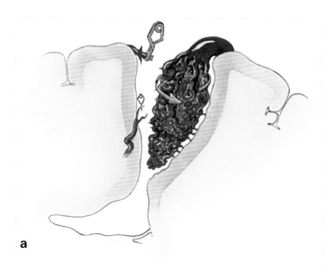

a

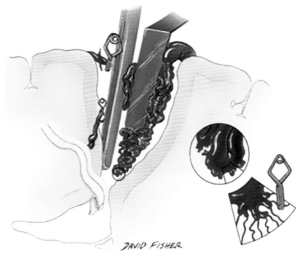

a

图 23.2　动静脉畸形的周边分离。（a）动脉瘤夹和 AVMs 夹可强化对进入 AVMs 的血管的控制。（b）锥形牵开器用于减少脑损伤，并深入观察和暴露分离的底部。插图显示了从 AVMs 表面延伸出的 AVMs 小血管丛。如果适当地使用这些夹子（例如在小的供血动脉，而不是在血管丛本身），小的 AVMs 夹可以加强对这些血管丛的控制

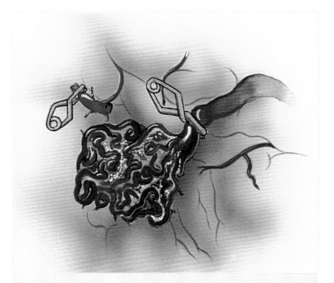

图 23.3　最后一个夹子放在主要引流静脉上，作为 AVMs 准备切除的最后测试。将夹子留在原位几分钟，如果出现问题，可以将其取下

23.4 术后处理，包括可能的并发症

　　所有患者应在神经外科重症监护室至少观察 24h。血压维持在患者平时血压水平或略低于患者平时血压水平。应提供足够的液体，以降低颅内静脉血栓形成的风险。手术切除后的主要术后问题是出血，通常可归因于残余动静脉畸形、静脉血栓形成或正常灌注压突破。残余动静脉畸形可能需要返回手术室进行切除，或在某些情况下，可以通过放射外科或血管内方法进行治疗。一般来说，至少在术后几天需要进行导管血管造影，以确认并记录 AVMs 的完全闭塞。

参考文献

[1]　Al-Shahi R, Warlow C. A systematic review of the frequency and prognosis of arteriovenous malformations of the brain in adults. Brain. 2001; 124(Pt 10):1900–1926

[2]　Solomon RA, Connolly ES, Jr. Arteriovenous malformations of the brain. N Engl J Med. 2017; 376(19):1859–1866

[3]　Ding D, Starke RM, Sheehan JP. Radiosurgery for the management of cerebral arteriovenous malformations. Handb Clin Neurol. 2017; 143:69–83

[4]　van Beijnum J, van der Worp HB, Buis DR, et al. Treatment of brain arteriovenous malformations: a systematic review and meta-analysis. JAMA. 2011; 306(18):2011–2019

[5]　Mohr JP, Parides MK, Stapf C, et al. international ARUBA investigators. Medical management with or without interventional therapy for unruptured brain arteriovenous malformations (ARUBA): a multicentre, non-blinded, randomised trial. Lancet. 2014; 383(9917):614–621

[6]　Bervini D, Morgan MK, Ritson EA, Heller G. Surgery for unruptured arteriovenous malformations of the brain is better than conservative management for selected cases: a prospective cohort study. J Neurosurg. 2014; 121 (4):878–890

[7]　Potts MB, Lau D, Abla AA, Kim H, Young WL, Lawton MT, UCSF Brain AVM Study Project. Current surgical results with low-grade brain arteriovenous malformations. J Neurosurg. 2015; 122(4):912–920

[8]　Gross BA, Du R. Natural history of cerebral arteriovenous malformations: a meta-analysis. J Neurosurg. 2013; 118(2):437–443

[9]　Conger A, Kulwin C, Lawton MT, Cohen-Gadol AA. Endovascular and microsurgical treatment of cerebral arteriovenous malformations: current recommendations. Surg Neurol Int. 2015; 6:39

[10]　Spetzler RF, Wilson CB, Weinstein P, Mehdorn M, Townsend J, Telles D. Normal perfusion pressure breakthrough theory. Clin Neurosurg. 1978; 25:651–672

第二十四章 基底节区和丘脑的动静脉畸形

Jeremiah N. Johnson, Michael Lim, Mario Teo, Gary K. Steinberg
李 奥 王惠清 林元相 / 译

摘要

基底节区和丘脑的动静脉畸形（Arteriovenous Malformations，AVMs）约占所有动静脉畸形的10%，由于它们位于深部功能区，出血往往会导致严重的神经损伤。它们位置深使得它们的治疗具有挑战性。近年来，随着介入治疗、显微外科手术及立体定向放射外科的进步，使越来越多的患者成功治愈成为可能。

关键词：动静脉畸形，基底节，丘脑，脑内出血

24.1 患者的选择

AVMs 总的年出血风险为 2%~4%。未破裂 AVMs 患者年出血风险较曾破裂 AVMs 患者的年出血风险低，分别为 2.2% 和 4.5%。基底节区及丘脑 AVMs 的出血风险似乎更高。在一项就诊于斯坦福大学的未经治疗的 AVMs 患者的回顾性研究中，患者总随访时间超过 500 人年，分析结果显示治疗前年破裂率为 9.8%，与其他大样本的自然病史研究一样，深部 AVMs 被确认为出血的独立危险因素。

位于脑室周围及深静脉引流会增加 AVMs 的出血风险，既往出血病史与基底节区及丘脑 AVMs 再出血相关。基底节区及丘脑 AVMs 出血导致严重致残的风险高，约 85% 的患者将发展为半身不遂或偏瘫。

较高的出血风险及出血后较高的致残率，应该作为决定基底节区及丘脑 AVMs 是否治疗的关键因素。然而，丘脑及基底节区安全可行的手术入路有限，这些功能区病变手术的并发症导致的功能损伤也是致命的，这使得手术的风险及获益评估具有难度。AVMs 及 / 或其血肿是否累及软脑膜或脑室表面，是选择手术患者的重要因素。在这类患者中，若可以通过脑室表面暴露 AVMs，那么手术切除至少在理论上是可行的。若病变未累及脑室表面或软脑膜，手术入路必须穿过正常脑组织，这要求受损脑组织的功能可以被代偿而不致残。丘脑前区及基底节区临近岛叶的 AVMs 可通过暴露外侧裂来切除，但要避开穿过内囊后肢的运动纤维。很多时候，综合治疗即联合介入栓塞及放射治疗、后期再行手术切除，是较为可行的方案。如果病灶较大并且没有累及脑室或软脑膜表面，可以单选或联合立体定向放射治疗和栓塞治疗。不适合手术治疗的患者包括：有严重并发症的患者，老年人或伴有严重的神经功能缺损的患者。病变累及内囊后肢的患者也应被排除，因为他们发生永久性功能缺损的风险高。对于无症状的基底节区及丘脑 AVMs，需仔细权衡手术治疗的风险，患者个体特征和病变的自然病史，患者个体特征包括病变位置、患者年龄、并发症、血管造影特征及出血史。

以出血发病的患者自然病史较差，且再出血后预后更差；因此，以消除 AVMs 为目标认真制订低风险的治疗方法可以降低未来出血的风险以及相关并发症的发生。

24.2 术前准备

24.2.1 影像

术前磁共振和血管造影成像对于理解 AVMs 的特征、解剖结构和定位至关重要。在一些患者中，扩散张量成像有利于定位到周围的运动神经束并能显示它们与病灶的关系，有助于手术入路的选择和强化术中神经导航应用。我们强烈建议

运用神经导航系统指导 AVMs 手术入路的选择和深部 AVMs 的切除。

24.2.2 栓塞法

在常规的血管造影中，AVMs 通常由豆纹动脉的中间支和内侧支、Heubner 回返动脉、丘脑旁正中动脉、丘脑穿动脉和脉络膜前后动脉供血。几乎所有的基底节和丘脑 AVMs 都有深静脉引流。对于需要栓塞的患者，我们建议至少间隔 1 周分期栓塞，以缩小 AVMs 的体积和减少术中出血。在任何情况下我们都不建议栓塞超过 30% 体积的 AVMs，因为过度的栓塞可能造成 AVMs 的膨大和出血。

24.2.3 麻醉方法

手术是在气管插管麻醉下进行的。在麻醉诱导到手术开始时，麻醉医师应该控制患者的动脉压（MAP）在 70~80mmHg，切除 AVMs 时控制动脉压在 60~70mmHg。我们还建议使用降温毯或股静脉导管，将患者核心体温控制在 33~ 34℃的轻低温状态。

24.2.4 监测

电生理监测和定位是 AVMs 切除中重要的工具。使用连续的双侧上、下肢感觉诱发电位和运动诱发电位以及皮层定位，对于降低手术和血管内治疗风险方面具有重要的价值。

24.2.5 其他准备

术前，我们有时会在定位前行脑室造口术或腰椎穿刺引流术以减轻颅内压。然而，如果行脑室入路则没有必要，因为脑脊液（CSF）会随着脑室的打开而直接引流出来。其他的导致减轻颅内压的方法包括过度通气或利尿或两者兼用。同时也要为可能的术中血管造影做好腹股沟区域的准备。

24.3 手术过程

24.3.1 手术定位和暴露

有 6 条主要手术入路可以单独或者联合采用：额部入路、大脑半球经胼胝体入路、顶部大脑半球经胼胝体入路、枕部小脑幕裂孔入路、经幕下小脑上入路、经侧裂入路以及皮质入路（额叶或顶叶）（图 24.1 和图 24.2）。手术入路的选择由病灶的位置决定。尾状核的 AVMs 是通过额叶大脑半球经胼胝体入路暴露（图 24.3）。丘脑的 AVMs 是通过顶部大脑半球经胼胝体入路暴露（图 24.4

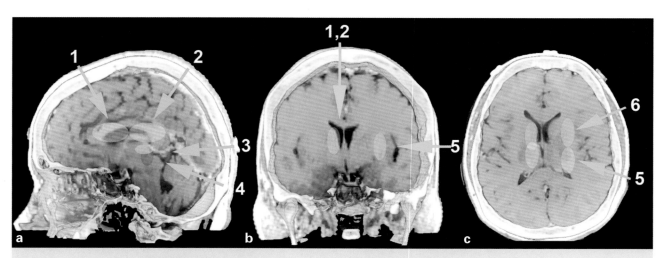

图 24.1（a~c）基底节和丘脑动静脉畸形的手术入路。半透明的椭圆形区域表示病变的解剖位置，箭头表示相应的入路。1. 额部大脑半球经胼胝体入路。2. 顶部大脑半球经胼胝体入路。3. 枕部小脑幕裂孔入路。4. 经幕下小脑上入路。5. 经侧裂入路。6. 经皮质入路

和图 24.5)。

24.3.2 手术方法

　　充分的暴露对深部血管畸形的切除手术至关重要。暴露并识别血管畸形后，应用显微神经外科手术技术切除 AVMs。在切除深部 AVMs 时，医生一定要尽早找到供血动脉。这些供血动脉可以从术前血管造影图像中预测，并且术中可以采用神经导航辅助定位。在保留引流静脉的同时，将供血动脉在靠近病灶处分离。我们建议在电凝或使用微血管夹前暴露几毫米供血动脉，因为它在切断后有回缩到脑实质中的趋势。如果收缩的血管不完全凝固或有自发的出血，医生需要进一步解剖到病灶止血。外科医生必须小心，不要把动脉化的静脉和供血动脉混淆起来。以胶质化及含铁血黄素浸染的脑组织作为平面，将病灶与周围脑组织分离切开。我们着重强调靠近病灶切除，从而降低正常组织损伤的风险同时避免穿入 AVMs。最后一步就是切断引流静脉，在关颅前应小心地止血。

24.3.3 大脑半球经胼胝体入路

　　患者应取仰卧位，抬高头部使其高于心脏平面，并弯曲 20°~30°（图 24.2）。或者，有时也可

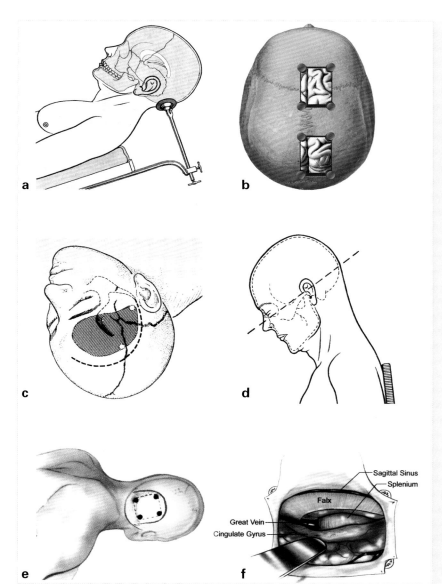

图 24.2 不同入路的患者体位、切口和骨瓣。(a) 额部和顶部大脑半球经胼胝体入路的患者，采取仰卧位，头部屈曲 20°~30° 至心脏上方。或者，可以选择侧卧位或者右侧朝下的 3/4 俯卧位，这样可以使大脑半球内侧与大脑镰分开。(b) 在中线上做一个活瓣皮肤切口，对于额部入路以冠状缝后 1/3 为后界和前 2/3 为前界开颅或对于顶部入路以中央前回后部为前界开颅。(c) 经外侧裂入路的额颞叶开颅手术的患者，采取仰卧位，头部向病灶对侧旋转 20° 并后伸。(d) 经幕下小脑上入路的患者，采取坐位，使小脑在重力作用下而下降。或者，采用改良的协和飞机式俯卧位。头部稍屈曲就可以暴露出进入后颅窝的间隙，但要避免过度屈曲，这样不影响静脉回流。(e) 枕部小脑幕裂孔入路的患者，采取 3/4 俯卧位。(f) 这种体位可以使枕叶和大脑镰分离，因为重力作用限制回缩并打开周围及四叠体池的视野

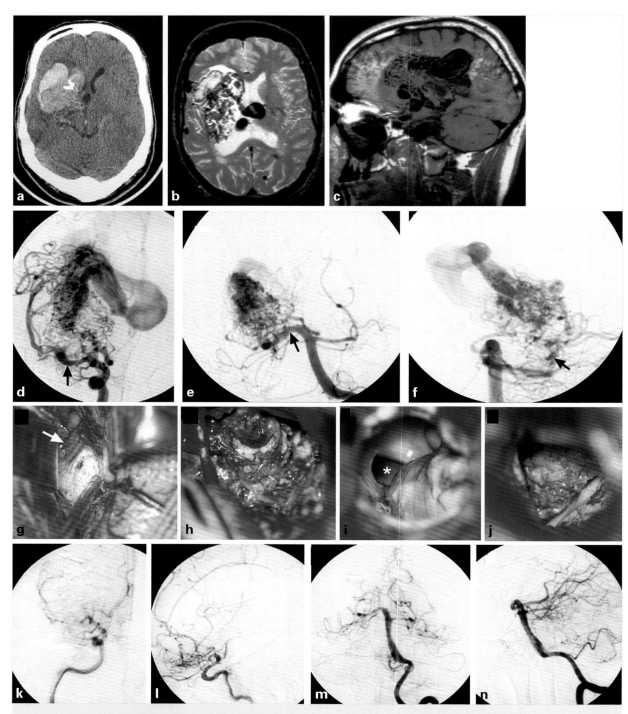

图 24.3 （a）男性患者，28 岁，因右侧 6cm 大小的基底节 /AVMs 出血起病，8 年前曾行质子束放射治疗。（b）T2 图像水平位和（c）矢状位 MRI 显示典型的血管流空影。4 次栓塞后，AVMs 血流量减少了 75%。其余 AVMs 由右侧大脑中动脉（MCA）分支供血。（d）（箭头所指，右侧颈内动脉造影），右外侧纹状体（箭头所指）和前丘脑穿支（e）后丘脑穿支血管（f）（箭头所指，椎动脉造影），病变同时具有浅表和深部引流。同时发现一个 1cm 大小的畸形团内动脉瘤。栓塞后，采用 3 种不同的入路分阶段手术切除 AVMs。（g）首先，采用额叶半球间经胼胝体入路切除 AVMs 的前部和中部。特别注意保持引流静脉的完整。透过大脑半球间裂隙可以看到胼周动脉（箭头所指）。（h）暴露 AVMs 表面，并切除这部分。（i）AVMs 切除后进入侧脑室和第三脑室（星号）。（j）在第二阶段，采用顶叶经皮质入路切除 AVMs 的后部和外侧。在第三阶段采用额叶经皮质暴露。（k）术后正位（l）侧位右颈内动脉造影以及正位（m）、侧位（n）椎动脉造影显示 AVMs 完全切除

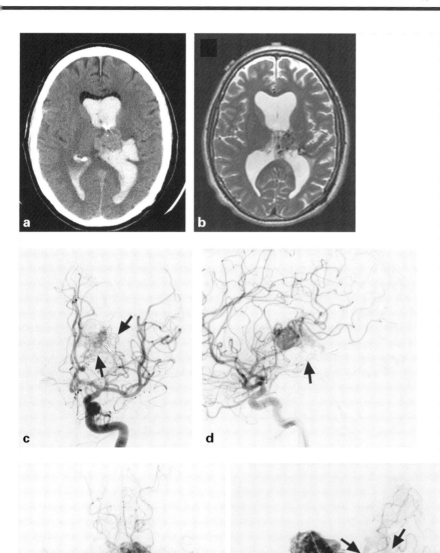

图 24.4 （a）一名男性患者，45 岁，24 年前部分治疗丘脑 AVMs，CT 扫描显示脑室内出血。（b）T2 加权磁共振图像显示丘脑 AVMs 突入侧脑室内。（c）AVMs 由左侧大脑中动脉和前动脉分支（箭头）、（d）脉络膜前动脉（箭头）和（e）左侧大脑后动脉（箭头）供血。（f）AVMs 引流入深部的大脑大静脉和直窦（箭头）

以选择侧卧位或者右侧朝下的 3/4 俯卧位，这样可以使大脑半球内侧与大脑镰分开，利于暴露大脑半球间的组织。在 AVMs 同侧做一中央旁的"马蹄"形手术切口。对于额叶半球间经胼胝体入路，我们将 2/3 的皮瓣置于冠状缝的前面，1/3 置于冠状缝的后面。对于顶叶入路，开颅手术的切口前缘应该在中央后回的后方。骨瓣前后方向应足够大，以便在进入大脑半球间时能保留皮质引流静脉。切开硬脑膜，底部朝向矢状窦，悬吊并轻轻

地拉到左侧，以便更容易进入大脑半球间的裂隙。皮质静脉应予以保留。当大的皮质引流静脉阻止右侧显露时，可能需要在左侧进行硬膜切开和选择入路。如果颅内压较高，可以给患者使用甘露醇和（或）呋塞米进行利尿，同时过度通气以松弛大脑组织。操作必须小心以免对内侧额叶造成过多压迫，从而造成下肢肌力减退。胼周动脉应在中线上分开。然后进行胼胝体切开术，使用双极电凝和小孔径吸引器进入侧脑室。使用图像引

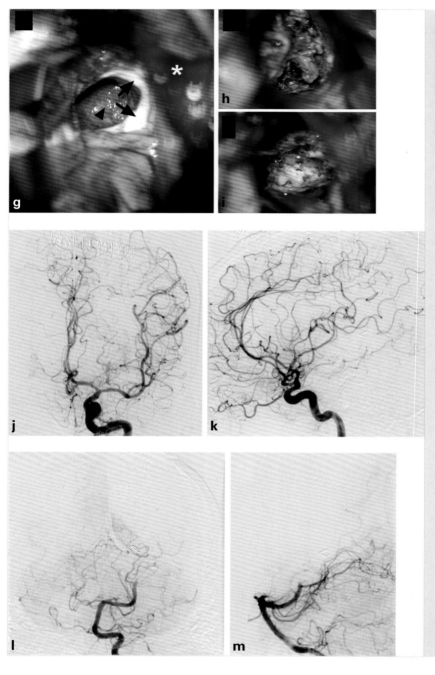

图 24.4（续）（g）采用左顶半球间经胼胝体入路。星号显示中线，切开胼胝体（箭头）进入侧脑室和丘脑。显微镜集成激光指示器图像引导（箭头）用来确定进入丘脑的入口点。（h）暴露并（i）切除 AVMs。（j）术后颈内动脉正位和（k）侧位及（l）椎动脉正位和（m）侧位显示 AVMs 已全切

导帮助确定胼胝体切开的位置并定位 AVMs 在尾状核或丘脑中的位置（图 24.4）如果 AVMs 不在丘脑表面，则可以通过丘脑枕（丘脑后部）进入丘脑，然后使用本节开始描述的显微外科手术原则切除 AVMs。

24.3.4 外侧裂入路

对于位于壳核并延伸至岛叶皮质的 AVMs，采用外侧裂入路。使用经典的额颞部开颅，显露外侧裂（图 24.2）。利用神经导航技术，确定 AVMs 与外侧裂浅层的最短距离，并将其打开（图 24.6）。操作的难点在于如何区分大脑中动脉分支是否是 AVMs 供血动脉。

通常情况下，大脑中动脉分支必须先游离，以观察其解剖结构，并避免损伤正常"过路"动脉。最后分离并切除引流静脉（图 24.6 和图 24.7）。

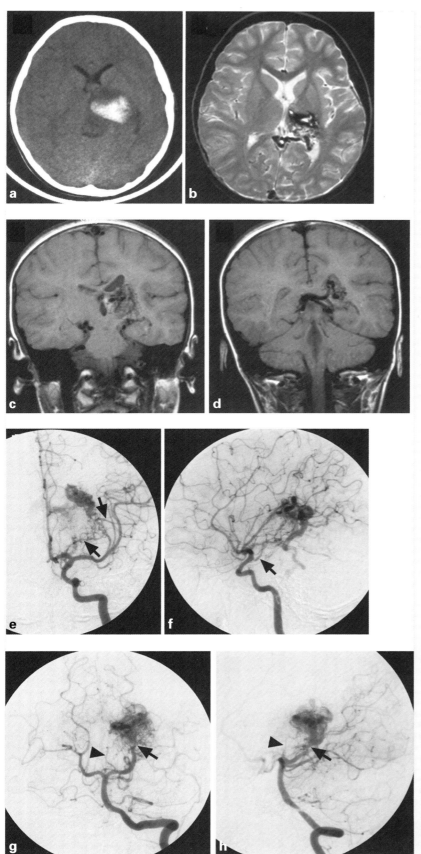

图24.5 一名7岁女童于脑出血后出现偏瘫及言语障碍。CT平扫发现左侧基底节和丘脑区动静脉畸形。(b)T2水平位和(c,d)T1冠状位磁共振扫描。(e)AVMs由左侧豆纹动脉、左侧大脑中动脉供血(箭头)。(f)脉络膜前动脉(箭头)和脉络膜后动脉(箭头)以及丘脑后穿动脉(三角形)可以在正位(g)和侧位(h)的椎动脉血管造影上看到

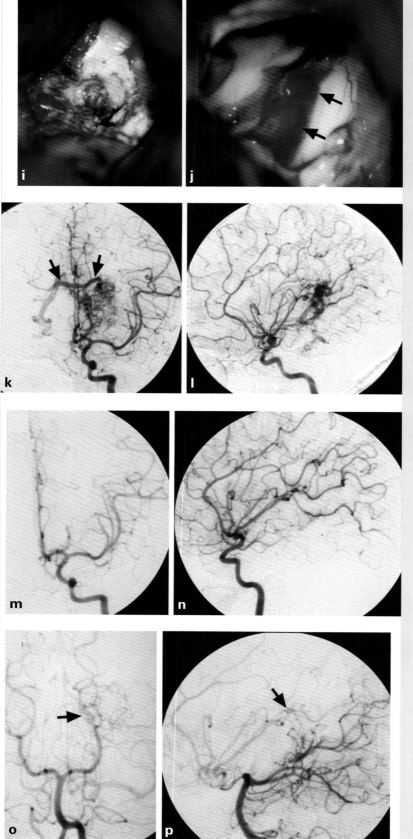

图 24.5（续）（i）手术分阶段进行，通过左侧顶部半球间经胼胝体入路切除内侧丘脑部分（丘脑和 AVMs 的视图）（j）注意保持丘脑表面的前引流静脉完整（箭头）。第一次手术后的前后位（k）和侧位（l）颈内动脉血管造影显示完整的引流静脉（箭头）。较外侧的基底节部分通过顶叶经皮质入路切除。（m）术后前后位及（n）侧位右侧颈内动脉造影显示无残留，但前后位（o）和侧位（p）椎动脉造影显示有一小部分 AVMs 残留（箭头），后续通过立体放射外科治疗残留部分 AVMs

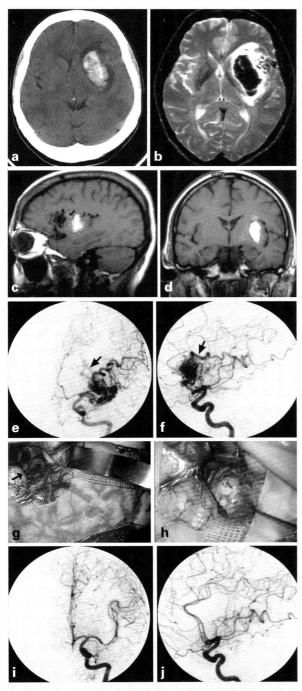

图 24.6　一名女性患者，48 岁，右侧肢体无力伴找词困难。（a）首次计算机断层扫描（CT）显示左侧基底节血肿。（b）磁共振成像（MRI，T2 水平位）、（c）T1 矢状位、（d）T1 冠状位显示基底节出血及深至外侧裂的血流流空影。（e）血管造影示：一个 2.2cm 大小的 AVMs，由左大脑中动脉分支供血，伴浅静脉引流（箭头），右侧颈内动脉前后位及侧位造影（f）。选择经外侧裂手术入路。（g）外侧裂分开后 AVMs（箭头）和AVMs 切除后表面观（h）。（i）术后右侧颈内动脉正位及（j）侧位血管造影显示 AVMs 被完全切除

24.3.5 其他入路

位于外侧基底节区（图 24.3）和丘脑（图 24.5和图 24.8）的 AVMs，在未累及岛叶皮质的情况下，可以考虑采用经皮质入路。图像引导用来明确到达 AVMs 最近的皮质区。超声也可以用来经皮质入路时定位 AVMs。显微外科技术的使用如上所述。

对于丘脑枕部病变，可选择枕部经幕上胼胝体压部下方入路。患者取侧卧位或 3/4 的俯卧位（图 24.2e）以便枕叶因重力与大脑镰分离，从而减少牵拉。皮肤与骨瓣切开后暴露上矢状窦。硬脑膜切开翻向矢状窦方向。此处通常没有桥静脉，枕叶也容易牵拉开。小脑幕可以向外侧分离到直窦，如果有需要，可以从切口的游离缘分离到横窦，打开通往周围组织和四叠体池的通道。

为方便在大脑大静脉和大脑内静脉区域的手术操作（图 24.2f），切开小脑幕扩大暴露范围。通过丘脑枕，使用图像引导定位 AVMs，切除手术步骤如前所述。

发生在丘脑枕累及到中脑段的 AVMs 可以通过幕下小脑上入路切除（图 24.9）。患者取半坐位，头部高于心脏平面，下巴略微内收（图 24.2d）。过度弯曲会损伤静脉回流。或者可以采用改良的协和飞机式俯卧位。在枕骨隆突到 C2 椎骨皮肤中线做一切口，并从中间分开颈部肌肉，暴露枕骨下至枕骨大孔段颅骨，可以看到 C1 颈椎的椎弓根。

通过图像引导定位窦汇。施行标准的枕下开颅术。骨窗向横窦上方延伸了一部分，方便牵开小脑幕，从而暴露小脑上间隙。将硬脑膜呈 "V" 形打开，向上牵拉，向头侧牵拉横窦。打开蛛网膜并引流脑脊液后小脑半球下移。桥静脉通常沿中线流入直窦，在小脑半球的外侧流入小脑幕静脉池。于小脑表面轻度牵拉并电凝中线静脉，并切断，进入四叠体池和松果体区域。

脑内静脉、基底静脉和小脑间脑静脉汇合形成大脑大静脉。轻柔分离这些深部静脉才能暴露丘脑枕部。与经枕小脑幕上入路相比，经幕下小

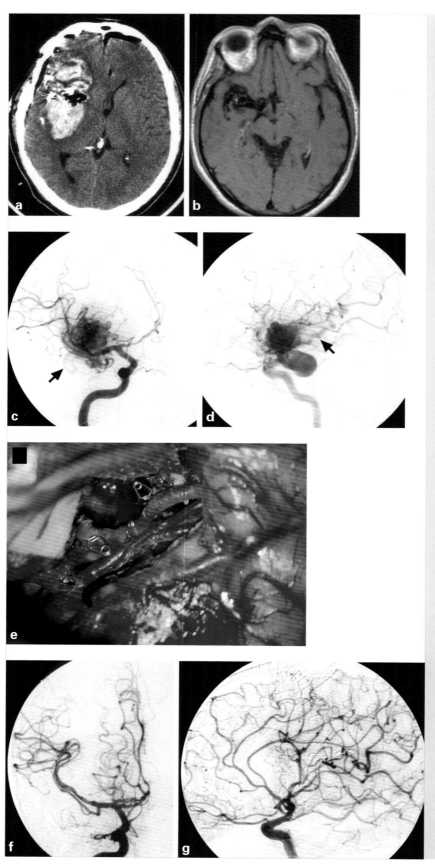

图 24.7 一名男性患者，53 岁，左侧偏瘫起病。（a）计算机断层扫描（CT）显示右侧基底节大面积出血。（b）MRI（T1 水平位）上显示，AVMs 发生在基底节到岛叶皮质并累及外侧裂。（c）在右侧颈内动脉血管造影中，AVMs 由右侧豆纹动脉和（d）大脑中动脉分支供血。AVMs 有深静脉引流（c，d，箭头）。采用经外侧裂入路切除 AVMs。（e）为了区分正常的大脑中动脉分支和起源于大脑中动脉分支的 AVMs 供血动脉，需要对大脑外侧裂进行细致的解剖。采用 Sundt 微型 AVMs 夹（Codman，Raynham，MA）阻断供血动脉。（f）术后正位及侧位血管造影显示 AVMs 被完全切除

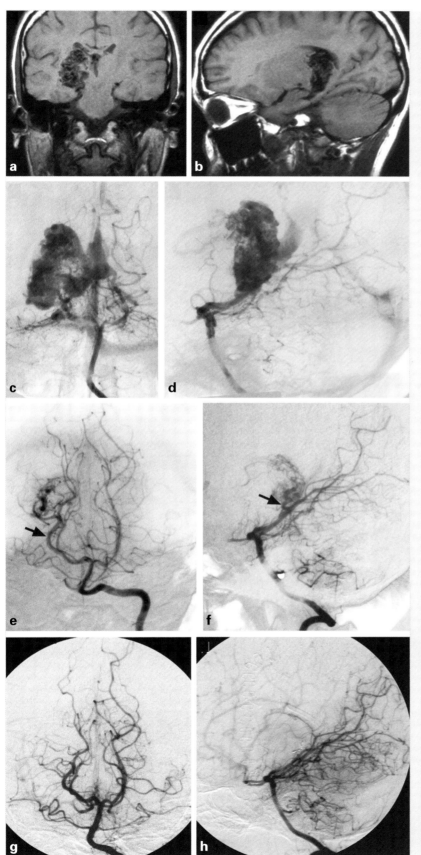

图 24.8　一名女性患者，22 岁，急性发作，出现左侧偏盲及左下肢感觉障碍。（a）T1 冠状位和（b）T1 矢状位磁共振成像显示 AVMs 引起的右侧丘脑出血。（c）正位和（d）侧位血管造影显示右侧丘脑有一个 3cm 大小的 AVMs，由前、后循环发出的许多小动脉供血。椎动脉造影显示有深静脉引流。放疗后椎动脉血管造影正位和外侧位所示，患者行氦离子放射治疗，病灶缩小约 80%，箭头所指为主要供血的大脑后动脉。（c）右侧颞后经皮质入路切除残余 AVMs。超声被用来定位皮质下病灶的深度。术后正位（g）和侧位（h）椎动脉造影证实 AVMs 被完全切除

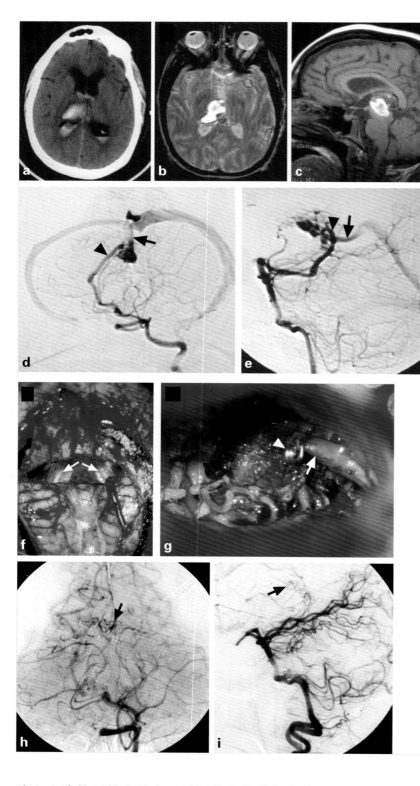

图24.9　一名44岁女性，最初表现为意识丧失和昏迷。计算机断层扫描（a）和磁共振水平位T2像（b）及矢状位T1像（c）显示丘脑和脑室内出血。她从最初的出血中恢复意识后，仍有持续的左侧偏瘫。血管造影（d）正位和（e）侧位椎动脉显示一个2cm大小的AVMs，由大脑后动脉供血（三角形标志，）并深静脉引流后汇入大脑大静脉和直窦（箭头）。采用经小脑上幕下入路，取半坐位，进入中线两侧。（f）将硬脑膜呈"Y"形打开后，小脑半球随着重力下降，暴露四叠体池。可以看到大脑内静脉、基底静脉和中脑小脑裂静脉（箭头）。采用图像引导进行AVMs定位和引导切除。（g）图示大供血动脉（箭头）并切除（箭头）。术后椎动脉正位（h）、侧位（i）血管造影（箭头）见少量AVMs残留，行二次手术切除，治愈

脑上入路的不足之处在于需要分离静脉复合体。虽然经枕小脑幕上入路的优点是暴露大脑大静脉上方，但它只允许暴露中脑小脑裂的中线和同侧的一半。图像引导用于确定到AVMs的最短距离。

利用上述显微外科技术切除AVMs。

24.3.6　关闭技术

术中血管造影可用于判断AVMs是否完全切

除。如果发现 AVMs 残留，主刀医生应考虑是选择继续手术切除，还是分期手术切除，是择期栓塞，还是放射外科治疗，必须仔细权衡进一步切除达到治愈的益处与手术风险。

确切的止血至关重要。如果术中出血很少，我们通常会在手术结束时将平均动脉压（MAP）升高到 90mmHg，以确保手术视野干燥。但是，如果术中出血过多，我们将 MAP 提高到 75~80mmHg，以检测止血效果。我们在手术创面上放置氧化纤维素（Surgicel，美国新泽西州萨默维尔市爱惜康股份有限公司），以促进小血管的止血。缝合硬脑膜或辅以硬脑膜替代物关闭硬脑膜。我们使用 4-0 编织尼龙线缝合。骨瓣用钛板和螺钉固定，帽状腱膜用 2-0 可吸收缝合线闭合，用吻合钉钉合皮肤。

24.4　术后管理及可能的并发症

所有患者应在重症监护病房接受 24h 的监护。严密监测血压（通常情况下，如果在手术结束时止血良好，MAP 为 65~75mmHg；如果止血困难，或有明显的高灌注综合征或脑肿胀，MAP 为 60~65mmHg）。术后第二天，我们将血压控制范围放宽至 75~90mmHg。术后第三天，如果无特殊，可将患者血压恢复正常并允许下床行走。

对于术前有癫痫发作的患者，建议术后使用抗癫痫药。除非该手术是术中同时完成血管造影，否则我们在术后住院期间要行导管血管造影，即使患者术中有 C 臂血管造影提示 AVMs 完全闭塞。

再出血是 AVMs 患者最主要的危险因素，关颅时严密止血和围手术期控制血压非常重要。其他需要避免的手术并发症，包括因牵拉或操作引起的组织损伤，可能导致轻偏瘫、偏瘫、视野缺损和失语症。总的来说，对于基底节区和丘脑 AVMs 的患者，单纯手术治疗有 20% 患者的运动功能会发生恶化。单独施行介入栓塞治疗的患者有 40% 的患病率和 20% 的死亡率。对于立体定向放射治疗，放射前手术的致残、致死率分别为 22% 和 22%，放射后降低为 10% 和 1.5%。

参考文献

[1] HernesniemiJA,DashtiR,JuvelaS,VäärtK,NiemeläM,LaaksoA. Natural history of brain arteriovenous malformations: a long-term follow-up study of risk of hemorrhage in 238 patients. Neurosurgery. 2008; 63(5):823–829, dis- cussion829–831

[2] Gross BA, Du R. Natural history of cerebral arteriovenous malformations: a meta-analysis. J Neurosurg. 2013;118(2):437–443

[3] Fleetwood IG, Marcellus ML, Levy RP, Marks MP, Steinberg GK. Deep arterio- venous malformations of the basal ganglia and thalamus: natural history. J Neurosurg. 2003; 98(4):747–750

第二十五章　脑室内和深部脑动静脉畸形

Michael Morgan, Nirav J. Patel
林清松　王惠清 / 译　林元相 / 审

摘要

形态和生理的复杂性使得脑动静脉畸形的处理极具挑战性。面对位于深部的 AVMs，包括脑室旁、脑室内、岛叶和基底节等部位，手术决策较为复杂，往往避免不了切除部分脑组织以到达病变部位。随着功能影像学技术、麻醉技术、AVMs 显微切除技术和手术器械的进步，手术切除以往认为不可手术的 AVMs 已成为可能，并且术后死亡率和残疾率明显降低。

关键词：脑动静脉畸形，脑室，基底节，丘脑，颅内血肿

25.1 患者选择

深部脑 AVMs 的治疗选择包括随访观察、显微手术切除、局部放射治疗、栓塞以及综合治疗，最终治疗决策的选择需要术者知晓各种治疗手段的利和弊，同时也需要充分了解 AVMs 的自然病史。未破裂 AVMs 的自发出血发生率是 1%~3%，而近期有破裂病史的 AVMs 的出血率为 4%~6%。合并动脉瘤和深部静脉回流的 AVMs 破裂出血的风险增加。局部放射治疗可避免深部 AVMs 复杂的手术，但需要考虑放射治疗起效时间及其过程中 AVMs 自发破裂的风险。

手术可起到即刻治疗的作用，但深部 AVMs 要承担较大的手术风险。手术风险取决于 AVMs 的大小、部位和畸形团或巢的致密性。大多数推荐手术治疗的深部 AVMs 属于 Spetzler-Ponce A 或 B 级。这两分级的手术风险也存在很大的不同。A 级手术新出现持久神经功能障碍的风险低于 5%，而 B 级的风险则高达 10%~24%。C 级则不建议手术治疗（图 25.1）。

AVMs 栓塞治疗作为单独治疗，或者手术的辅助治疗，或者放射治疗的辅助手段，是有差别的。这一节作者主要描述无术前栓塞的手术治疗策略。

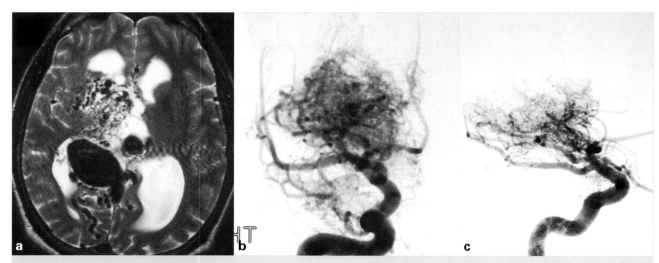

图 25.1　笔者认为不适合手术的 AVMs 病例。（a）右侧半球 Spetzler-Martin 5 级 AVMs。（b）前后位（c）侧位 DSA 显示右侧基底节区 5 级 AVMs，可见豆纹动脉供血

25.2　术前准备

影像

　　导管血管造影进行三维血管重建和选择性供血动脉成像，是AVMs术前评估和制订手术计划参考的金标准。血管造影可以准确鉴定供血动脉和它们的位置、直径、迂曲度以及畸形团内或供血动脉合并动脉瘤的情况（图25.2、图25.3）。这些信息有助于评估病变的自然病史以及帮助手术医生提前知晓供血动脉的位置。

　　MRI包括功能磁共振和DTI，能够帮助评估畸形团病变跟周围脑组织的关系以及有助于计算AVMs大小、与脑室的关系、病变的脑表面投影以及明确功能皮质和白质纤维束的位置（图25.2）。

　　于AVMs畸形团的内部很少存在具有功能的脑组织。因此，如果AVMs沿着边界切除，那么可以推测，大多数情况下脑功能会被完好保留。术后神经功能可能会出现缺损，少数病例与功能

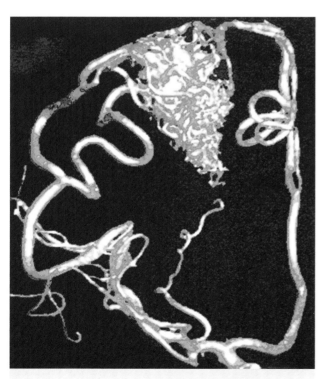

图25.2　磁共振成像和导管血管造影显示一适合左侧脑室入路的AVMs

区脑组织存在于畸形团内相关，但更常见的原因是，出于止血的目的，术中阻断了AVMs中的过路动脉或者损伤了AVMs旁的正常脑组织。

25.3　手术操作

　　手术切除深部AVMs的总体原则：

　　1. 骨窗要能充分暴露畸形团，要能达到牵拉最小的同时最大限度地暴露畸形团的近端供血动脉和回流静脉。对于深部病变，最佳入路为经脑沟或脑裂入路。岛叶AVMs的暴露需要完全打开外侧裂。靠近额叶、顶叶和枕叶中线的AVMs，可通过一侧上矢状窦和对侧大脑镰入路，最大范围暴露AVMs的最内侧和最外侧部分。位于脑叶中间的AVMs则更适合同侧入路，并让上矢状窦垂直于地平面以利于静脉回流和暴露。对于侧脑室AVMs，通过对侧进入病变侧侧脑室有助于暴露AVMs的最外侧部分。

　　2. 要分离暴露AVMs所有供血动脉的近端和远端。保护正常脑组织的远端动脉血供最佳的办法是充分暴露AVMs所有供血动脉的近端和远端，在分辨清楚AVMs的供血动脉和正常脑组织的供血动脉后，阻断AVMs的血供。这种措施有助于最大限度保护正常脑组织的血供（图25.3）。

　　3. 在一定距离处临时阻断AVMs供血动脉可以减轻AVMs的张力，可更好地控制所有供血动脉（注意回流静脉不能阻断），这种策略有助于提高分离AVMs边界的安全性。

　　4. 牵拉对于深部AVMs难以避免，但应最小化。脑组织的牵拉可加重脑缺血。轻微的局部牵拉，不阻断回流静脉，是可以安全进行的。静脉回流受阻将增加AVMs的张力。

　　5. 由于小供血动脉的管壁变薄（相对于血管半径），单用双极电凝烧灼止血变得困难。如果没有用低于通常使用的电凝功率用干净的双极电凝镊子谨慎操作，则血管易破裂难以电凝。另外，可辅助使用微血管夹（由Sundt发明）来阻断血流后，再用双极电凝电热灼或者用微血管夹作为主

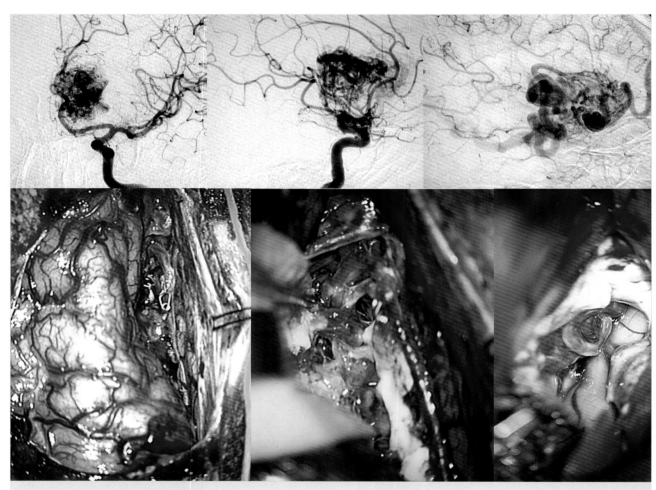

图 25.3　导管内血管造影显示一累及胼胝体、尾状核、下丘脑和第三脑室的 AVMs。这个病例通过胼胝体前部切开到达 AVMs 病变，在胼胝体切开前可暴露一较长段的大脑前动脉

要的阻断血流方法。一些外科医生推荐用滴水双极或一次性双极电凝。另外一种技巧是在双极电凝镊子的尖端夹杂一小部分脑组织，更多地组织传导电流，有助于血管电凝和提高止血的效率。

6. 在破坏回流静脉前确保所有供血动脉已阻断是至关重要的。为了达到这一目的，而不致 AVMs 远端张力增加和破裂出血，可先阻断容易到达的浅表供血动脉，然后沿着畸形团的周边逐渐分离，阻断，最后到达畸形团的最深部（如果 AVMs 靠近脑室，则包括进入脑室）阻断供血动脉。这与通常采用的螺旋形深入不同，在螺旋形深入方法中，分离是沿着病变周边均匀深入。AVMs 在深部血供控制之前，不推荐使用这种螺旋形分离的方法。这是因为 AVMs 的静脉回流可能

位于 AVMs 的表面，在螺旋式分离的过程中，将增加浅表静脉回流损伤而深部供血动脉仍然在供血的风险。因此，深部供血动脉的阻断需要早于畸形团边界的分离。

7. 分离畸形团边界过程中需要辨别小的动脉化静脉，在离断这些血管前需要往脑白质探查一小段距离。这是因为辨识供血小动脉和动脉化静脉是不容易的。一定程度静脉回路的损伤会进展为 AVMs 深部回流障碍。这时如果 AVMs 深部的血供未阻断，畸形团深部的张力将增加。因此，回流静脉必须先保留，只能分离和剪断不常见的供血动脉。

8. 在确认 AVMs 与瘤床仅通过一小部分静脉蒂相连后，才能结扎和离断主要回流静脉。

9. 瘤床需反复确认没有动脉性出血。任何瘤床的出血都提示有可能残留 AVMs，可能导致术后灾难性的出血。术中提高血压以验证止血的确切性是很重要的。瘤床中任何区域的动脉性出血都必须探明。不管出血是因 AVMs 残留与否，导致持续出血的小血管因为血管壁变薄而失去收缩止血的能力。需要通过外科手段确切止血，而不能指望等待时间和通过血管收缩自行止血。

10. 如果有脑膜参与 AVMs 供血，那么应该避免牵拉脑膜和脑组织以防撕裂桥动脉。一种间接处理方法是制作 AVMs 上的硬膜岛并将其留在脑表面。小脑幕和大脑镰可在距离 AVMs 血供一定的距离处切开（例如，从外侧向内侧切开小脑幕可以保护颈内动脉来源的脑膜动脉的血供；从对侧距离畸形团一定距离处打开大脑镰可以有效处理大脑镰的供血动脉）。

另一个重要的考虑因素是需要寻找深部供血动脉时解剖分离脑组织的影响。不仅需要考虑分开功能脑组织的影响（如连合纤维），还需要考虑是否会产生双侧连带损害。需要注意的两个双侧连带损害包括如果要从胼胝体压部分离进入，那么优势半球的视觉皮层有无损害，因为这可导致语言皮质与功能视觉皮质的纤维联系中断。另一种双侧连带损害是若计划要进入对侧记忆系统，

如穹隆、下丘脑和丘脑，需考虑先前侧脑室外引流有无损伤一侧穹隆。无意的双侧损伤可出现灾难性的记忆功能破坏。

最后一个问题是选择以往认为不可手术的功能区 AVMs 进行手术治疗。在大出血或者大面积脑梗死，已导致持久局灶性功能障碍或者威胁生命时，考虑直接从功能皮质入路是可行的，这不会造成额外的神经功能缺损（图 25.4）。

25.4　不同部位 AVMs 的入路选择

25.4.1　经前纵裂入路

这一入路的 AVMs 的血供主要来源于大脑前和大脑中动脉（图 25.5）。血供通常来源于 Heubner 回返动脉、前交通动脉的后穿支、胼周动脉和胼缘动脉的下分支以及豆纹动脉的内侧支。脉络膜前动脉的分支也可能参与供血，但相比其他 AVMs，属于小的供血血管。如果 AVMs 主要位于胼胝体的前部，静脉常回流至上矢状窦和往脑室方向到膈静脉和丘纹静脉并最终汇入大脑内静脉。

这一位置的 AVMs 可通过两种入路到达：经胼胝体纵裂入路（图 25.6）或者经皮层侧脑室入路。对于毗邻脑室的病变，我们更偏向选择经胼胝体纵裂入路，因为这可以较好地解剖胼周动脉

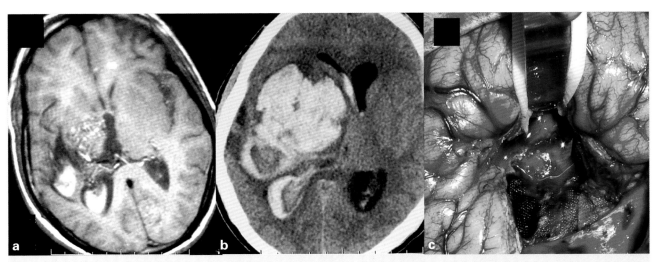

图 25.4　（a）T1 加权磁共振可见右侧深部 AVMs 来源的急性出血。（b）CT 显示右侧深部 AVMs 继发巨大脑血肿，需要紧急手术清除血肿。（c）经皮层的手术通道可见皮层下的 AVMs

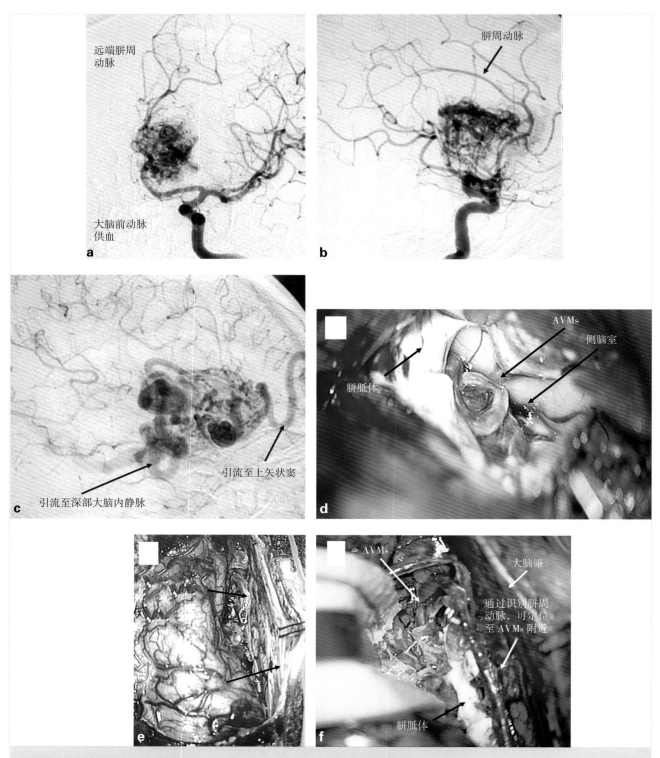

图 25.5 DSA 显示：（a）前后位和（b）侧位动脉像和（c）侧位静脉像第三脑室 AVMs。该病变通过经胼胝体前入路切除（d~f）。（d）术中进入第三脑室 AVMs 的入路。（e）术中经纵裂入路到达第三脑室 AVMs，可见胼周动脉变粗。（f）倍数放大经纵裂入路显示胼周动脉和 AVMs

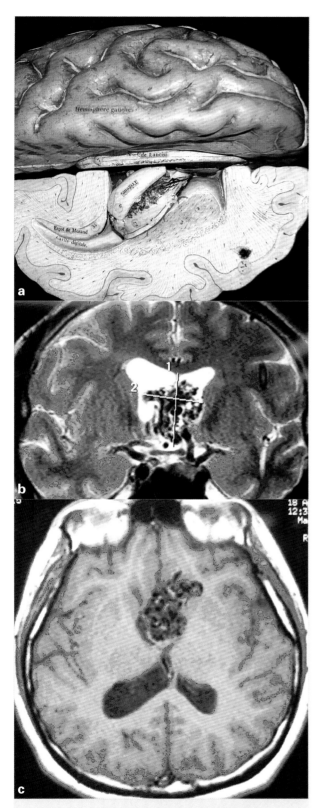

图 25.6 （a）经胼胝体前入路的相关解剖模型。（b）T2 加权磁共振显示第三脑室前部有一 AVMs。（c）轴位 T1 加权磁共振显示第三脑室前部 AVMs

和胼缘动脉的近端，并较好地暴露 AVMs 的边缘。这种显露允许在矢状面和冠状面上进行充分的牵拉，可以通过脑室和室管膜更好地暴露供血动脉，是侧脑室小的病例最好的入路选择。而经皮质侧脑室入路适合于脑室较大，病变长在脑室旁，并部分侵入脑室的病例。

对于侧方生长的 AVMs，有必要分析术前的血管造影和磁共振，以判断豆纹动脉是否参与供血。有些医生认为如果豆纹动脉参与供血就提示 AVMs 不适合手术，因为手术容易损伤内囊而引起极高的术后残疾率。此外，AVMs 向外侧延伸得越远，经胼胝体纵裂入路就越难到达 AVMs 的外侧部分。

患者平卧，头正中或向术侧稍偏转，头架固定。头轻微屈曲以避免静脉回流不畅，床的摆放位置要使患者的头部高于心脏水平，以减小脑静脉回流的压力。开颅骨窗主要选择在冠状缝前面，并暴露矢状窦。采用经纵裂入路，适度牵拉。打开硬脑膜，翻向上矢状窦（图 25.3）。牵开额叶内侧面，注意确保主要的引流静脉畅通。分离蛛网膜，仔细辨别扣带回附近的胼周动脉和胼缘动脉以及它们的伴行静脉。分离好胼周动脉和胼缘动脉后，确认其下分支有无进入 AVMs 畸形团供血，仅在确认供血后才可阻断供血分支。

我们从动脉远端开始解剖，越过 AVMs 病灶的最后一级供血动脉，向动脉近端分离，这有助于准确识别绕过 AVMs、需要保留的重要过路动脉。在内侧面，分开胼胝体的时候需注意不能损伤穹隆。从内侧面可以探查到大脑前和脉络膜前动脉血供。在总论部分已经谈到进行边界分离的方法，包括使用低吸力的吸引器，双极电凝和小血管夹。止血特别重要，因为任何术后的出血破入脑室都将增加永久脑积水的风险。

25.4.2 经后纵裂入路

第三脑室后部和胼胝体压部的 AVMs 血供主要来源于大脑后动脉，脉络膜内侧和外侧动脉，大脑前动脉的胼周动脉远端（图 25.7、图 25.8）。大脑中动脉的终末分支可能参与供血，但这并不

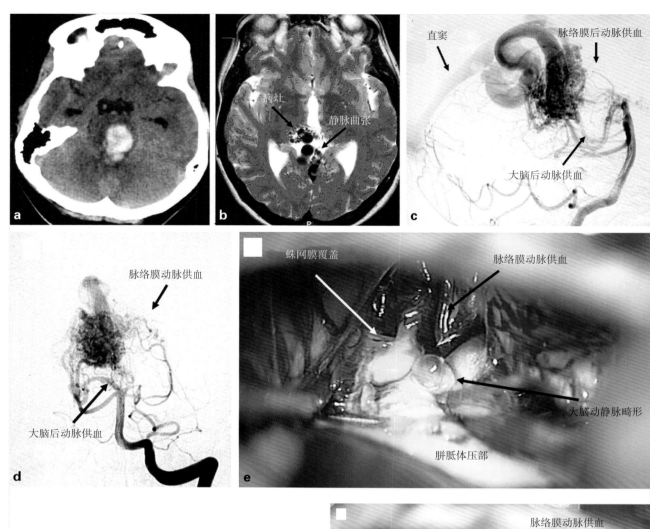

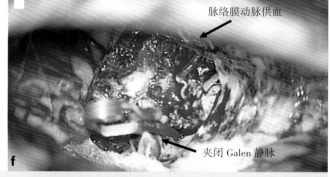

图 25.7　（a）轴位 CT 平扫显示胼胝体后部急性出血。（b）T2 加权磁共振显示胼胝体后部 AVMs 病灶，可见曲张的静脉。DSA 侧位（c）和前后位（d）显示由大脑后动脉和脉络膜后动脉供血的胼胝体后部 AVMs，可见怒张的静脉。（e）用 11 号刀片锐性分离蛛网膜以显露 AVMs。（f）切除胼胝体后部 AVMs 后显示残留的脉络膜后动脉

常见。静脉常直接回流到大脑内静脉或 Galen 静脉，然后汇入直窦。

　　我们偏向采用半球间入路或者中线旁入路，这取决于病变靠外的程度。患者取俯卧位，头架固定，头屈曲使得术者可以在枕骨粗隆往前 3cm 处的中线平面垂直进入胼胝体压部。开颅骨窗越过上矢状缝以确保充分暴露上矢状窦。分开胼胝体压部，需要注意存在出现症状性失联综合征的可能性，第

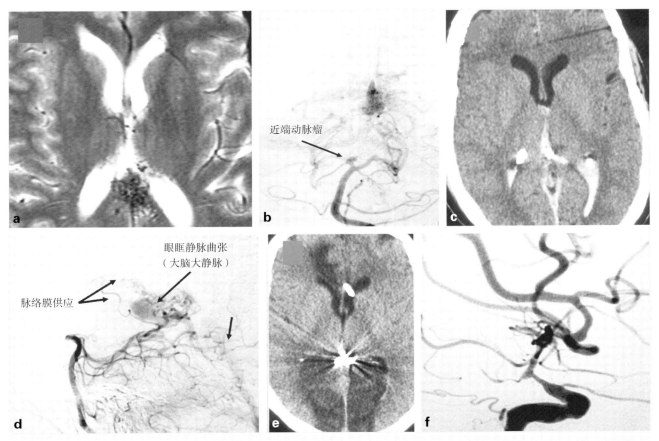

图 25.8（a）T2 加权磁共振轴位胼胝体压部 AVMs。（b）前后位经椎动脉 DSA 显示 AVMs 的血供并可见合并一动脉瘤。（c）轴位 CT 平扫可见胼胝体压部 AVMs 来源的出血。（d）侧位椎动脉造影显示动脉血供和静脉回流。（e）切除 AVMs 后 5 天复查 CT 可见双侧枕叶梗死。手术切除后 5 天复查 CT 是因为患者新出现视力障碍症状。（f）DSA 显示首次出血和 AVMs 手术切除后出现严重的脑血管痉挛

三脑室的后部可通过四叠体池进入。这一体位下经后纵裂入路可以在辨别四叠体池来源的脉络膜后动脉前，在手术早期就找到胼周动脉的供血支。

术中需要判断好 AVMs 的边界，避免损伤脉络膜动脉的近端，以免造成梗死和神经功能缺损。跟前纵裂入路一样，侧方暴露是一难点，特别是当 AVMs 向外累及三角区的时候。通过对侧入路，打开大脑镰，可以增加外侧手术视野，以获得更大角度的手术路径。

第三脑室后部入路需特别注意保护大脑内静脉。另外一种增加外侧暴露的方法是打开扣带回。同样，这种方法需要特别注意合并先前或同步的双侧脑损伤，并且应遵循前面讨论过的深部 AVMs 手术的总体原则。

25.4.3 切除岛叶 AVMs 的外侧裂入路

这一入路与做动脉瘤的扩大外侧裂入路相似。头位稍转向对侧，轻度后仰，高过于心脏平面。这使得外侧裂垂直于地平面，这有助于打开外侧裂，减少对颞叶和额叶的牵拉。

大脑中静脉可能动脉化，分离外侧裂时注意不要损伤这些静脉。通过锐性分离和大范围暴露外侧裂，可便于识别和保护大脑中动脉到 AVMs 的近端和远端分枝。尽管动脉化的大脑中浅静脉和大脑中深静脉增加打开外侧裂的难度，但是由于扩张的大脑中动脉沿着外侧裂走行，使得一旦解剖进入就可以广泛打开外侧裂。

分离应该从远端到近端进行。这确保了结扎供血动脉远端时保留了流向大脑远端的血供。

AVMs 的供血动脉通常有较大的直径并且轻度迂曲。这个岛叶位置的 AVMs 需沿皮质边缘进行分离。

25.5 术后可能的并发症及处理

所有术后患者均转到重症监护病房，Spetzler-Ponce 分级 B 级（或更复杂病例）AVMs 患者术后维持插管和镇静状态。分级 A 的患者术后可以直接苏醒。较高分级 B 和 C 级的病例术后要严格控制平均动脉压，允许平均动脉压最高 70mmHg，脑灌注压不低于 50mmHg。术后我们尽早完成 CT 扫描和 CT 血管造影成像，但经导管血管造影则推迟到术后 6~7 天完成。术后如果神经功能恶化，需要立即复查颅脑 CT 和血管成像以早期明确术后出血可能。

参考文献

[1] Gross BA, Du R. Natural history of cerebral arteriovenous malformations: a meta-analysis. J Neurosurg. 2013;118(2):437-443.

[2] Mohr JP, Parides MK, Stapf C, Moquete E, Moy CS, Overbey JR, Al-Shahi Salman R, Vicaut E, Young WL, Houdart E, Cordonnier C, Stefani MA, Hartmann A, von Kummer R, Biondi A, Berkefeld J, Klijn CJ, Harkness K, Libman R, Barreau X, Moskowitz AJ, international Ai. Medical management with or without interventional therapy for unruptured brain arteriovenous malformations (ARUBA): a multicentre, non-blinded, randomised trial. Lancet. 2014;383(9917):614-621.

[3] Korja M, Bervini D, Assaad N, Morgan MK. Role of surgery in the management of brain arteriovenous malformations: prospective cohort study. Stroke. 2014;45(12):3549-3555.

[4] Kim H, Al-Shahi Salman R, McCulloch CE, Stapf C, Young WL, Coinvestigators M. Untreated brain arteriovenous malformation: patient-level meta-analysis of hemorrhage predictors. Neurology. 2014;83(7):590-597.

[5] Spetzler RF, Martin NA. A proposed grading system for arteriovenous malformations. J Neurosurg. 1986;65(4):476-483.

[6] Spetzler RF, Ponce FA. A 3-tier classification of cerebral arteriovenous malformations. Clinical article. J Neurosurg. 2011;114(3):842-849.

[7] Morgan MK, Assaad N, Korja M. Surgery for Unruptured Spetzler-Martin Grade 3 Brain Arteriovenous Malformations: A Prospective Surgical Cohort. Neurosurgery. 2015;77(3):362-369; discussion 369-370.

[8] Bervini D, Morgan MK, Ritson EA, Heller G. Surgery for unruptured arteriovenous malformations of the brain is better than conservative management for selected cases: a prospective cohort study. J Neurosurg. 2014;121(4):878-890.

[9] Morgan MK, Davidson AS, Koustais S, Simons M, Ritson EA. The failure of preoperative ethylene-vinyl alcohol copolymer embolization to improve outcomes in arteriovenous malformation management: case series. J Neurosurg. 2013;118(5):969-977.

[10] Sundt TM, Jr., Kees G, Jr. Miniclips and microclips for surgical hemostasis. Technical note. J Neurosurg. 1986;64(5):824-825.

[11] Hernesniemi J, Romani R, Lehecka M, Isarakul P, Dashti R, Celik O, Navratil O, Niemela M, Laakso A. Present state of microneurosurgery of cerebral arteriovenous malformations. Acta Neurochir Suppl. 2010;107:71-76.

[12] Morgan MK, Winder M, Little NS, Finfer S, Ritson E. Delayed hemorrhage following resection of an arteriovenous malformation in the brain. J Neurosurg. 2003;99(6):967-971.

第二十六章 Galen 静脉畸形

Jason A. Ellis, Nikita G. Alexiades, Randall T. Higashida, Philip M. Meyers
王宏垚　王惠清　郑树法 / 译　林元相 / 审

摘要

Galen 静脉动脉瘤样畸形（VGAMs）是一种罕见的先天性脑血管畸形，共同特征为 Galen 静脉或其前体，即胚胎时期遗留下的前脑中央静脉扩张。其发生率低于 1%，占所有儿童颅内血管畸形的 30% ~40%。目前其主要治疗方法为血管内介入治疗。但是，手术治疗仍可作为血管内治疗的主要手段，可用于治疗 Galen 静脉动脉瘤样畸形引起的脑积水引流及脑出血清除。

关键词：动静脉畸形，Galen 静脉

26.1 简介

VGAMs 是一种罕见的先天性脑血管畸形，共同特征为 Galen 静脉或其前体，即胚胎时期遗留下的前脑中央静脉扩张（图 26.1、图 26.2）。其占所有小儿颅内血管畸形的 30% ~40%，发生率低于 1%。

VGAMs 与单纯表现为真性 Galen 静脉扩张的 Galen 静脉动脉瘤样扩张或 Galen 静脉曲张不同。在 VGAMs 中，扩张的是胚胎时期遗留下来的 Markowski 前脑中央静脉。由于治疗方式不同，因此鉴别 VGAMs 与 Galen 静脉动脉瘤样扩张或 Galen 静脉曲张是至关重要的。前脑中央静脉是胚胎时期的遗留产物，由于病理性动静脉瘘的存在而形成 VGAMs。因此，栓塞该部位动静脉瘘不会影响周围脑组织的静脉引流。与真性 Galen 静脉病变不同，Galen 静脉在形成动脉瘤样扩张或静脉曲张时通常保留着脑深部静脉系统的引流，因此不应行血管内栓塞。

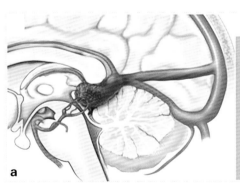
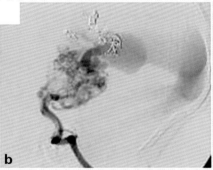

图 26.1 脉络膜型 VGAMs 前部网状供血动脉巢。（a）电脑模拟图。（b）椎动脉血管造影图像

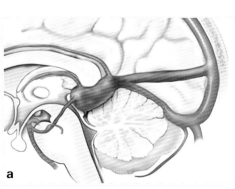
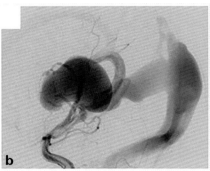

图 26.2 壁型 VGAMs 供血动脉和前脑中央静脉形成直接动静脉瘘，瘘口位于前脑中央静脉壁上。（a）电脑模拟图。（b）血管造影图像

26.2 病例选择

26.2.1 临床症状

VGAMs 患者的临床表现是多样的，与病变血管结构、是否存在合并症以及患者的年龄相关。早期急性起病提示动静脉分流程度较高，也预示着更高的致残及致死率。在新生儿患者中，初发症状常常表现为充血性心力衰竭，伴发绀、呼吸窘迫和心电图改变（图 26.3）。产前诊断为 VGAMs 的患儿约 95% 在出生时就出现系统性心血管症状。可能存在严重的肺动脉高压、系统性缺血和产前积水症状。上述症状可能会因降主动脉的舒张期倒流而进一步恶化，尤其是在卵圆孔或动脉导管未闭而引起右向左心分流的患者中更加明显。

VGAMs 在婴幼儿患者中动静脉分流程度较轻，因此是一个更隐匿的临床过程。脑积水、头围增大、头痛、癫痫和发育迟缓是患儿的常见临床表现。局灶性神经症状和体征，或因"盗血"引起的精神运动迟缓也可在这一年龄组患儿中见到。更多的症状体征可包括早期心力衰竭，但更常见的是头围增大、头皮和面部静脉扩张以及发育迟缓。脑积水可继发于中脑导水管阻塞、出血、静脉窦阻塞或颅内静脉高压。在患儿中也可观察到颅内血管杂音、突眼和反复发作的鼻出血。

26.2.2 术前评估

VGAMs 的血管结构是复杂的。目前已有数种 VGAMs 的分型方案。术前详细了解 VGAMs 的血管构筑，对确定最佳的治疗方案至关重要。Litvak 和 Yasargil 先后提出了 VGAMs 的分型，Lasjaunias 对两种分型方法进行了简化。

Lasjaunias 将 VGAMs 分为脉络膜型和壁型两个亚型。脉络膜型 VGAMs 的供血动脉来自供应脉络膜的血管，其形成复杂的血管网络，直接供应前脑中央静脉前部（图 26.1）。由于脉络膜型 VGAMs 可能存在多个高流量瘘口从而导致患儿在婴幼儿时期即可出现早期临床表现。壁型 VGAMs

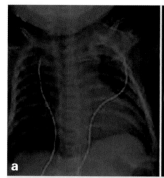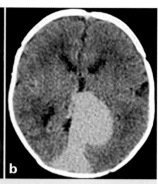

图 26.3 该患儿表现为新生儿充血性心力衰竭。（a）胸部平片提示心界扩大和肺部充血。（b）头部 CT 平扫提示存在 VGAMs，未见明显的脑积水

可见至少一个位于前脑中央静脉壁上的动静脉瘘口（图 26.2）。多见于其下侧壁。壁型 VGAMs 瘘口血流量较低，因此，婴幼儿期症状相对较轻，且较为隐匿。

Lasjaunias 提出的脉络膜型 VGAMs 和壁型 VGAMs 并不能涵盖所有的 VGAMs 分型。事实上，随着对 VGAMs 认识的深入，同时具有脉络膜型 VGAMs 和壁型 VGAMs 特点的中间型 VGAMs 得到越来越多人的认可。

VGAMs 涉及儿科、外科和介入等多学科交叉的综合治疗。急诊介入治疗并不作为常规治疗方式，对于大部分患者，术前应改善心肺功能。然而，对于出现充血性心力衰竭症状的患者可能需要立即治疗。VGAMs 的诊断应从体格检查开始，包括体重、头围、周围灌注的评估、神经查体和心肺功能评估。如出现心功能不全和全身性缺血的症状，应进一步评估肝肾功能。超声心动图检查应在孕期或产后第一天进行。心功能的记录及其相关先天性心脏畸形的确诊对于 VGAMs 患者的鉴别诊断至关重要。应进行心电图检查，以明确心肌缺血和传导异常。根据病情需要，可通过鼻导管，持续正压通气 / 双水平气道正压通气（CPAP/BiPAP）或气管插管等辅助氧疗方法对患者进行呼吸支持。洋地黄衍生物或利尿剂可以用于容量超负荷的治疗。

术前的影像学评估，条件允许的情况下尽量选择非侵入性手段。对于新生儿，可在床旁

经囟门超声快速评估颅内出血、脑积水的情况及 VGAMs 特征性改变（图 26.4）。磁共振成像和磁共振血管造影（MRI/MRA）可以显示脑实质相关结构改变，如脑萎缩、梗死、钙化，脑室大小和畸形血管的结构（图 26.5、图 26.6）。在年龄较大的

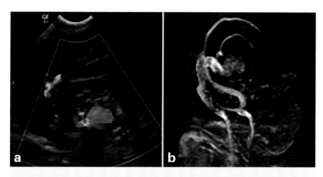

图 26.4　经囟门彩色多普勒超声显示，在正常 Galen 静脉区域可见扩张的回流静脉（a）。MRV 证实其结构为 VGAMs（b）

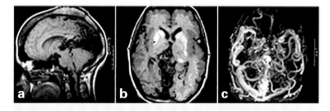

图 26.5　该 VGAMs 患者在其幼年时进行部分治疗，20 年后出现癫痫、偏瘫和痴呆。MRI 和 DSA 提示慢性脑实质改变包括脑萎缩、胶质增生和血管异常增生（a~c）。经过治疗，患者的认知能力有了显著的改善，并且找到了工作

儿童和成人中，CT 可作为快速筛查 VGAMs 相关蛛网膜下腔出血或脑实质出血的工具。与 MRA 相比，CTA 具有更高的空间分辨率和更短的采集时间，但其缺点是辐射暴露较多。对于没有急性脑积水或脑出血的抑郁状态患者，脑电图可以用于排除癫痫持续状态，或帮助定位癫痫灶。置管造影仍是获得 VGAMs 解剖特征的金标准，常用于确定下一步行介入治疗的患者。

26.2.3　治疗适应证

　　VGAMs 患者是否行介入治疗及介入时机是需要综合考虑的。随着血管内技术的发展，VGAMs 的预后有了较大改善，近 80% 的患者可以治愈或缓解症状。胎儿期心衰、脑损伤和出生时出现多器官衰竭都预示着极差的预后。临床检查结果不良、严重心力衰竭、广泛的颅内钙化和小头畸形预示着不良预后，提示无治疗指征。婴幼儿、儿童和成人通常较少有突发的临床症状，因此临床上有更多的机会选择较好的时机进行治疗。发育迟缓、癫痫、痴呆、充血性心力衰竭、大头畸形、头痛、颅内出血及脑积水是成人及儿童 VGAMs 的治疗的主要适应证。

　　Lasjaunias 等人设计了一个评分系统用来帮助临床医生预估 VGAMs 患儿的治疗效果。Bicêtre 新

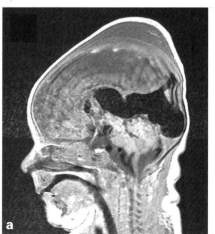
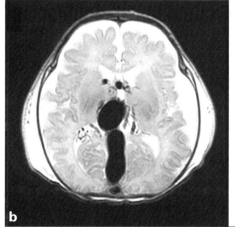
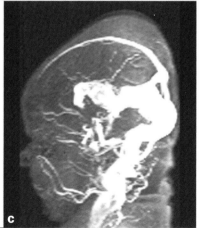

图 26.6　VGAMs 的磁共振成像。（a）矢状位 T1WI 增强图像可见流空的 Galen 静脉和镰状窦，增强矢状位显示前下方的流空表现提示 VGAMs 的供血动脉。（b）轴位 T1WI 显示静脉引流和动脉供血的流空表现。（c）MRA 显示扩张的静脉引流系统

生儿评分依照心、脑、肺、肝脏和肾脏功能 5 项参数，形成了 0~21 分的评分体系。评分低于 8 分的患儿由于预后极差，倾向于不治疗，评分 8~12 分的患儿需紧急血管内治疗，评分高于 12 分的患儿建议先行药物治疗，等待最佳的手术时机，手术时机一般选择患儿至少 5 个月大时进行。对于得分较高的患者，如出现发育不良的迹象应及时进行重新评分，可考虑进行早期栓塞。

26.3 治疗方式

虽然大多数 VGAMs 都适合血管内介入治疗。但是在少数病例中，尤其是在血管内介入治疗无法充分减少动静脉瘘血流的情况下，需要手术开颅结扎供血动脉。立体定向放射外科为病情稳定的、无须急诊介入治疗的患者提供了一种非侵入性治疗方案（图 26.7）。对于部分患者可能需要采用综合的分期的治疗方法，逐步减少血流量，逐步稳定病情直至最后行根治性手术治疗。对于栓塞治疗，部分专家更倾向于分期治疗，他们认为分期栓塞可以将出血或缺血性并发症的风险降到最低。

26.3.1 VGAMs 的药物治疗

单独药物治疗对于 VGAMs 并无明确疗效。在病情允许的情况下，在血管内治疗或手术前，药物治疗调整患者致最佳状态是有必要的。新生儿期出现心力衰竭，是需药物干预的最严重情况（图 26.3）。VGAMs 引起的高输出量心力衰竭可以影响各个器官系统，应引起我们高度重视。患者常因灌注损伤而导致肝肾功能障碍及心肌缺血。心输出量增加可延迟动脉导管的闭合，由于血容量过度负荷进而加重低氧血症。同时充血性心力衰竭可导致肺动脉高压，进一步加重心力衰竭。

对于产前通过超声心动图诊断为严重心力衰竭的患儿，可在孕期服用地高辛控制病情。分娩后，对患儿可以使用强心药和利尿药，以减少动

静脉瘘血流和减轻容量负荷。通过这些药物治疗，可以稳定患儿病情，待患儿长至数月具有较高的手术耐受性后，再行延迟性手术治疗。如果患儿无法从机械通气脱机或药物治疗无效，血管内姑息性部分栓塞可作为干预措施。

26.3.2 介入治疗

现代血管内介入技术降低了 VGAMs 治疗相关的致残及死亡率。目前推荐分期栓塞治疗，以逐步减少瘘口血流量使血流动力学恢复正常。分期栓塞治疗可以将治疗过程中的正常灌注压突破出血和深静脉血栓形成的风险降到最低。VGAMs 的血管内介入治疗可经动脉入路、经静脉入路或动静脉联合入路，应根据 VGAM 的血管构筑和医生的偏好来决定。许多专家更倾向于单纯的经动脉入路途径，据报道，相比于经动脉入路，经静脉入路的出血并发症的发生率更高，平均栓塞次数也更多。经静脉入路安全栓塞 VGAMs，重要的是动静脉瘘的引流静脉不参与引流量大的大脑深静脉。有时候评估是否引流大脑深静脉并不容易，在评估静脉引流模式时，应该记住典型的真性 VGAMs 的血流注入开放的镰状窦。由于狭窄或先天性缺失，直窦常不可见（图 26.8）。

血管内治疗穿刺部位的选择通常取决于患者的年龄和身材。常用经股血管穿刺，但也有其他途径可供选择。在新生儿中，必要时可选择经脐静脉或脐动脉入路。其余如经颈动脉、经颈静脉及经窦汇入路都较少见。

经全身诱导麻醉、气管内插管和全身肝素化后，使用改良 Seldinger 技术穿刺股血管。对于新生儿和婴儿，通常采用 4F 股血管鞘。动脉造影可以显示出需要栓塞的供血动脉及引流静脉。在部分情况下，静脉微导管可以通过瘘口进入动脉端，从而实现逆行栓塞。

VGAMs 常用的栓塞材料包括可拆卸微弹簧圈和液体栓塞材料。液体栓塞材料通常在经动脉入路中使用，包括 α- 氰基丙烯酸正丁酯（nBCA, Trufill, Codman Neurovascular, NJ）、聚乙烯乙烯醇

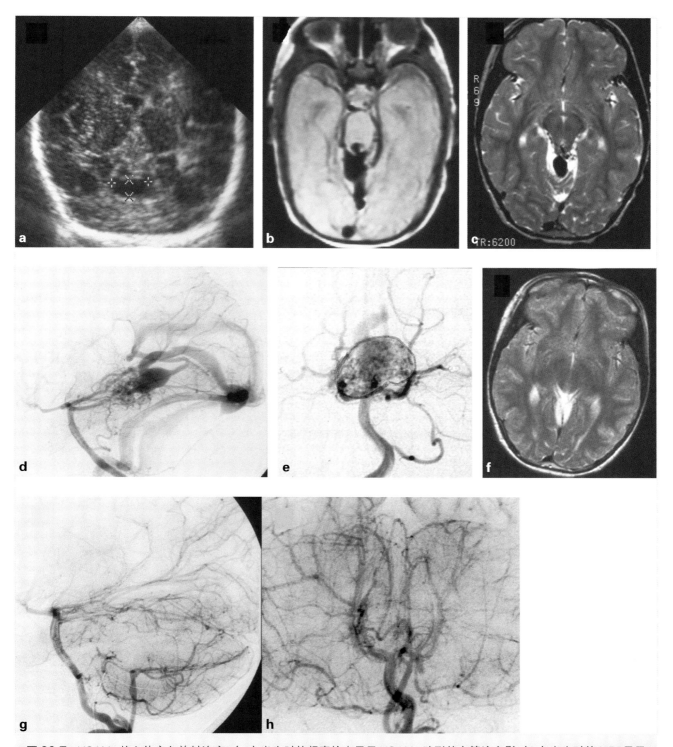

图 26.7　VGAMs 的立体定向放射治疗。(a)出生时的超声检查显示 VGAMs 畸形的血管流空影;(b)出生时的 MRI 显示 VGAMs 畸形;(c)3 岁时 MRI 未见明显改变。(d)立体定向放射治疗术后血管造影(正位);(e)立体定向放射治疗术后血管造影(侧位);(f)术后第三年,复查 MRI 和椎动脉造影(g)侧位和(h)前后位显示动静脉畸形消失,患者神经功能完整

（Onyx 胶 Micro Therapeutics, CA）。液体栓塞材料因其较好的弥散性和更低的破裂风险，因此在经动脉入路栓塞治疗中具有更大的优势。特别是 Onyx 胶，作为 nBCA 的一种安全有效的替代品，可通过单次动脉注射封堵较大的瘘口。对于流量较高的瘘口，使用液体栓塞材料很具有挑战性。一旦这些液体栓塞材料流入肺循环很可能是致命的。在单纯经静脉入路中应用液体栓塞材料有相关文献，但还需进一步研究。微弹簧圈由于较液体栓塞材料有着更低的肺栓塞风险，因此对于引流静脉扩张的动静脉瘘，微弹簧圈是经静脉途径进行栓塞的理想材料（图 26.9、图 26.10）。

治疗结束后，患者应在神经重症监护室监护至少 24h，严格控制血压，并特别注意可能出现的消耗性凝血功能障碍、酸碱失衡和心、肺、肾等脏器功能障碍。

26.3.3 手术治疗

开颅手术已较少用于 VGAMs 的治疗，但在血管内栓塞治疗失败或栓塞不完全同时伴症状恶化的患者中，可作为治疗选择。开放性手术结扎供血动脉通常是血管内栓塞治疗的一种辅助手段，或仅在血管内治疗不成功时才考虑。VGAMs 的手术治疗可采取矢状窦旁顶枕部骨窗经大脑半球间纵裂入路（图 26.11）。骨窗范围应跨过中线，暴露上矢状窦，使得在翻开硬脑膜后可以充分暴露大脑镰。经过胼胝体打开四叠体池和环池即可暴露病变部位，可通过动脉注入静脉囊的特征识别供血动脉，逐一分离结扎供血动脉后离断。对最大的供血动脉进行姑息性次全闭塞即可使症状获得缓解，为后续经血管内治疗提供可能。在对较大瘘口进行闭塞时，应注意可能发生的急性容量负荷过载，尤其在新生儿和幼儿中。

病情需要时，辅助性外科手术可用于治疗脑积水或脑实质出血。必须指出的是，脑脊液分流可能增加出血的风险，并加剧神经功能症状，因此不应作为缓解症状，延迟血管内治疗的手段。脑积水通常可通过治疗原发病症而得到解决。

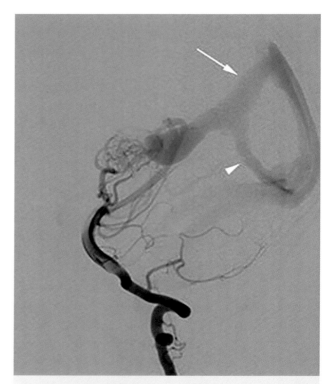

图 26.8 椎动脉造影显示脉络膜型 VGAMs 脉络丛静脉引流至上方的开放的镰状窦（箭头所示）。其下方为相对较小的直窦（箭头）

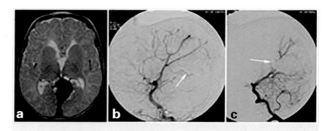

图 26.9 分别采用经静脉弹簧圈栓塞（箭头）和经动脉 nBCA 栓塞，经 3 次分阶段介入栓塞（a~c）后，VGAMs 完全闭塞

26.3.4 放射治疗

目前较少有单独使用放射外科作为 VGAMs 的主要治疗方法的报道（图 26.7）。对于病情稳定的患者，放射治疗被作为辅助栓塞的手段，其起效较慢，从治疗到疗效显现需要长期观察。17~25Gy（50% 等剂量）的放射剂量在对血管内栓塞后残留的复杂病例中有着明显疗效。VGAMs 的放射治疗适用于不能经血管内完全栓塞的或其他方法不太适合的病例，但还需进一步深入地研究。

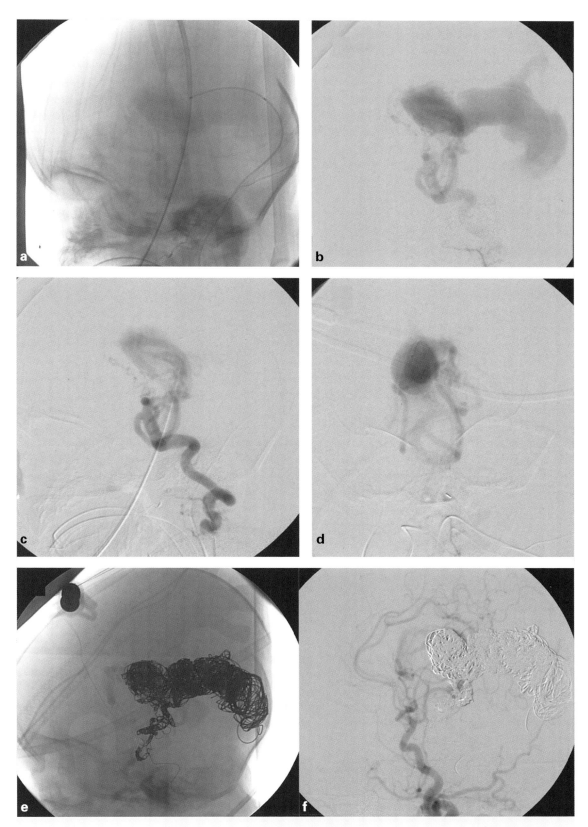

图 26.10 （a，b）侧位静脉期和（c，d）前后位动脉期椎动脉造影示 VGAMs。（e）利用弹簧圈血管内栓塞 VGAMs 后未减影侧位颅骨 X 线片。（f）可见弹簧圈团块，侧位椎动脉血管造影示瘘口闭塞

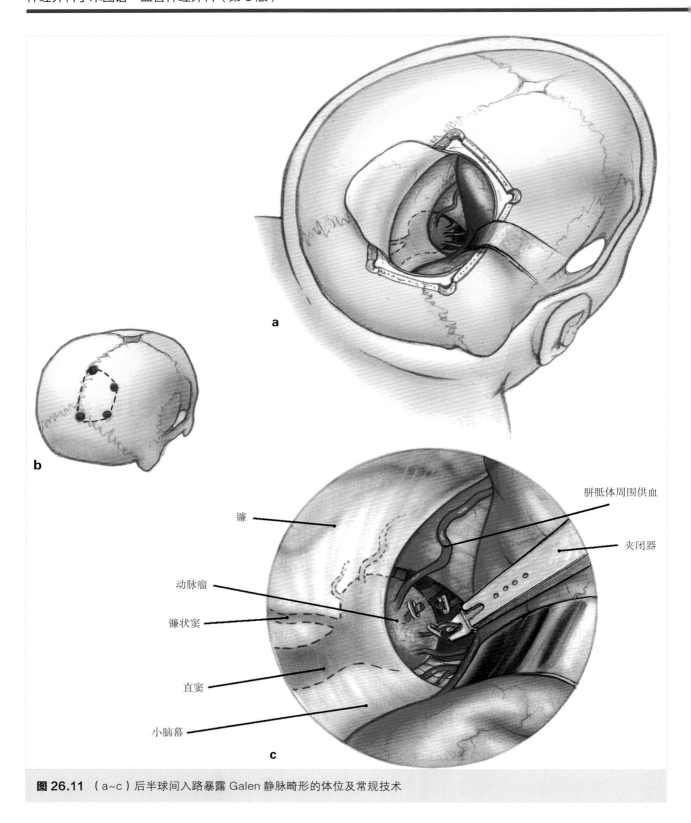

镰

胼胝体周围供血

夹闭器

动脉瘤

镰状窦

直窦

小脑幕

图 26.11 （a~c）后半球间入路暴露 Galen 静脉畸形的体位及常规技术

参考文献

[1] Recinos PF, Rahmathulla G, Pearl M, et al. Vein of Galen malformations: epi- demiology, clinical presentations, management. Neurosurg Clin N Am. 2012; 23(1):165–177

[2] Berenstein A, Ortiz R, Niimi Y, et al. Endovascular management of arteriove- nous malformations and other intracranial arteriovenous shunts in neonates, infants, and children. Childs Nerv Syst. 2010; 26(10):1345–1358

[3] Lasjaunias PL, Chng SM, Sachet M, Alvarez H, Rodesch G, Garcia-Monaco R. The management of vein of Galen aneurysmal malformations. Neurosurgery. 2006; 59(5) Suppl 3:S184–S194, discussion S3–S13

[4] Gupta AK, Rao VR, Varma DR, et al. Evaluation, management, and long-term follow up of vein of Galen malformations. J Neurosurg. 2006; 105(1):26–33

[5] Gailloud P, O'Riordan DP, Burger I, et al. Diagnosis and management of vein of galen aneurysmal malformations. J Perinatol. 2005; 25(8):542–551

[6] Mortazavi MM, Griessenauer CJ, Foreman P, et al. Vein of Galen aneurysmal malformations: critical analysis of the literature with proposal of a new clas- sification system. J Neurosurg Pediatr. 2013; 12(3):293–306

[7] Lasjaunias P, Garcia-Monaco R, Rodesch G, et al. Vein of Galen malformation. Endovascular management of 43 cases. Childs Nerv Syst. 1991; 7(7):360–367

[8] Lasjaunias P, Rodesch G, Terbrugge K, et al. Vein of Galen aneurysmal malfor- mations. Report of 36 cases managed between 1982 and 1988. Acta Neuro- chir (Wien). 1989; 99(1–2):26–37

[9] Berenstein A, Fifi JT, Niimi Y, et al. Vein of Galen malformations in neonates: new management paradigms for improving outcomes. Neurosurgery. 2012; 70(5):1207–1213, discussion 1213–1214

[10] Frawley GP, Dargaville PA, Mitchell PJ, Tress BM, Loughnan P. Clinical course and medical management of neonates with severe cardiac failure related to vein of Galen malformation. Arch Dis Child Fetal Neonatal Ed. 2002; 87(2): F144–F149

[11] Ellis JA, Orr L, Ii PC, Anderson RC, Feldstein NA, Meyers PM. Cognitive and functional status after vein of Galen aneurysmal malformation endovascular occlusion. World J Radiol. 2012; 4(3):83–89

[12] Triffo WJ, Bourland JD, Couture DE, McMullen KP, Tatter SB, Morris PP. Defini- tive treatment of vein of Galen aneurysmal malformation with stereotactic radiosurgery. J Neurosurg. 2014; 120(1):120–125

[13] Pearl M, Gomez J, Gregg L, Gailloud P. Endovascular management of vein of Ga- len aneurysmal malformations. Influence of the normal venous drainage on the choice of a treatment strategy. Childs Nerv Syst. 2010; 26(10):1367–1379

[14] Hoang S, Choudhri O, Edwards M, Guzman R. Vein of Galen malformation. Neurosurg Focus. 2009; 27(5):E8

[15] Albuquerque FC, Ducruet AF, Crowley RW, Bristol RE, Ahmed A, McDougall CG. Transvenous to arterial Onyx embolization. J Neurointerv Surg. 2014; 6 (4):281–285

[16] Kessler I, Riva R, Ruggiero M, Manisor M, Al-Khawaldeh M, Mounayer C. Successful transvenous embolization of brain arteriovenous malforma- tions using Onyx in five consecutive patients. Neurosurgery. 2011; 69 (1):184–193, discussion 193

[17] Jea A, Bradshaw TJ, Whitehead WE, Curry DJ, Dauser RC, Luerssen TG. The high risks of ventriculoperitoneal shunt procedures for hydrocephalus associ- ated with vein of Galen malformations in childhood: case report and litera- ture review. Pediatr Neurosurg. 2010; 46(2):141–145 Payne BR, Prasad D, Steiner M, Bunge H, Steiner L. Gamma surg

第二十七章　后颅窝脑动静脉畸形

Jonathan A. White, Babu G. Welch
陈嘉芳　王惠清　郑树法 / 译

摘要

　　在所有的脑动静脉畸形中，后颅窝动静脉畸形约占 12%。约有 70% 的后颅窝动静脉畸形出血破入脑实质，蛛网膜下腔和或脑室系统。目前的治疗方法有：外科手术切除，放射外科技术和血管内栓塞治疗。无症状和未破裂的动静脉畸形可以通过对疾病自然史的风险评估与治疗风险和受益的比较来选择治疗方案。破裂的后颅窝动静脉畸形可能引起急性脑积水，需要行脑室引流术。如果小脑血肿较大，可行后颅窝开颅清除血肿，条件允许时切除动静脉畸形，这取决于动静脉畸形的复杂性。动静脉畸形的手术原则包括充分的暴露、分离和控制表面的供血动脉，保持静脉引流和动脉的通畅，随后绕着 AVMs 周围向深部解剖分离，电凝供血动脉，最后横断引流静脉，完整地切除动静脉畸形团。

　　关键词：脑动静脉畸形，颅内出血

27.1 患者选择

　　约有 70% 的后颅窝动静脉畸形伴有出血。剩余约 30% 由头痛和偶然发现，而直接由后颅窝 AVMs 引起的癫痫症状很少见。动静脉畸形出血多见于实质，但也可见于蛛网膜下腔和脑室内。当出现非实质性脑出血时，应当怀疑该出血可能不是来源于动静脉畸形，而是由于血管病灶例如供血动脉上的动脉瘤引起。这种非实质性脑出血在后颅窝动静脉畸形中的发生率约为 10%。

　　在出现出血的患者中，首先进行的检查通常是计算机断层扫描（CT）。可见小脑实质出血、脑室出血或蛛网膜下腔出血。脑干内部的出血较少见。在无造影禁忌证的情况下，一旦确诊出血，

CT 血管造影可与初次 CT 扫描同时进行。出血附近出现匐行的血管，则提示出血的病因是 AVMs。磁共振成像（MRI）有助于更好地确定出血的解剖结构和任何潜在原因。如需紧急手术，应立即做导管血管造影，包括颈外动脉造影。应仔细阅读影像学资料，以确定病变的位置和大小、血管供应和引流以及是否存在任何相关的血管异常。深入了解静脉引流模式有助于外科手术和辅助治疗的计划。

27.2 手术适应证及禁忌证

　　决定是否治疗动静脉畸形最重要的影响因素是 AVMs 的分级，无论是否有脑出血史（表 27.1，图 27.1~ 图 27.3）。治疗的目的是完全切除动静脉

表 27.1　脑动静脉畸形的 Spetzler–Martin 和 Spetzler–Ponce 分级系统。Spetzler–Martin 分级通过分数相加来计算（等级是分配的分数之和）

Spetzler–Martin 评分系统的分数分配		
AVMs 的相关特征		**分数**
大小		
小（< 3cm）		1
中（3~6cm）		2
大（> 6cm）		3
位置		
非功能区		0
功能区		1
引流静脉		
浅表引流静脉		0
深部引流静脉		1
分类		
级别	Spetzler–Martin 分数	治疗方案
A	1.2	通常采用单一治疗方式（手术切除、立体定向放射治疗、完全栓塞）
B	3	综合治疗
C	4.5	保守治疗（复发性出血、神经功能缺损、稳定相关症状及相关动脉瘤除外）

畸形团，使其不会发生动静脉分流。如果有出血史和低级别病变，则更有治疗指征，而随着级别的增加或没有出血史，则自然史（出血风险）的风险开始被治疗风险所抵消。

如果 AVMs 已经破裂，最好将手术治疗延迟到部分出血吸收消退和急性脑水肿减轻之后。手术时机推迟 6~8 周能显著降低手术难度和最大限度降低病灶周围小脑损伤概率。与未破裂的或 6

个月内未出血的 AVMs 相比，AVMs 再出血的发生率在此期间可能略有增加，但通常来说，AVMs 的发病自然史与未治疗的动脉瘤不同。因此，推迟手术治疗时间的获益应当认为大于再出血的风险。由于急性脑积水造成的神经损害需急诊行脑室引流术。若小脑血肿的最大直径超过 3cm 或血肿量超过 10mL，经常伴有急性脑积水，脑干受压和神经功能损害，需要急诊手术清除血肿。如果术前血管造影成像能够明确诊断以及确定是个简单的外科病灶，可以同时切除动静脉畸形团。（图 27.4）。

如果与血管病灶相关，例如是由于供血动脉上的动脉瘤破裂引起的，若该动脉瘤与动静脉畸形团足够接近，有相同的暴露视野，则可以开颅手术同时治疗，否则，通常来说，我们首先治疗动静脉畸形（图 27.1）。立体定向放射治疗是后颅窝 AVMs 的另一种治疗方法。深部病变，尤其是脑干实质的病变，这些病变在手术治疗时常常导致新的严重的神经功能缺损，因此，这些病变选择立体定向放射治疗。

AVMs 部分栓塞是另一种治疗策略偶尔使用的，使用材料有金属弹簧圈、聚乙烯醇颗粒、正丁基氰酸盐，或 Onxy（Medtronic, Irvine, CA）。栓塞术

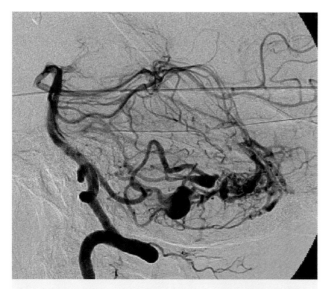

图 27.1　小脑后下动脉远端动脉瘤，为小脑半球动静脉畸形的供血动脉

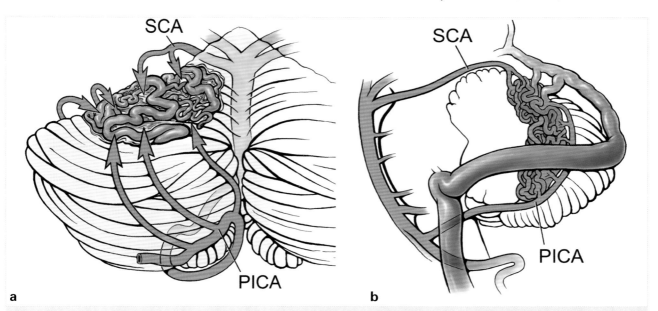

图 27.2　（a）典型的小脑半球动静脉畸形（AVMs），供血来自小脑上动脉和小脑下后动脉。（b）小脑蚓部的 AVMs 动脉供血

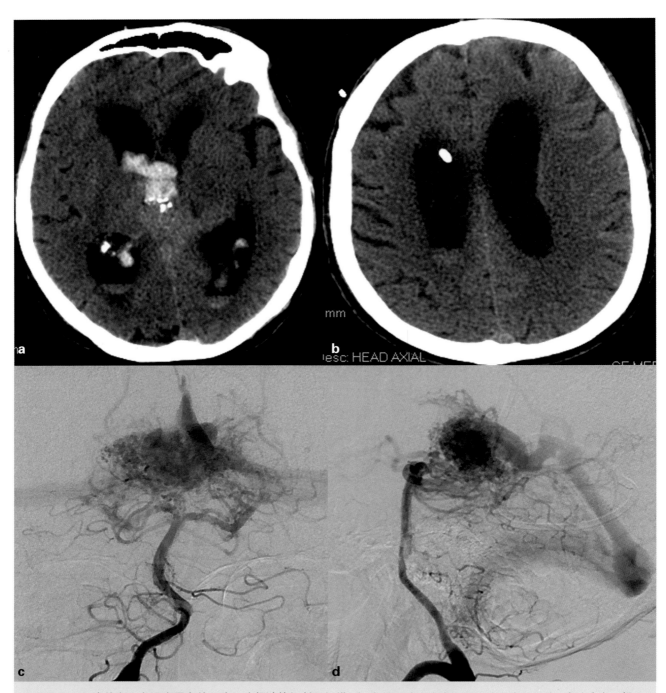

图 27.3 76 岁的老人意识水平突然下降。头颅计算机断层扫描。(a) 显示脑室出血，以及脑积水及丘脑 / 中脑病变，提示 AVMs。行 CT 血管造影并置入侧脑室引流管，神经功能改善 (b)。椎体前后侧脑血管造影 (c, d) 显示为高级别（Spetzler–Martin 5 级或 6 级）、不能手术的间脑 AVMs，伴深静脉引流。但是，相关的畸形团和远端血流相关小动脉瘤被发现，但它们不适合血管内治疗。脑室引流管拔除后，脑积水和认知功能障碍持续存在，行脑室 – 腹腔分流术。随访评估显示，由于短期记忆力较差，在日常生活活动协助极少的情况下，日常生活功能恢复良好

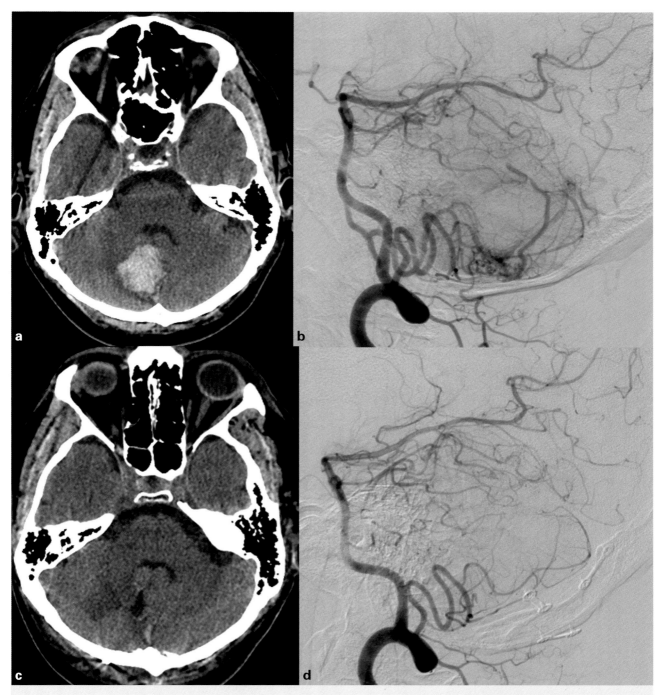

图 27.4 58 岁，老年男性，突发头痛，恶心呕吐，不伴意识丧失。既往 6 个月前，他在接受丙型肝炎肝移植后出现了深静脉血栓形成，现规律口服华法林治疗。CT 扫描显示右侧小脑半球出血延伸至蚓部（a）。脑血管造影（b）显示右下小脑半球内有 Spetzler–Martin 1 级 AVMs，由右侧小脑后下动脉分支供血，双侧小脑半球浅静脉和蚓部静脉引流。由于血肿位于后颅窝和 AVMs 的大小、可及性、解剖结构简单，在出血 48h 后逆转抗凝治疗，行枕下开颅术，同时行 AVMs 切除和血肿清除术。患者症状改善，随访神经影像学检查（c，d）显示 AVMs 完全切除。他完全康复，静脉血栓栓塞 6 个月后停用华法林

被认为是治疗动脉瘤的最佳手术辅助手段，动脉瘤可能是出血的来源，但常位于供血血管的近端。在这种情况下，血管内的"控制"是可能的。不完全栓塞的结果令人失望，因为它并没有降低复发性出血的发生率，实际上可能导致新供血血管的大量募集，使以后的手术切除更加困难。栓塞可能是AVMs切除的最好术前策略。当外科手术累及功能区时，已有报道血管内治疗和放射外科治疗联合应用有可能部分切除这些病变。目前还不清楚这种多模式治疗是否有效，但对于反复出现症状的病变，应尝试多模式治疗方法。

27.3 术前准备

27.3.1 分类

根据畸形团的位置对后颅窝的AVMs进行分类有助于预测血流供应模型，是手术计划的重要组成部分。后颅窝的动静脉畸形按位置分类可分为小脑蚓部型、小脑半球型、小脑扁桃体型和浅、深脑干实质型（图27.2）。小脑蚓部动静脉畸形接受双侧小脑上动脉，小脑后下动脉的血流供应，小脑半球的病灶接受单侧的血流供应（图27.2）。

如果小脑蚓部的动静脉畸形团大到接近第四脑室的顶部，那么就可以看到来自小脑前下动脉的动脉供应。

蚓部上方病变位于水平裂隙上方，主要由小脑上动脉供血，而蚓部下方病变主要由小脑后下动脉供血。通常通过蚓上静脉和小脑中央前静脉引流到天幕。

小脑半球AVMs的优势供应血管取决于其在小脑半球的位置，小脑半球上部分病变更多的接受小脑上动脉的血流供血，而下半部分的病变则主要接受小脑后下动脉的血流供应。位于桥小脑角区的动静脉畸形包括小脑中脚或脑室壁的侧面，可能接受来自于小脑前下动脉的血流供应。位于小脑半球上部分的AVMs更倾向于流入岩上静脉。（图27.5）位于小脑扁桃体的畸形团较少见，其接受单侧小脑后下动脉的血流供应，但是较大的病灶也可接受小脑前下动脉的血流供应。经常引流进入蚓上静脉或进入乙状窦。

脑干部位的动静脉畸形有表浅和深部实质两种类型。浅表部位的病灶可以被安全地切除，但是深部的实质病灶在显微手术切除时有异常高的风险。浅表部位的动静脉畸形的供血动脉通常是

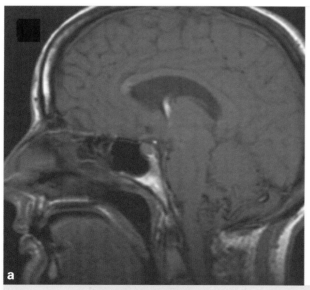
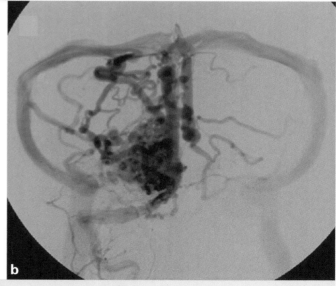

图27.5（a）小脑扁桃体AVMs矢状位T1加权磁共振成像。小脑扁桃体AVMs椎动脉正位片血管造影。动脉供应主要来自同侧小脑后下动脉。由于其体积较大，除较常见的朝下、外侧引流外，上引流

小脑上动脉和小脑前下动脉。静脉引流经常进入桥脑前和岩前静脉系统。脑干深部实质的病灶直接接受来自椎－基底动脉的穿支，其穿透脑干表面直接供应畸形团。在手术切除中，畸形团供血动脉穿支与正常脑干的分离十分困难，具有造成永久性神经缺损的巨大风险（图27.6）。静脉引流是通过室管膜周围静脉通道进入 Galen 系统。

27.3.2　术前栓塞

术前栓塞可减少或消除 AVMs 的深动脉供血，可以简化手术和减少术中失血量。其作为单一的治疗方案，处于相对不重要的地位。手术的重点应该是在消除血管蒂的同时，全面地减少流向病灶的血流，而血管蒂在手术早期是很难进入的。小脑后下动脉、小脑上动脉往往是造成这些畸形的主要原因，因此栓塞这些动脉可以减少整体血流。小脑后下动脉、小脑上动脉的主干在手术阶段的早期很容易接近，因此，近端栓塞是危险的，其有造成脑干穿支动脉闭塞的风险。

小脑前下动脉供血在手术早期很难暴露，因此栓塞这些血管是非常有用的。小脑前下动脉栓塞时，尽可能栓塞远端是一个重要的原则，坚持这一概念是至关重要的。血管逆行血栓形成可造成严重的Ⅶ和Ⅷ颅神经功能障碍。

27.3.3　麻醉和术前管理

最好出血后几周进行手术治疗。这可以减轻后颅窝水肿，并极大地利于后颅窝的暴露。脑积水可能需要同时治疗，可行侧脑室外引流（EVD）或永久性脑脊液（CSF）分流。对于脑室扩大且无脑脊液分流的患者，术前应行 EVD。这将有助于在术中降低颅内压，并有助于术后颅内压的管理和伤口愈合。如果没有明显的幕上蛛网膜下腔出血，抗痉挛药物可能是不必要的。手术需要全身麻醉。麻醉诱导后，放置中心静脉和动脉压力导管。术前给予抗生素以适当覆盖革兰氏阳性细菌。

在手术过程中，全身血压保持在较低的正常水平，收缩压在 100~120mmHg 范围内。在硬脑膜

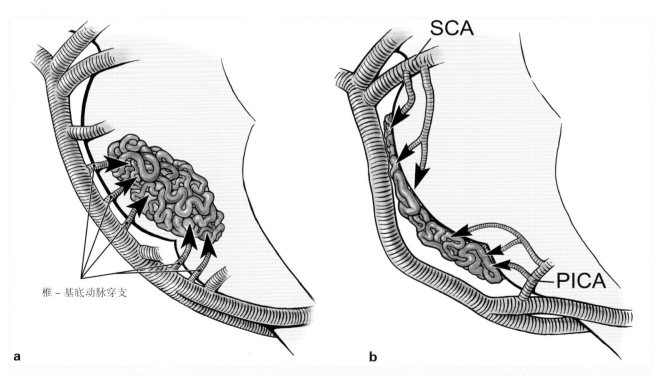

图27.6　（a）深部实质脑干动静脉畸形（AVMs），表现为由椎－基底动脉穿支直接供血。（b）浅部脑干的 AVMs 图。其供血动脉在浅表，来自小脑上动脉和小脑后下动脉

剪开前，打开 EVD 引流管，静脉同时应用甘露醇更便于协助降低颅内压。轻度的过度通气使 $PaCO_2$ 降至 30mmHg，也有助于控制脑肿胀。还应使用 Foley 导管和机械预防深静脉血栓形成。对于脑干的病变，听觉诱发电位和颅神经监测有助于降低术后的并发症。

27.4　手术步骤

27.4.1　总体原则

后颅窝动静脉畸形手术的原则与幕上动静脉畸形手术相同，包括合理的患者体位、充分的颅骨暴露、大的硬膜开口、锐性显微解剖和压迫止血。医生和患者的正确体位有助于减少外科医生的疲劳和最大化的大脑松弛。如果要在桥小脑角做手术，侧位和远侧位的曝光可以优化视野。蚓部和内侧半球病变最好的入路是枕下中线开颅来处理。骨窗的范围应足够广泛，使其能够从多个方向接近病灶，并在需要时接近近端供血血管。

同样的，硬脑膜也应该开一个大的口，在打开硬脑膜的时候要小心检查硬脑膜下表面，避免撕裂引流静脉，因为静脉可能会引流入硬脑膜。硬脑膜打开后，确保这个硬膜开口足以安全地切除病变。然后在整个病灶周围切开软脑膜，划定切除区域。浅表供血动脉在此过程中被离断。首先应该离断那些栓塞程度最低的分布边缘的血管。静脉引流必须保留，直到大部分供血动脉被离断。注意不要只向任何一个方向深部分离解剖，而是要四周逐渐行深部解剖分离。当接近脑室表面时尤其如此，因为室管膜周围的供血血管可能很难处理。

27.4.2　脑蚓部及扁桃体动静脉畸形

蚓部和小脑扁桃体的 AVMs 最好通过枕下正中线开颅暴露来处理（图 27.5）。患者取俯卧位，背部抬高。这将有助于头部朝向相反的肩膀。硬脑膜被打开以最大限度地暴露（图 27.9），然后在显微镜的视野下，打开小脑延髓池的蛛网膜。排

出脑脊液，进一步降低颅内压。可在中线附近显微解剖识别小脑后下动脉；可以看到小脑后下动脉进入病灶，可以在这一处离断血管。

血管夹是必要的，因为血管通常太大，简单的双极电凝不可靠。然后进行四周的软脑膜的解剖，离断小脑后下动脉和小脑上动脉脑表面的供血血管（图 27.10）。动静脉畸形团通常在这时候要软得多，除了来自小脑前下动脉、小脑上动脉和室管膜周围的深部供血血管。在手术的最后阶段，打开第四脑室的顶部，电凝剩余的供血血管。最后离断静脉，切除病变。

单纯扁桃体动静脉畸形团较小，仅由同侧小脑后下动脉供血，小脑后下动脉夹闭后即可切除累及的扁桃体。这使得外科医生可以更好地接近中线，而不必俯身在患者的背上（图 27.7）。从枕外隆凸到第四颈椎棘突水平处做中线切口。剥开肌肉组织直至骨膜下，暴露枕骨下至枕骨大孔和寰椎的后弓（图 27.8）。骨窗的暴露若蚓上病灶应包括横窦，扁桃体病灶应包括枕骨大孔和寰椎后弓。

27.4.3　小脑半球动静脉畸形

小脑半球 AVMs 患者的最佳体位取决于 AVMs 的位置。位于小脑蚓部附近的病灶最佳的手术入路是枕下正中入路，患者处于俯卧位（图 27.4）。骨窗暴露包括横窦或枕骨大孔和寰椎后弓，取决于动静脉畸形团与小脑水平裂的相对位置（图 27.11）。小脑半球外侧的病灶，尤其是那些接近桥小脑角的，最好是在外侧位置做 Shepherd'Scrook 切口（图 27.11）。浅肌层，包括胸锁乳突肌的一部分、头夹肌、半棘肌，撑开皮瓣，暴露深部肌肉组织，寰椎后弓，颅外椎动脉（图 27.12）。将上斜肌和下斜肌从寰椎侧块上移开，完成软组织的解剖。铣开骨瓣。寰椎的后弓可以用钻头磨除或咬骨钳咬除（图 27.13）。如果在桥小脑角区域广泛分离解剖，则可以显露出横窦和乙状窦。底朝乙状窦，剪开硬脑膜，以达到最大限度的视野暴露。随之围绕着病灶表面软脑膜，再次开始中

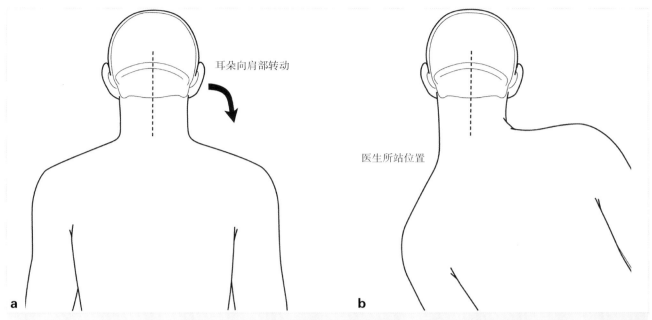

图 27.7　（a）枕下俯卧中线暴露的定位。（b）将头部向对侧耳朵倾斜为外科医生创造了更舒适的位置

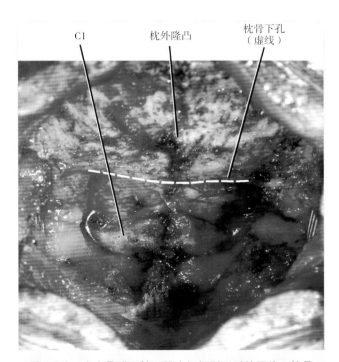

图 27.8　术中骨膜下枕下肌肉组织剥开后的照片。枕骨大孔及后弓（C1）清晰可见

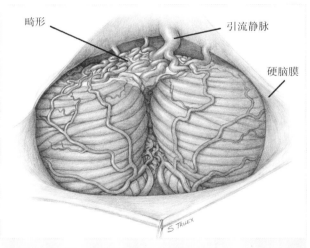

图 27.9　枕下中线暴露后的宽硬脑膜开口

断的显微解剖分离。以这种方式离断浅表的小脑上动脉和小脑后下动脉供应血管（图 27.14）。病灶的深部由同侧的小脑前下动脉供血。这些血管在解剖早期难以掌控，术前栓塞是良好的选择。在随后的解剖中，小脑前下动脉的动脉供应可以确定为桥小脑角附近的分支经过小叶或进入Luschka 孔供应第四脑室的顶部。如果术前 MRI 显示第四脑室顶部未累及，则无须进入第四脑室切除病灶。

27.4.4　脑干动静脉畸形

与脑干表面相关的浅表病变最常见于脑干表面的前外侧和直接由小脑前下动脉和小脑上动脉

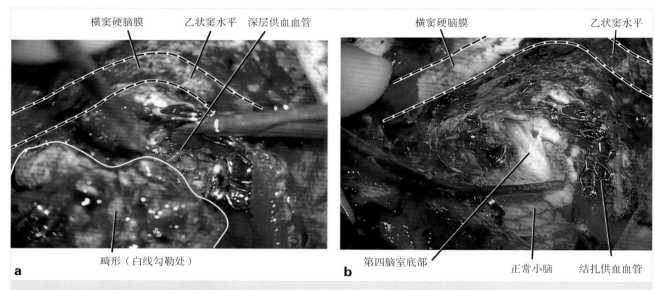

图 27.10 （a）小脑上蚓部动静脉畸形（AVMs）切除中部的术中照片。深层供血动脉正在被分割。（b）AVMs 切除后切除腔的术中照片。可以看到第四脑室的底部

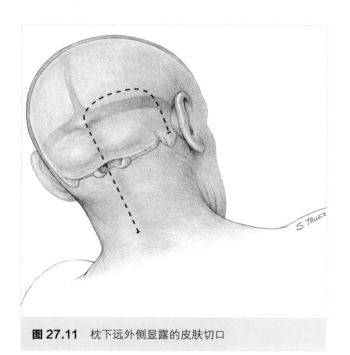

图 27.11 枕下远外侧显露的皮肤切口

图 27.12 图中是外侧枕骨下暴露视野，其浅表的肌肉已被撑开。图中可见颅外椎动脉（C1：寰椎后弓）

的分支供血（图 27.6）。引流通常通过脑桥侧静脉进入岩静脉或 Galen 静脉。这些 AVMs 通常与桥小脑角有关，因此可以用前面描述的小脑半球病灶的枕下远外侧入路来接近处理病灶。与深部脑干的病灶相比，脑干浅部 AVMs 手术效果更佳。脑干深部 AVMs 的发病率比浅表病变高，因为它们

的动脉供应直接来自椎－基底动脉穿支，穿支动脉通过脑干组织进入动静脉畸形。大多数情况下，除非被一个正在消退的血肿腔包绕，否则它们不适合做外科手术。切除的原则是最大限度地保留周围的正常组织。这些深部病变常适合放射外科治疗。

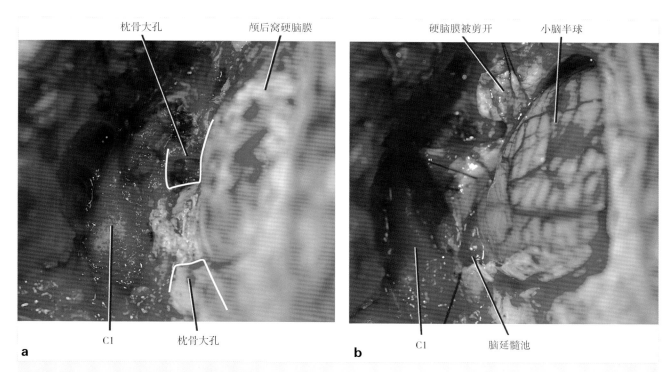

枕骨大孔　　颅后窝硬脑膜　　　　　　　　硬脑膜被剪开　　小脑半球

C1　　枕骨大孔　　　　　　　　　　　C1　　脑延髓池

a　　　　　　　　　　　　　　　　　b

图 27.13 （a）枕下外侧暴露术中硬脑膜切开和部分寰椎后弓摘除（C1）后的图像。（b）硬脑膜被剪开，可见小脑半球和小脑延髓池

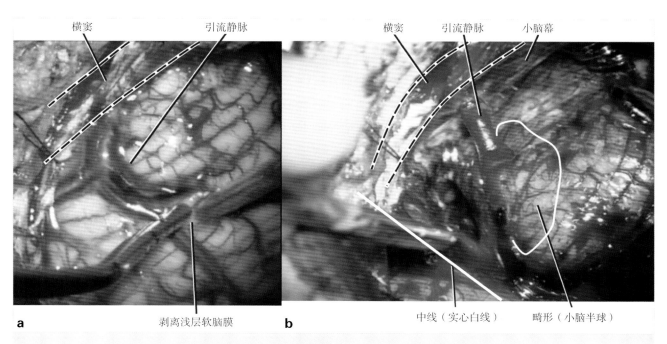

横窦　　引流静脉　　　　　　　横窦　　引流静脉　　小脑幕

剥离浅层软脑膜　　　　　　　　　中线（实心白线）　　畸形（小脑半球）

a　　　　　　　　　　　　　　　　　b

图 27.14 （a）术中图片显示开始在半球表面分离脑动静脉畸形。（b）分离后期可见静脉引流进入小脑幕

27.5 术后处理，包括可能的并发症

在患者手术后仍处于麻醉状态时获得血管造影，如果发现有残留的 AVMs，可以立即返回进行手术。这将有助于降低复发性出血的风险。如果在手术过程中出现无法控制的出血，并且在手术结束时出现明显的脑肿胀，可以在麻醉下对患者进行镇静，以帮助控制颅内压。

所有患者将在重症监护病房接受监测。收缩压严格控制在 100~120mmHg 数天，以降低术后出血的风险。

EVD 不应过早夹闭，以确保脑积水不会影响伤口愈合。枕下远外侧入路切口尤其容易发生愈合并发症，应密切关注。与 AVMs 相邻的功能性脑组织切除会引起的新的神经功能缺损是一种常见的并发症，必须在术前和术后向患者和家属解释。小脑的神经功能缺损比脑干和颅神经缺损更容易恢复。术腔内的出血可由邻近脑内残余的 AVMs 或邻近正常的脑灌注压突破而引起，应尽早手术清除血肿。

参考文献

[1] Spetzler RF, Martin NA. A proposed grading system for arteriovenous malfor- mations. J Neurosurg. 1986; 65(4):476–483

[2] Spetzler RF, Ponce FA. A 3-tier classification of cerebral arteriovenous malfor- mations. Clinical article. J Neurosurg. 2011; 114(3):842–849

[3] Wijdicks EFM, Sheth KN, Carter BS, et al. Recommendations for the manage- ment of cerebral and cerebellar infarction with swelling: A statement for healthcare professionals from the American Heart Association/American Stroke Association. Stroke. 2014; 45(4):1222–1238

第二十八章　浅表海绵状血管瘤

Julian Spears, R. Loch Macdonald
许佳恒　王惠清　王灯亮 / 译

摘要

　　浅表海绵状血管瘤（SCMs）是一种发生于大脑皮层或偶发于大脑半球白质的脑血管畸形。一项 24 000 例颅脑 MRI 研究显示，大脑海绵状血管瘤（CMs）的检出率约 0.5%。约有 80% 患者为散发性，20% 为家族性，与染色体 7q（CCM1/KRIT1）、7p（CCM2）和 3q（CCM3/PDCD10）上的 3 个遗传位点之一有关。大多数患者无症状，也可表现为癫痫发作或颅内出血。SCMs 是脑出血的少见的原因之一，由于其良好的自然病史，很少需要手术切除。当 SCMs 破裂出血时，可短时间内形成血肿，但很少造成严重的永久性神经功能障碍，极少导致死亡。尽管这类病变有着相对良好的自然病史，其中有些病灶仍需要考虑手术切除治疗。

　　关键词：海绵状血管瘤，开颅手术，血管畸形

28.1 患者选择

　　海绵状血管瘤典型的 CT 特征包括局灶性或结节性病变，平扫可见低密度或中等密度，无占位效应，可见钙化。CT 增强表现为轻至中度强化，伴有不均匀斑点，周围逐渐减至同周边胶质组织一致的密度（图 28.1）。海绵状血管瘤 MRI 表现为边界清楚的爆米花样（图 28.2）。急性出血病灶含有氧合血红蛋白，在 T1 加权像中呈现等信号，在 T2 加权像中呈现低信号。亚急性血肿病灶含有高铁血红蛋白，在 T1/T2 加权像中均表现为高信号。在 T1 加权像上，通常表现为一不均匀信号病灶，周围由于含铁血黄素产生环状低信号。在 T2 加权像和梯度回波序列上，该低信号环显示得更加突出或者呈现为"开花"状。磁敏感加权成像通常采用梯度回波序列，是检测 CMs 最为敏感的方法。CMs 通常不会导致占位效应或者水肿，除非近期内有出血。它们常常与发育中的静脉畸形相关，大部分在血管造影中是阴性的（图 28.1）。除了必须排除动静脉畸形外，通常可以根据 MRI 上的表现来诊断，而在经导管血管造影检查中很少显示。CT 或者 MR 的血管造影可能对诊断有帮助。

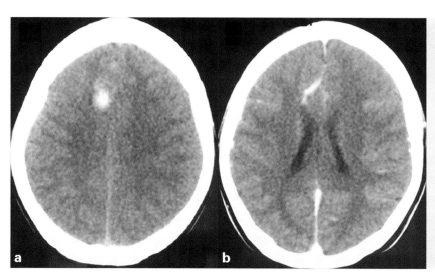

图 28.1　增强 CT 影像。（a）可以显示右侧额叶高密度影与一根血管（b）关系密切。这些特征与浅表海绵状血管瘤和相关的发育性静脉畸形相一致

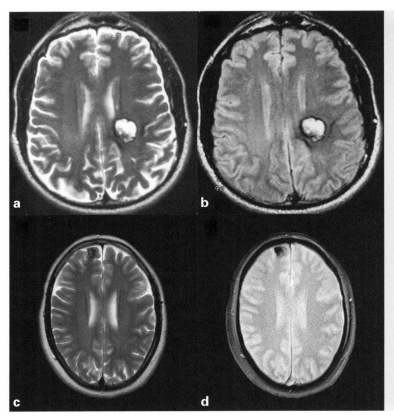

图28.2 （a）轴向T2。（b）左顶骨腔畸形的流体衰减反转恢复图像。（c）轴向T2磁共振成像，（d）梯度回波磁共振成像。右侧额部浅表海绵状畸形的磁共振图像

28.2 手术适应证及禁忌证

外科治疗浅表海绵状血管瘤（SCMs）的适应证包括反复出血或者药物难治性癫痫，脑电监测致病灶SCMs区域。切除的风险要考虑病灶的位置（如运动性语言中枢/非运动性语言中枢）。偶发性的、无症状的病变应选择继续观察。就手术时机而言，出血后6周以上最容易切除病灶。治疗策略包括保守观察。立体定向放射外科治疗的作用存在争议，手术切除普遍被认为优于放射治疗。

28.3 术前准备

术前影像应包含有梯度回波序列/敏感性加权成像的MRI图像。诊断主要在于这些极其敏感的影像可以检测出同微小CMs基本相同表现的脑微出血。此外，还需要考虑到导致类似影像表现其他情况。当手术部位靠近运动性语言中枢时，强烈推荐使用功能性磁共振（fMRI）、弥漫张量成像

（DTI）以及术中电生理监测，或一起使用，也可以采用术中唤醒技术。采用无框架立体定向进行影像精确定位制订手术计划，术中使用神经导航。也应准备术中B超，有助于发现皮层下小病灶。一般神经外科原则适用于开颅切除海绵状血管瘤，包括围手术期抗生素使用。未服用抗惊厥药物患者应该考虑口服抗惊厥药物。对难治性癫痫症状患者手术，需要咨询癫痫病专家，更好地提高癫痫控制效果。切除海绵状血管瘤病灶同时切除周围的含铁血黄素组织，以降低周围皮层的相对兴奋性，诱发癫痫发作。因静脉的引流不应被损伤，故任何相关的发育性静脉畸形都应该被明确位置。

28.4 手术步骤

患者全身麻醉下，头部头架固定。使用无框架立体定向图像注册制订开颅计划。确定病灶的位置，摆好体位和标记切口（图28.3）。按标准进行消毒、铺巾。切开头皮，Raney头皮夹止血。

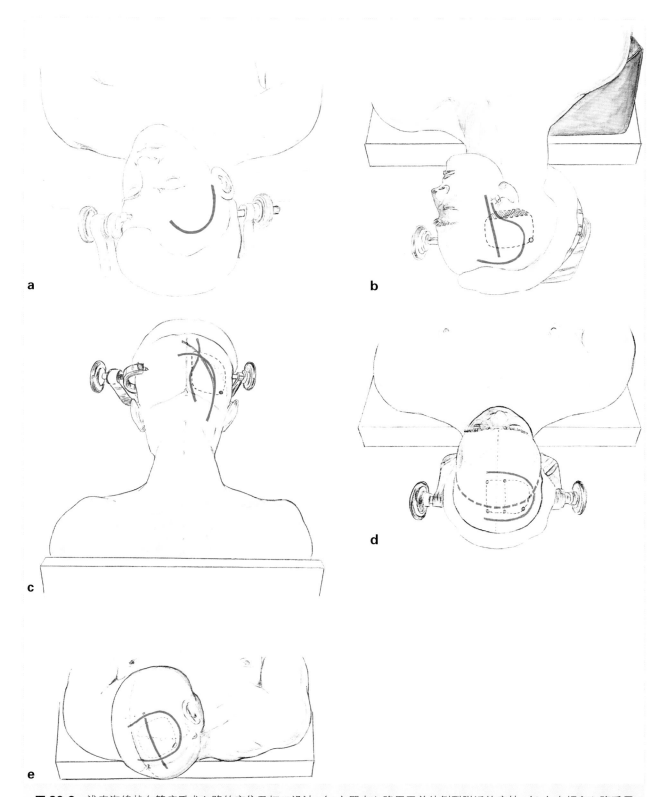

图 28.3　浅表海绵状血管瘤手术入路的定位及切口设计。(a)翼点入路用于前外侧裂附近的病灶。(b)中颅窝入路采用两种不同类型的切口及骨瓣，包括对于接近颞叶下表面的病灶，将骨瓣暴露至中颅底（阴影区域）。这一显露方式也能到达颞叶外侧面的海绵状血管瘤。(c)枕旁入路可以采用各种类型的切口及骨窗进入枕叶。(d)中线附近的额顶叶病灶的手术入路。(e)额正中入路可到达额叶内侧

用头皮拉钩牵拉皮瓣，高速磨钻磨一骨孔，如硬脑膜颅骨粘连紧密或骨瓣跨静脉窦，则需钻多孔。使用 Love-Adson 剥离子（Codman, Johnson & Johnson）进行硬脑膜外的钝性分离，再用铣刀形成骨瓣。取出骨瓣，骨蜡及微纤胶原骨缘止血。骨窗周围颅骨钻几个小孔，用于悬吊硬脑膜。硬脑膜呈"十"字形或者弧形剪开，用 4-0 不可吸收缝线牵引，止血钳固定或缝合在皮瓣上。

无框架立体定向用于病灶定位。尤其特别有助于无法辨别含铁血黄素组织的定位。如果需要时，术中 B 超可被用于实时地确认病灶的位置。应用这些技术，手术切除 SCMs 变得相对简单。通常来说，手术中最具挑战性的步骤是小 CMs 病灶的定位。

随着显微镜的使用，经脑沟入路和经脑回入路是常用的两种方式。经脑沟入路是打开病灶上方脑沟的蛛网膜，分离软脑膜的表面，然后在病灶正上方的脑沟深处切开皮层，一旦定位准确，可以看到一个边界清楚、呈蓝紫色、团块状，看起来像一颗桑葚（图 28.4~图 28.6）。海绵状血管瘤无真正的包膜，但由一层边界明确的、坚固的、胶质状的含铁血黄素层所包裹。病灶无大动脉供血，术中出血少。如损伤引流正常脑组织的相关静脉容易出血，予以保护好。

运用双极电凝及吸力相对温和的吸引器，能够相对容易地将边界清楚的神经胶质层从周围大脑中分离出来。使用活检钳抓取海绵状血管瘤，并根据其大小去选择整块或分块切除。如果病灶有反复出血史，有时很难将海绵状血管瘤同血肿区分开，这使得彻底切除海绵状血管瘤变得富有挑战性。在癫痫手术中，确保安全的情况下，应该切除含铁血黄素层，否则将残留胶质增生的含铁血黄素黄染的脑组织。在 CMs 被切除后，应该反复冲洗术腔并检查是否有残留的 CMs 组织；一旦确定完全切除后，根据情况需要，可以在术腔内填塞氧化止血纤维。水密性缝合硬脑膜，用钛板、钛钉固定骨瓣。使用 3-0 可吸收缝线分别缝合帽状腱膜、皮下组织，对齐皮瓣。

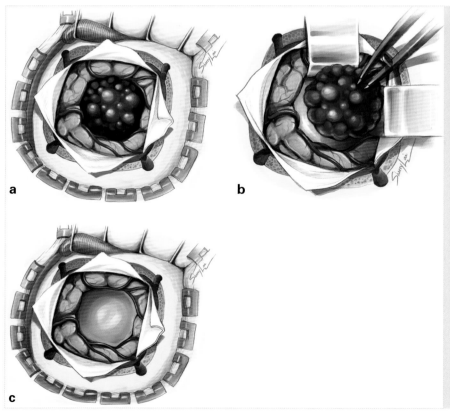

图 28.4 （a）术中暴露的浅表海绵状血管瘤。（b）病灶已完全切除。（c）病灶周围残留含铁血黄素组织

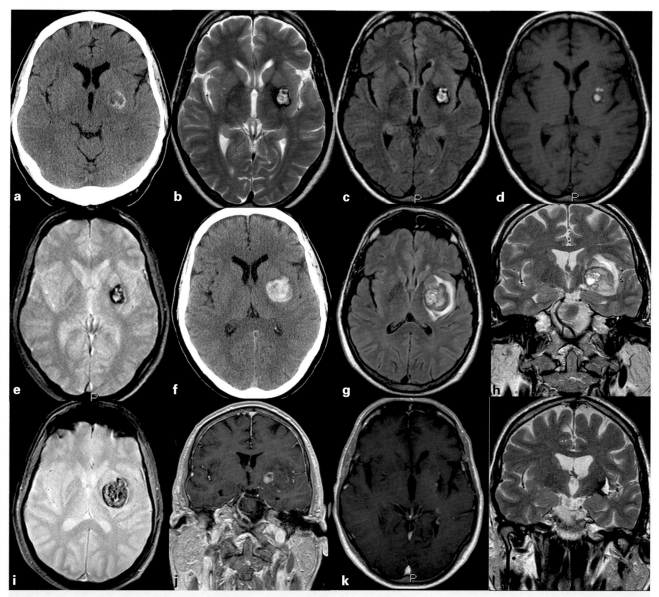

图 28.5　轴位 CT 成像。(a) 核磁共振成像 (MRI) (T2 (b)、FLAIR (c)、T1 (d) 和图 2 增强稳态梯度回波成像 (e) 显示一名右利手的 54 岁男性的 CMs 位于左侧大脑半球岛叶皮层深部。他曾有过一次出血，出现言语不能和右侧肢体无力等症状。在这些症状和体征消失后，又继续工作。8 个月后，再次出现言语不能和右侧下肢乏力。轴位 CT 成像 (f) 显示 CM 所在部位出现了急性出血。核磁共振 (MRI) (轴位 FLAIR (g)、梯度回波 (i)、冠状位 T2 (h)、钆增强 T1 (j) 显示海绵状血管瘤出血。弥散张量成像显示皮质脊髓束位于病灶内侧。在出血后 2 个月进行手术切除。在两年后复查 MRI，病灶完全切除 [轴位 T1 钆增强 (k) 和冠状位 T2 (l)]。患者右下肢远端轻度无力。术后重返全职工作，并在 9 年后的最后一次随访中表现良好

28.5　术后管理，包括可能的并发症

　　SCMs 切除术同样存在常见的开颅术后并发症。SCMs 切除术后最为致命的并发症是局部神经功能障碍或者意识障碍的术后出血。在完全切除SCMs 的情况下，这种并发症并不常见；然而在病灶没有完全切除的情况下，术后出血的风险增加。癫痫发作也可能在术后进一步加重，需要积极的抗癫痫治疗。术后数月后复查颅脑增强 MRI，明确病灶是否完全切除。

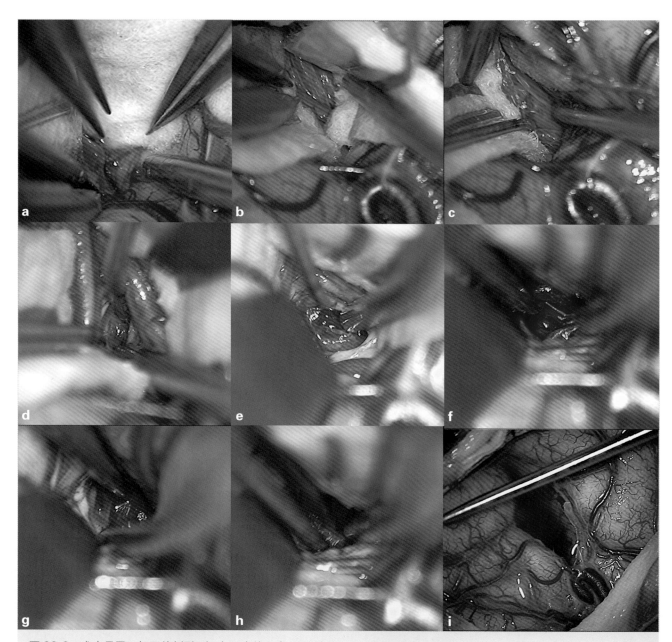

图 28.6 术中暴露，打开外侧裂。（a）图中的5点至11点方向，外侧裂的左侧是额叶，右侧是颞叶。打开外侧裂后显露大脑中动脉 M2 段。（b）分离显示被含铁血黄素染色的岛叶皮质。（c）切开皮层，皮层下数毫米，可见含铁血黄素染色的白质。（d）暴露 CM。（e）可见桑葚样囊性病变。（f）在 CM 与含铁血黄素层之间行渐进性分离。（g）并用取瘤钳夹住病灶后取出。（h）在切除病灶后，大脑未受损伤（i）

参考文献

[1] Del Curling O, Jr, Kelly DL, Jr, Elster AD, Craven TE. An analysis of the natural history of cavernous angiomas. J Neurosurg. 1991; 75(5):702–708

[2] Robinson JR, Awad IA, Little JR. Natural history of the cavernous angioma. J Neurosurg. 1991; 75(5):709–714

[3] Fischer A, Zalvide J, Faurobert E, Albiges-Rizo C, Tournier-Lasserve E. Cerebral cavernous malformations: from CCM genes to endothelial cell homeostasis. Trends Mol Med. 2013; 19(5):302–308

[4] Akers A, Al-Shahi Salman R, A Awad I, et al. Synopsis of guidelines for the clin- ical management of cerebral cavernous malformations: consensus recom- mendations based on systematic literature review by the angioma alliance scientific advisory board clinical experts panel. Neurosurgery. 2017; 80 (5):665–680

[5] Santhosh K, Kesavadas C, Thomas B, Gupta AK, Thamburaj K, Kapilamoorthy TR. Susceptibility weighted imaging: a new tool in magnetic resonance imag- ing of stroke. Clin Radiol. 2009; 64(1):74–83

第二十九章　脑干海绵状血管畸形

Hussam Abou-Al-Shaar, Mohamed A. Labib, Robert F. Spetzler
张元隆　王惠清　余良宏 / 译

摘要

　　脑干海绵状血管畸形是中枢神经系统罕见的血管畸形。这些病变经常给神经外科医生带来治疗上的挑战。脑干海绵状血管畸形可以通过不同的治疗方式来解决，包括观察、放射治疗和手术切除。对于偶然发现的小的海绵状血管畸形，可以考虑观察治疗，而放射治疗的有益性存在争议，许多学者不建议使用。亚急性期手术切除可达到较高的治愈率及最小的并发症。对脑干安全入口区的详细了解有助于最佳手术方式选择。然而，对患者进行手术的风险和益处以及可能的并发症的沟通与交流是至关重要的。

　　关键词：脑干，海绵状血管瘤，海绵状血管畸形，术中监测，显微手术切除，自然病史，安全入口区，手术解剖，手术入路，两点法

29.1 流行病学

　　海绵状血管畸形（CMs）占脑和脊髓中所有血管病变的5%~13%。采用先进的影像学技术，这些病变的检出率和发病率在过去30年中似乎有所增加。在一般人群中，海绵状血管畸形的发病率估计为0.4%~0.5%，患病率估计为0.4%~0.8%。

　　海绵状血管畸形由内皮层、明显扩张的血管通道组成，缺乏正常血管的典型紧密连接。缺乏紧密连接，血液可从畸形的血管中渗出。海绵状血管畸形可以发生在中枢神经系统（CNS）的任何位置。大多位于幕上；也可位于幕下。较少发生于脑干，在脑干发生率为15%~18%。主要发生在脑桥，其次是中脑，最后是延髓。这种分布是由于脑桥组织的体积比脑干其他部分的体积大导致。

29.2 临床表现

　　脑干CMs患者的临床表现取决于病变的大小和位置。患有这些病变的患者可能完全无症状或可能因CMs而死亡。最常见的临床表现是颅神经病变。其他表现包括感觉丧失、运动缺陷、共济失调、头痛、恶心、眩晕和构音障碍。识别这些独特的临床特征可以帮助神经外科医生定位脑干内的畸形。

29.3 影像学特点

　　磁共振成像（MRI）是诊断CMs最敏感、最特异的成像方式。这些病变在T1加权磁共振成像上表现为低信号或等信号，而在T2加权磁共振成像上表现为不均匀的"爆米花"状，混合高信号和低信号。它们在梯度回波T2*图像上的低强度表现（由于CMs内和周围的含铁血黄素沉积）是特征性的表现。静脉注射钆后CMs一般不会增强。计算机断层扫描在脑干CMs诊断中的作用是有限的。通常，这种病变具有高密度外观，伴有或不伴有钙化。由于血流量低或无血流与以及血栓形成的高发生率，CMs在血管造影上是隐性的。尽管如此，当其他诊断方式尚未确定时，导管血管造影可用于排除急性出血患者的小动静脉畸形。

29.4 自然病史

　　CMs的发病机制尚不清楚。它们被认为是在胚胎发育早期出现的，然后根据血液变化和畸形机制而生长。然而，许多CMs是新生的，有些发生在放射治疗后。大多数病变是孤立性和散发

性的，而有些是多发性的，以常染色体显性方式遗传。

CMs的自然病史，特别是出生后的自然病史，源于其出血和再出血的风险。过去几十年来，这一直是争论的话题。回顾性报告指出，每年出血的风险为0.5%~2.7%，再出血的风险为21%~60%；前瞻性研究报告出血率为0.2%~0.7%，再出血率为5%~7%。据估计，脑干CMs（尤其是前2年）的出血率和再出血率高于其他部位的CMs。此外，尽管许多CMs出血没有临床症状，但是因为脑干区域的特殊性，大多数脑干CMs出血都会产生症状性临床特征。研究表明，既往有CMs出血的患者再出血的风险显著增加。

Garcia（加西亚）和他的同事发明了一个分级系统来对脑干CMs进行分类，这类似于广泛使用的Spetzler-Martin脑动静脉畸形分级系统。在分级系统中，5个因素（年龄、病变大小、跨越中线程度、相关静脉发育异常和出血）的评分最高为7分。用总分给患者评定一个等级（0~7），这可以预测手术的发病率和结果（总分越高，结果越差）。

29.5　治疗方案

脑干CMs的最佳治疗方法一直备受争议，其中3种治疗模式是最常用的治疗方法。

29.5.1　观察

对于偶然发现无症状CMs的患者和初次出血后完全临床康复的患者，可以接受以临床观察和神经影像监测的形式保守治疗脑干CMs。据报道，偶然发现的脑干CMs每年出血的风险小于1%。外科干预相关的发病率（9.6%~45%）和死亡率（0.96%~1.5%）较高，使得保守治疗这些患者更为可取。

29.5.2　放射治疗

放射治疗的作用，包括在其各种治疗方式〔立体定向放射治疗或伽马刀（Elekta Ab）放射治疗〕中，对脑干CMs的处理产生了不同的结果。放射外科特别推荐用于不适合手术治疗的CMs。然而，这种方式伴随着高致残（15%~59%）和死亡率（0~8%）。

尽管一些报告记录了放射治疗与保守治疗相比具有优越性，但其他一些报告认为，脑干CMs患者观察到的改善仅仅是由于该疾病的自然病史，而不是放射治疗的结果。放射治疗甚至被认为是这些病灶发生病理变化的罪魁祸首。值得注意的是，在接受放射治疗的病变患者中观察到的出血率下降主要发生在潜伏期2年后。同样，保守治疗的CMs在2年后自发性出血的风险显著降低。因此，关于所观察到的出血减少是由于放射治疗还是CMs的自然病史的问题仍然没有定论。此外，正如Almefty和Spetzler指出的，在CMs接受放射治疗后获得的放射学研究未能证明CMs的缓解，进一步质疑治疗CMs的临床有效率。因此，没有足够的循证医学证据来证明放疗优于保守治疗，反之亦然。

29.5.3　手术

几十年来，手术一直被禁止在脑干中进行，脑干被认为是一种"人类禁区"。在脑干中存在多个颅神经核和神经束，任何操作都有很大的致残率和死亡率风险。

手术干预通常取决于病变在脑干内的位置和患者的临床表现。脑干CMs手术的适应证包括但不限于毗邻脑干表面的病变、出血伴随进行性神经功能恶化、病变包膜外急性出血以及由病变内出血引起的显著临床反应。

脑干CMs的出血一般分为急性、亚急性或慢性。在急性期，由于血肿的凝固性和广泛水肿的存在，限制了对病变的操作和探查的程度，应避免手术干预。在出血亚急性期（最初出血后6~8周），水肿消退，血肿液化。这个过程提供了一个手术界面，将病变与周围的脑实质分开，这有助于神经外科医生完全切除病变。最后，在慢性出血的第三阶段，广泛的纤维化、神经胶质增生和血肿重组修复随之而来。这一过程使 CMs 与周围的脑实质粘连紧密，从而影响了暴露和操作显微手术器械的能力。在一项关于 397 例脑干 CMs 患者手术时机影响的回顾性研究中，Zaidi 等人发现，出血后 6~8 周内的手术与随后接受手术的患者相比，显著康复可能性具有统计学意义（优势比 1.73，95% 置信度区间 1.06~2.83，P=0.03）。因此，大多数作者主张在亚急性期进行手术干预。

多个 CMs 的存在被认为是外科干预的禁忌证，除非临床表现可归因于一个可通过外科治疗的单一病变。外科手术的结果在临床结果一节中进行了叙述。

29.6 手术注意事项

脑干 CMs 手术的目的是实现完全手术切除，以防止出血的风险，同时尽量减少对脑干的损害。经证实，次全切除术可导致高达 62% 的再次出血率。

一些作者建议用显微手术镊而不是刀片来打开脑干的软脑膜表面，以便将神经纤维推到所需的安全入口区，而不是切断神经纤维（表 29.1）。此外，与 CMs 一起出现相关的静脉异常并不少见，必须保存这些异常静脉以避免静脉梗死的风险。

手术方法取决于病变的位置和大小，以及神经外科医生的专业技术。为了简化起见，我们发展了一种两点法来确定达到 CMs 的最佳手术入路。在 MRI 上画出两个点，一个在病变中心，另一个在最靠近软脑膜表面的边缘。当两点相连时，所形成的直线决定了最佳的手术入路。虽然这种简化的方法可以在大多数情况下使用，但由于可能穿越关键的神经结构，某些情况下需使用不同于两点法推断的方法。因此，脑干解剖和手术入路的知识对于制订手术计划至关重要（表 29.1、表 29.2）。我们提倡在重要白质束移位方向有疑问时使用弥散张量成像 MRI。

光学显微外科器械的发展对脑干 CMs 的手术切除有很大的帮助。这些仪器以双重方式工作，

表 29.1 脑干安全入口区

入路	安全入口区
眶颧入路	中脑前区
颞下入路	中脑前区
颞下经幕入路	中脑前区和三叉神经上区
前岩切开术 （Kawase 入路）	中脑前区、三叉神经上区和三叉神经周围区
枕下 ± 第四脑室入路	第四脑室正中沟及上中央窝
正中幕下小脑上入路	中脑外侧沟、丘间区、上丘区和下丘区
小脑外侧 / 极外侧上入路	中脑外侧沟、丘间区、上丘区和下丘区
幕下的乙状窦	中脑外侧沟，三叉神经上区、三叉神经周围区，外侧脑桥区、延髓前外侧沟、延髓后正中沟、延髓外侧区
远外侧入路	延髓前外侧沟、延髓后中沟、延髓外侧区、橄榄区
迷路后入路	中脑外侧沟，三叉神经上区、三叉神经周围区，外侧脑桥区、延髓前外侧沟、延髓后中沟、延髓外侧沟、橄榄区

表 29.2 脑干 CMs 的手术入路

CMs 位置	入路
中脑	
前面	翼点 ± 眶颧
后部	正中幕下小脑上
前外侧	翼点 ± 眶颧
后外侧	小脑旁正中或极外侧幕下小脑上
桥脑	
前面	翼点 ± 眶颧，颞下经幕，迷路后，乙状窦
后面	枕下 ± 第四脑室
外侧	乙状窦
延髓	
前面	远外侧和乙状窦
后面	枕下 ± 第四脑室
上外侧	远外侧和乙状窦
下外侧	远外侧

缩写：CMs. 海绵状血管畸形

执行其预期任务（如抽吸），同时提供照明，协助于病变和邻近解剖的可视化。合适的患者体位还允许神经外科医生在不必牵拉脑组织的情况下进行手术。

将术中图像引导系统整合到手术显微镜中，有助于脑干CMs切除。它允许手术路径的最佳规划和进行导航。术中神经电生理监测的使用同样重要。在脑干CMs手术切除过程中，应监测体感诱发电位、运动诱发电位、脑电图、听觉脑干诱发电位和颅神经功能。随着成像技术的进步，术中MRI越来越多地被认为是脑干CMs管理中的一种有价值的辅助手段，以确保这些病变完全被切除。

29.7　手术过程

根据CMs在脑干内的不同位置（表29.2），采用不同的手术入路。举个例子，一个56岁的男子表现为右眼复视。检查显示左上肢乏力（4/5）和双侧辨距困难。影像学显示中脑CM（图29.1）。曾有3次出血病史。在俯卧位用左外侧幕下小脑上入路接近病变（图29.2）。监测体感诱发电位和运动诱发电位，完全切除病变（图29.3）。

对这些手术入路的详细了解，以及不靠近软脑膜表面的脑干病损安全入口区的知识（表29.2），对于以最低致残率实现高成功率至关重要

（表29.1）。尽管如此，总有一些病变无论采用何种入路，外科手术比疾病本身的自然病程更有害而不适合外科手术。

29.8　术后处理及结果

在术后期间，患者可能需要保持气管插管24h，直到他们有良好的咳嗽和咽反射。应评估吞咽情况，尤其是延髓CMs患者。神经影像学检查应在术后第一天进行，此后每年进行1次，以证明畸形的完全切除和没有任何残留组织。最后，应告知患者，即使影像学证实没有残留，也有5%的病例会复发。

脑干CMs手术治疗的临床效果总体良好。在我们的100例103个脑干CMs患者中，86例接受了手术切除。16在86例手术患者中，84例平均随访35个月，87%（n=73）改善或不变，10%（n=8）恶化，4%（n=3）死亡。然而，在14名未接受手术治疗并可进行随访的患者中，有12名患者（n=7）病情改善或保持不变，42%（n=4）病情恶化，8%（n=1）死亡。Dukatz及其同事报告了71例接受手术治疗的CMS患者有相似情况。在这些患者中，63%（n=44）在KPS评分中有改善，27%（n=19）没有变化，11%（n=8）出现恶化。Garcia等在104例接受手术治疗的患者中有79.8%

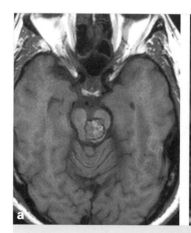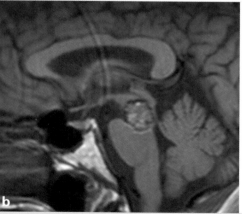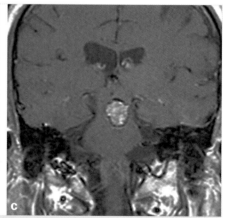

图29.1　术前（a）轴位、（b）矢状位和（c）冠状T1加权磁共振图像显示有3次出血史的患者的中脑海绵状血管畸形

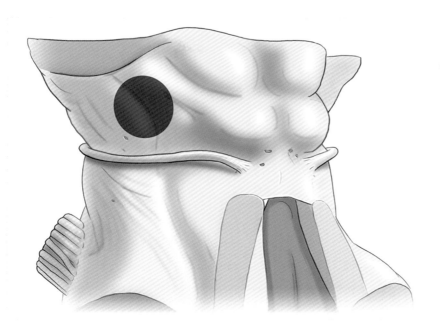

图 29.2　艺术家的插图显示了一位 56 岁男性的中脑海绵状血管畸形的位置（填充圆），他向右凝视时复视

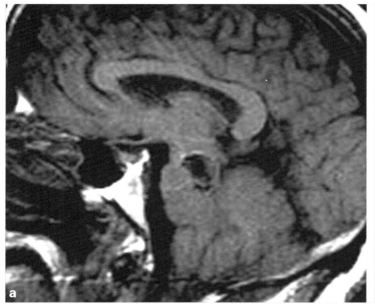
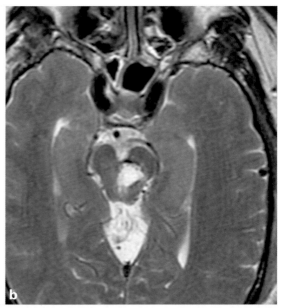

图 29.3　术后（a）矢状 T1 加权和（b）轴向 T2 加权磁共振图像显示海绵状血管畸形完全切除

（n=83）取得了良好的结果，其中并发症发生率为 20.2%（n=21）。

对于接受手术的 CMs 患者来说，短暂的术后神经缺损或长期的神经功能缺损是很常见的。Abla 等报告了 260 例接受手术治疗的脑干 CMs 患者的长期研究中出现了新的缺损或术前缺损加重。在平均随访 51 个月的 240 名患者中，53%（n=137）在术后更差，而 36%（n=93）出现了新的永久性

缺损。

为了更好地了解这一患者群体的手术干预效率，Gross 等对 68 个手术系列进行了荟萃分析，回顾了 1390 例脑干 CMs。作者发现，在 61 份报告中，91%（1178/1291）的患者进行了完全切除，而在 60 份报告中，84%（889/1058）的患者症状改善或同前，62%（65/105）的部分切除术后再次手术。近一半（45%；46 个系列中 944 名患者中

425 名）有早期神经系统问题，1.5%（68 个系列中 1390 例患者中的 21 例）死亡。然而，在 51 个系列中，62%（987 例中的 609 例）的患者在随访期间症状有所改善。

这些结果坚定了我们的信心，即当脑干 CMs 手术指征明确时，手术干预是一个安全和有效的治疗方式。选择经验丰富的外科医生和适当的治疗方法，可以达到较高的治愈率，以及较少的并发症。

参考文献

[1] Simard JM, Garcia-Bengochea F, Ballinger WE, Jr, Mickle JP, Quisling RG. Cavernous angioma: a review of 126 collected and 12 new clinical cases. Neurosurgery. 1986; 18(2):162–172

[2] Otten P, Pizzolato GP, Rilliet B, Berney J. 131 cases of cavernous angioma (cavernomas) of the CNS, discovered by retrospective analysis of 24,535 autopsies. Neurochirurgie. 1989; 35(2):82–83, 128–131

[3] Robinson JR, Awad IA, Little JR. Natural history of the cavernous angioma. J Neurosurg. 1991; 75(5):709–714

[4] Washington CW, McCoy KE, Zipfel GJ. Update on the natural history of cavernous malformations and factors predicting aggressive clinical presentation. Neurosurg Focus. 2010; 29(3):E7

[5] Wong JH, Awad IA, Kim JH. Ultrastructural pathological features of cerebrovascular malformations: a preliminary report. Neurosurgery. 2000; 46 (6):1454–1459

[6] Gross BA, Batjer HH, Awad IA, Bendok BR, Du R. Brainstem cavernous malformations: 1390 surgical cases from the literature. World Neurosurg. 2013; 80 (1–2):89–93

[7] Garcia RM, Ivan ME, Lawton MT. Brainstem cavernous malformations: surgical results in 104 patients and a proposed grading system to predict neurological outcomes. Neurosurgery. 2015; 76(3):265–277, discussion 277–278

[8] Sekhar LN, Mantovani A. Surgical approaches to brain stem cavernous hemangiomas. World Neurosurg. 2014; 82(6):1028–1029

[9] Rigamonti D, Drayer BP, Johnson PC, Hadley MN, Zabramski J, Spetzler RF. The MRI appearance of cavernous malformations (angiomas). J Neurosurg. 1987; 67(4):518–524

[10] Campbell PG, Jabbour P, Yadla S, Awad IA. Emerging clinical imaging techniques for cerebral cavernous malformations: a systematic review. Neurosurg Focus. 2010; 29(3):E6

[11] de Champfleur NM, Langlois C, Ankenbrandt WJ, et al. Magnetic resonance imaging evaluation of cerebral cavernous malformations with susceptibilityweighted imaging. Neurosurgery. 2011; 68(3):641–647, discussion 647–648

[12] Sure U, Butz N, Schlegel J, et al. Endothelial proliferation, neoangiogenesis, and potential de novo generation of cerebrovascular malformations. J Neurosurg. 2001; 94(6):972–977

[13] Burn S, Gunny R, Phipps K, Gaze M, Hayward R. Incidence of cavernoma development in children after radiotherapy for brain tumors. J Neurosurg. 2007; 106(5) Suppl:379–383

[14] Dubovsky J, Zabramski JM, Kurth J, et al. A gene responsible for cavernous malformations of the brain maps to chromosome 7q. Hum Mol Genet. 1995; 4(3):453–458

[15] Kondziolka D, Lunsford LD, Kestle JR. The natural history of cerebral cavernous malformations. J Neurosurg. 1995; 83(5):820–824

[16] Porter RW, Detwiler PW, Spetzler RF, et al. Cavernous malformations of the brainstem: experience with 100 patients. J Neurosurg. 1999; 90(1):50–58

[17] McLaughlin MR, Kondziolka D, Flickinger JC, Lunsford S, Lunsford LD. The prospective natural history of cerebral venous malformations. Neurosurgery. 1998; 43(2):195–200, discussion 200–201

[18] Kim DS, Park YG, Choi JU, Chung SS, Lee KC. An analysis of the natural history of cavernous malformations. Surg Neurol. 1997; 48(1):9–17, discussion 17–18

[19] Mathiesen T, Edner G, Kihlström L. Deep and brainstem cavernomas: a consecutive 8-year series. J Neurosurg. 2003; 99(1):31–37

[20] Porter PJ, Willinsky RA, Harper W, Wallace MC. Cerebral cavernous malformations: natural history and prognosis after clinical deterioration with or without hemorrhage. J Neurosurg. 1997; 87(2):190–197

[21] Taslimi S, Modabbernia A, Amin-Hanjani S, Barker FG, II, Macdonald RL. Natural history of cavernous malformation: systematic review and meta-analysis of 25 studies. Neurology. 2016; 86(21):1984–1991

[22] Barker FG, II, Amin-Hanjani S, Butler WE, et al. Temporal clustering of hemorrhages from untreated cavernous malformations of the central nervous system. Neurosurgery. 2001; 49(1):15–24, discussion 24–25

[23] Spetzler RF, Martin NA. A proposed grading system for arteriovenous malformations. J Neurosurg. 1986; 65(4):476–483

[24] Zaidi HA, Mooney MA, Levitt MR, Dru AB, Abla AA, Spetzler RF. Impact of timing of intervention among 397 consecutively treated brainstem cavernous malformations. Neurosurgery. 2017; 81(4):620–626

[25] Abla AA, Lekovic GP, Turner JD, de Oliveira JG, Porter R, Spetzler RF. Advances in the treatment and outcome of brainstem cavernous malformation surgery: a single-center case series of 300 surgically treated patients. Neurosurgery. 2011; 68(2):403–414, discussion 414–415

[26] Lee SH, Choi HJ, Shin HS, Choi SK, Oh IH, Lim YJ. Gamma Knife radiosurgery for brainstem cavernous malformations: should a patient wait for the rebleed? Acta Neurochir (Wien). 2014; 156(10):1937–1946

[27] Nagy G, Razak A, Rowe JG, et al. Stereotactic radiosurgery for deep-seated cavernous malformations: a move toward more active, early intervention. Clinical article. J Neurosurg. 2010; 113(4):691–699

[28] Kida Y. Radiosurgery for cavernous malformations in basal ganglia, thalamus and brainstem. Prog Neurol Surg. 2009; 22:31–37

[29] Liscák R, Vladyka V, Simonová G, Vymazal J, Novotny J, Jr. Gamma knife radiosurgery of the brain stem cavernomas. Minim Invasive Neurosurg. 2000; 43 (4):201–207

[30] Liu HB, Wang Y, Yang S, Gong FL, Xu YY, Wang W. Gamma knife radiosurgery for brainstem cavernous malformations. Clin Neurol Neurosurg. 2016; 151:55–60

[31] Almefty KK, Spetzler RF. Management of brainstem cavernous malformations. World Neurosurg. 2015; 83(3):317–319

[32] Pollock BE, Garces YI, Stafford SL, Foote RL, Schomberg PJ, Link MJ. Stereotactic radiosurgery for cavernous malformations. J Neurosurg. 2000; 93 (6):987–991

[33] Bradac O, Majovsky M, de Lacy P, Benes V. Surgery of brainstem cavernous malformations. Acta Neurochir (Wien). 2013; 155(11):2079–2083

[34] Kalani MY, Yagmurlu K, Martirosyan NL, Cavalcanti DD, Spetzler RF. Approach selection for intrinsic brainstem pathologies. J Neurosurg. 2016; 125 (6):1596–1607

[35] Brown AP, Thompson BG, Spetzler RF. The two-point method: evaluating brain stem lesions. Barrow Neurologic Institute Quarterly. 1996; 12:20–24

[36] Spetzler RF, Sanai N. The quiet revolution: retractorless surgery for complex vascular and skull base lesions. J Neurosurg. 2012; 116(2):291–300

[37] Oppenlander ME, Chowdhry SA, Merkl B, Hattendorf GM, Nakaji P, Spetzler RF. Robotic autopositioning of the operating microscope. Neurosurgery. 2014; 10 Suppl 2:214–219, discussion 219

[38] Spetzler RF, Kalani MYS, Nakaji P, Yağmurlu K. Case examples. In: Spetzler RF, Kalani MYS, Nakaji P, Yağmurlu K, eds. Color Atlas of Brainstem Surgery. New York: Thieme; 2017:251–538

[39] Cavalcanti DD, Preul MC, Kalani MY, Spetzler RF. Microsurgical anatomy of safe entry zones to the brainstem. J Neurosurg. 2016; 124(5):1359–1376

[40] Dukatz T, Sarnthein J, Sitter H, et al. Quality of life after brainstem cavernoma surgery in 71 patients. Neurosurgery. 2011; 69(3):689–695

第三十章 脊髓血管畸形

R. Webster Crowley, Edward H. Oldfield

王硕彬　林元相 / 译

摘要

脊髓血管畸形包括一系列病种，既有相对简单、治疗风险较低的病种，如硬脊膜动静脉瘘，又有复杂的、甚至无法手术的病种。大多数髓内血管畸形，预后不理想，即使是有治愈可能的患者，也可能出现灾难性的并发症，如截瘫或四肢瘫痪。本章介绍了不同类型的脊髓血管畸形，为理解其临床特点和选择治疗方案提供了框架。

关键词：动静脉畸形，脊髓血管畸形，硬膜动静脉瘘

30.1 患者选择

脊髓动静脉畸形（AVMs）患者的治疗有截瘫或四肢瘫痪的风险。因此，在建议治疗之前，必须权衡病变的自然病程与治疗风险。一旦出现神经系统症状，大部分硬脊膜动静脉瘘（AVFs）患者的症状会明显进行性加重，而且许多会在数月内瘫痪在床或需要坐轮椅。

治疗风险低的患者，应及时治疗。相反，硬膜下动静脉畸形、动静脉瘘和海绵状血管畸形的自然病史很难预测，治疗风险更高，畸形血管团自行闭塞消退的可能性很小。因此，这些病治疗决策需要个体化。如果畸形血管有出血，治疗通常推迟到血肿吸收后。

AVMs 治疗成功的条件：①在不可逆性脊髓损伤发生前诊断；②分型、定位要准确，血管畸形团及与周围脊髓血管的解剖关系要清晰；③依据不同类型的脊髓血管畸形及其相关脊髓损伤机制，来确定相应治疗目标；④成功切除病灶的手术计划。治疗的目标是安全、彻底、永久地切除病灶。

脊髓血管畸形分类

脊髓血管畸形主要有 3 种类型。硬脊膜动静脉瘘，嵌入硬膜下神经根套近端和邻近硬脊膜；硬膜下动静脉畸形，在脊髓内或表面有一个巢状病灶，可细分为脊髓动静脉畸形、幼稚型或血管瘤型动静脉畸形和软脊膜动静脉瘘，这类病灶都有供血动脉和引流静脉（通常在脊髓表面），这些异常血管并非发生病灶内；海绵状血管畸形，位于髓内。

30.2 术前准备

脊髓动静脉畸形和动静脉瘘术前一般都要行脊髓血管造影。过去，怀疑有脊髓血管病的患者，通常做有创全脊髓血管造影以确定病灶位置。现在因 MRA、CTA 技术不断进步，实现了无创全脊髓血管显影，可高效发现病灶、明确病灶位置及供血动脉。但仍建议术前常规的动脉穿刺脊髓血管造影。结合无创成像，血管造影可针对可疑的节段，就减少患者放射暴露剂量，推荐成像速度（6~10 帧 /s）。硬膜下动静脉畸形和动静脉瘘，术前 1~2 天动脉造影时进行的栓塞治疗可减少病灶的血流，有助于手术的操作。大剂量激素治疗建议仅在手术或栓塞前、中以及手术或栓塞后 24~48h 内应用。栓塞治疗后 48h 内建议静脉注射肝素。

30.3 手术操作

30.3.1 硬脊膜动静脉瘘

治疗方案包括手术或血管内栓塞，以阻断穿过硬脊膜内层 AVFs 引流静脉（图 30.1~ 图 30.3）。用

微粒材料（如聚乙烯醇）栓塞治疗不会持久闭塞血管，一般不用于动静脉瘘治疗。而用聚合液体栓塞剂（如 Onyx 或氰基丙烯酸正丁酯）进行栓塞治疗可以持久闭塞血管，被越来越多的中心用于硬膜 AVFs 的栓塞治疗。

正如手术目的是阻断血流进入硬脊膜的引流静脉一样，血管内治疗是将栓塞剂渗透到瘘口，但栓塞剂经常会渗到瘘口的静脉侧。栓塞治疗并不总是安全或成功的，因为有许多因素，如瘘供血动脉的扭曲，或累及或接近供应正常脊髓的髓质动脉（如 Adamkiewicz 动脉）。即使在有可能发生栓塞的情况下，嵌入物也可能无法穿透瘘口，

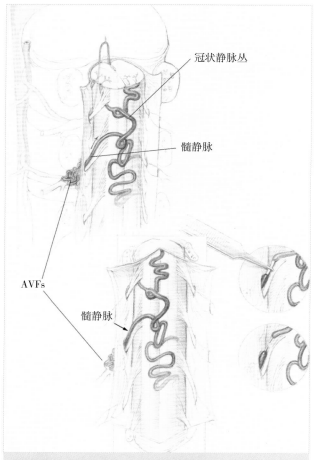

图 30.1　硬脊膜动静脉瘘（AVFs）的血管解剖。AVFs 由硬脊膜动脉供血，并通过髓静脉引流。无瓣硬脊膜内静脉系统的动脉输入会升高冠状静脉丛内的静脉压并引起脊髓病。治疗方法是在 AVF 硬膜内穿透部位凝固和分离动脉化引流静脉（瘘口）

这通常会导致完全闭塞。最后，一个可能治愈的瘘管再通。另一方面，外科手术通常是相当简单的，而大多数导致栓塞不易发生的因素并不影响外科治疗。由于这些原因，手术治疗仍然是大部分脊柱 DAVF 患者最好的选择。

阻断从硬脊膜 AVFs 输送到冠状静脉丛血液的方法几乎治愈了所有这些患者（图 30.1~图 30.3）。在术前动脉造影期间，放置在患者背部的标记物，或在瘘口水平节段动脉内血管内放置的可解脱弹簧圈，在手术时可提供有助于定位 AVFs 的影像学标记物。广泛切除 AVFs 上方和下方一层的神经弓椎板。

在中线打开硬脊膜，将蛛网膜与下面的血管分离，硬脊膜和蛛网膜向外侧牵开与硬脊膜缝吊。术前动脉造影显示的血管解剖结构与术中显示的血管解剖结构之间的相关性可识别髓静脉的硬脊膜渗透部位，该静脉携带动脉血到达脊髓表面扩张、迂曲的冠状静脉丛（图 30.2、图 30.3）。吲哚菁绿（ICG）显微镜检查有助于靶血管的鉴别。然后用双极镊子电凝动脉化静脉，并锐性分开硬脊膜。这种手术治疗简单、永久有效，几乎适用所有患者。

30.3.2 硬膜内动静脉畸形

幼稚型和血管球型脊髓 AVMs 的病灶涉及脊髓（图 30.4、图 30.5）。这些 AVMs 的供血血管之一几乎总是也供应脊髓扩张的髓动脉。由于这些 AVMs 大多发生在脊髓的腹侧，因此通常由脊髓前动脉供血。青少年 AVMs（图 30.4）通常在儿童和年轻人中出现症状。这些是高流量病变，就像脑 AVMs 那样，有多支供血动脉供应高流量 AVMs。它们通常不考虑首先手术。相反，血管球 AVMs（图 30.5）是局限在短段脊髓内的较小血管的局限性病灶，通常发生在成人。根据患者的不同流量从低到高变化。

血管球瘤 AVMs，尤其是后部病变（图 30.5）或颈髓病变，在这些病变中脊髓前动脉的侧支血流可能出现在下方或上方，可以安全地完全切除。

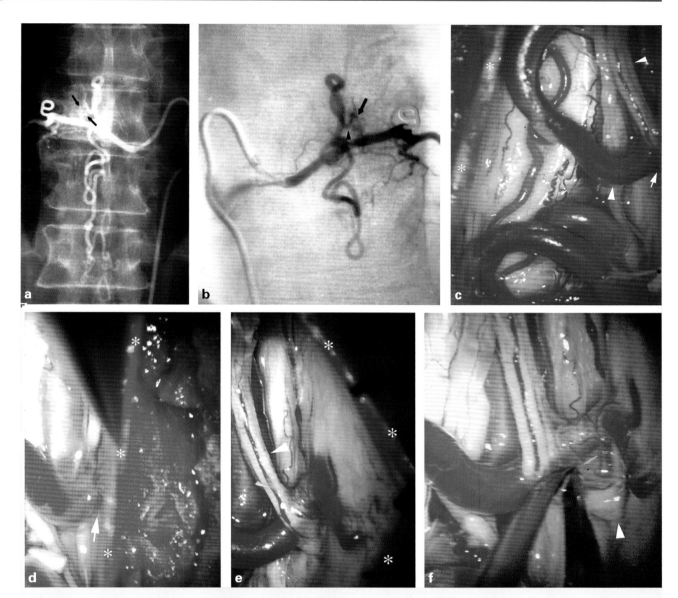

图 30.2（a）脊髓硬脊膜动静脉瘘（AVFs）的选择性脊髓动脉造影，嵌入第九右胸神经根的根袖套。AVFs 的病灶（箭头）通常位于椎间孔和椎管的外侧面，并且通过扩张的迂曲的硬膜下静脉引流。（b）动脉穿刺数字减影血管造影，图像反转以对应于（c~f）手术时患者俯卧的视图。（b）和（c）中的向上箭头提示引流硬脊膜 AVF 的髓质静脉的尾部环。（c）中的左指向箭头指示右 T9 感觉神经根，并且箭头指向排出 AVFs 和感觉根的静脉的硬脊膜穿透部位。在（d）中，钳子抓住硬脊膜（星号）。该内部和硬膜外视图显示嵌入硬脊膜中的 AVFs（图像中硬脊膜的右侧）和髓内穿刺硬膜内引流 AVFs（箭头）的部位。在（e）和（f）中，硬脊膜（e 中的星号）横向缩回，揭示神经根与动脉化髓质静脉的硬脊膜穿透的关系，其将血液从瘘管内侧排出至脊柱静脉系统

然而，手术切除对脊髓胸段和腰段较常见的腹侧病变是危险的，因为脊髓的侧支血流供应是有限的。

　　脊髓髓内 AVMs 的手术在俯卧位下进行，采用全椎板切除术，覆盖畸形病灶上下至少一个节段。在中线打开硬脊膜，保持蛛网膜的完整性，以避免撕裂大的、脆弱的下层血管（图 30.5）。分别打开蛛网膜，缝吊，将硬脊膜和蛛网膜向外侧牵开。由于血染的软脑膜遮挡了解剖结构的细节，因此在 AVMs 周围仔细止血进行解剖至关重要。控制性低血压适用于致密扩张的 AVMs。双极电凝过程中的自由冲洗可防止凝固的血管壁黏附在钳子尖端。较大的供应血管可能需要结扎或夹闭，

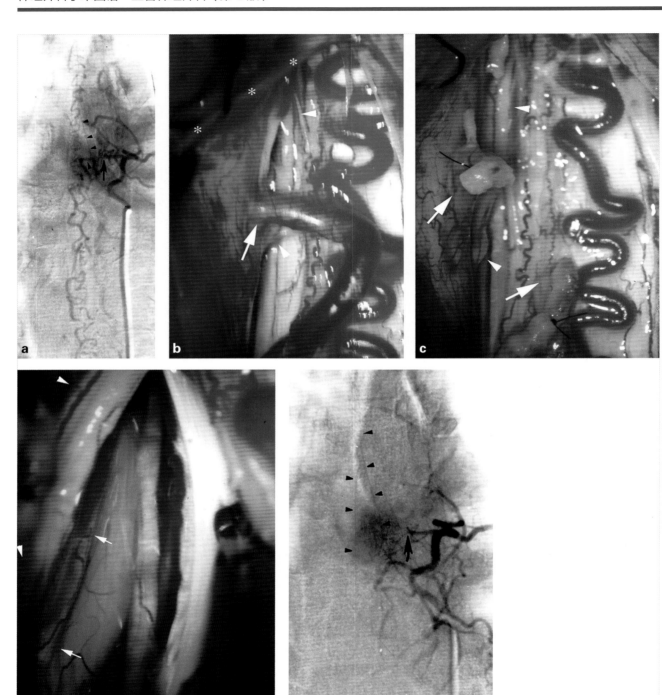

图 30.3　选择性脊髓动脉造影：36 岁男性患者，左侧第七胸神经根硬脊膜动静脉瘘（AVFs）。（a）左侧第七胸肋间动脉为硬脊膜 AVFs（箭头）和 Adamkiewicz 动脉（指向图像左侧的箭头）为共同供应动脉。注意髓静脉向硬膜内引流 AVFs（箭头指向上方）最初呈水平方向。（b，c，d）打开硬膜（星号）和蛛网膜后的手术视图（患者俯卧）。（b）髓静脉向 AVFs 引流进入硬脊膜（箭头），正好在左侧第七胸椎感觉根的背侧（箭头）。（c）引流硬脊膜 AVF 的髓静脉在进入硬脊膜下腔（上箭头）时被凝固和分离（箭头）。注意感觉根的硬膜穿入正好位于静脉硬膜内穿入部位的深部（下箭头）。（d）Adamkiewicz 动脉（箭头）在穿入硬膜至左侧第七胸神经根（箭头）的硬膜穿入深部后，立即通过其直线和头端方向识别。钳子向内侧牵开齿状韧带（白色）。（e）术后，硬脊膜瘘不再浑浊。箭头指示先前供应 AVFs 的血管突然终止，箭头指示 Adamkiewicz 动脉和脊髓前动脉通畅

30.3.4 海绵状血管畸形

脊髓海绵状血管畸形通常在它们引起进行性、间歇性脊髓病病变导致的临床表现，并伴有周期性反复的髓内小出血后才被诊断出来（图30.8）。典型的症状性损伤表现为近期有出血，手术时可见含铁血黄素染色的胶质纤维包膜或 MRI 上可见含铁血黄素环（图30.9）。最近的脊髓海绵状血管畸形的自然病史研究表明，因为有症状的脊髓海绵状血管畸形患者接受非手术治疗，临床上复发出血的风险较小，并不像过去认为的那样严重。当进行性神经功能恶化的患者需要手术时，最佳入路是通过最薄脊髓组织来手术治疗病变。

如何最好地处理这些病变需要与脊髓实质内占位性病变手术同样的常规考虑。与位于腹侧的病变相比，位于脊髓后半背侧的海绵状血管畸形可通过在病变最浅表部位的有限的纵向线性脊髓切开而容易获得切除，暴露脊髓所需的操作较少，术中发生额外神经损伤的风险较低，切除后改善的预后较好。

30.4 术后管理，包括可能的并发症

术后在重症监护室对患者进行长达 24h 的监测。一些患者可能需要延长住院时间。围手术期类固醇的使用由外科医生自行决定。尚无令人信服的证据表明其益处。术后动脉造影通常在术后不久进行。术后急性神经功能损害可立即用 MRI 进行检查和选择性脊髓造影，MRI 可明确潜在的可治疗的术后问题，如压迫性硬膜外或椎管内血肿。如果血肿导致脊髓压迫伴神经功能缺损，应清除血肿。术后血管造影显示的残余畸形可能需要再次手术，除非原来手术的目标是部分切除治疗并已经达到。

硬脊膜 AVFs、硬膜内脊髓 AVMs 和海绵状血管畸形治疗后的结局不仅取决于病变的类型和位置，还取决于术前神经功能。

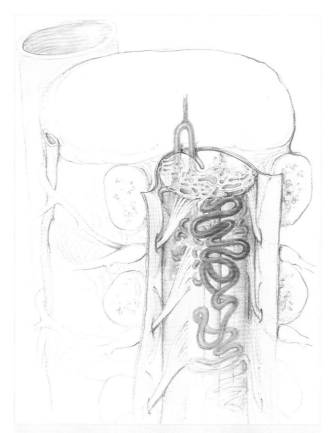

图 30.4　青少年脊髓髓内动静脉畸形（AVMs）的血管解剖。幼稚型髓内 AVMs 由扩大的髓动脉通过扩张的脊髓前动脉和后动脉供血。AVMs 的病灶广泛，通常充满椎管，在 AVMs 血管的间隙内含有神经组织

但大多数血管可以通过简单的双极电凝和阻断进行处理。进行水密性硬膜闭合。

30.3.3 硬膜内髓周动静脉瘘

这些是实际中的单纯性 AVFs（图30.6），在动脉和静脉之间存在 1~3 个直接分流，通常在动脉与静脉的过渡处或附近存在动脉瘤或静脉曲张。它们主要是脊髓下部的前方病变，由脊髓前动脉供血，但偶尔也会占据背外侧位置，当它们这样时，往往主要由脊髓后动脉供血（图30.6、图30.7）。通常表现为进行性脊髓病变。这些 AVMs 中有一定比例的栓塞可以治愈。否则，需要手术切断动静脉瘘。与先前的血管病变一样，ICG 显微血管造影可用于术中准确定位瘘口的位置。

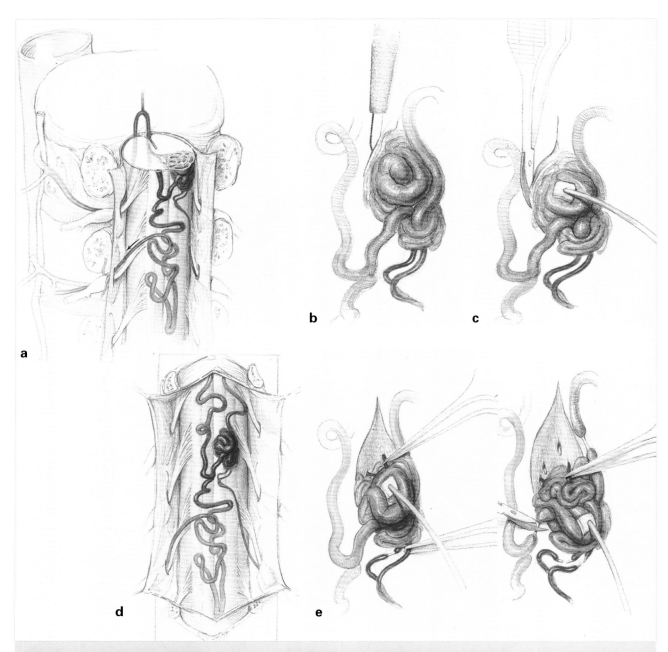

图 30.5 （a）血管球型髓内动静脉畸形（AVMs）的血管解剖。血管球型髓内 AVMs 的血管巢是一个紧密排列的血管病灶，局限于脊髓的有限节段。（b）将蛛网膜与 AVMs 分离后，使用钻石刀在病灶边缘切开软脑膜。（c）为了获得必要的显露，将软脊膜切口向头侧和尾侧延长几毫米。（d）在凝血后，将浅表供血血管锐性切断。（e）使用标准的显微外科技术切除 AVMs

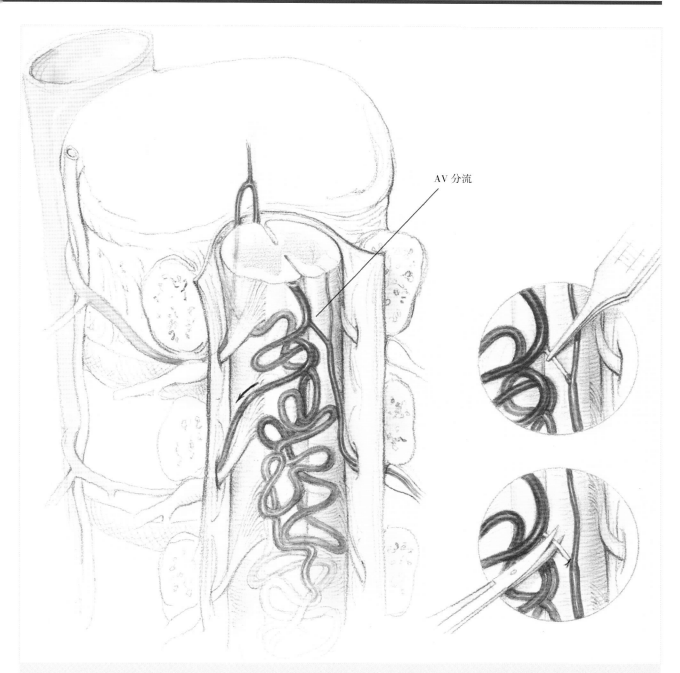

AV 分流

图 30.6　硬膜内或髓周动静脉瘘（AVFs）的血管解剖结构。在这种情况下髓质动脉通过脊髓后动脉提供动脉供应。硬膜外 AVFs 通常在动脉和静脉的交界处具有相关的动脉或静脉动脉瘤。注意 AV 分流远端静脉的扩张。确定动脉至静脉移行的部位，并且在动脉远端部分的 4~6mm 节段双极凝固至 AVFs 后，AVF 在瘘的动脉侧的远端部分切断，也就是在动脉最后的分支供应到脊髓之前。在某些情况下，需要一个小夹子或结扎线，但大多数可以通过双极电凝切断。如果动脉瘤或静脉曲张是血管汇合的部位，则将其切除。许多这些病变并不像这里所说的那么简单，因为这些病变在软脊膜的同一区域可能有多个简单的瘘管，而静脉引流的弯曲和扩张常常使 AVFs 下方的血管结构变得模糊不清

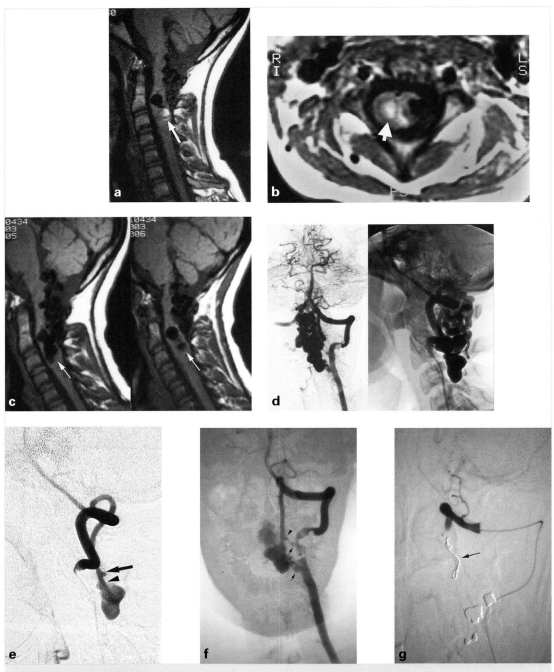

图 30.7　硬膜内动静脉瘘（AVFs）。1 例 17 岁女性患者，有 4 次出血但神经功能正常，在无造影剂条件下进行 T1 加权矢状面和轴向磁共振成像（MRI）和选择性左椎动脉造影，采用标准切面（前后位和左右侧视图）和快速序列（10 帧）数字成像（侧视图）。急性神经系统变化（a，b）后 11 天的 MRI 扫描显示髓内静脉曲张和上颈段蛛网膜下腔和小脑延髓池异常血管的特征（髓内和髓外低信号区域）和血栓形成（髓内高信号，箭头）部分。症状归因于其中一个髓内曲张的静脉血栓形成（a），4 个月前进行的 MRI 扫描未发现血栓形成（c）。动脉造影（d）提示脊髓动静脉畸形伴广泛血流，但（e）中的快速序列（10 帧 /s）成像显示这是一种简单的 AVFs（箭头），在 AVF 近端有动脉瘤（箭头），在瘘管远端有静脉曲张。脊髓左侧矢状面 MRI 可见曲张静脉（c，左）。（e，f）多支供血血管汇合于瘘口部位，位于较大的髓内曲张静脉上缘。在（d）中，盘绕的、扩张的动脉化静脉隐藏瘘口并遮蔽动脉瘤。（g）为减少通过瘘口的血流量，在手术阻断瘘口并切除大的静脉曲张前，将弹簧圈定位在主要供血动脉的远端部分，即紧邻动脉瘤近端的脊髓后动脉。尽管弹簧圈堵塞了流向 AVFs 的主要血流，但是左侧第二和第三颈椎节段的小的髓质动脉（f，箭头）

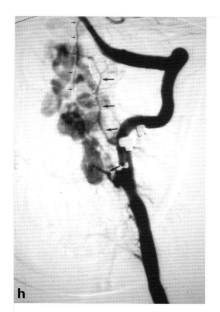
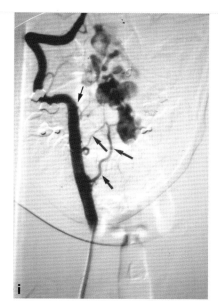
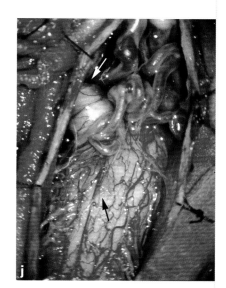
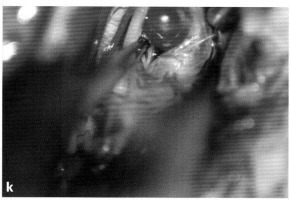
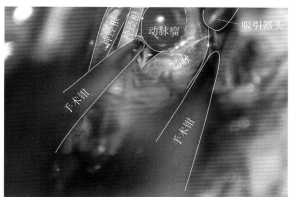
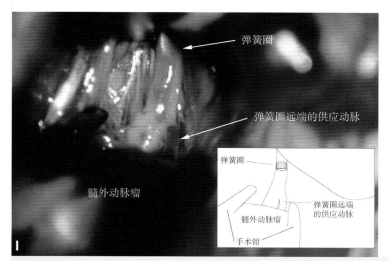

图 30.7（续） 和（h，大箭头）和右侧的第二、第三和第四（i，箭头）在弹簧圈的远端继续通过较大的供应血管供应瘘口。（j）在手术中，打开硬脊膜和蛛网膜露出的髓外曲张静脉（白色箭头），蓝 – 灰色在软膜（黑色箭头）下方的髓内静脉曲张的颜色，以及在脊髓上方迂曲的动脉化静脉。（k）暴露左侧脊髓的前外侧边缘显示出主要的供应血管和由此引起的小动脉瘤。（l）进一步解剖部分暴露在主要供血动脉内的弹簧圈底部和仍然在弹簧圈远端供给 AVFs 的动脉。将仍然供应 AVFs 的髓质动脉凝固并切断。在烧灼变色的软膜上进行软膜垂直切开（j，黑色箭头）

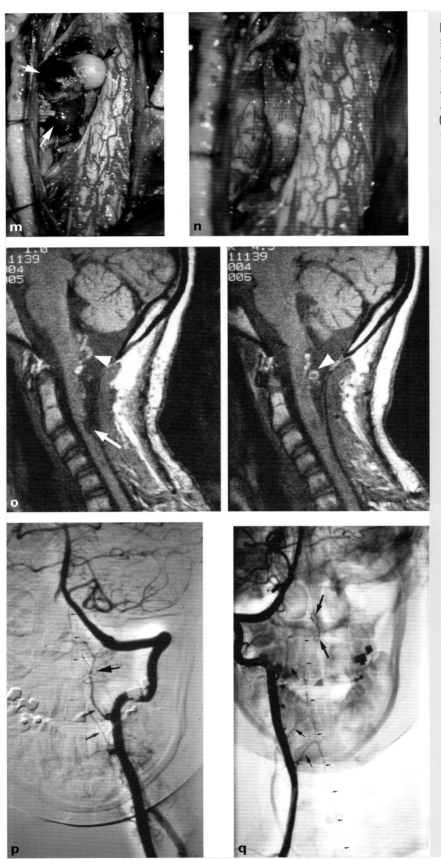

图 30.7（续）（m）利用脊髓和动脉瘤界面的软的胶质组织将动脉瘤与脊髓分离，充分暴露暗颜色特征性组织（白色箭头）和灰色血栓（黑色箭头）动脉瘤髓内部分；（n）切断瘘口并切除动脉瘤。需要沿动脉瘤周围分离，使得（m）髓外部分（j，白色箭头）位于腹侧。（o）手术后，矢状面 T1 加权 MRI 显示先前动脉瘤部位（箭头）无异常信号损伤，一些异常静脉（箭头）血栓形成。（p）左和（q）右椎动脉造影证实脊髓前动脉通畅。（p）和（q）中的大箭头表示弹簧圈，中等大小的箭头表示供应脊髓前动脉的腹侧髓质动脉

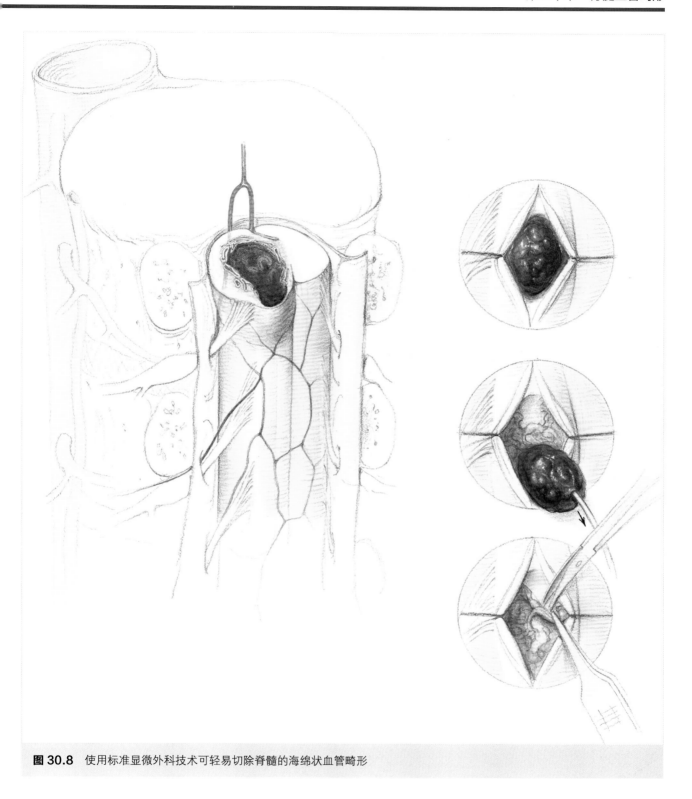

图30.8 使用标准显微外科技术可轻易切除脊髓的海绵状血管畸形

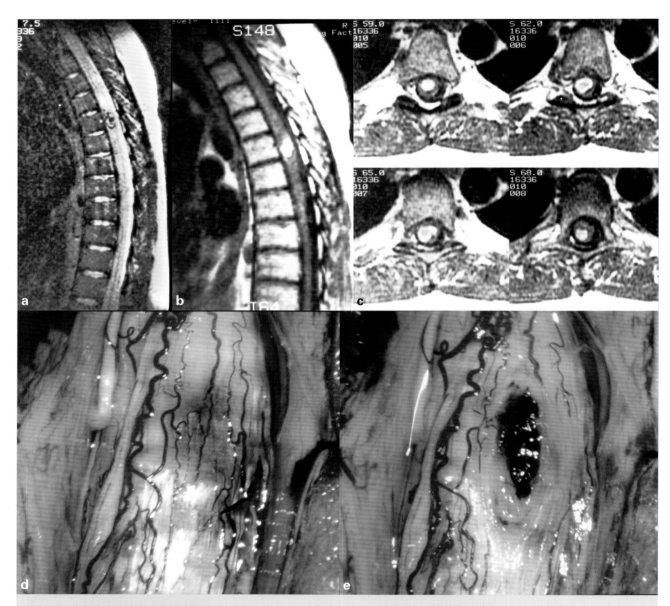

图 30.9　脊髓空洞症的 MRI 表现和手术所见（a）T2 加权像矢状位、（b）T1 加权像矢状位和（c）轴位 MRI 扫描显示一个轮廓分明的髓内混杂信号病灶，主要是在 T2 加权像 MRI 上可见散在的信号增高区周围的低信号（a）。患者表现为慢性进行性下肢轻瘫。T1 加权 MRI 上的高信号（b，c）与（d，e）亚急性髓内血肿中的高铁血红蛋白蓄积一致，这在手术中得到证实。（d）打开硬膜和蛛网膜后，覆盖在血管畸形和髓内血肿上的蓝色软膜变色是这些病变的典型特征。（e）在血管瘤和髓内血肿的浅面上做一个线性的软脑膜切口，就可以在对脊髓组织损伤最小的情况下切除它们

第三十一章　颈内动脉海绵窦瘘

Joshua W. Osbun, C. Michael Cawley, Jacques E. Dion, Daniel L. Barrow

王宏垚　陈伏祥　王　丰 / 译

摘要

颈动脉海绵窦瘘（CCFs）是指海绵窦段的颈内动脉（ICA）及其分支或颈外动脉（ECA）与海绵窦之间形成的异常动静脉交通。高流量动脉血通过瘘口进入海绵窦导致海绵窦内压力升高引起相关症状。因此，动静脉窦的静脉引流方式决定了其临床病程。由于海绵窦与许多重要的神经血管结构相毗邻［动眼神经、滑车神经、三叉神经（眼支和上颌支）、外展神经、交感神经丛、颈内动脉海绵窦段及其分支、蛛网膜下腔、脑静脉丛交通支］，因此颈动脉海绵窦瘘可引起严重的并发症。本章回顾了不同类型的颈动脉海绵窦瘘的治疗方法。

31.1　简介

颈动脉海绵窦瘘（CCFs）是指颈内动脉（ICA）与海绵窦形成的异常动静脉交通，通过海绵窦段的颈内动脉（ICA）及其分支，或颈外动脉（ECA）与海绵窦形成动静脉瘘。与大多数颅内动静脉瘘的病理生理学特点一致，CCFs因高流量动脉血经瘘口进入海绵窦导致海绵窦内压力升高，引起海绵窦怒张，压迫邻近组织结构，继而出现相关临床症状。瘘口的静脉引流方式是决定其临床症状的重要解剖学基础。CCFs可导致眼内压升高或颅神经压迫，表现为眼球突出及视力下降。此外，在海绵窦和侧裂静脉之间可通过交通支向软脑膜静脉反流，增加了颅内出血的风险。

31.2　患者筛选

31.2.1　分类

常用的CCFs分型是根据其静脉引流形式及其自然病程中的临床症状进行分型。

Borden提出的硬脑膜动静脉瘘（DVAFs）分型仅适用于部分CCFs。在Borden分型中，Ⅰ型为引流至静脉窦或硬脑膜静脉，Ⅱ型为引流至静脉窦或软脑膜（皮层）静脉，Ⅲ型为直接引流至软脑膜静脉。引流至软脑膜静脉的DVAFs（Borden Ⅱ型和Ⅲ型）具有进展性的自然病程，较易出现出血或神经系统并发症。这些并发症的发生率约为20%，有出血病史的DVAFs死亡率约为10%。最新数据表明，Borden Ⅱ型和Ⅲ型DAVFs如果没有出血病史，也可能具有相对良性的自然病程。

一般来说，完全引流至静脉窦的DVAFs（Borden Ⅰ型）具有良性的自然病程。但是CCFs是一个例外，它具有独特的特性，因此更适用于其他分类体系1（图31.1、图31.2、表31.1）。CCFs导致海绵窦内压力升高，继而导致眼静脉压升高引起眶周疼痛、搏动性突眼、角膜溃疡、球结膜水肿和眼球运动受限。这些症状可进一步发展为视网膜缺血 / 脱落、青光眼，最终可能导致失明。

31.2.2　治疗适应证

治疗方式取决于局部临床症状和静脉引流方式。保守治疗，包括随访观察和同侧颈动脉压迫等方法，适用于无眼部症状或眼内压升高的Borden Ⅰ型病变（通常为Barrow分型B~D型）。一旦发现向软脑膜静脉反流，因静脉高压引起的眼部损害（球结膜水肿、搏动性突眼、眼球运动受限等）或检测到眼眶静脉高压，建议进行手术治疗，以预防出血并发症或视力下降。治疗的时机取决于患者的临床特征。对于视力迅速恶化，眼内压明显升高（＞40mmHg）或出现局灶性神

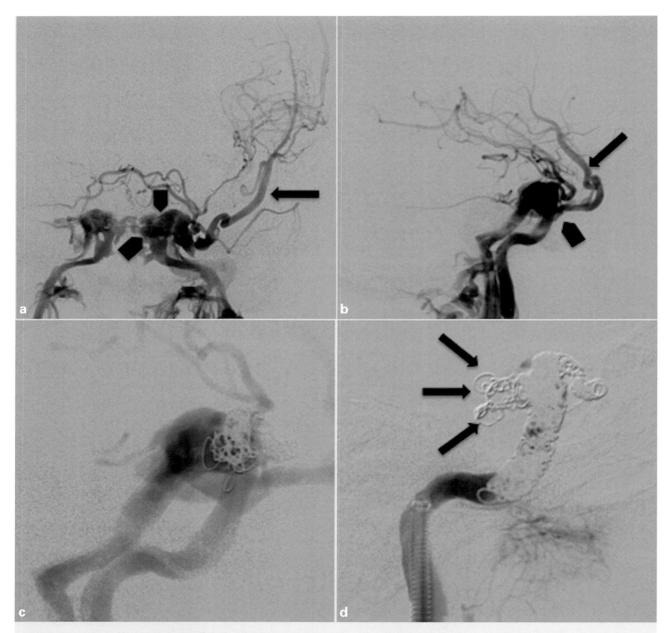

图31.1　一位66岁的女性患者，摩托车车祸后进行性左眼红肿、突出、听到杂音1个月。左侧颈动脉造影显示在前后（a）和侧位（b）片上主要通过岩下窦静脉分流的直接CCF（Barrow A型）。箭头表示瘘口位置，箭号表示额外的皮质引流静脉。（c）通过动脉入路弹簧圈栓塞远端的颈内动脉并闭塞缺损。（d）术后血管造影显示瘘口栓塞完全，箭头指示部位显示弹簧圈嵌入海绵窦

经功能障碍（继发于软脑膜静脉高压）的CCFs患者，须急诊治疗。对于Borden Ⅱ型和Ⅲ型的患者，由于出血的危险性高，也必须及时治疗。鼻出血是一种罕见的急诊手术指征，由于蝶窦壁出现骨折或受侵蚀，引起凶猛出血。

31.2.3　治疗方式的选择

对于大多数动静脉瘘，包括CCFs在内，治疗目标是在动静脉瘘口处消除动静脉分流，并保持供血动脉的通畅，特别是颈内动脉。治疗方案包括随访观察、颈动脉压迫、经动脉或经静脉途径介入栓

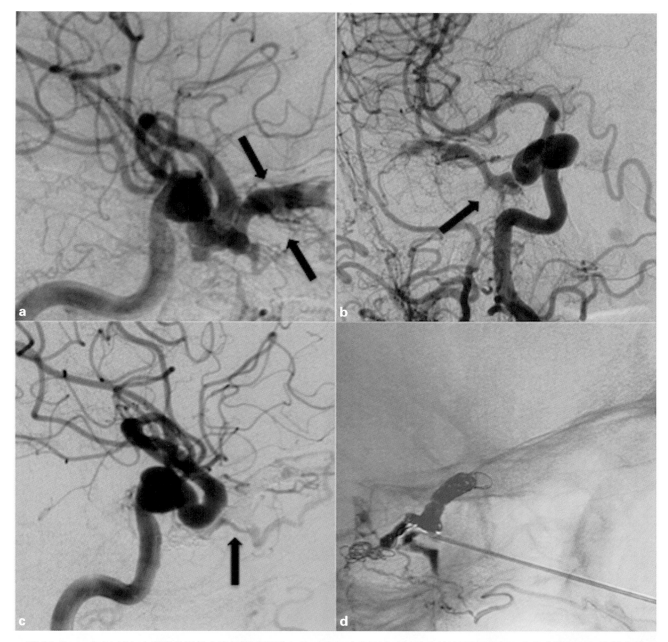

图31.2　一名80岁妇女出现进展性右眼红肿及眼球突出。图（a）和图（b），脑血管造影显示CCF血流来源于ICA海绵窦段分支，及ECA分支F（Barrow D型）。箭头显示眼上静脉（SOV）及小的ECA分支供血。起初，这个患者接受经静脉弹簧圈栓塞SOV和海绵窦的治疗。（c）定期复查血管造影显示仍有瘘口持续存在（箭头所示），既往治疗阻断了再次经静脉栓塞的途径。最终患者接受了经眶直接穿刺海绵窦治疗。（d）瘘口通过乙烯－乙烯醇共聚物（Onyx, Micro Therapeutics, CA）进行填塞

塞，以及显微神经外科手术治疗。Borden Ⅰ型的CCFs由于完全引流入海绵窦，因此有着良性的病程发展，可考虑通过随访观察或同侧颈动脉压迫的保守方式治疗。颈动脉压迫主要是用对侧手指压迫同侧的颈内动脉，每次30s，每天6次，持续

4~6周。如果按压过程中出现脑缺血的症状，压迫力度应减弱，或停止按压。患者在行颈动脉压迫时应采取坐位，以防止因血管性迷走神经兴奋而跌倒。在此期间应停止抗血小板或抗凝药物治疗。为了更好地诱发血栓形成，应同时压迫颈动脉

表 31.1　颈动脉海绵窦瘘分型

分型	特征
A	颈内动脉和海绵窦之间瘘口沟通，通常继发于创伤或偶发海绵状颈动脉瘤破裂（图 31.1）
B	在颈内动脉海绵窦段脑膜支之间形成分流，即脑膜垂体干，McConell 被囊动脉和海绵窦下外动脉（图 31.2）
C	在颈外动脉硬膜分支和海绵窦之间形成分流（图 31.2）
D	包括与 ICA 和 ECA 脑膜分支形成分流的复杂病变

和颈静脉，此时血管杂音完全消失。密切的神经科和眼科随访也是必需的，包括视力、眼球活动度、眼内压、视野、眼球突出度、前房角镜检查，直接或间接眼底检查。部分患者可出现良性症状（如血管杂音）自发消失，这是由于静脉引流途径由原先海绵窦引流发展至软脑膜静脉，意味着良性硬膜动静脉畸形（DAVMs）进展为侵袭型。另一方面，症状的消失也可能意味着动静脉瘘的消失，其可以自发发生，也可发生在诊断性血管造影后。

对于有神经功能或严重眼部功能障碍，或明确为 Borden Ⅱ 型或 Ⅲ 型病变的患者，应进一步寻求积极的治疗。视力减退，海绵窦内血管曲张、眼外肌肿胀、神经压迫导致的复视，严重的血管杂音或头痛，突眼伴角膜溃疡，都是积极治疗的适应证。首选的治疗方法为经静脉入路栓塞，对于所有供血动脉都来自颈外系统的动静脉瘘，经动脉入路也是一个可选择的途径。

经动脉入路血管内栓塞是既往 DAVMs 治疗的主要方法，治愈率为 70%~80%。目前，经动脉入路主要应用于供血动脉为颈外动脉的动静脉瘘，经静脉入路无法到达瘘口或高风险的患者。经动脉入路，单独使用可解脱弹簧圈或联合液体栓塞材料栓塞 CCFs 是常用的治疗方式。对于能耐受球囊闭塞实验的患者，在动静脉瘘的近端和远端放置弹簧圈，闭塞同侧颈内动脉，是非常有效的方式。也有报道经动脉入路血管内栓塞与立体定向放射联合治疗的病例。

经静脉入路血管内栓塞已成为包括 CCFs 在内的大多数 DAVMs 的首选治疗方法。在穿刺股静脉置管时，可能会遇到来自周围静脉瓣的阻碍。经颈内静脉，岩下窦入路是进入海绵窦最常见的路径。有时微导丝和微导管可以通过有血栓形成的岩下窦进行操作。其他通路包括眼上静脉和角静脉、岩上窦、翼丛和扩张的皮层引流静脉入路。通过眶上裂，直接经皮穿刺 SOV 甚至是海绵窦也被尝试过。可解脱弹簧圈是常见的栓塞材料。海绵窦完全致密填塞通常是可耐受的，尽管有在消除动静脉瘘的同时保留了正常大脑侧静脉的引流的成功病例。

虽然经静脉和经动脉途径的常规血管内介入栓塞 CCFs 取得了良好的效果，是目前首选的治疗方法，但在部分情况下，如静脉入路狭窄或闭塞、手术导致的颈动脉闭塞或动静脉瘘孤立，传统经血管入路并不适合。在出现眼上静脉（SOV）充血的情况下，可直接外科切开眼上静脉并经此入路进入海绵窦。在 CCFs 完全孤立无眼静脉流出的特殊情况下，可开颅经改良翼点入路切开颞前硬膜外区域，从而暴露海绵窦区。另一创伤较小的入路是经眶上裂海绵窦穿刺入路（经眶穿刺）。

31.3　术前准备

全面清晰的脑血管造影检查是治疗的前提条件。侧位影像是最有价值的，尽管同侧 ICA 的前后位影像可以显示是否有回流进入皮层静脉和通过海绵间窦到达对侧海绵窦的血流。对侧颈动脉造影有助于发现双侧的 CCFs，明显狭窄，闭塞或动脉瘤等使闭塞同侧颈内动脉变得复杂的情况。同时亦应进行同侧椎动脉造影，以更好显示瘘口的血流量以及 Willis 环的侧支循环。

31.4　手术步骤

31.4.1　手术暴露眼上静脉

在局部麻醉及肾上腺素浸润后，在眼睑内

侧皱褶或眉缘下做 15mm 切口。钝性分离以暴露眶隔（图 31.3）。在眶上缘下滑车水平处，沿皮肤切口切开眶隔，辨别并注意保护滑车和上斜肌腱。钝性分离后向侧方拉开眶内脂肪组织。在眼眶内侧，滑车后外侧，即可暴露出眼上静脉（图 31.3）。一般来说，眼上静脉已动脉化并非常脆弱。钝性分离并游离眼上静脉后，穿两条 2-0 丝线以方便操作和牵拉血管。在两条丝线之间静脉穿刺，导入导引导丝（Cook, Bloomington, IN），将 4F 套管推入（Gait Medical Corp., Garland, TX）完成 SOV 置管。可将套管固定缝合于弓状缘骨膜来固定。将标准 4F 微导管推入造影套管（图 31.3），通过微导管可以行常规血管内栓塞，其具有更好的人工材料填塞和更少的辐射暴露。栓塞完成后，松开结扎线，退出微导管。此时静脉的动脉化已解除，血流量减少，可电凝并切断。逐层缝合深部组织和复位眶隔。皮肤切口缝合用 6-0 铬制缝线或聚丙烯缝线，通常在术后第 5 天可拆线。

31.4.2 经眶上裂入路开颅手术

通过改良翼点入路暴露颞前硬膜外区域，可以暴露更多内侧额下区域。翻开翼点骨瓣后，沿其内侧缘磨除外侧蝶骨嵴。电凝并离断脑膜 - 眶动脉。这使得颞窝底的硬脑膜与覆盖海绵窦的硬脑膜进一步分离，并向前延伸至眶上裂。通过磨开眶顶后侧至前床突外侧面而进一步暴露该区域（图 31.4）。改良眶颧开颅术或全眶颧开颅术切开上颌骨和颧骨根部，可以使手术器械活动度增大和增加颞前或颞下区域的暴露，尤其是在三叉神经分支的周围。暴露眶上裂区域后，通过显微外科技术切开眶周组织，可以显露颅神经。这个阶段，使用多普勒超声探头定位海绵窦前部的引流高流量动脉血的眼静脉。吲哚菁绿造影也有助于明确瘘口的特征和定位。穿刺置入高流量静脉导管，导入导丝（Cook, Bloomington, IN），向后到达海绵窦（图 31.4）。通过导丝将 4F 穿刺套管（Galt Medical Corp., Garland, TX）推入，微导管从套管进入到达海绵窦，并对瘘口进行栓塞。术中行血管造影以证实完全栓塞瘘口，退出导管，海绵窦穿刺出血可用明胶海绵压迫止血，同时消除海绵窦动脉化，使其恢复静脉的低压力状态，随后按标准方式进行关颅。

31.4.3 经眶眼内海绵窦穿刺入路

在施行该入路之前应详细深入地了解海绵窦

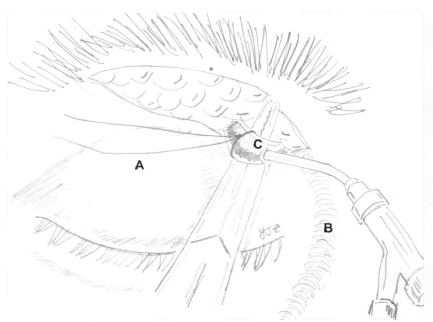

图 31.3 手术暴露眼上静脉。上图：沿眼睑皱褶作切口，分离眶隔，进入上内侧眼眶。A. 眼睑皱褶切口；B. 眼轮匝肌；C. 眶隔；D. 眼眶脂肪。下图：眼上静脉在滑车神经的外侧。眼上静脉已被钝性剥离，同时穿刺海绵窦进行栓塞准备。眼上静脉通向海绵窦；B. 面静脉的角支；C. 暴露眼上静脉段，经血管造影导管引导

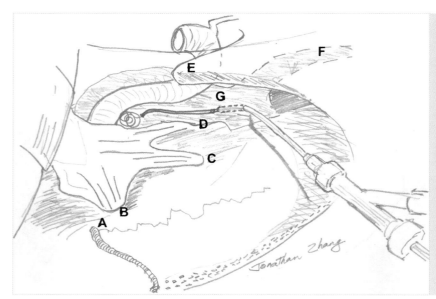

图 31.4 手术暴露眶上裂。上图：改良翼点入路，通过去除后外侧眶顶板，显露颞前区。A. 部分切除蝶骨嵴小翼；B. 前床突；C. 眶骨膜，部分去除眼眶眶顶板；D. 硬脑膜覆盖眶上裂和海绵窦；E. 颞穿硬脑膜。下图：颞前硬膜外剥离暴露外侧海绵窦和眶上裂上方的硬膜。A. 棘孔，其中走行分叉的脑膜中动脉；B. 卵圆孔，其内走行三叉神经第三支；C. 圆孔，其内走行三叉神经第二支；D. 眶上裂，其内走行三叉神经第一支；E. 前床突；F. 眼上静脉，伴逆行静脉充血；G. 海绵状窦前方为穿刺及导管进入部位

的三维解剖结构。海绵窦是位于眶尖后部的一个巨大的、鞍旁静脉窦。其侧缘和上缘被硬脑膜包围，硬脑膜将海绵窦与蛛网膜下腔分隔开来。海绵窦上界从前床突向后延伸至鞍背。其内侧界和下界由蝶骨组成。颈内动脉经破裂孔进入海绵窦后下方，在前床突内侧穿出海绵窦进入蛛网膜下腔。

眶上裂是上内侧的蝶窦小翼与下外侧的蝶窦大翼之间的一个裂隙开口（图 31.5）。其下内侧后方即为海绵窦前部。有动眼神经、滑车神经、外展神经及三叉神经眼支、脑膜中动脉的泪支和眶支经此入眶。除滑车神经和动眼神经下段外，其余穿过眶上裂的结构大多位于眶上裂上外侧。眶上裂上内侧有视神经管，眼动脉和视神经通过视神经管入颅。

麻醉和气管内插管后，手术全程在双位面高分辨率透视机引导下进行。首先消毒眶周区域，铺手术巾，沿着患侧眼睑下外侧面做一切口。使用 21G，7cm 穿刺针沿眶壁下后方穿刺，以避免眼球损伤（图 31.5）。利用透视机引导和血管造影路图技术，引导穿刺针沿眶下外侧壁，指向眶上裂。重要的是进入海绵窦前部，避免穿

入蛛网膜下腔。通过调整透视图像增强器倾斜角度，朝向眼眶的长轴，这样就可以看到眶上裂的最内侧部分，并将其用作靶点（图 31.5）。双位面血管造影及路图技术可使海绵窦显影并确定瘘口位置。

穿刺针从眶上裂穿刺进入海绵窦，通过注射造影剂以确定穿刺针部位（图 31.6）。利用 Seldinger 技术，穿刺针穿入后，将 4F 微套管推入（Galt Medical Corp., Garland, TX），4F 椎管（Cordis Corp., Miami, FL）头端连接 Y 阀（Cook Medical, Inc., Bloomington, IN）置入套管，这套操作系统便于注入栓塞剂，并增加术者和图像增强器之间的距离，减少辐射暴露。标准血管内弹簧圈栓塞可用于海绵窦的栓塞。另外，液体栓塞剂包括氰基丙烯酸正丁酯（Trufill, Codman Neurovascular, NJ）和乙烯乙烯醇共聚物（Onyx, Micro Therapeutics, CA）也可以通过该系统注射。如果瘘口血流量较低，D50 葡萄糖溶液就足以形成血栓，消除瘘口。一旦动脉造影证实瘘口完全闭塞，就可以退出导管，按压眼睑穿刺部位止血。术后颅神经损伤、眼眶血肿、视力下降和蛛网膜下腔出血是潜在的并发症。

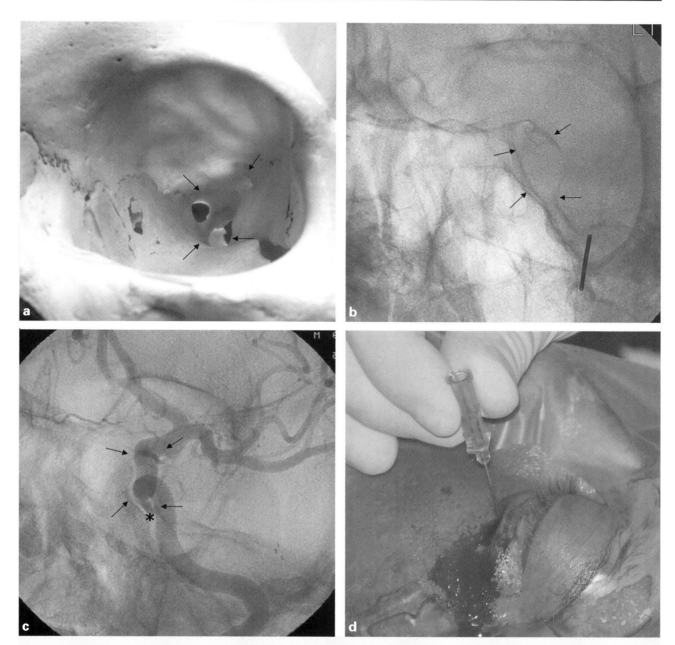

图 31.5　经皮、经眶、经眼内、经眶上裂海绵窦穿刺。（a）颅骨标本显示左侧眼眶穿刺轨迹及眶上裂轮廓（箭头所示）。（b）左侧眼眶斜位透视图突出眶上裂（箭头所示）；穿刺针沿眶底前进，向眶上裂的外下角前进。（c）同样视角，左侧颈内动脉造影显示其与眶上裂的关系（星号表示瘘口导致海绵窦早期静脉引流）。（d）眼内穿刺部位及轨迹

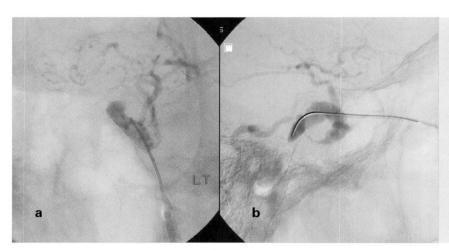

图31.6 （a）冠状位及（b）矢状位显示经眶穿刺海绵状窦造影，显示了软脑膜静脉引流

31.5 术后并发症管理

　　术后患者至少应在重症监护病房观察一夜。我们并不常规使用甾体类或抗癫痫药物。常见的并发症主要由ICA及其分支闭塞引起脑缺血，可因海绵窦栓塞过于致密导致。治疗方法基于脑梗死是否发生。有缺血但无梗死时提示可行血流重建。如果动静脉瘘栓塞不完全或复发，根据上面讨论的适应证，必要时行进一步治疗。术后应行脑血管造影，以明确瘘口是否已消除，后续可根据患者临床表现复查影像学。术后可出现颅神经麻痹，最常见的动眼神经或滑车神经，常需数月时间恢复。总的来说，并发症发生率一般为5%，包括约1%的脑梗死和较少见的尿崩症，罕见视力恶化，青光眼。视网膜膜脱离、上睑下垂和短暂的前额感觉异常等。手术死亡率很低。

参考文献

[1] Barrow DL, Spector RH, Braun IF, Landman JA, Tindall SC, Tindall GT. Classification and treatment of spontaneous carotid-cavernous sinus fistulas. J Neurosurg. 1985; 62(2):248–256

[2] Borden JA,Wu JK, Shucart WA. A proposed classification for spinal and cranial dural arteriovenous fistulous malformations and implications for treatment. J Neurosurg. 1995; 82(2):166–179

[3] Reynolds MR, Lanzino G, Zipfel GJ. Intracranial dural arteriovenous fistulae. Stroke. 2017; 48(5):1424–1431

[4] Lu X, Hussain M, Ni L, et al. A comparison of different transarterial embolization techniques for direct carotid cavernous fistulas: a single center experience in 32 patients. J Vasc Interv Neurol. 2014; 7(5):35–47

[5] Nossek E, Zumofen D, Nelson E, et al. Use of pipeline embolization devices for treatment of a direct carotid-cavernous fistula. Acta Neurochir (Wien). 2015; 157(7):1125–1129, discussion 1130

[6] Pashapour A, Mohammadian R, Salehpour F, et al. Long-term endovascular treatment outcome of 46 patients with cavernous sinus dural arteriovenous fistulas presenting with ophthalmic symptoms. A non-controlled trial with clinical and angiographic follow-up. Neuroradiol J. 2014; 27(4):461–470

[7] Ramalingaiah AH, Prasad C, Sabharwal PS, Saini J, Pandey P. Transarterial treatment of direct carotico-cavernous fistulas with coils and Onyx. Neuroradiology. 2013; 55(10):1213–1220

第三十二章　横窦和乙状窦区硬脑膜动静脉瘘

Johnny Wong, Rachel Tymianski, Vitor Mendes Pereira, Ivan Radovanovic, Michael Tymianski

谢冰森　林元相 / 译

摘要

硬脑膜动静脉瘘（DAVFs）是位于两层硬膜之间的动静脉分流，占颅内血管畸形的10%~15%。横窦和乙状窦区是最常见的硬脑膜动静脉瘘发生的部位。临床表现包括搏动性耳鸣、颅内出血和神经功能缺损。目前，基于硬脑膜的静脉引流模式提出的 Borden 和 Cognard 硬脑膜动静脉瘘分类都得到了广泛的应用。低风险的硬脑膜动静脉瘘（Borden Ⅰ 或 Cognard Ⅱ，Ⅱa）没有逆行的软脑膜静脉引流，且有相对温和的自然史。相反，如果硬脑膜动静脉瘘有逆行软脑膜静脉引流（Borden Ⅱ、Ⅲ 或 Cognard Ⅱb、Ⅲ、Ⅳ），则会增加出血和神经功能缺损的风险。因此，建议对高风险性硬脑膜动静脉瘘进行治疗，其目的是完全清除动脉化的引流静脉。可用的方法包括显微外科手术、血管内栓塞（通过动脉或静脉途径）或放疗。本章概述了硬脑膜动静脉瘘的自然史、手术指征和横窦及乙状窦区硬脑膜动静脉瘘的手术技巧。

关键词：硬膜动静脉瘘，横窦，乙状窦，显微外科，软脑膜静脉引流

32.1 引言

硬脑膜动静脉瘘占颅内动静脉畸形的10%~15%。硬脑膜动静脉瘘的病因尚不清楚，但已确定与头部创伤、硬脑膜窦血栓、肿瘤、感染或以前的开颅手术有关。与脑动静脉畸形不同的是，硬脑膜动静脉瘘通常被认为是获得性病变，每年出血率约为1.5%。

硬脑膜动静脉瘘常见部位有横窦、乙状窦（40%~50%）、海绵窦（16%~20%）、上矢状窦（8%~13%）、小脑幕（4%~12%）和前颅底（4%）。

硬脑膜动静脉瘘的特征是由硬脑膜动脉供应，通常单一或多个供血动脉通过共同瘘口，引流至静脉窦或软脑膜静脉。累及横窦、乙状窦区的硬脑膜动静脉瘘，其供血动脉主要来自颈外动脉系统，如枕动脉脑膜支、耳后动脉、脑膜中动脉、咽升动脉。其他动脉供应来源包括来自椎动脉的脑膜支和来自颈内动脉的脑膜垂体干（Bernasconi Cassinari 动脉）的小脑幕动脉。静脉引流可以通过同侧的横窦和乙状窦，当同侧的横窦和乙状窦闭塞时，也可以通过对侧的横窦和乙状窦引流。当动脉化的血液逆向流经软脑膜静脉时，可能影响皮质引流静脉，从而导致静脉性高压、静脉性瘀血和出血。

32.2 分类、表现和自然史

最流行的硬脑膜动静脉瘘分类是 Cognard 和 Borden 等提出的分类方法（表32.1）。根据血管造影的特征，Cognard 的分类有5类：直接通过静脉窦引流，存在逆向软脑膜静脉引流（皮质静脉反流），静脉扩张/囊袋或流入脊髓静脉。Borden 简化了 Cognard 的分类系统：Ⅰ型只有静脉窦引流（图32.1、图32.2），Ⅱ型包含静脉窦和逆行软脑膜引流静脉（图32.1b、图32.3），而在Ⅲ型，通过逆行软脑膜静脉引流，而没有静脉窦参与（图32.1c、图32.4b）。

根据静脉引流的特点，探讨其临床表现和自然病史。在 Borden Ⅰ 型（相当于 Cognard Ⅰ 型和Ⅱa 型）中，大多数患者存在横窦/乙状窦区搏动性耳鸣、颅内出血和进行性神经功能缺损的发生率约为2%。因此，这些病变被认为是良性的，可以自行消退。进展为 Borden Ⅱ 型或Ⅲ型是罕见

表 32.1 Borden 和 Cognard 硬脑膜动静脉瘘分类法的影像学和临床特征

分类		影像学特征		临床特征
Borden	Cognard	静脉窦引流	皮层静脉反流	临床表现
I	I a	顺行性	无	搏动性耳鸣，2% 存在出血或者神经功能缺损，年出血风险：2%
	II a	逆行性		
II	II b	逆行性	有	39% 存在出血或者神经功能缺损，年出血风险：8.1%
III	III	无	有	79% 存在出血或者神经功能缺损，年出血风险：8.1%
	IV		有，伴随静脉扩张	
	V		脊髓静脉引流	进展性脊髓病占 50%

的，在平均随访 7 年的病例中仅有 2%~3% 的病例报告。Borden II 型和 III 型被认为是进展性病变。它们分别与 39% 颅内出血和 79% 神经功能缺陷的临床表现相关。根据自然史研究，这种硬脑膜动静脉瘘的年出血风险为 8.1%，非出血性神经功能缺损风险为 6.9%。在以前出现过 Borden II 型和 III 型的硬脑膜动静脉瘘颅内出血的患者中，2 周内再次出血的风险为 20%~35%。其可能的机制是来自逆行的软脑膜静脉引流引起静脉高压，导致静脉充血、脑水肿、梗死和颅内出血。

32.3 硬脑膜动静脉瘘的治疗

32.3.1 治疗指征

基于更良性的自然史，Borden I 型病变在大多数情况下可以通过观察治疗来控制。然而，在某些情况下，治疗可为症状性搏动性耳鸣提供缓解的机会。在 Borden II 型和 III 型中，应在诊断后立即给予紧急治。治疗的目的是通过分离或闭塞动脉化的软脑膜静脉，完全消除皮质静脉回流。

32.3.2 治疗方法

可用的治疗方式包括血管内栓塞、显微外科手术和放疗，无论是单一治疗还是联合治疗。栓塞技术是一线的治疗方法。栓塞可以经静脉或经动脉途径进行，甚至可以通过两种途径进行。对于 Borden II 或 Cognard II b 病变，经静脉途径栓塞和静脉窦及动脉化的静脉 / 静脉囊袋闭塞是首选的治疗方法，因为它提供了最佳的治愈机会。受影响的静脉窦和动脉化的静脉囊袋可以用铂弹簧圈或液体栓塞剂栓塞，如氰基丙烯酸正丁酯（Cordis, Miami Lakes, FL）和乙烯醇共聚物（Onyx, ev3, Irvine, CA，图 32.2b、图 32.3b）。重要的是要确保所涉及的窦引流正常的皮层静脉。在 Borden III 型硬脑膜动静脉瘘中，静脉窦不受累，可能形成血栓。治疗的目的是消除皮质静脉反流，如果导管可以通过形成血栓或窦腔的阻塞段进入动脉化的静脉囊袋，则偶尔可以通过静脉栓塞成功。然而，这些病例中的大多数可能需要手术切除。

当静脉栓塞不适合时，如静脉通路困难、静脉风险，或进一步评估高流量瘘口病变时，可采用经动脉途径治疗。选择性动脉途径栓塞是必要的。目的是通过供血动脉将液体栓塞剂或颗粒穿透瘘口。通常，经动脉途径治疗的成功率较低，因为可能涉及多个供血动脉，尽管使用了微导管，供血动脉仍可能由于扭曲而无法到达，或含有栓塞的材料通过骨间分支的穿透能力有限；再通和局部治疗也会导致硬脑膜动静脉瘘复发。因此，经动脉途径治疗更常用于缓解症状，而不是治愈的目的。

当无法栓塞时，手术是另一种选择。在 Borden III 型硬脑膜动静脉中，只需要在硬脑膜膜瘘口处断开动静脉。同样地，在 Borden II 型硬脑膜动静脉中，可以切断动脉化的引流静脉，从而将其转化为 Borden I 型硬脑膜动静脉中。另外，累及的硬膜窦可以切除或手术填充栓塞。

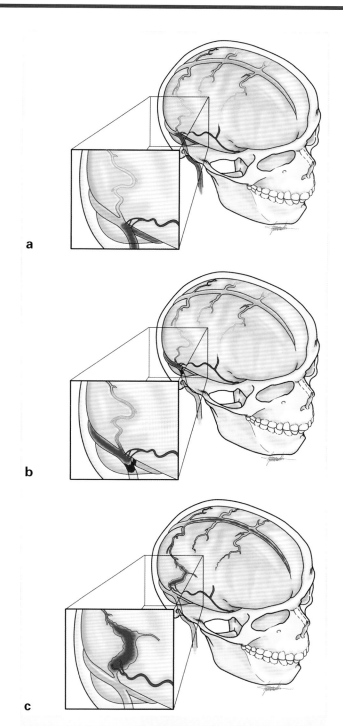

图 32.1 横窦－乙状窦区 DAVF 伴脑膜中动脉供血。（a）Borden Ⅰ型乙状窦顺行引流。（b）Borden Ⅱ型，乙状窦和岩上窦闭塞，逆向流入横窦和皮层静脉反流。（c）Borden Ⅲ型，有皮层静脉反流和扩张，没有向窦引流

立体定向放射外科是另一种不常见的选择。主要缺点是术后出现动静脉瘘闭塞至少有两年的滞后期。

32.4 横窦及乙状窦区硬脑膜动静脉瘘的手术

术前评估及准备

这需要对 6 支血管行数字减影血管造影，包括双侧颈内动脉、颈外动脉和椎动脉造影。应评估硬脑膜动静脉瘘的供血动脉及其瘘口（单发还是多发），静脉窦引流的方向，是否存在逆行性皮质静脉引流或扩张及其位置。重要的是确定正常皮层静脉引流的模式，因为顺行引流静脉或功能窦的牺牲可能导致静脉梗死。术前 CT 和 MRI 结合血管造影有助于定位受累的静脉窦或动脉化的引流静脉，特别是当图像融合可在术中辅助导航时更有帮助。

可能发生大量失血，甚至从开颅手术开始时就可能出血，麻醉应准备随时需要快速输血。根据血管造影的动静脉分流程度，经动脉栓塞被认为是出血最少的一种方法。

32.5 手术技巧

32.5.1 切断皮层反流静脉

我们首选的治疗横窦、乙状窦区硬脑膜动静脉瘘的手术方法是切断动脉化的引流静脉以消除皮层静脉反流。

体位

典型的体位是侧卧位（或公园长廊位），头部转动固定，使同侧横窦上的枕外隆突和星点之间的枕骨与地面平行。另外，如果需要进入幕下，患者可能需要采取俯卧位。

骨瓣成形

骨瓣是根据瘘口的确切位置来计划和制订的，以确保能够暴露动脉化的引流静脉和毗邻的横窦和天幕。枕骨的骨瓣需要暴露幕上逆行的皮层回流静脉，如果有静脉回流到小脑，则需要显露幕下硬脑膜。术中立体定向导航是一种有用的辅助

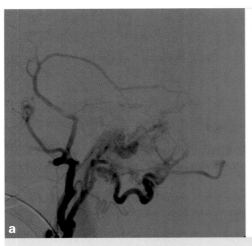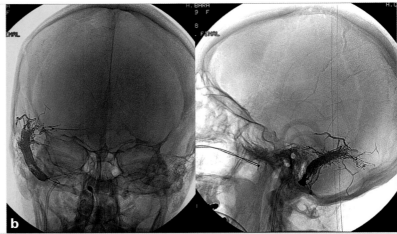

图 32.2 （a）Borden Ⅰ型横窦 DAVF 的颈外动脉造影。（b）Onyx 经动脉途径栓塞和弹簧圈经静脉途径栓塞

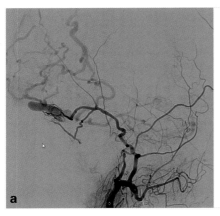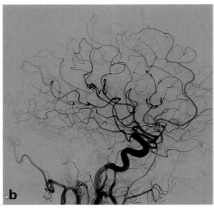

图 32.3 （a）Borden Ⅱ型 DAVF 合并皮层静脉反流的颈外动脉造影。（b）Onyx 经动脉栓塞后的血管造影

手段来定位皮层回流静脉或静脉囊袋的位置。

在头皮皮瓣皮肤切开和成形过程中，枕动脉可能被烧灼，从而减少对硬脑膜动静脉瘘的血液供应。颅骨上多点钻孔并用骨蜡封闭，以控制出血。大出血可能发生在手术的这个阶段，但可以通过术前栓塞颈外动脉系统的供血动脉来减少或避免。切开硬膜时，应先将硬膜上的动脉电凝或有止血夹夹闭止血，然后硬膜瓣沿所引流的静脉窦反向反折。

切断逆流的软脑膜静脉

硬膜内剥离术在术中显微镜下进行，暴露出软脑膜静脉流入窦或天幕的部分。大多数情况下，动脉化的软脑膜静脉不引流正常脑组织的血，可以明显区别于正常皮层引流静脉。由于动脉化的

静脉将出现"红色"（图 32.4c），而正常的皮层静脉为"蓝色"。术中使用吲哚菁绿（ICG）可进一步证实这一点。血管造影可以显示通过软脑膜血管的流动方向和时间（图 32.4d）。动脉化的静脉用双极电凝，或在硬膜静脉窦的入口，尽可能靠近瘘口处，用永久性动脉瘤夹夹闭。重要的注意事项包括：①确保动脉化的引流静脉在离断前充分电凝；②所有动脉化的软脑膜静脉在彻底检查邻近硬脑膜后断开；③不牺牲非动脉化的皮层静脉。与大脑动静脉畸形不同，动静脉畸形分流断开后，引流静脉立即变为蓝色，而硬脑膜动静脉瘘的皮质静脉颜色改变可能需要更长时间。第二次 ICG 血管造影可能有助于确认硬脑膜动静脉瘘切断后是否存在逆行血流。然后按通常的方式进行硬膜缝合和骨瓣复位固定来关闭切口。

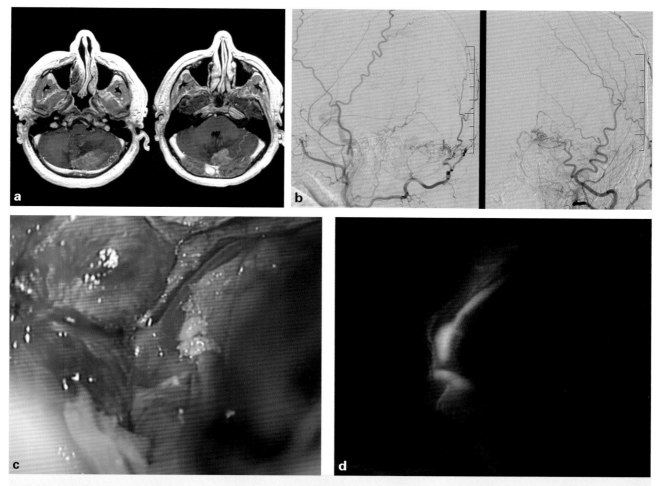

图 32.4 （a）轴向 T1 加权 MRI Borden Ⅲ 型 DAVF 钆造影剂增强血管造影。（b）术前侧位（左）、前后位（右）颈外动脉造影术，从左侧枕动脉经骨性供应，静脉回流至蚓上静脉。（c）和（d）术中在皮层静脉回流断开之前，"红色"动脉化静脉和静脉袋的照片和 ICG 血管造影

32.5.2 骨骼化和填充静脉窦

在涉及多个瘘口的病例中，可以通过使窦的上、下、内侧的硬膜边缘电凝来完成静脉窦的骨骼化，无论是否有瘘口穿过凝固的硬膜边界。因此，骨瓣需要暴露到允许进入枕部、幕上和幕下小脑上腔隙，以暴露和保护整个横窦。

另一种可能的手术是暴露一小部分窦腔，以便术中直接置管。当常规的经静脉入路因硬膜静脉窦狭窄闭塞性疾病而无法使用时，可采用该技术。静脉窦可以直接用弹簧圈或其他血栓栓塞材料，如明胶海绵（辉瑞制药公司，纽约）或丝绸缝线填塞。

32.5.3 术后管理及治疗结果

建议术后进行导管造影，以确保皮层静脉逆流已完全消除。由于出血的高风险，任何有残留的皮层静脉逆流的硬脑膜动静脉瘘都应该考虑进一步的治疗，无论是血管内栓塞还是立体定向放射外科治疗。应长期随访以发现复发，并进行血管成像复查，如导管造影或时间分辨的磁共振血管造影。

治疗结果主要与硬脑膜动静脉瘘的初始表现相关，而非与治疗相关。在不同的病例中，硬脑膜动静脉瘘的闭塞率在 91%~100% 之间。致死率和致残率高达 17%，包括静脉梗死、术后血肿和死亡。

参考文献

[1] CognardC,GobinYP,PierotL,etal.Cerebral duralarteriovenous fistulas: clinical and angiographic correlation with a revised classification of venous drainage.Radiology.1995; 194(3):671–680

[2] BordenJA,WuJK,ShucartWA. Aproposed classification for spinal and cranial dural arteriovenous fistulous malformations and implications for treatment. J Neurosurg. 1995; 82(2):166–179

[3] Kakarla UK, Deshmukh VR, Zabramski JM, Albuquerque FC, McDougall CG, Spetzler RF. Surgical treatment of high-risk intracranial dural arteriovenous fistulae: clinical outcomes and avoidance of complications. Neurosurgery. 2007; 61(3):447–457, discussion 457–459

[4] Davies MA, TerBrugge K, Willinsky R, Coyne T, Saleh J, Wallace MC. Thevalidity of classification for the clinical presentation of intracranial dural arteriovenous fistulas. JNeurosurg.1996; 85(5):830–837

[5] Hoh BL, Choudhri TF, Connolly ES, Jr, Solomon RA. Surgical management of highgrade intracranial dural arteriovenous fistulas: leptomeningeal venous disruption without nidus excision. Neurosurgery.1998;42(4):796–804,discussion804–805

[6] Brown RD, Jr, Wiebers DO, Nichols DA. Intracranial dural arteriovenous fistulae: angiographic predictors of intracranial hemorrhage and clinical outcome in nonsurgicalpatients. J Neurosurg. 1994; 81(4):531–538

[7] Youssef PP, Schuette AJ, Cawley CM, Barrow DL. Advances in surgical approachestodural fistulas. Neurosurgery. 2014; 74 Suppl 1:S32–S41

[8] Liu JK, Dogan A, Ellegala DB, et al. The role of surgery for high-grade intracranial dural arteriovenous fistulas: importance of obliteration of venous outflow.J Neurosurg. 2009; 110(5):913–920

[9] Satomi J, van Dijk JM, Terbrugge KG, Willinsky RA, Wallace MC. Benign cranial dural arteriovenous fistulas: outcome of conservative management based on the natural history of the lesion. J Neurosurg. 2002; 97 (4):767–770

[10] van Dijk JM, terBruggeKG, Willinsky RA, WallaceMC. Clinical course ofcranial dural arteriovenous fistulas with long-term persistent cortical venous reflux. Stroke.2002; 33(5):1233–1236

[11] Duffau H, Lopes M, Janosevic V, et al. Early rebleeding from intracranial dural arteriovenous fistulas: report of 20 cases and review of the literature. J Neurosurg. 1999; 90(1):78–84

[12] Vanlandingham M, Fox B, Hoit D, Elijovich L, Arthur AS. Endovascular treatment of intracranial dural arteriovenous fistulas. Neurosurgery. 2014; 74 Suppl 1:S42–S49 [13] Collice M, D'Aliberti G, Arena O, Solaini C, Fontana RA, Talamonti G. Surgical treatment of intracranial dural arteriovenous fistulae: role of venous drainage.Neurosurgery. 2000; 47(1):56–66, discussion 66–67

第三十三章　小脑幕与后颅窝硬脑膜动静脉瘘

Tyler S. Cole, Martin J. Rutkowski, Peter Nakaji, Michael T. Lawton
蔡嘉伟　陈伏祥　王　丰 / 译　林元相 / 审

摘要

　　硬脑膜动静脉瘘（DAVFs）是发生在供应硬脑膜的动脉和分布于硬脑膜上的静脉或静脉窦之间的异常血管连接。异常的血流动力学将导致 DAVFs 更易出血，其年破裂出血率高达脑动静脉畸形（AVMs）的 3~5 倍；然而其发病率只有 AVMs 的 1/10。尽管，绝大多数 DAVFs 可以通过神经血管介入技术治疗，但是由于解剖学的限制，后颅窝和小脑幕 DAVFs 的出血风险更大，更不容易进行介入栓塞或不适于血管内治疗。虽然 DAVFs 最常见的症状是头痛和耳鸣，但是对于后颅窝 DAVFs 而言，其症状更多样；当累及颅神经、脑干及小脑时，可导致包括复视、视力障碍、平衡功能障碍或其他局灶性神经障碍等相应症状。小脑幕和后颅窝 DAVFs 更易破裂，并更容易出血或造成进行性神经障碍。我们总结了 6 种主要的小脑幕 DAVFs 及 3 种主要的后颅窝 DAVFs，并比较介入治疗与开颅手术处理病灶之间的差别。

　　关键词：硬脑膜动静脉瘘，血管内栓塞，出血，破裂，显微外科手术

33.1 简介

　　硬脑膜动静脉瘘（DAVFs）是发生在供应硬脑膜的动脉与分布于硬脑膜上的静脉或静脉窦之间的异常血管连接。异常的血流动力学将导致 DAVFs 更易出血，其年破裂出血率高达脑动静脉畸形 AVMs 的 3~5 倍，但其发病率只有 AVMs 的 1/10。DAVFs 是一种非先天的、获得性的疾病，对其致病因素的研究也在不断探索。可以通过血管介入或显微外科手术或联合治疗方式安全高效地治疗 DAVFs。最佳的治疗方式取决于准确的诊断。血管内介入是治疗 DAVFs 的主要方式，但是由于解剖学的限制，后颅窝和小脑幕 DAVFs 的出血风险更大，更不容易进行介入栓塞或甚至不适合血管内治疗。虽然 DAVFs 最常见的症状是头痛和耳鸣，但是对于后颅窝 DAVFs 而言，其症状更多样；当累及颅神经、脑干及小脑时，可导致包括复视、视力障碍、平衡功能障碍或其他局灶性神经障碍等在内的相应症状。发生于皮质的引流静脉或后颅窝的 DAVFs 是出血的独立预测因素。对于非外伤导致的伴有蛛网膜下腔出血的脑出血患者，应该怀疑有 DAVFs 的可能。

33.2 DAVF 的分级、自然病史和治疗适应证

　　Borden 分级是几种 DAVF 分级中较为推荐的分级之一。Borden 分级是结合并简化了其他的分级系统，成为临床上最有效、最被接受的分级方式。Ⅰ型 DAVFs 顺向引流入相连的硬脑膜静脉窦及脑膜静脉。Ⅰ型 DAVFs 几乎从不出血或者产生神经功能障碍，所以只在产生相关症状时才需要处理。部分Ⅰ型 DAVFs 可演变为Ⅱ型或Ⅲ型病变，因此需要影像学随访。如果需要保留静脉引流，Ⅰ型 DAVFs 可通过经动脉栓塞或静脉窦骨骼化（保留主干去除分支）手术治疗。

　　Ⅱ型 DAVFs 不仅引流至硬脑膜静脉窦或脑膜静脉，还逆向引流至大脑皮质静脉。Ⅲ型 DAVFs 仅引流至大脑皮质静脉，而无静脉窦或脑膜静脉引流。Borden Ⅱ型和Ⅲ型 DAVFs 的出血和进行性神经功能障碍风险较高。对这两类型的 DAVFs 应该积极治疗。出血的危险因素包括大脑皮质静脉引流、病变位于后颅窝和既往出血史。可以通过

阻断动脉化的引流皮质静脉和闭塞或切除静脉窦以治疗 II 型 DAVFs。而治疗 III 型 DAVFs，需要阻断动脉化的引流皮质静脉。

治疗 DAVFs 时，可以不像治疗 AVMs 那样除切病灶。可以通过血管内介入闭塞引流静脉，而无须切除包含 DAVFs 病灶的硬脑膜。

33.3 小脑幕 DAVFs

小脑幕 DAVFs 是罕见但危险的疾病。对发生于小脑幕、横窦、乙状窦和海绵窦 DAVFs 患者（$n=377$）的荟萃分析提示，小脑幕 DAVFs 的患者出血或神经功能障碍的发生率最高（31/32，97%）。小脑幕 DAVFs 通过介入治疗是个挑战，但却必须下定决心治疗。因为小脑幕 DAVFs 有着来自颈内动脉和椎动脉的脑膜动脉广泛供血，这将导致小脑幕 DAVFs 相较于颈外动脉供血的 DAVFs 的栓塞难度和风险都更大。此外，小脑幕 DAVFs 常引流至蛛网膜下腔的静脉，而非引流至相关的静脉窦（Borden III 型），这妨碍了介入时经静脉入路的治疗。因此，与其他大多数 DAVFs 相比，小脑幕 DAVFs 通常需要显微外科干预来治疗。

根据解剖位置、硬脑膜基底、相关静脉窦及静脉引流类型，小脑幕 DAVFs 可分为 6 种类型（图 33.1）。I 型 Galen 静脉型 DAVFs 见于小脑幕切迹后缘中点，发生于 Galen 静脉进入前镰幕交界的位置；也可经幕上或幕下引流，或两者兼有（图 33.2）。II 型 DAVFs 发生于镰幕交界的中线处，并与直窦伴行并汇入小脑幕下表面的静脉。III 型 DAVFs 位于镰幕交界处后缘的中线处，与窦汇关系密切，并存在幕上静脉引流。IV 型 DAVFs 可见于与小脑幕静脉窦相关的小脑幕体，并经幕上引流至枕静脉。V 型 DAVFs 位置较外侧，于小脑幕与中颅窝硬脑膜连接处；与岩上窦伴行，并经幕下注入岩静脉及其属支。VI 型切迹 DAVFs 位于小脑幕游离缘，不与静脉窦伴行；流入环池内或环池周围的幕上静脉。

33.3.1 Galen 型 DAVFs

6 种小脑幕 DAVFs 中，Galen 型是最难处理的。Galen 静脉位置较深，并且，由于大脑镰和小脑幕的天然屏障作用，导致难以直接找到。同时，Galen 型没有典型的动脉流入方向，也增加了难度，而扩张、迂曲的静脉结构也将使 DAVFs 病灶的引流方式难以确定。由于病灶位置深、流入和

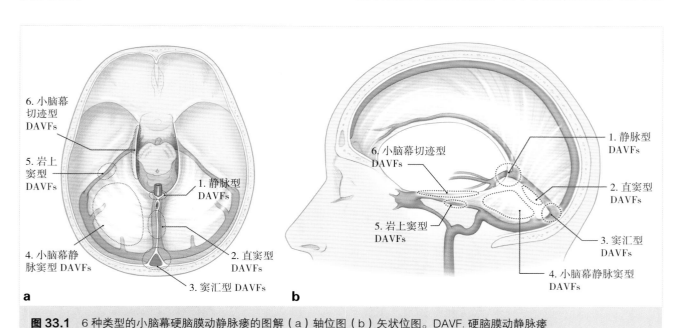

图 33.1 6 种类型的小脑幕硬脑膜动静脉瘘的图解（a）轴位图（b）矢状位图。DAVF. 硬脑膜动静脉瘘

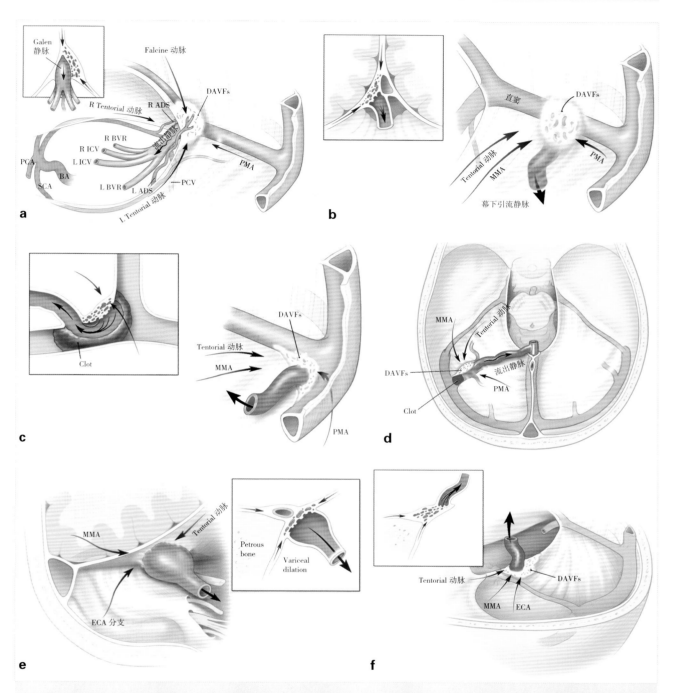

图 33.2 DAVFs 分型解剖:(a)Galen 静脉型 DAVFs（Ⅰ型）(b)直窦型 DAVFs（Ⅱ型）(c)窦汇型 DAVFs（Ⅲ型）;小脑幕静脉窦型 DAVFs（Ⅳ型）(e)岩上窦型 DAVFs（Ⅴ型）(f)小脑幕切迹型 DAVFs（Ⅵ型）（A. 动脉;ADS. Davidoff 和 Schecter 动脉;BA. 基底动脉;BVR. Rosenthal 基底静脉;DAVFs. 脑膜动静脉瘘;ECA. 颈外动脉;ICV. 颈内静脉;L. 左;PMA. 脑膜后动脉;R. 右;SCA. 小脑上动脉）

流出方式的复杂，只有采取半球间入路和复杂的颅骨切开才能提供足够广的手术视野（图 33.3）。当患者保持侧卧位时，这种入路可以很好地暴露窦汇、双侧横窦和上矢状窦。暴露并剪开硬脑膜

后，枕叶的重力作用将使大脑半球间纵裂自然扩大，而不需要牵开器牵拉（图 33.4）。切断直窦上方的大脑镰和直窦两侧的小脑幕以孤立直窦，就可以暴露出两侧大脑镰和小脑幕;也将使环池和

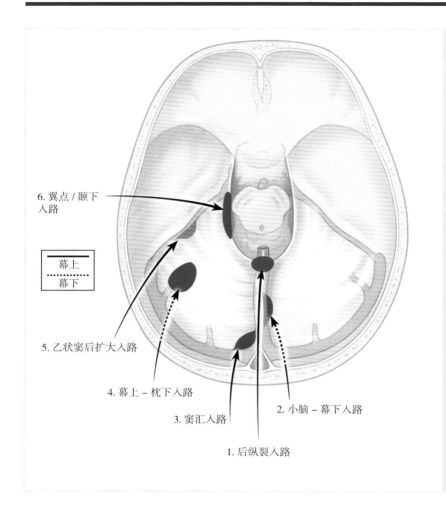

6. 翼点 / 颞下
入路

幕上
幕下

5. 乙状窦后扩大入路

4. 幕上 – 枕下入路

3. 窦汇入路

2. 小脑 – 幕下入路

1. 后纵裂入路

图 33.3　小脑幕硬脑膜动静脉瘘的手术入路总结

四叠体池更易于观察。如果主刀外科医生愿意，患者可以采用小脑上幕下入路抵达病灶。该入路的主要优点是，在 DAVFs 向下引流至小脑静脉的情况下，外科医生可以通过适当地解剖小脑幕，进而极好地暴露静脉。切开小脑幕，以便更好地暴露相关解剖结构。外科医生应考虑到 Galen 静脉附近小脑幕内侧的斜坡可能会限制关键结构的视野，尤其是当静脉结构发生扩张和迂曲时。

骨骼化的另一个益处是病灶血管可以同时完成去动脉化，尤其是当小脑幕供血血管被从外侧面消除，而脑膜中动脉和大脑镰供血血管被从上方消除。开颅手术和暴露硬脑膜将消除枕动脉供血。如果存在脑膜后动脉供血血管，可在硬脑膜暴露时辨认并电凝阻断。但是，在引流静脉闭塞时，初步的目标就完成了。随着动脉的闭塞，硬膜暴露和骨骼化是一种更好理解和完成可视化静

脉的解剖结构的主要手段可。

在细致解剖分离瘘的流出静脉后，可以夹闭或电凝静脉。经窦汇纵裂入路时，大脑内静脉在视野内可以轻易找到；但其几乎不会成为闭塞的目标。更常见的是对小脑中央前静脉和 Rosenthal 基底静脉的处理，但它们往往难以闭塞。为了确定 Rosenthal 基底静脉，可以选取外侧和下方入路进入周围脑池。

小脑中央前静脉通常位于大脑镰和小脑幕交界处下方，外科骨骼化后可以通过推移小脑中央前静脉以识别小脑静脉。如果静脉颜色为红色且形态扩张，则表明存在瘘管引流。在病理结构中极少出现蓝色的静脉引流的情况。但是，对术中血管解剖结构的探查不是总能发现含瘘硬脑膜与已发生动脉化的流出静脉间的明显关系。

应通过术前血管造影确认直窦的通畅性，因

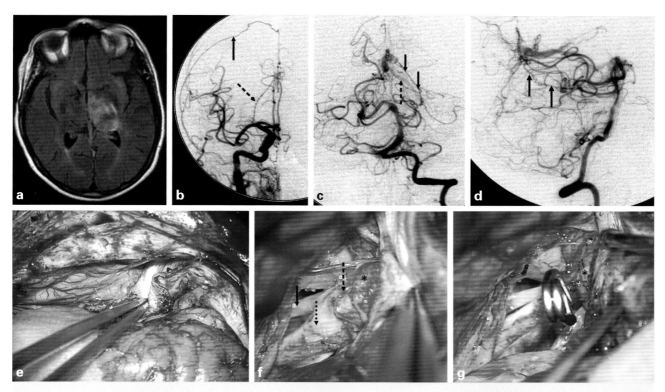

图 33.4 Galen 静脉型 DAVFs（Ⅰ型）（a）轴位颅脑磁共振成像（FLAIR 成像）表现出由瘘口向 Galen 静脉、左侧 Rosenthal 基底静脉、左侧大脑中静脉引流导致的左侧丘脑高信号影。（b）右侧颈内动脉血管造影（前后位）展示由右小脑幕动脉（虚线箭头）及脑膜中动脉（实线箭头）供应的瘘管（红星标注）左椎动脉造影（c）前后位；（d）侧位展示由 Davidoff 和 Schechter 动脉（实线箭头）供应，引流入 Galen 静脉和左侧左侧 Rosenthal 基底静脉（c，虚线箭头）的瘘管（红星标注）（e）术中照片展示患者取左侧卧位时，行后纵裂入路，左侧枕叶受重力作用牵拉，并切断左侧小脑幕及大脑镰（双极尖端指示）以扩大暴露。（f）双极所指示的即镰幕交界处的脑膜反折（黑星标注）及 Galen 静脉复合体（右侧 Rosenthal 基底动脉，实线箭头；右侧大脑内静脉，点状箭头；Davidoff 和 Schechter 动脉，虚线箭头）（g）已闭塞直窦，瘘管（黑星标注）在于 Galen 静脉离开瘘管处夹闭

为这将影响静脉闭塞。最常见的情况是，Galen 型 DAVF 更易于发展成 Borden Ⅲ型，即以逆行方向引流至 Galen 静脉或其较小分支。如果直窦闭塞，可直接在 Galen 静脉主干上放置夹子以解决瘘管引流的问题。尽管这种情况并不常见，但在解剖学上是最为直观的。然而，并非所有患者都存在直窦闭塞。有时候，在血管造影静脉期，也能在直窦内观察到顺行的血流。如果遇到这种情况，应保持 Galen 静脉通畅，注意仅夹闭或电凝闭塞 Galen 静脉的分支，不能阻断其主干。如果 Galen 静脉的分支明显呈蓝色和非动脉化，则可保留这些静脉，继续用于引流脑深部循环，以维持正常组织的血液顺流（在第二十六章中更详细地讨论了 Galen 静脉型 DAVFs 的治疗）。

33.3.2 直窦型 DAVFs

手术治疗直窦型 DAVFs 时，通常让患者取坐位，通过小脑上幕下入路进行手术。这种类型 DAVFs 不像 Galen 静脉型 DAVFs 那样深，以通过单一静脉引流为特点。因此，通常不需要外科分离和骨骼化静脉解剖（图 33.2）。

患者取坐位，重力作用下小脑向下牵拉，将打开自然蛛网膜下腔的间隙，而暴露出瘘口位置。即使患者出现蛛网膜下腔出血或脑实质内出血，导致小脑水肿和手术路径狭窄，这种方法通常也是适用的（图 33.5）。根据外科医生的经验，可将患者在手术台上取半俯卧位，进行小脑上幕下入路。但还是需要牵开器辅助暴露术野。使用牵开器的主要缺点是有导致静脉撕裂的风险。如撕裂

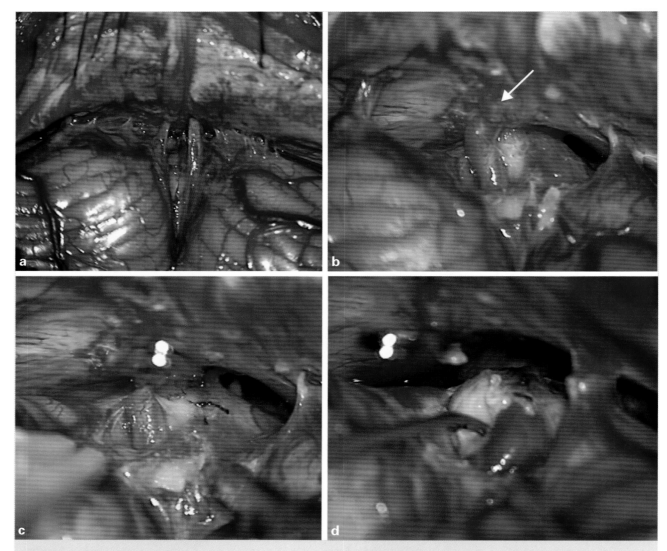

图 33.5　直窦型 DAVFs（Ⅱ型）。这类 DAVFs 由脑膜后动脉供应并由通过跨越小脑上表面、小脑幕下静脉引流。（a）术中拍照展示患者以坐位手术姿势，以幕下小脑上入路，以缝线向上牵拉窦汇脑膜，并在重力作用下向下牵拉小脑以开放小脑幕下间隙。（b）来自瘘口动脉化的引流静脉（箭头标记），并可见其离开小脑幕并向上跨越 Galen 区（c）在静脉流出小脑幕的位置夹闭瘘口，然后（d）切断静脉以切除瘘口

的静脉与瘘口关系密切，可能会导致漫出手术视野外的广泛出血。

小脑上幕下入路通常选择俯卧位，因为外科医生可以坐着完成手术。当手术中患者取坐位时，外科医仍可以坐着完成。患者后背应垂直，同时头部屈曲，使小脑幕水平与水平面对齐。然后，外科医生以不需支撑的、拥抱手臂的姿势坐在椅子上，椅子上有可以支撑肘部、手臂和肩部的结构。该装置可外科医生的手臂放松并稳定操作。由于解剖病灶和闭塞瘘口的手术时间不长，外科医生可

以轻松耐受这种特殊手术姿势带来的不适感。

对于小脑上幕下入路，完成枕下开颅时需要暴露向上至横窦和窦汇，向下直达枕骨大孔的范围。最重要的是需要暴露窦汇，可以磨除可能会遮盖幕下术野的骨性边缘。外科医生必须注意，在暴露窦汇的过程中，静脉窦的损伤和硬脑膜的撕裂是极危险的；尤其是当患者处于坐位时，因为万一发生空气栓塞，则无法降低头部位置以及时处理。对于硬脑膜与颅骨粘连的老年患者，在暴露病灶时，应避免使用开颅钻，以防止穿破静脉窦。相反，外科医生可

以考虑首先进行枕骨下开颅术，然后在直视下沿颅骨内面剥离硬脑。另一种替代方法是用开颅钻磨除静脉窦周围的骨质，直至暴露出静脉窦的下缘。随着窦汇的暴露，应沿着横窦悬吊和提拉硬脑膜。并且要保留足够的张力来提拉窦汇。在小脑表面可以追踪发现，由瘘管流出、呈现红色的动脉化的引流静脉。也可能看到蛛网膜下腔中动脉化的静脉穿出硬脑膜。引流静脉可通过其相对较厚的血管壁和带有红色滋养血管供应的显著的白色血管加以识别。当引流静脉位于小脑幕硬脑膜时，应在引流静脉上放置血管夹，然后进行电凝和切断。

33.3.3　窦汇 DAVFs

对于窦汇 DAVFs，应注意 Borden Ⅱ 型和Ⅲ型窦汇 DAVFs 之间治疗策略差异。单纯引流至邻近静脉的Ⅲ型动静脉瘘，可以在动脉化的静脉离开静脉窦时加以夹闭来治疗。患者取俯卧位时，在窦汇处开颅，通常只需要对蛛网膜下腔极轻微的剥离甚至不需要剥离就可以暴露浅表瘘口。相较之下，处理Ⅱ型窦汇瘘口比治疗Ⅲ型瘘口困难，因Ⅱ型瘘口将引流到窦汇和附近静脉。尽管动脉化的引流静脉可以以类似于处理Ⅲ型瘘的方式进行闭塞，但在中断动脉化引流静脉前，必须保留其向窦汇的分流，以保护重要的静脉窦。因为静脉完全阻断不易耐受，所以有时也需要阻断供应动脉。在这种情况下，必须对窦汇进行外科骨骼化处理，并确认和选择性闭塞瘘管的供应动脉。

供应动脉可以以 3 个方向进入窦汇：从大脑镰和小脑的上下，从小脑幕的两侧，以及从枕部或枕下脑皮质的硬脑膜表面。可以通过两个切口直视下完成对窦汇的骨骼化。切开枕叶的硬膜时，可以选择在横窦和上矢状窦相交处。同样，在直窦和横窦交界处沿天幕需要剪开一个角。窦汇处开颅时，将小脑幕沿直窦切开，可以显示所有 8 个硬脑膜瓣叶。

33.3.4　小脑幕静脉窦 DAVFs

由于小脑幕静脉窦本身是一个不确定的解剖

位置，所以对小脑幕静脉窦 DAVFs 的描述并不清楚。尽管磁共振检查和脑血管造影可发现小脑幕静脉窦的存在，但通常认为其不具有临床或病理学意义。小脑幕静脉窦在形状和位置上有很大的差异，许多医师可能不会将累及小脑幕静脉窦的瘘归为相同的亚型。Rhoton 等多次尝试对小脑幕静脉窦解剖结构进行分类。鉴于文献中对这种微妙和高度变异的解剖结构的混淆，小脑幕静脉窦和远离中线的小脑幕 DAVFs 之间的关系尚未广泛描述或确立。

小脑幕静脉窦 DAVFs 一般与其他脑膜内的静脉窦无关联。有些小脑幕静脉窦的位置偏外侧而靠近 Labbe 静脉，甚至有时 Labbe 静脉在枕叶和颞叶下方汇入小脑幕静脉窦。还有一些小脑幕静脉窦位于内侧，本文已描述过小脑幕静脉窦的内侧的变异情况。

Smith 和 Spetzler 曾提出过经幕上枕下入路治疗枕叶后内侧缘附近的颞叶病变；但是根据作者的经验，这种入路同样是治疗小脑幕 DAVFs 的理想方法。尽管侧卧位和俯卧位手术姿势均可接受，但我们更推荐头部转向下方的侧俯卧位手术姿势。尤其是当瘘口位于内侧时，应该优先考虑较宽的硬脑膜开口和对枕叶的较大牵拉，因此窦汇区开颅术是极好的选择。如果小脑幕静脉窦瘘更靠近外侧，例如接近横窦 - 乙状窦交界处，则不需要中线开口。在这种情况下，取低于横窦水平的颞枕区单侧颅骨切开术就足够了。为了闭塞这些瘘口，应在引流静脉离开小脑幕表面时对进行其阻断。

33.3.5　岩上窦型 DAVFs

扩大乙状窦后入路是治疗岩上窦型 DAVFs 的理想入路，因其向幕下引流至岩静脉（Dandys 静脉）仅需确定引流静脉即可治疗动静脉瘘，无须经岩骨扩大入路。可以通过调整患者的体位姿势以达到小脑幕和岩部间最佳的手术视野。耳后弧形切口适用于进行有限的后乳突切除术、乙状窦骨骼化、颅骨切开术（便于颅骨切除术）和向前牵拉乙状窦的硬脑膜悬吊。考虑到瘘口的血供，在钻孔时应该使用大量骨蜡；在乳突和岩骨磨钻的过程中，由于颈外动脉供血，操作视野将更加容易出血。为了达到这个目的，我们更推荐头部向下微屈的侧卧位。尽管经典的乙状窦后开颅不在乙状窦上钻孔，但相对于传统术式，扩大的乙状窦后的额外暴露将改善外科医师的操作视角。

如果动静脉瘘已出血或小脑明显水肿，应在打开硬脑膜后立即从脑池中释放脑脊液，以便减轻小脑压迫，增加暴露视野。之后，应用显微外科技术在桥小脑角内剥离和解剖，找到动脉化岩静脉，考虑到动静脉瘘具有高血流量的特点，形态上多表现为曲张的静脉（图33.6）。应用血管夹时可能会造成静脉撕脱，因此应靠近岩部硬脑膜放置血管夹，不应在静脉与硬脑膜接合处施加张力。应观察夹闭处远端的引流静脉，确保静脉在血流阻断后转为蓝色，以确认瘘口闭塞情况。因为曲张静脉常遮挡住流向脑干的内侧方的其他引流静脉，因此应移开曲张的静脉，并仔细检查其内侧区域。在我们的经验中，约一半的岩上窦DAVFs为Borden Ⅱ型瘘，将引流至岩上窦的内侧。由于岩上窦持续通畅的缘故，Borden Ⅱ型瘘在引流的岩静脉闭塞后有可能转为低危型Ⅰ型瘘。

33.3.6 小脑幕切迹型DAVFs

小脑幕切迹型DAVFs并不常见且缺乏特征，很可能与引流静脉沿小脑幕切迹游离缘走行有关，而同时Rosenthal基底静脉和中脑外侧静脉也将汇入动静脉瘘。这种静脉解剖结构在大多数人身上并不常见。小脑幕切迹型DAVFs和小脑幕静脉窦型DAVFs既相似又不同。两者在解剖上都是变异的，都与小脑幕静脉窦有关，几乎总向幕上引流。尽管有这些相似之处，但根据我们的经验，处理这两种病灶仍需要不同的手术入路。正如之前在小脑幕静脉窦型DAVFs的章节中所描述的那样，

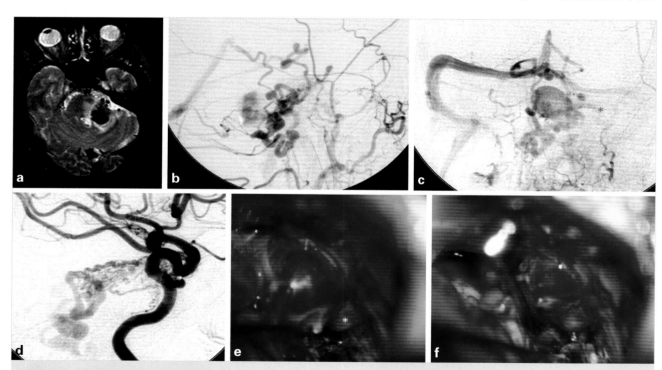

图33.6 岩上窦型DAVFs（Ⅴ型）（a）颅脑磁共振成像（轴位，T2增强像）展示左侧小脑脚处血肿，并可见桥小脑角处的周围水肿及扩张的静脉。（b）左侧颈外动脉造影（侧位）展示一根由脑膜中动脉及穿支发出的动脉供应动静脉瘘（红星标注）。（c）动脉造影的静脉期（前后位）展示瘘管（红星标注）由迂曲和扩张的小脑静脉所引流，（d）左侧颈内动脉造影（侧位）展示了来自小脑幕动脉供应瘘（红星标注）。（e）术中照片展示患者取右侧卧位时，行扩大乙状窦后入路，将硬脑膜翻折向横窦和乙状窦，暴露出岩骨和小脑幕之间的结构。在岩骨 – 小脑幕交接处（白星标注）可见自瘘管引流而出的静脉。（f）瘘管在其引流静脉处被夹闭

小脑幕静脉窦型的 DAVFs 常位于枕叶下方，应该通过窦汇区或枕骨开颅术以充分暴露。相反，对于小脑幕切迹型 DAVFs 则需要更靠外侧的颞下入路或经翼点 - 外侧裂入路。从小脑幕切迹处的 DAVFs 流出的静脉通常向后走行，流向 Galen 静脉或直窦；但是，瘘口通常位于前方的颞叶内侧水平或靠近硬膜内的颈内动脉。小脑幕切迹型 DAVFs 有时也靠近岩上窦，可能与临床上更常见的岩部 DAVFs 混淆。重要的鉴别方式是通过血管造影确定硬脑膜动静脉瘘是位于岩部还是小脑幕切迹；因为，通过扩大乙状窦后入路很容易到达前者，而对于后者的病变，这种入路将使主刀医生不得不从下向上接近小脑幕缘，即使切开小脑幕，也无法充分暴露出瘘口。因此，小脑幕切迹型 DAVFs 容易被误诊，需要术前血管造影仔细分析静脉引流的形式，以确定其类型和沿小脑幕分布的位置。可以推测，既往报告难以通过手术闭塞岩上窦 DAVFs 的情况，与岩上窦 DAVFs 和小脑幕切迹型 DAVFs 之间的细微解剖结构复杂以及不适当地幕下入路处理小脑幕切迹型 DAVFs 有关。

33.4 后颅窝动静脉瘘

33.4.1 横窦 - 乙状窦型 DAVFs

横窦 - 乙状窦型 DAVFs 是我们的经验中第二常见的类型，手术治疗过约 35 例。这种类型的病灶很容易通过血管内介入进行治疗。可单独使用或联合使用经静脉或 / 和动脉入路的方式来闭塞本类型的瘘口。鉴于血管内治疗的高治愈率，这些病变很少需要开颅手术干预。如果必须行开颅手术治疗，可以通过扩大乙状窦后开颅入路抵达这些病灶，可以通过磨除相应覆盖的颅骨以增加横窦和乙状窦交界处的暴露，与前文所描述的用于岩上窦型 DAVFs 的开颅方式类似。在打开硬脑膜后，应首先定位并分离出动脉化的引流静脉。对于 Borden Ⅱ 型横窦 - 乙状窦型和岩上窦型 DAVFs，应该谨慎地将其骨骼化处理。若血管造影显示病灶为 Borden Ⅰ 型瘘，可优先保守治疗。

33.4.2 边缘窦型 DAVFs

边缘窦是位于枕骨大孔水平的圆环形结构，发生在该结构的硬脑膜动静脉瘘罕见。它环绕颈 - 延髓交界处，并有静脉引流入颈内静脉或乙状窦。这些 DAVFs 通常由椎动脉分支供血，包括脑膜后动脉和直接来自椎动脉主干的小分支。包括来自颈外动脉循环的小肌支也提供部分动脉血流。除出血外，患者在 MRI 上可出现静脉高压的表现，或因曲张静脉压迫脑干或颈髓而出现相应的临床症状。

边缘窦型 DAVFs 通常易于通过血管内闭塞进行治疗，因此治愈率较高，很少需要外科开颅手术干预。考虑到这些病灶位置较低，并靠近颈 - 延髓交界处，如果需要外科开颅手术治疗，那么合理的策略是经远外侧入路。打开硬脑膜后，闭塞来自脑膜后动脉的供应血管。此外，远外侧入路可快速到达并处理椎动脉蛛网膜下腔段的供应动脉。然后夹闭、烧灼并分离枕髁部硬脑膜覆盖下的动脉化的静脉。

33.4.3 岩下窦型 DAVFs

与边缘窦型 DAVFs 类似，岩下窦型 DAVFs 也是非常罕见的。这类 DAVFs 通常没有软脑膜静脉引流，并有着良性的临床经过。岩下窦型 DAVFs 患者很少出血，大多是偶然发现，或当患者出现疼痛或颅神经障碍时发现的。如果这些病灶导致相应症状，在接受保守治疗无明显改善后，首先考虑血管内治疗。

33.5 决策和术前准备

通常，只对神经症状严重的患者和血管造影特征明确的患者进行积极治疗，后颅窝的 DAVFs 的治疗目的在于防止出血。根据血管造影表现出不同的静脉引流方式将 DAVFs 分为 6 种不同风险的类型。虽然血管造影术可以提供瘘的部位、血供和引流方式的额外解剖学评估，但只能对脑灌注情况进行粗略估计。常规磁共振平扫和磁共振血管造影可展现粗大的硬脑膜供血血管、膨大的皮质静脉和可提示静脉缺血的脑实质信号改变。计算机断层灌注扫描是评估 DAVFs 患者有无异常血流动力学表现的最佳和最简单方法。可以用脑灌注数据评估静脉高压和缺血情况，可以为患者提供除出血风险评估以外的个体化治疗决策。

除了大多数微小的硬脑膜动静脉瘘外，应对从切皮到开颅，到移除骨瓣、处理瘘口可能发生的大出血做好准备。

33.6 术后处理及可能的并发症

术后建议行血管造影复查，以保证皮质静脉逆流已消失。若发现残留皮质静脉逆流，则需要进一步手术、血管内栓塞或立体定向放射外科治疗。因存在动静脉瘘复发的风险，通常应进行长期的神经影像学随访。对于开颅手术而言，其并发症包括静脉意外闭塞导致的脑肿胀和术后出血。

参考文献

[1] Lasjaunias P, Chiu M, ter Brugge K, Tolia A, Hurth M, Bernstein M. Neurologi- cal manifestations of intracranial dural arteriovenous malformations. J Neu- rosurg. 1986; 64(5):724–730

[2] Datta NN, Rehman SU, Kwok JC, Chan KY, Poon CY. Reversible dementia due to dural arteriovenous fistula: a simple surgical option. Neurosurg Rev. 1998; 21(2–3):174–176

[3] Matsuda S, Waragai M, Shinotoh H, Takahashi N, Takagi K, Hattori T. Intracra- nial dural arteriovenous fistula (DAVF) presenting progressive dementia and parkinsonism. J Neurol Sci. 1999; 165(1):43–47

[4] Tanaka K, Morooka Y, Nakagawa Y, Shimizu S. Dural arteriovenous malforma- tion manifesting as dementia due to ischemia in bilateral thalami: a case re- port. Surg Neurol. 1999; 51(5):489–493, discussion 493–494

[5] Yamakami I, Kobayashi E, Yamaura A. Diffuse white matter changes caused by dural arteriovenous fistula. J Clin Neurosci. 2001; 8(5):471–475

[6] Bernstein R, Dowd CF, Gress DR. Rapidly reversible dementia. Lancet. 2003; 361(9355):392

[7] Singh V, Smith WS, Lawton MT, Halbach VV, Young WL. Risk factors for hem- orrhagic presentation in patients with dural arteriovenous fistulae. Neurosur- gery. 2008; 62(3):628–635, discussion 628–635

[8] Borden JA, Wu JK, Shucart WA. A proposed classification for spinal and cranial dural arteriovenous fistulous malformations and implications for treatment. J Neurosurg. 1995; 82(2):166–179– [published erratum appears in J Neurosurg 1995; 82: 705–6]

[9] Reynolds MR, Lanzino G, Zipfel GJ. Intracranial dural arteriovenous fistulae. Stroke. 2017; 48(5):1424–1431

[10] Awad IA, Little JR, Akarawi WP, Ahl J. Intracranial dural arteriovenous malfor- mations: factors predisposing to an aggressive neurological course. J Neuro- surg. 1990; 72(6):839–850

[11] Lewis AI, Tomsick TA, Tew JM, Jr. Management of tentorial dural arteriove- nous malformations: transarterial embolization combined with stereotactic radiation or surgery. J Neurosurg. 1994; 81(6):851–859

[12] Lewis AI, Rosenblatt SS, Tew JM, Jr. Surgical management of deep-seated du- ral arteriovenous malformations. J Neurosurg. 1997; 87(2):198–206

[13] Tomak PR, Cloft HJ, Kaga A, Cawley CM, Dion J, Barrow DL. Evolution of the management of tentorial dural arteriovenous malformations. Neurosurgery. 2003; 52(4):750–760, discussion 760–762

[14] Cognard C, Gobin YP, Pierot L, et al. Cerebral dural arteriovenous fistulas: clin- ical and angiographic correlation with a revised classification of venous drainage. Radiology. 1995; 194(3):671–680

[15] Zink WE, Meyers PM, Connolly ES, et al. Combined surgical and endovascular management of a complex posttraumatic dural arteriovenous fistula of the tentorium and straight sinus. J Neuroimaging. 2004; 14:273–276

[16] Hoh BL, Choudhri TF, Connolly ES, Jr, Solomon RA. Surgical management of high-grade intracranial dural arteriovenous fistulas: leptomeningeal venous disruption without nidus excision. Neurosurgery. 1998; 42(4):796–804, dis- cussion 804–805

[17] Goto K, Sidipratomo P, Ogata N, Inoue T, Matsuno H. Combining endovascular and neurosurgical treatments of high-risk dural arteriovenous fistulas in the lateral sinus and the confluence of the sinuses. J Neurosurg. 1999; 90 (2):289–299

[18] Collice M, D'Aliberti G, Arena O, Solaini C, Fontana RA, Talamonti G. Surgical treatment of intracranial dural arteriovenous fistulae: role of venous drain- age. Neurosurgery. 2000; 47(1):56–66, discussion 66–67

[19] Ushikoshi S, Houkin K, Kuroda S, et al. Surgical treatment of intracranial dural arteriovenous fistulas. Surg Neurol. 2002; 57(4):253–261

[20] Kattner KA, Roth TC, Giannotta SL. Cranial base approaches for the surgical treatment of aggressive posterior fossa dural arteriovenous fistulae with lep- tomeningeal drainage: report of four technical cases. Neurosurgery. 2002; 50 (5):1156–1160, discussion 1160–1161

[21] Kiyosue H, Hori Y, Okahara M, et al. Treatment of intracranial dural arterio- venous fistulas: current strategies based on location and hemodynamics, and alternative techniques of transcatheter embolization. Radiographics. 2004; 24(6):1637–1653

[22] Zhang JC, Cawley CM, Dion, JE, Barrow DL. Surgical treatment of intracranial dural arteriovenous fistulas. In: Lawton MT, Gress DR, Higashida RT, eds. Con- troversies in Neurological Surgery: Neurovascular Diseases. New York, NY: Thieme Medical Publishers; 2006:150–156

[23] Chi JH, Lawton MT. Posterior interhemispheric approach: surgical technique, application to vascular lesions, and benefits of gravity retraction. Neurosur- gery. 2006; 59:ONS41-49; discussion ONS41-49, 49

[24] Sundt TM, Jr, Piepgras DG. The surgical approach to arteriovenous malfor- mations of the lateral and sigmoid dural sinuses. J Neurosurg. 1983; 59 (1):32–39

[25] Matsushima T, Suzuki SO, Fukui M, Rhoton AL, Jr, de Oliveira E, Ono M. Micro- surgical anatomy of the tentorial sinuses. J Neurosurg. 1989; 71(6):923–928

[26] Muthukumar N, Palaniappan P. Tentorial venous sinuses: an anatomic study. Neurosurgery. 1998; 42(2):363–371

[27] Miabi Z, Midia R, Rohrer SE, et al. Delineation of lateral tentorial sinus with contrast-enhanced MR imaging and its surgical implications. AJNR Am J Neu- roradiol. 2004; 25(7):1181–1188

[28] Smith KA, Spetzler RF. Supratentorial-infraoccipital approach for posterome- dial temporal lobe lesions. J Neurosurg. 1995; 82(6):940–944

[29] Quiñones-Hinojosa A, Chang EF, Lawton MT. The extended retrosigmoid ap- proach: an alternative to radical cranial base approaches for posterior fossa lesions. Neurosurgery. 2006; 58(4) Suppl 2:ONS-208–ONS-214, discussion ONS-214

[30] Picard L, Bracard S, Islak C, et al. Dural fistulae of the tentorium cerebelli: ra- dioanatomical, clinical and therapeutic considerations. J Neuroradiol. 1990; 17(3):161–181

[31] Kakarla UK, Deshmukh VR, Zabramski JM, Albuquerque FC, McDougall CG, Spetzler RF. Surgical treatment of high-risk intracranial dural arteriovenous fistulae: clinical outcomes and avoidance of complications. Neurosurgery. 2007; 61(3):447–457, discussion 457–459

第三十四章　前颅窝、上矢状窦以及凸面硬脑膜动静脉畸形

Brian T. Jankowitz, Paul A. Gardner, Michael McDowell, Xiao Zhu, Robert M. Friedlander
王芳玉　陈伏祥　戴琳孙 / 译

摘要

硬脑膜动静脉瘘（DAVFs）是硬脑膜异常的动静脉分流。所有颅内动静脉畸形中有 10%~15% 是 DAVFs。前颅窝和上矢状窦 DAVFs 分别占报道的 DAVFs 约 6% 和 7%。它们往往与软脑膜静脉的逆行性引流有关，并且由此需要积极的临床治疗。

关键词：硬脑膜动静脉瘘，上矢状窦，前颅窝，显微手术，软脑膜静脉引流

34.1 患者选择

34.1.1 适应证

患者通常表现为由出血、缺血或脑积水引起的症状。它们也可表现为头痛或杂音，尽管杂音不如横窦和乙状窦 DAVFs 明显。DAVFs 出血的总体风险是每年 2%，但出血是罕见的，除非有软脑膜静脉引流，在这种情况下每年的出血风险上升到 8%。一些研究表明，有软脑膜静脉引流的 DAVFs 每年有 2% 的出血风险，有出血史患者每年的出血风险增加至 7%。出血可以发生在脑实质内、蛛网膜下腔、硬膜下和 / 或脑室内并且可能远离硬脑膜病灶。出血的症状包括头痛、癫痫、局灶性神经功能缺损或意识水平下降。

与出血无关的神经症状可由静脉充血引起。充血性缺血可导致局灶性癫痫发作。脑积水可由静脉窦高压或反复蛛网膜下腔出血导致的进行性蛛网膜绒毛纤维化而引起。慢性神经功能缺损可通过治疗潜在的 DAVFs 而改善。

治疗 DAVFs 的主要适应证包括既往出血、神经功能缺损或基于血管造影特征的高出血风险。建议对任何有出血或那些通常有软脑膜静脉引流的 DAVF 进行迅速治疗。没有这些适应证的患者可以观察，如果有难以忍受的头痛或杂音等症状的患者可考虑进行干预。

34.1.2 影像学和解剖学考虑

最有用的成像方法是导管血管造影，其中应包括选择性颈内、颈外和椎动脉造影（图 34.1~ 图 34.3）。从计算机断层扫描（CT）和核磁共振成像（MRI）中也可以获得相关解剖位置的有用信息，

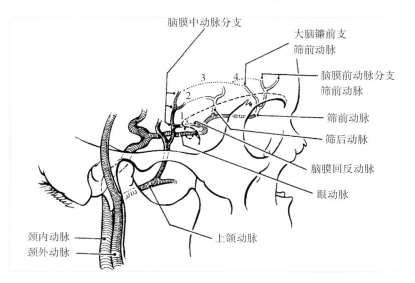

图 34.1　前颅窝硬脑膜的正常血供。图中显示了眼动脉和颈外动脉脑膜支之间的 4 个吻合点。1. 脑膜中动脉至脑膜回反动脉。2. 脑膜中动脉至筛后动脉脑膜支。3. 脑膜中动脉至筛前动脉大脑镰前支。4. 大脑中动脉至筛前动脉脑膜支

图中标注：
脑膜中动脉分支
大脑镰前支
筛前动脉
脑膜前动脉分支
筛前动脉
筛前动脉
筛后动脉
脑膜回反动脉
眼动脉
颈内动脉
颈外动脉
上颌动脉

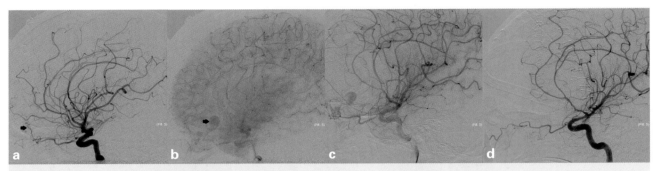

图34.2 诊断性血管造影显示上矢状窦瘘。（a）在早期动脉期（箭头）显示瘘完全由筛前动脉供应。（b）在晚期静脉期可见到静脉曲张。（c）术前的晚期动脉期可见明显的供血动脉和早期静脉引流。（d）可见到术后晚期动脉期完全无血流

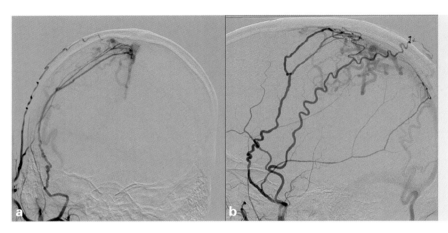

图34.3 诊断性血管造影显示上矢状窦瘘。（a）前后位像显示脑膜中动脉和颞浅动脉双重供血。（b）侧位像显示脑膜中动脉和颞浅动脉双重供血

但导管血管造影仍然是金标准。CT仍然是检查出血的最实用和最敏感的方法，并且还可显示脑积水或颅内显著的静脉通路。MRI最有助于在陈旧性出血中检测缺血、水肿或含铁血黄素沉积。CT和MRI血管造影和静脉成像可显示闭塞的静脉窦以及解剖细节，如皮层静脉扩张（图34.4）。图像导航可能有助于定位凸面和矢状窦病变。

Borden分型是一种有用的DAVFs分类方法。Borden Ⅰ型DAVFs没有静脉窦阻塞，静脉通过通畅的静脉窦和脑膜静脉顺行性引流，没有软脑膜逆行引流。Ⅱ型DAVFs有顺行的静脉窦和脑膜静脉引流，伴有逆行的软脑膜静脉引流。Ⅲ型DAVFs仅通过软脑膜静脉逆行性引流。传统上，只有Ⅱ型和Ⅲ型具有出血风险。前颅窝的DAVFs比乙状窦或横窦的DAVFs更可能是Ⅱ型和Ⅲ型的，这就增加了出血的风险。

供血动脉通常来自筛前动脉，约半数病例是双侧供血。额外的供血动脉可能来自筛后动脉、大脑镰前动脉和颈外动脉系统的分支。静脉引流通常通过皮层静脉向上矢状窦和/或海绵窦引流。

上矢状窦DAVFs通常累及静脉窦的中后1/3。它们可分为直接流入上矢状窦并且具有出血风险极低，以及那些通过皮层静脉引流并且具有很高的出血风险。动脉供血通常来自大脑中动脉，并且可以是双侧供血以及来自颞浅动脉和枕动脉的额外血供（图34.3）。

34.1.3 治疗选择

这些包括观察、压迫疗法、血管内治疗、开放手术以及立体定向放射外科。几乎所有没有软脑膜引流的DAVFs都可以保守治疗；然而，大多数前颅窝或上矢状窦DAVFs表现出软脑膜引流。对于低风险的DVAFs，手动压迫主要供血动脉可使大约30%的瘘闭塞。因担心缺血性卒中、低血压和心动过缓，不建议对前颅窝DAVFs行压迫治疗。上矢状窦DAVFs仅由颞浅动脉供血，可尝试

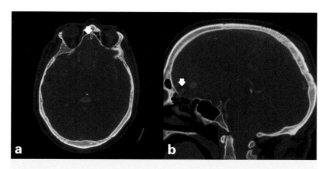

图 34.4 计算机断层扫描血管造影显示上矢状窦瘘的解剖位置。(a) 轴位像显示筛动脉供血血管。(b) 矢状位像显示供血动脉及其深部相关的静脉曲张

行压迫治疗。

DAVFs 的血管内治疗需要在瘘口处填入塞材料并优先延伸至引流静脉。液体栓塞已经取代弹簧圈，成为血管内治疗的主要材料。这可以通过颈内动脉、颈外动脉或颈内静脉的动脉或静脉途经来实现。在极端情况下，如果存在上矢状窦动脉化段，则可以在窦上钻一个孔，用血管造影导管通过该孔以弹簧圈封堵静脉窦。然而，重要的是不要破坏正常的静脉引流，因此当有顺行血流通过静脉窦时不应使用这种方法。当手术风险太大和栓塞无法单独治愈动静脉瘘时，部分栓塞可能适用于缓解症状或作为放射外科的辅助治疗。

放射外科已用于治疗 DAVFs，初步研究显示多达 2/3 的患者完全闭塞。小的、局部的动静脉瘘患者是最适合的候选者，并且该方案也被用于那些不适合开放显微手术或血管内治疗的患者。放射外科术后的辅助栓塞可用于缓解症状，并可能减少出血的风险。

DAVFs 通常有解剖学上的考虑，使其更适合于开放式入路或经鼻入路。前颅窝和上矢状窦的底部，其动脉入路受到血管大小和距离的影响或不希望牺牲精细的静脉引流。如果术前血管造影显示供血血管对优势结构有显著贡献，那么这些血管更适合于通过选择性手术或联合方法进行治疗。此外，表现为 DAVFs 的儿童患者可能更需要通过手术或多模式治疗。与成人相比，单纯血管内治疗在儿童中具有更大的风险，因难以通过股

动脉通路选择性插入微导管，以及对比剂剂量和电离辐射耐受性的限制。

34.2 术前准备

预防潜在的空气栓塞，使用包括中心静脉导管、心前区多普勒，以及呼吸末 CO_2 监测。建议围手术期使用抗癫痫药物，及标准的预防使用抗生素。给予呋塞米和甘露醇已达到适当的脑松弛。应放置透射线的头架，以方便术中血管造影使用。非常需要能够在术中操纵头部的位置，特别是头部相对于心脏的高度。这有助于调控静脉出血和增加手术通道。对于任何大小的 DAVFs 都有发生大出血的风险，应为此做出一些准备，包括提供血液和良好的静脉通路。

34.3 手术步骤

34.3.1 前颅窝硬脑膜动静脉瘘

患者取仰卧位，头部抬高，以最大限度增加静脉引流，并伸展头部以尽量减少对额叶的牵拉。可放置腰大池引流管以方便暴露。于 DAVFs 侧行单侧额下入路是避免双侧嗅神经损伤的首选方法 (图 34.5)。如果存在对侧软脑膜引流静脉，则可通过经大脑镰入路治疗。罕见情况下，沿前颅窝底广泛累及大脑镰或硬脑膜时将需要双侧入路。在罕见病例中，经额窦入路可提高手术精度，如瘘紧贴于中线和前部的病例，或确实担心硬脑膜明显粘连于内板的病例。可以钻开邻近骨质的额窦，损伤硬脑膜的风险较小，并且可最小限度暴露脑组织，同时可在无牵拉情况下显露选定的 DAVFs。根据暴露程度的不同，该入路可能需要对额窦行去黏膜处理，并可能增加感染的风险。还必须有一个强健的窦。

开颅采用发髻线内的双侧冠状切口，切口需从颧弓平面、耳屏前 1cm 开始，避免损伤面神经额支，切开至颞肌浅筋膜，需保留骨膜以备硬膜转移需要。颅骨钻孔 3 个，关键孔为第一个骨孔，

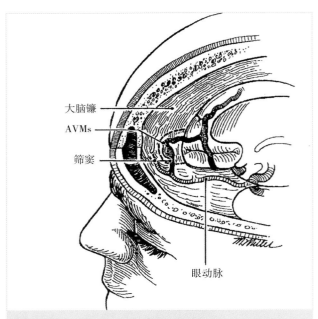

大脑镰

AVMs

筛窦

眼动脉

图 34.5　位于筛板和大脑镰前部区域的前颅窝硬脑膜动脉静脉瘘。病变处有一个扩大的筛前动脉通过瘘口与软脑膜静脉相连。该连接扩大成静脉曲张，通常是出血所在的部位。手术目标是消除这种瘘管连接

因为颞肌需从此处切开，另外两个骨孔位于中线上矢状窦侧边，一个位于眶上缘，另一个比前一个高 8~10cm。前额部骨孔的位置取决于瘘口的准确位置，因为足够低的骨孔有助于前颅底的暴露。铣刀铣下骨瓣，骨瓣下硬膜可用牙科器械和 Penfield 3 小心剪开。

引流静脉系统承受不同程度的动脉压，在翻开骨瓣的过程中可能出现大出血，外科医生需提前做好准备。出血来源可能是硬膜或上矢状窦周边或者颅骨本身。DAVFs 可能在颅骨本身形成大的引流通道，可直接导致打开骨瓣时出现大出血。可通过骨蜡封堵或者抬高头位止血。开颅过程中，可能会打开额窦。为了减少对脑组织牵拉，对额窦发达的患者，额窦很难避免不被开放。如果额窦开放，额窦黏膜需要移除，额窦开口需用一小块颞肌填塞，额窦腔可用骨膜覆盖。为了更好暴露或脑组织回缩更好，可磨除蝶骨翼外侧骨质。如果硬膜外出血明显，可用 4-0braided nylon 线悬吊硬膜到周边颅骨上，如果出血不明显，可在关颅缝合硬膜时再悬吊硬膜。这样可以让硬膜更好地伸展，便于严密缝合硬膜。在悬吊中间靠前靠下硬膜时，再次注意避免额窦开放。

剪开硬膜成 3 瓣：一个向上矢状窦，一个翻向眶上缘，另一个翻向外侧面。术中遇到血肿，小心吸除血肿有助于暴露视野，促进脑回缩。在血肿周围扩张的壁薄的引流静脉应避免损伤，额叶脑组织可以用湿润的 Telfa（Tyco Healthcare/Kendall, Mansfield, MA）或者 Gelfoam（Pfizer Inc., New York, NY）及 Cottonoids 覆盖，慢慢牵拉，避免引起筛板附近与硬脑膜相连的引流静脉撕裂出血。

大部分是单支表现，但有时也存在硬膜与软脑膜静脉之间的广泛相通，手术过程中最重要的步骤就是把所有的瘘口电凝烧灼后分离，避免切除硬膜及静脉结构，从而避免脑脊液漏及脑实质性损伤。吲哚菁绿静脉造影有助于发现早显影的静脉，区别正常静脉。超声检查同样也有助于发现引流静脉，通常情况下，瘘口处的引流静脉的流速很快，而且搏动性很强，与动脉信号相似。多普勒超声有助于进一步确认发现残留的瘘口，也可以追溯来源于硬脑膜或不显现的供血动脉。术中导管内血管造影术有助于确认并消除所有瘘口，但需要更多的时间，不合适的体位及需要选择性的动脉造影使其不被广泛使用。

硬膜需水密性缝合，骨瓣可以通过钛板固定，避免前额骨之间留有间隙。我们常规使用 Methylmethacrylate 来达到美观的效果。根据需要，有时需放置一根 7F Jackson Pratt 引流管于皮下，然后分层严密缝合。

在一些情况下，眼动脉分支供血的 DAVFs 可通过与耳鼻喉科合作的内窥镜鼻内入路来确定供血动脉（图 34.6）。如果采用这种方法，患者取仰卧位，Mayfield 头钉固定头部，内镜下图像引导。氧甲唑啉棉条塞入鼻腔通道，收缩鼻腔黏膜，减少手术鼻腔通道的充血。随后取出棉条，用零度鼻内窥镜对鼻腔进行初步检查。术后需用带血管的鼻中隔黏膜瓣植入鼻咽部进行颅底重建。鼻后动脉的血管蒂必须小心保存。可以切除右侧中鼻甲前部，其内侧和筛板前的黏膜可以烧灼。切除

鼻中隔上部利于双侧鼻道暴露。切除双侧所有阻挡的软组织，暴露鼻额隐窝，打开筛窦前部的气房，观察前颅底。如果血管造影或者直视下见筛前动脉与DAVFs有关，予以烧灼。切除鸡冠处的前颅底残留黏膜。磨除颅底骨质，露出覆盖的硬脑膜，经电凝烧灼和切开后，暴露出DAVFs及其供应动脉。应单独检查和烧灼供血动脉。一旦所有可见血管被清除，可以切开和电凝烧灼大脑镰，进一步消除任何向DAVFs供血的血管。然后可以检查DAVFs的边缘，双极电凝引流静脉后切除DAVFs。可使用先前制备的鼻黏膜瓣进行颅底的重建（图34.7）。

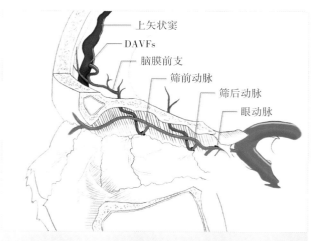

图34.6　上矢状窦瘘口由眼动脉供血可经鼻内镜经鼻入路治疗闭塞。显示眼动脉的相关分支

34.3.2　上矢状窦和凸面的硬脑膜动静脉瘘

患者取合适体位使DAVFs成为手术区域的最高点（图34.8）。图像导航有助于优化定位和手术入路。对于上矢状窦前1/3处的病变，患者取仰卧，病侧肩膀垫肩，头部与身体保持在同一轴线上。采用双冠皮肤切口。如果病变位于上矢状窦的中1/3处，患者仰卧，头部稍向前屈曲，避免过度，保持下巴和胸部之间至少有两个指宽，同样病变侧垫肩。切口呈"U"形。对于上矢状窦后1/3处的病变，患者俯卧，采用"U"形切口。或者，可以采用中线或矢状窦旁线性切口，以降低枕大神经损伤的风险。

手术切口及骨瓣需能够暴露病变及上矢状窦两侧，开颅时可骨瓣周边钻4个孔。可用剥离子将上矢状窦的硬膜从颅骨上剥离。一些年老患者的硬膜常常与颅骨粘连紧密，骨瓣应由外向内侧的矢状窦方向直视下剥离。在开颅手术中，由于颅骨板障内有动脉化引流静脉，可导致大量出血。术前应检查CT骨窗，以确定是否存在这种情况。开瓣后，在上矢状窦上方放置Sinus Pattie止血。其余可通过双极电凝进行止血。同样，大量甚至灾难性的硬脑膜处出血也会发生，尤其是在瘘口处，最好是在出血处覆盖明胶海绵，并在Pattie上施加一定的压力进行止血，进而，悬吊硬膜止血。

打开硬脑膜需要非常小心。以畸形处为中心

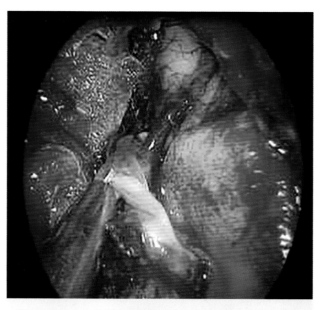

图34.7　上矢状窦动静脉瘘的鼻内窥镜检查，显示构成静脉和供血动脉

"U"形剪开硬脑膜并向中线处翻开提供理想的暴露。然而，皮质静脉通常与硬脑膜的内面粘连紧密，此时不应该将其与硬脑膜分开。打开硬膜后，向内牵拉硬脑膜，向外牵拉大脑半球有助于获得理想的手术通道。然而，需避免过度牵拉，因为它可能影响上矢状窦和桥静脉的正常引流。

通过皮层静脉引流的畸形，这些引流静脉应在离开硬膜时双极电凝。软脑膜静脉有可能通

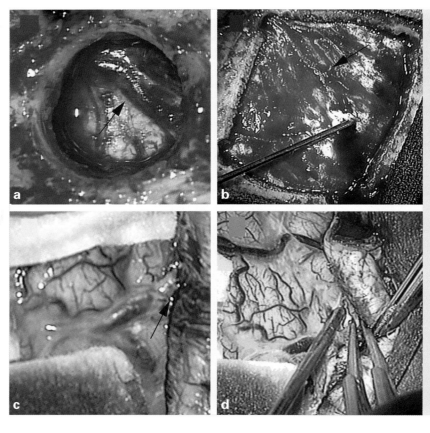

图 34.8 术中图像显示凸面的硬脑膜动静脉瘘向前朝向图的顶部，向中线朝向右侧。（a）前外侧钻孔显示脑膜中动脉向硬脑膜动静脉瘘供血（黑色箭头）。（b）脑膜中动脉转入骨瓣后可见供血。（c）向上剪开硬脑膜，在皮质静脉和硬脑膜之间可以看到瘘口连接（黑色箭头）。（d）从蛛网膜分离静脉后，瘘口被双极电凝，并切断

过瘘口回流到其他地方，手术时同样需要双极电凝。有的瘘口位于上矢状窦壁，通过皮层静脉引流，这些皮层静脉需双极电凝。如果 DAVFs 仅流入上矢状窦，双极电凝瘘口和上矢状窦壁，可以缓解静脉高压。在窦阻塞和侧支静脉引流的情况下，上矢状窦的受累部分可以被切除。如果有顺行血流，上矢状窦在冠状缝后没有闭塞，这通常是不必要的。如果瘘口是双侧的，也应该探查对侧，以确保残留的瘘口。术中血管造影术可被用来了解病变的清除情况。

术后缝合硬膜或者用骨膜缝合硬膜。骨瓣用钛板和钛钉固定，分层缝合头皮。

34.4 术后及并发症的管理

应密切监测患者，控制血压，避免过高血压。出院前应做术后血管造影复查。一般不常规术后即刻使用抗癫痫药物，除非患者有癫痫发作。若患者有癫痫发作，延长用药时间是必要的。

少见的并发症有静脉缺血或梗死引起的神经功能障碍，术后颅内出血和 DAVFs 的残留及复发。静脉并发症没有特别的治疗方法。一般情况下，避免使用皮质类固醇。残留的 DAVFs 最好尽快地重新手术治疗。DAVFs 延迟复发少见，但临床上也可能出现，需通过多年患者的随访及影像复查来明确。

参考文献

[1] Söderman M, Pavic L, Edner G, Holmin S, Andersson T. Natural history of dural arteriovenous shunts. Stroke. 2008; 39(6):1735–1739

[2] Reynolds MR, Lanzino G, Zipfel GJ. Intracranial dural arteriovenous fistulae. Stroke. 2017; 48(5):1424–1431

[3] Borden JA, Wu JK, Shucart WA. A proposed classification for spinal and cranial dural arteriovenous fistulous malformations and implications for treatment. J Neurosurg. 1995; 82(2):166–179

[4] Rutkowski MJ, Jian B, Lawton MT. Surgical management of cerebral dural arteriovenous fistulae. Handb Clin Neurol. 2017; 143:107–116

[5] Mulholland CB, Kalani MYS, Albuquerque FC. Endovascular management of intracranial dural arteriovenous fistulas. Handb Clin Neurol. 2017; 143:117–123

[6] Grady C, Gesteira Benjamin C, Kondziolka D. Radiosurgery for dural arteriovenous malformations. Handb Clin Neurol. 2017; 143:125–131

第三部分
缺血性脑血管病及其他脑血管病

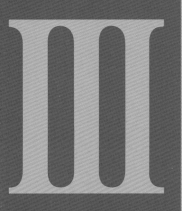

第三十五章　颈动脉内膜切除术

Daphne D. Li, Paul D. Ackerman, Christopher M. Loftus

余　挺　陈伏祥　戴琳孙 / 译

摘要

几项随机临床试验发现，颈动脉内膜切除术（CEA）对于颈动脉狭窄大于 50% 的症状性患者和颈动脉狭窄大于 60% 的无症状患者优于单独的药物治疗。经皮血管成形术和支架置入术是另一个有争议的选择，但也被一些医生用来治疗颈动脉狭窄，特别是对于那些有复杂性病变、严重的合并症，或患有其他疾病，使手术的麻醉风险过高的患者。根据我们的经验，大多数严重颈动脉狭窄的患者都采用了开放式颈动脉重建手术，得到了很好的治疗。本章将介绍 CEA 的适应证，包括合适的患者选择，最佳的药物治疗，术前评估，并发症避免，围手术期管理和合适的手术随访。最后，将详细介绍我们的手术方法。

关键词：颈动脉内膜切除术，颈外动脉，颈动脉分叉，无症状颈动脉狭窄，症状性颈动脉狭窄，颈动脉闭塞，缺血性脑卒中，动脉粥样硬化，颈动脉支架

35.1　患者选择

35.1.1　颈动脉狭窄

北美症状性颈动脉内膜切除术试验和欧洲颈动脉外科试验发现，对于颈动脉狭窄程度大于 70% 的症状性患者，颈动脉内膜切除术（CEA）与药物治疗相比，同侧卒中发生率显著降低。此外，后一项研究发现，对于一部分高风险患者，那些中高程度的颈动脉狭窄（50%~69%）接受 CEA 是一个有益的选择。几项随机临床试验还发现，CEA 可降低狭窄程度超过 60% 的无症状患者同侧卒中发生的风险。对于症状性患者，CEA 在短暂性脑缺血发作（TIA）或轻微脑卒中发生 2 周内进行的益处最大。

35.1.2　颈动脉闭塞

颈动脉闭塞或几近闭塞患者的 CEA 疗效存在着争议，随机临床试验数据的 Meta 分析表明，在这种条件下没有足够的证据支持 CEA，不过这些研究的患者数量非常有限。然而，我们的做法是在亚急性和慢性颈动脉闭塞的情况下进行手术，特别是在颈动脉造影中有任何与颈动脉通畅性相一致的"弦征"，并且患者有症状且没有残疾的情况下进行（图 35.1）。

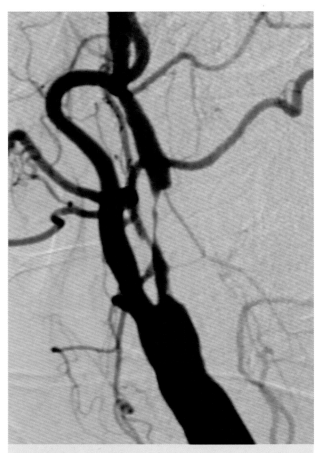

图 35.1　颈总动脉注射剂的前后造影显示血管几乎完全闭塞，血管造影显示从颈动脉分叉开始沿颈内动脉近端的"弦征"

35.1.3 颈动脉支架置入术

颈动脉血管成形术和支架置入术（CAS）加上或不加上远端保护装置被认为是 CEA 的替代方案。通过 CEA 或 CAS 治疗颈动脉狭窄的决定是有争议的。总的来说，尽管还不清楚 CAS 与 CEA 相比是否具有优势，但比较这些方法的随机临床试验表明两者都能降低中风的风险。CAS 的围手术期卒中风险较高，而 CEA 的围手术期心肌梗死风险较高。CAS 术后再狭窄可能更常见。

一般来说，CAS 最广泛接受的适应证是本身患有多种疾病，高麻醉风险，既往 CEA 后再狭窄，放射性狭窄以及较高位置颈动脉分叉的患者。

特别是对于老年患者群体而言，我们仍未确信 CAS 对颈动脉狭窄患者有任何实际益处。我们发现在我们 70 岁以上的患者中，手术结果没有差异，进一步设想老年患者的血管普遍更脆弱和弯曲，这些都只会使血管内导向复杂化。

35.2　术前评估

35.2.1　成像研究

对于 CEA 术前需要何种血管成像，目前尚无共识。在我们机构，颈动脉狭窄的诊断必须通过颈动脉多普勒超声或计算机断层扫描血管造影（CTA）进行确认。手术前需要进行 CT 或导管血管造影。CTA 通常足以用于进行手术计划。如果血管解剖结构不明确，或者颈动脉钙化使 CTA 不敏感，那么我们就使用导管血管造影，这仍然是颈动脉狭窄术前评估的金标准。

35.2.2　医疗管理

抗凝和抗血小板治疗

对几项随机对照试验的 Meta 分析表明，阿司匹林抗血小板治疗可降低 CEA 患者各种原因导致的中风风险。颈动脉狭窄患者也可根据不同的适应证服用氯吡格雷或华法林；但是，没有直接证据表明这两种药物都能降低与颈动脉狭窄相关的血栓栓塞导致脑卒中的发生率。他汀类药物（HMG–CoA 还原酶抑制剂）可减缓颈动脉斑块进展和从无症状到有症状的颈动脉狭窄的发生率。其他研究也报告了在 CEA 之前接受他汀类药物治疗的患者在临床上不能降低围手术期发病率和死亡率。因此，除非有药物禁忌。我们的做法是建议所有颈动脉狭窄患者每日服用阿司匹林（基于可靠的高质量数据的建议）和他汀类药物（基于更有限的低质量证据）。

35.3　手术步骤

35.3.1　定位

患者处于仰卧位；头枕在泡沫圈垫中，放 5~6 条毛巾在患者两侧肩胛骨之间，以使颈部平缓伸展。然后根据颈外动脉（ECA）和颈内动脉（ICA）– 手术侧与对侧之间的关系将头部旋转约 15°~30°，以最大限度地增加下颌和锁骨之间的距离。当 ICA 向中间旋转（"隐藏"或塞入 ECA 下方）时，需要更大角度的头部旋转。术前影像学研究两个解剖标记，可以用以估计所需暴露的吻侧范围。第一个是下颌骨的角度，在做皮肤切口前进行触诊和标记；第二个是颈动脉分叉的位置，特别是它与颈动脉斑块远端的关系。

35.3.2　颈椎前入路的解剖

纵向切口的标记线平行于胸锁乳突肌前缘，并根据前面讨论的解剖标志延伸，有时低至胸骨切口，有时高至耳后区域（图 35.2）。先用局麻药做局部麻醉，接着用 15 号手术刀切开皮肤。迅速在喙尾平面打开颈阔肌。确定胸锁乳突肌的边缘，外侧牵开。Wietlaner，一种用以保持术区暴露的自动持续弯曲型牵开器。将牵开器放在切口内侧表面，以防止对喉部神经造成伤害，但外侧要深深嵌入切口外侧的皮肤。

一旦深入到筋膜，通常就会遇到面静脉。用两条 2–0 号丝线将面静脉结扎，然后锐性分离。继续沿着颈内静脉的前面或边缘进行解剖，直到确

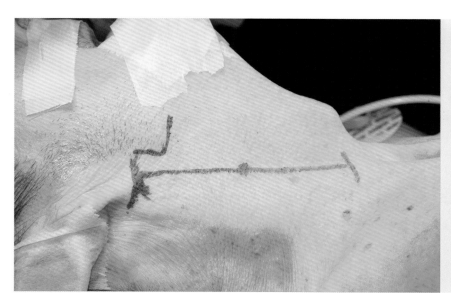

图 35.2 垂直切口平行于胸锁乳突肌内侧。"L"形标记表示下颌骨的角度

定颈总动脉（CCA）靠近其分叉的位置。颈动脉鞘通常在肩胛舌骨肌肌腹上面打开，但在罕见的低沉型颈动脉双分叉的情况下，可以用双极电刀和 Metzenbaum 剪刀将肩胛舌骨肌肌腹上面的颈动脉鞘分开。当分开肩胛舌骨肌时，可以在肌肉边缘进行缝线牵拉，有助于在手术结束时进行再缝合。

尽管必须小心避开迷走神经，仍然可以用一个钝齿的自动持续弯曲型牵开器将颈内静脉从 CCA 重新牵开（图 35.3）。我们现在更倾向于将"钝鱼钩"附在固定环上，以确保暴露，并防止使用牵开器造成的神经损伤。一旦颈动脉鞘被打开，在近端 CCA 周围放置一条 0 号丝线，用 Rummel 止血带固定，以实现近端血管控制。

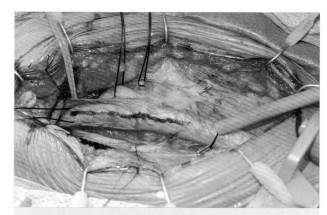

图 35.3 分离颈动脉血管并准备动脉切开术。持续暴露颈内动脉，直到外科医生确保预期的动脉切开术将远远超出斑块的头端范围。一条预定动脉切开术范围的蓝线有助于防止切口呈锯齿状，不然会使颈动脉难以闭合。注意在颈总动脉附近的适当位置已经有 Rummel 止血带

暴露颈动脉

一种严格的"最低接触"技术被应用于 CCA，以防止粥样斑块移位。首次确定 CCA 时，通过麻醉途径静脉给药 5000U 肝素。沿着颈动脉分叉的解剖很少会引起血流动力学不稳定。如果血压不稳定，可通过 25 号针向颈动脉窦注射 2mL 1% 利多卡因（AstraZeneca, Wilmington, DE）。

当外科医生分离出 CCA、ECA 和 ICA 时，颈动脉复合体的解剖就完成了，每条血管都被 0- 丝线结扎或血管环包围。在斑块末端暴露 ICA 非常重要。甲状腺上动脉一般也会在颈椎前入路剥离

时被识别出来，可以通过一个用 2-0 丝线缠绕来标记。CCA 是为近端控制准备的，如果必要的话，通过放置一个 Rummel 止血带，有助于减少血管周围的腔内分流。

颈动脉斑块是通过将术中所见与术前血管造影所记录的标志物和测量结果相关联来识别的。颈动脉粥样硬化的黄色壁在动脉粥样硬化远端变为粉蓝色，因此在斑块外获得远端控制是至关重要的，以免引起动脉血栓。在暴露 ICA 的过程中，用 0 号缝合线在其周围穿过，并且在需要分流的情况下，在 ICA 周围测试一个 Lof-Tus 环绕式分流

夹（Scanlan International, St.Paul, MN）。CCA 足够的近端暴露是必要的，因为血管环位于 Debakey 交叉夹区域的远端 1cm 处，并且夹必须位于 CCA 下方足够远的位置，以便于无血分流器的放置。

35.3.3 动脉内膜切除术

在获得足够的近端和远端血管控制后，用无菌标记笔记预期的动脉切开术位置（图 35.3）。然后用一个 bulldog 夹先阻断 ICA。接下来，使用 Debakey 交叉夹阻断 CCA。最后，将第二个 Bulldog 夹施加在 ECA 的管腔上。接下来，用 15 号刀片在近端 CCA 上进行刺切。然后在远离分叉的顶点地方，用 Potts 剪刀在颈动脉外侧暴露的中间位置延长切口直到识别出正常的血管腔。

动脉切开术和动脉内膜切除术均在 3.5 倍放大镜下进行。一些外科医生选择使用手术显微镜。我们对这些病例同时使用脑电图和 SSEP 监测。我们不在每种情况下都使用分流器，而是根据术前血管成像确定是否有足够的大脑半球侧支灌注，以及颈动脉交叉夹持是否对脑电图或 SSEP 监测有何影响。脑电图或 SSEP 的改变要求在麻醉的辅助下进行诱导性高血压试验；但是，如果脑电图或 SSEP 记录没有立即改善，则应进行腔内分流。

我们使用的是我们自己设计的"Loftus CEA 分流器"（Integra NeuroCare, Plainfield, NJ）。首先将分流器插入 CCA 中，并将 Rummel 止血带拉紧，然后打开 Debakey 钳，将残余部分分流器插入 CCA。这种方法消除了由于止血带已被固定而导致的松钳后出血。打开远端以确认血流并清除管上的碎屑。然后将分流器插入 ICA 中，并用 Loftus 分流器夹固定（图 35.4）。将手持超声放置于管道以估计流量。

斑块去除始于 Freer 的升降器（Sklar Instruments, West Chester, PA）或 Scanlan 斑块切割器（Scanlan Instruments, St.Paul, MN），两者中的任何一个都可以轻柔地用于粥样斑块和血管壁内膜层之间形成一个分裂平面（图 35.5）。在斑块的头侧解剖，并以环绕方式继续进行。仔细地解剖可防止

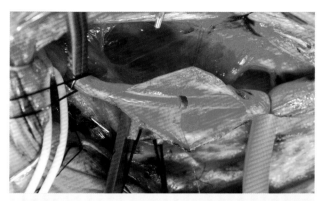

图 35.4　使用 Rummel 止血带将 Loftus 分流器固定在颈总动脉管腔内。必须小心地将黑色标记带放置在切开动脉的中心，以确保在斑块解剖和补片移植过程中分流器不会移动。在插入颈内动脉之前，打开分流器并放血以排出碎片

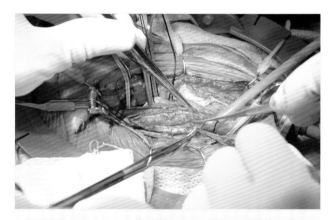

图 35.5　用 Freer 升降器或 4 号 Penfield 显微解剖器从颈内动脉内膜壁上分离斑块

穿透血管壁。粥样斑块通常位于 ICA 的远端，如果解剖进行得足够好，可以很容易地去除这些斑块。然而，在某些情况下，其远端处，斑块可能会留下一个"格层"，其残缺的边缘必须清除，用 6-0Pro-lene（Ethicon Inc., New Brunswick, NJ）缝合线固定边缘，以防止形成动脉夹层。将斑块与 ICA 和 CCA 分离后，用血管钳夹住剩余的斑块并从 ECA 中取出。如果有任何残留的斑块，则应分离动脉并切开和进行 ECA 的初步修复。

清除斑块后，用肝素盐水冲洗切除部位，以检测任何残留的粥样斑块碎片，然后用 Scanlan Loftus 微型环形镊子去除碎片。如果远端 ICA 需要缝合，从血管内侧向外垂直翻转双股 6-0Prolene

缝合线，这样缝合线就能穿过内膜边缘并绑在外膜外侧。

35.3.4 颈动脉缝合

我们的做法是在所有案例中使用合成的补片移植。我们更喜欢 Hemashield 胶原蛋白的 Dacron 补片移植（Hemashield: Maquet Getinge Group，Rastatt，德国）。该补片的优点是：①可以用剪刀快速方便地裁成一定尺寸；②不需要预先凝固或特殊处理；③目标缝合孔几乎没有泄漏；④标准化，可使用 6-0Prolene 缝合线。其他外科医生也描述了基本的动脉切开术的缝合方法。

将补片材料放置在手术区域上方，根据动脉切开的长度进行裁剪。末端用 Metzenbaum 剪刀修剪并锥切成一个点。补片的每一端都用双捆 6-0Prolene 缝线固定在切开的动脉上（图35.6）。沿着血管内壁的缝合线首先用一个连续的非锁紧缝线缝合。接下来缝合侧壁时采用同样的方法，非锁定技术，然后封闭，但固定在切开动脉的头端和尾端，这样使得缝合线在切开动脉的中点相交。缝合线应均匀间隔，并沿着动脉切开的长度放置在动脉边缘数毫米范围内，以形成水密性血管闭合。沿着血管的侧壁留出几毫米的血管不闭

合，确保留出足够的空间，通过该空间可以移除分流器。通过用两个平行的直蚊夹固定分流器，然后将分流器管切成两半，使分流器可以很容易地分成两部分并拆卸。

一旦分流器被重新移动，最后的缝合线就能固定，但直到通过临时打开和关闭钳夹（按照 ICA、ECA 和 CCA 的顺序）使血流通过动脉后才算安全。在固定最后一个外科结之前，将肝素化生理盐水注入动脉腔以排出空气。在起先的顺序中，血管夹被依次放置在 ECA、CCA，当血管闭合时，按相反的顺序移除血管夹，最后，10s 后，从 ICA 中取出。这种夹子移除的顺序可以确保任何粥样斑块碎片或空气栓塞都被冲入脑外循环而不是进入脑内循环。取下所有的夹子，检查缝合处是否有任何渗血，其中大部分可以通过使用纱布和用手轻压来解决。如果有需要，可用单捆 6-0Prolene 缝合线闭合渗血的动脉缺口。然后用 Surgicel（Ethicon Inc., New Brunswick, NJ）进行修复，并用手持超声确认血管是否通畅。然后小心地取出"鱼钩形"牵引器，再闭合解剖层面的缺口。在颈动脉鞘内放置一个 Hemovac 引流管（Davol Inc., Murray Hill, NJ）。然后对颈阔肌进行最大程度的美容修复。接着进行皮下缝合以接

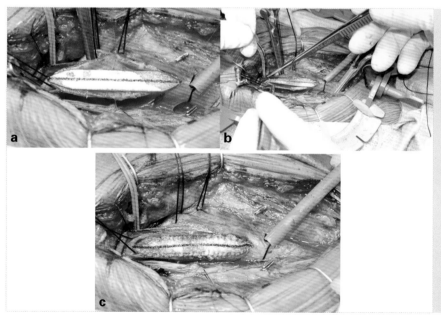

图35.6 （a）清洁斑块基底后，用 Dacron 补片封闭切开的动脉，用 6-0 双捆缝合线从远端顶点开始固定缺口。每个手臂穿过贴片放置，然后从管腔穿过血管壁到达外侧。（b）切开的动脉的内侧壁已经用一个连续的、非死结的缝合线缝合，现在可以开始缝合外侧血管壁。（c）完成动脉修复：侧壁已经以同样的方式关闭，在切开的动脉的头端和尾端用非锁定方式打结，并在动脉中点汇聚

近皮肤边缘并沿着切口线放置 Steri Stripstm（3M Company, St. Paul, MN）。通常在术后第一天拔除 Hemovac 引流管。

35.4　术后护理

患者在恢复室接受监护或直接转到神经重症监护室。最需要的监测的指标是血压和神经功能。术后 12~24h 内，血压经常不稳定，收缩压最好能维持在 100~160mmHg 之间。及时发现和控制高血压至关重要，因为许多 CEA 患者出现大脑自主神经失调时，容易导致缺血再灌注损伤。此外，CEA 患者术后出现心肌梗死的可能性大，最好使用心电监护，时刻监测。

持续 24h 的神经和血流动力学监护后，可以将患者转移到普通病房，通常在第二天就能出院。目前，尚无统一的术后监测的循证指南。我们常规的术后随访包括 4 周后进行伤口检查和 3 个月后的颈动脉超声检查，以确保颈动脉通畅。

脑卒中是 CEA 术后第二常见的死亡原因，可由多种因素导致，包括斑块栓塞、血小板凝聚、血流非正常灌注、不良的大脑保护和相对低血压。任何术后神经系统功能缺损的表现，包括短暂性脑缺血发作，都应立即行 CTA 检查。如果发现颈动脉出现急性阻塞，则应立刻对患者进行再次手术，术中应细致地检查并重新疏通血管。

术后应密切监测颈部血肿情况，因为进行性颈部血肿扩大会压迫气道引起急性呼吸衰竭。舌下神经、面神经（下颌边缘分支）、喉返神经和副神经的损伤也是颈椎前入路解剖时的常见并发症。

尽管影像学和超声检查结果表明，颈动脉管腔狭窄程度仍超过 1/3 等情况并不少见，但行 CEA 治疗的临床意义依旧重大：颈动脉狭窄复发的概率极低，且复发概率随着手术技术的改进会进一步下降。据估计，行 CEA 时植入补片移植，两年后颈动脉复发狭窄的发生率为 5%。自从采用补片修复术以来，在我们的一系列研究中，既没有观察到围手术期的急性颈动脉再发狭窄，也未观察到迟发颈动脉再狭窄。

参考文献

[1] Barnett HJM, Taylor DW, Haynes RB, et al. North American Symptomatic Car- otid Endarterectomy Trial Collaborators. Beneficial effect of carotid endarter- ectomy in symptomatic patients with high-grade carotid stenosis. N Engl J Med. 1991; 325(7):445–453

[2] Randomised trial of endarterectomy for recently symptomatic carotid steno- sis: final results of the MRC European Carotid Surgery Trial (ECST). Lancet. 1998; 351(9113):1379–1387

[3] National Institute of Neurological Disorders and Stroke. Carotid endarterec- tomy for patients with asymptomatic internal carotid artery stenosis. J Neu- rol Sci. 1995; 129(1):76–77

[4] Halliday A, Mansfield A, Marro J, et al. MRC Asymptomatic Carotid Surgery Trial (ACST) Collaborative Group. Prevention of disabling and fatal strokes by successful carotid endarterectomy in patients without recent neuro- logical symptoms: randomised controlled trial. Lancet. 2004; 363 (9420):1491–1502

[5] Reznik M, Kamel H, Gialdini G, Pandya A, Navi BB, Gupta A. Timing of carotid re- vascularization procedures after ischemic stroke. Stroke. 2017; 48(1):225–228

[6] Orrapin S, Rerkasem K. Carotid endarterectomy for symptomatic carotid stenosis. Cochrane Database Syst Rev. 2017; 6:CD001081

[7] Mantese VA, Timaran CH, Chiu D, Begg RJ, Brott TG, CREST Investigators. The carotid revascularization endarterectomy versus stenting trial (CREST): sten- ting versus carotid endarterectomy for carotid disease. Stroke. 2010; 41(10) Suppl:S31–S34

[8] Moresoli P, Habib B, Reynier P, Secrest MH, Eisenberg MJ, Filion KB. Carotid stenting versus endarterectomy for asymptomatic carotid artery stenosis: a systematic review and meta-analysis. Stroke. 2017; 48(8):2150–2157

[9] Li Y, Yang JJ, Zhu SH, Xu B, Wang L. Long-term effcacy and safety of carotid artery stenting versus endarterectomy: a meta-analysis of randomized con- trolled trials. PLoS One. 2017; 12(7):e0180804

[10] Brott TG, Hobson RW, II, Howard G, et al. CREST Investigators. Stenting versus endarterectomy for treatment of carotid-artery stenosis. N Engl J Med. 2010; 363(1):11–23

[11] Engelter S, Lyrer P. Antiplatelet therapy for preventing stroke and other vas- cular events after carotid endarterectomy. Cochrane Database Syst Rev. 2003 (3):CD001458

[12] Brooke BS, McGirt MJ, Woodworth GF, et al. Preoperative statin and diuretic use influence the presentation of patients undergoing carotid endarterec- tomy: results of a large single-institution case-control study. J Vasc Surg. 2007; 45(2):298–303

[13] Chaturvedi S, Bruno A, Feasby T, et al. Therapeutics and Technology Assess- ment Subcommittee of the American Academy of Neurology. Carotid endar- terectomy–an evidence-based review: report of the therapeutics and tech- nology assessment subcommittee of the american academy of neurology. Neurology. 2005; 65(6):794–801

[14] Loftus C. Design characteristics and clinical implementation of a newly de- signed indwelling carotid artery shunt. Neurol Res. 2000; 22(5):443–448

[15] Rerkasem K, Rothwell PM. Systematic review of randomized controlled trials of patch angioplasty versus primary closure and different types of patch materials during carotid endarterectomy. Asian J Surg. 2011; 34 (1):32–40

[16] Loftus CM. Carotid Artery Surgery: Principles and Technique. 2nd edition. New York, NY: Informa Publishing; 2006

第三十六章　颞浅动脉大脑中动脉搭桥术

Ziad A. Hage, Sepideh Amin-Hanjani, Fady T. Charbel

王惠清　陈伏祥　戴琳孙 / 译

摘要

颞浅动脉 – 大脑中动脉搭桥术（STA–MCA）是目前主要的颅内血管重建术，用于改善和替代颅内血流，应该作为神经血管外科医师必备外科技术之一。术前评估包括经导管血管造影，且需行选择性的颈外动脉造影，以评价患者病变侧的颞浅动脉走行和管径。手术过程包括游离颞浅动脉作为供体，注意用罂粟碱浸泡过的棉片保护。常规开颅，根据大脑中动脉分支的大小、部位和走行方向来选择受体动脉，在蛛网膜下腔仔细分离。去除远端颞浅动脉的所有血管周围组织，与大脑中动脉分支行端侧吻合术，吻合前后评估颞浅动脉的血流有助于判断搭桥的开放和功能。

关键词：颞浅动脉大脑中动脉搭桥术，血流改善，血流替代，截流，吻合术

36.1 引言

颅内血管重建可以通过多种多样的颅外 – 颅内血管搭桥术，采用不同的供体血管、不同的受体血管、不同的吻合位置和吻合技术。手术方式的选择主要受手术目的、游离供体和受体血管的难易影响。目前颞浅动脉 – 大脑中动脉搭桥术（STA–MCA）是目前运用最广泛的，本章将详细阐述。

36.2 病例选择

颅内外血管搭桥的最主要的两个目的：一是治疗复杂动脉瘤或者肿瘤时，重建因手术阻断的颈内血管；二是治疗脑缺血时，增加脑血流灌注。治疗巨大或复杂动脉瘤或者完整切除颅底肿瘤时，必须要阻断、牺牲载瘤血管。虽然颈内动脉阻断有可能被代偿，仍有 30% 的患者会出现中风。血管内球囊闭塞实验、低血压应激、神经电生理监测和脑血流监测可用于评估哪些患者阻断颈内动脉后代偿功能欠佳，以及哪些患者可从血管重建中获益。

血管重建用于治疗缺血性疾病仍有争议，病例选择需要个体化。我们认为 STA–MCA 的手术适应证是经最优药物治疗效果不佳（足够的抗血小板或者抗凝治疗，降低脑血管意外风险治疗）、症状（中风或者短暂缺血发作）与影像学检查相符，多模态磁共振检查发现脑血管储备不足，例如利用非侵入性血管分析软件（VasSol，芝加哥，伊利诺伊州）对比定量分析乙酰唑胺用药前后磁共振脑血管成像，多血管任务模式的区域及全脑 BOLD 功能磁共振成像对比分析 CO_2 实验前后脑功能。直接 STA–MCA 搭桥也适用于有症状的成人烟雾病。

36.3 术前准备

除了把握疾病相关的 STA–MCA 适应证之外，也需要行经导管脑血管造影评估脑内情况。超选患侧颈外动脉脑血管造影可以评估 STA 的血管管径和走行。如果 MCA 长度不足，可以采用隐静脉或者桡动脉移植搭桥后延长 MCA 供体血管。多普勒超声用于评估大隐静脉的管腔大小和走行，如果计划采用桡动脉，那么需行 Allen 实验观察拇指的氧饱和情况。建议患者术前晚上服用 325mg 阿司匹林，如果患者正在服用华法林，建议停用改为肝素并且在术前 6h 停用肝素，这时用抗血小板药物。建议术前建立动脉及中心静脉通道，围术期建议预防性使用抗生素。

对于缺血性疾病，术中需维持正常的血容量、

正常的血压、正常的 pH 值。对于动脉瘤手术，可以行腰大池脑脊液引流以增加脑组织回缩，减少静脉使用利尿药（呋塞米）、高渗性药物（甘露醇）或者过度通气。头皮电极可以放置于术区外以监测脑电图，以记录临时血管阻断后脑电情况。同时临时血管阻断后，建议提高动脉血压基线值 25%。

36.4 手术步骤

36.4.1 体位

取仰卧位，头偏向对侧，四钉杉田头架固定（图 36.1），同侧垫肩避免颈椎过度旋转。如果

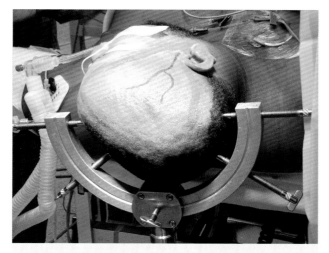

图 36.1 右侧颞浅动脉 – 大脑中动脉搭桥术患者体位。多普勒超声检查后在头皮上标注颞浅动脉的前支和后支走行

需要做术中造影，需要使用可以透过射线的头架（Mizuko America 公司，贝弗利，马萨诸塞州），并且右侧腹股沟需备皮消毒用于血管造影的穿刺置管。需要分离大隐静脉或者桡动脉的病例，相应的肢体也需备皮消毒铺巾。通常下肢采用浅表的静脉，桡动脉需要准备前臂内侧的从手往肘窝延伸的区域。剃头后，用多普勒超声标出在颞弓水平以上颞浅动脉前支和后支的体表走行位置（图 36.1）。

36.4.2 皮肤切口

取颧弓上耳屏前沿沿着颞浅动脉后支走行的线型切口。在缺血性病例中，这样的线型切口通常足以满足需要。如果颞浅动脉后支长度不够，也可以取沿颞浅动脉前支走行的线型切口，但容易在额部出发际线，因此可以做一个在发际线后的半弧形切口（图 36.2），然后在皮瓣下分离前支。有时因为暴露颞浅动脉后支后，发现血管管径或血管条件欠佳，也可以临时将线型切口延伸为弧形切口，以便分离颞浅动脉前支。在动脉瘤病例中，采用类似于标准翼点入路的半弧形手术切口，将线型切口沿着颞浅动脉后支弧形向额部，以便行开颅术。

36.4.3 颞浅动脉解剖

切开表皮，以科罗拉多显微单极电刀（Stryker Leibinger, Kalamazoo, MI）切开真皮层，电切功率

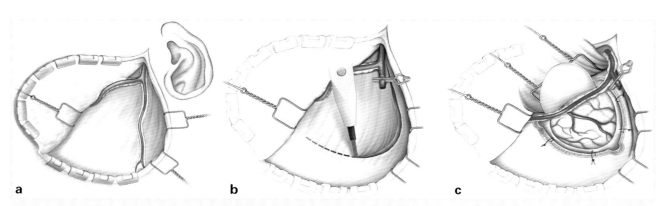

图 36.2 颞浅动脉大脑中动脉搭桥术的初步显露手术步骤。（a）解剖分离颞浅动脉主干和分支，（b）"T" 形或者 "十" 字形切开颞肌，保留颞浅动脉完整性。（c）钻孔，骨瓣形成。动脉瘤采用翼点入路的额颞瓣，缺血性疾病只需暴露皮层血管，骨窗可以更小。弧形剪开硬膜翻向前部，或者行 "十" 字形剪开

设置为，术者及助手坐在在显微镜下或者微型放大镜下操作，沿颞浅动脉分支走行区域的中线切开，这样可以减少皮缘渗血，较低的电切功率可以减少皮缘的坏死或者愈合不良。一旦到达皮下组织层，以弯的钝头剥离子逐步钝性解剖分离颞浅动脉。当看到血管时，剥离子在血管上的疏松组织层钝性分离。科罗拉多显微单极电刀切开皮肤，接着以钝性剥离子从远端解剖分离颞浅动脉主干。

需要解剖8~10cm长的颞浅动脉，然后以博威电刀，功率设置为25~30W，显微解剖STA周围组织，从颞肌浅筋膜上游离动脉。然后用罂粟碱浸泡的棉片包饶解剖游离好的颞浅动脉，以减少因机械操作引起的血管痉挛。

36.4.4 开颅

鱼钩形自动拉钩拉开皮肤，脑棉保护好颞浅动脉，博威电刀切开颞肌筋膜和肌肉。在动脉瘤手术中，沿着皮肤切口切开肌肉，皮肌瓣一起翻向前部（图36.2）。在缺血性病例中，肌肉可以在皮肤切口下T形或者十字形切开，然后朝各个方向撑开肌肉。

在动脉瘤病例中，咬除蝶骨嵴后，翻开标准的翼点额颞骨瓣，而缺血性病例中，以美敦力气磨钻钻孔（Med-tronic, Inc., Fort Worth, TX），铣刀在血管走行近端和远端间铣开一圆形骨瓣（图36.2），骨窗周围垫明胶海绵长条（Pfizer, Inc., New York, NY）后充分悬吊，以防硬膜外血肿的发生。

弧形剪开硬膜，翻向前部（图36.2、图36.3），或者行"十"字形剪开硬膜，形成多角度的瓣，向四周拉开以显露大脑皮层。在烟雾病搭桥手术中，硬膜上的动脉需要保护，以形成侧支的潜在来源。

36.4.5 准备受体血管

所有硬膜下的手术步骤都在显微镜下操作，缺血性病例中，在脑皮层内寻找合适的大脑中动脉分支，主要考虑受体血管的大小（直径大于

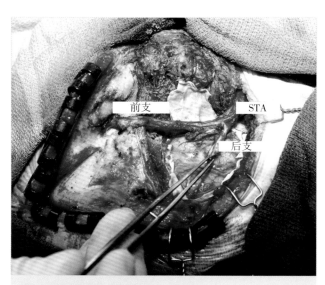

图36.3　右侧缺血性疾病的搭桥术

1.5mm最佳）、位置（在骨窗中心）、方向（对于右利手外科医生，从左上向右下走行的血管在吻合过程中最顺手）。蛛网膜刀、钝头镊子和显微剪解剖分离受体血管上的蛛网膜，游离血管长约1cm。电凝离断受体动脉上的微小分支，抬起受体动脉并在下方垫橡皮垫，使用临时阻断夹临时阻断受体动脉大的分支。可以在橡皮垫下垫一块明胶海绵以便血管不要没在脑沟里，并用罂粟碱浸泡的棉球减少血管痉挛。

动脉瘤病例中，充分解剖外侧裂，显露大脑中动脉分叉部和主要分支，一般选用大脑中动脉的M2或者M3端作为吻合部位。

36.4.6 准备供体血管

脑棉保护好周围的脑组织，再仔细显微分离颞浅动脉周围组织足够长，以便可以在近端临时阻断颞浅动脉，理想的阻断位置是靠近但是没有阻断颞浅动脉其他分支，以减少不必要的血流减少和临时阻断引起的血栓风险。如果因为颞浅动脉不够长，需要切断更大的分支以增加游离度，分支的近心端需要临时阻断。然后从最远端开始解剖颞浅动脉，用杉田动脉瘤夹临时阻断颞浅动脉近端和远端，并在远端切断动脉（图36.4），松开临时阻断夹，从动脉断端进行动脉内肝素化。

用钝头针头往动脉断端里冲肝素化盐水（10U 肝素 /mL），并用记号笔标记从吻合点到断端的长度，需长约 2cm，并解剖分离血管周组织。超声测量供体血管的横断面血流（图 36.4），用这种办法多次冲洗颞浅动脉。

36.4.7 吻合血管

颞浅动脉大脑中动脉搭桥采用端侧吻合法，45°斜形剪断颞浅动脉，呈鱼嘴样扩大切口断端（图 36.5）。记号笔标出血管外壁和大脑中动脉线型切口以更清楚显示血管腔。

迷你临时阻断夹临时阻断受体血管的近端和远端，将鱼嘴样的颞浅动脉供体血管靠近大脑中动脉受体血管，眼科刀线形挑开血管，显微剪剪开适合的长度，以肝素化盐水冲洗血管管腔。

先用 10-0 尼龙线缝合锚定吻合口的两极（图 36.5、图 36.6），在吻合口的两极先打结固定，缝针方向应该从血管腔内向外以减少对血管内皮的损伤。颞浅动脉供体血管与大脑中动脉两极锚定后，严密间断缝合两侧（图 36.5、图 36.7）。一般每次打 3 个结足够，除非倒数第二个结，可以等最后一针缝完后一起打结，也可以使用连续缝合法，在最后一针打结前注意不要完全收紧（图 36.6）。

因为血管壁非常薄，在缝合过程中容易不慎将两侧的血管壁缝合起来，可以将一个硅橡胶支架置入血管腔内减少此类情况发生，只要在最后打结时将硅橡胶支架取出（图 36.5 和图 36.7）。在最后打结前，需以肝素化生理盐水冲洗血管腔。当吻合完成后，松开大脑中动脉受体分支和

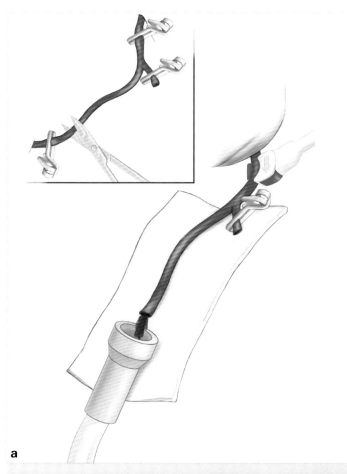

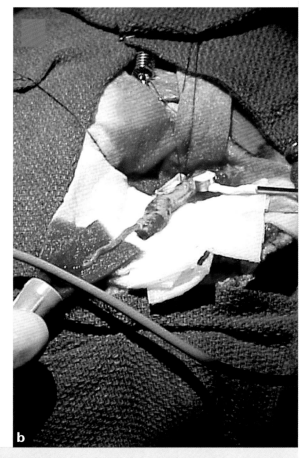

图 36.4 开放颞浅动脉断端以评估"断端血流"。（a）临时阻断颞浅动脉后切断颞浅动脉分支，松开临时阻断夹，多普勒探头测量断端血流。（b）手术图片显示具体测量方法

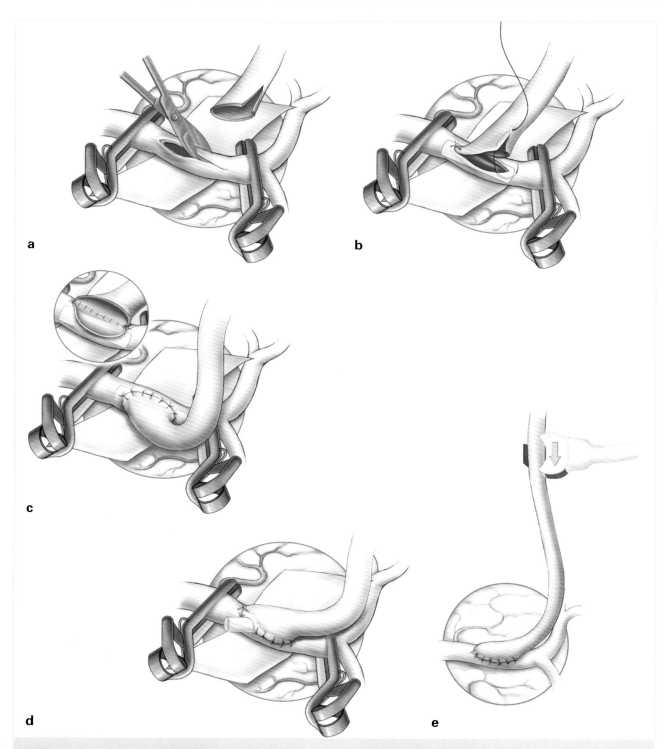

图 36.5　吻合步骤。（a）切断颞浅动脉，鱼嘴样扩大切口。临时阻断受体血管近端和远端，刀片挑开动脉，并用显微镜延长切口。（b）将硅橡胶支架置入血管腔，10–0 尼龙线缝合吻合口两极。（c）间断缝合或者连续缝合一侧吻合口，缝合时注意从血管腔内向外缝合。（d）缝合最后几针前取出硅橡胶支架。（e）血流探头监测颞浅动脉供体血管血流量

颞浅动脉近端上的临时阻断夹。测量颞浅动脉里的血流量以评估搭桥血管的开放程度和功能（图36.5）。我们建立了"横断血流指数"（搭桥后和刚开始的横断血流比）这一敏感预测指标，来评估搭桥后的功能，如果术中行了直接血流监测，术中血管造影就不是那么必要了。

36.4.8 关颅

减张缝合或者不缝合硬膜，仅以明胶海绵覆盖。还纳骨瓣，扩大颞部骨孔以让颞浅动脉通过，避免血管局部弯曲打折或者卡压。缝合颞肌，小心缝合头皮，避免损伤颞浅动脉近端。

36.5 术后管理和并发症

患者术后即给以阿司匹林，每天325mg，患者术后返回重症监护病房内观察治疗，注意术后补液，避免低血压灌注不足。围术期还可使用多普勒超声观察颞浅动脉吻合部位血流，以评估搭桥的功能。避免使用鼻导管或者面罩给氧时压迫

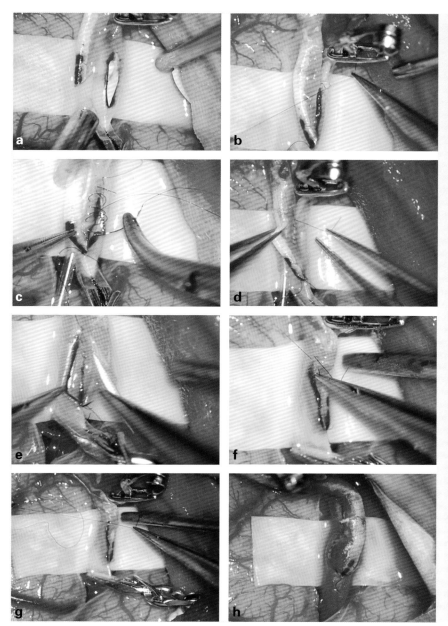

图36.6　连续缝合法吻合术。（a）记号笔标记颞浅动脉断端并靠近大脑中动脉受体动脉，切开动脉，同样以记号笔标记。（b）先在吻合口一极打结锚定。（c）连续松散缝合一侧，最后一起收紧打结。（d）一侧吻合完成，张力形成。（e）检查血管腔内，避免有技术错误。（f）吻合另外一侧，缝合时依次收紧。（g）收紧线后在另外一极打结固定。（h）松开临时阻断夹，开放血流

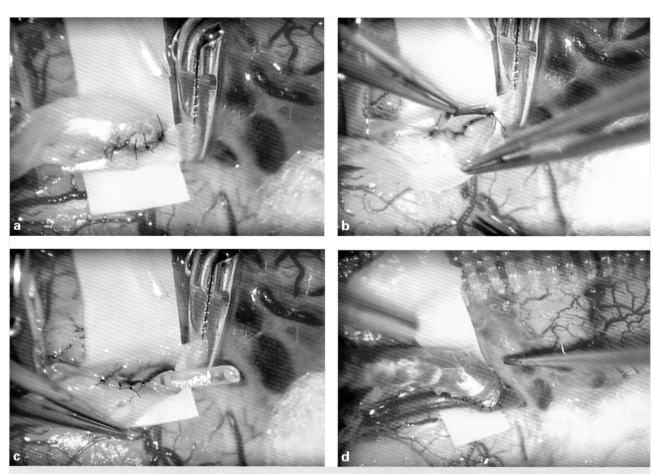

图36.7　间断缝合法吻合术。（a）等间距的间断缝合一侧。（b）在缝合另外一侧时，检查血管腔内情况。（c）在最后一针前，取出血管腔内支架。（d）松开临时阻断夹，开放血流

颞部。另外，需术后完善血管成像。

　　术后并发症主要包括硬膜外血肿或者伤口感染，术后吻合口闭合不常见，尤其是当术中即时行了血流评估，发现问题后及时翻修了吻合处。

参考文献

[1] Alaraj A, Ashley WW, Jr, Charbel FT, Amin-Hanjani S. The superficial temporal artery trunk as a donor vessel in cerebral revascularization: benefits and pit- falls. Neurosurg Focus. 2008;24(2):E7

[2] Amin-Hanjani S, Charbel FT. Flow-assisted surgical technique in cerebrovas- cular surgery. Surg Neurol. 2007; 68 Suppl1:S4–S11

[3] Ashley WW, Amin-Hanjani S, Alaraj A, Shin JH, Charbel FT. Flow-assisted sur- gical cerebral revascularization. Neurosurg Focus. 2008;24(2):E20

[4] Charbel FT, Meglio G, Amin-Hanjani S. Superficial temporal artery- to-middle cerebral artery bypass. Neurosurgery. 2005;56(1) Suppl:186–190, discussion 186–190

[5] Amin-Hanjani S, Du X, Mlinarevich N, Meglio G, Zhao M, Charbel FT. The cut flow index: an intraoperative predictor of the success of extracranial-intra- cranial bypass for occlusive cerebrovascular d isease. Neurosurgery. 2005;56 (1)Suppl:75–85, discussion 75–85

[6] Amin-Hanjani S, Shin JH, Zhao M, Du X, Charbel FT. Evaluation of extracrani- al-intracranial bypass using quantitative magnetic resonance angiography. J Neurosurg. 2007;106(2):291–298

[7] Amin-Hanjani S, Singh A, Rifai H, et al. Combined direct and indirect bypass for moyamoya: quantitative assessment of direct bypass flow over time. Neu- rosurgery. 2013; 73(6):962–967, discussion 967–968

[8] Kalani MY, Zabramski JM, Hu YC, Spetzler RF. Extracranial-intracranial bypass and vessel occlusion for the treatment of unclippable giant middle cerebral artery aneurysms. Neurosurgery. 2013; 72(3):428–435, discussion 435–436

[9] Zhu W, Tian YL, Zhou LF, Song DL, Xu B, Mao Y. Treatment strategies for complex internal carotid artery (ICA) aneurysms: direct ICA sacrifice or combined with extracranial-to-intracranial bypass. World Neurosurg. 2011;75(3–4):476–484

[10] Amin-Hanjani S. Cerebral revascularization: extracranial-intracranial bypass. J Neurosurg Sci. 2011; 55(2):107–116

[11] Amin-Hanjani S, Butler WE, Ogilvy CS, Carter BS, Barker FG, II. Extracranial- intracranial bypass in the treatment of occlusive cerebrovascular disease and intracranial aneurysms in the United States between 1992 and 2001: popu- lation-based study. J Neurosurg. 2005;103(5):794–804

[12] Zhao M, Charbel FT, Alperin N, Loth F, Clark ME. Improved phase-contrast flow quantification by three-dimensional vessel localization. Magn Reson Imaging. 2000; 18(6):697–706

[13] Vesely A, Sasano H, Volgyesi G, et al. MRI mapping of cerebrovascular reactiv- ity using square wave changes in end-tidal pCO2. Magn Reson Med. 2001; 45 (6):1011–1013

第三十七章 烟雾病的间接搭桥手术

Edward Smith
陈鹏强 陈伏祥 王灯亮 / 译

摘要

烟雾病是一种若未经治疗就有较高风险出现脑卒中的进展性脑血管疾病。对于此类患者特别是儿童，进行外科血管重建可减少脑卒中风险。一旦有明确的烟雾病的影像学证据，即使是单侧的，也应考虑手术干预。即使美国卒中指南建议幼儿期患者运用血管搭桥手术，但目前对于直接或间接的血管重建仍有争议。精细的手术技巧，结合围手术期的密切观察可以减少手术风险。总之，烟雾病的外科治疗可以长期且显著帮助患者预防脑卒中。这一章节回顾了进行血管搭桥手术的烟雾病儿童患者相关的外科技术和围手术期处理。

关键词：烟雾病，血管重建，软脑膜血管连通术，间接，卒中

37.1 概述

烟雾病是一种颅内颈内动脉系统的动脉性血管疾病，其特征为颈内动脉、大脑中动脉与大脑前动脉血管内膜的进行性狭窄，进而形成脑血管造影显示如同"漂浮烟雾"状的侧支循环。烟雾病综合征可能是单侧的，也有明确的病因，如颅脑放射。而烟雾病是双侧且特发性的，其病因仍有待进一步研究，有数据显示不同的遗传与表观遗传导致了血管中层的平滑肌细胞过度增生的病理改变，进而导致血管狭窄，而血管狭窄导致脑血流量的下降，造成脑缺血和脑出血。

不同的证据支持烟雾病患者包括无症状的儿童一经确诊，进行外科血管重建为主要治疗手段。如若未进行干预，每年有13%的患者会出现缺血性脑卒中，同时有7%的患者可能出现脑出血。间接血管重建常用于儿童患者，外科手术（例如侧支循环的建立），将组织的血管蒂移植到脑组织可以建立新的血液供应以减少脑卒中的发生风险。在大样本多中心经验总结表明，这个手术可以将5年的脑卒中风险降低近20倍至4.7%。

37.2 诊断

对于疑似烟雾病患者，应进行 MRI 和 MRA 检查。许多患者会发现腔隙性梗死，颈内动脉分支的狭窄，将近81%有临床症状的患者可在 FLAIR 系列中见到因血流减慢而形成线状高信号的常春藤征。血管造影应包括双侧颈动脉（双侧颈内动脉和颈外动脉）、双侧椎动脉的显示。需观察到经脑膜侧支循环的重要特征，特别由手术区域发出的如颞浅动脉和脑膜中动脉的分支。

通常来说，患者开始治疗给予阿司匹林（每日81mg）并尽量避免过度脱水和过度通气。接下来的工作是推荐给一个烟雾病的专家，最好是在大样本中心进行多学科合作。

37.3 适应证与禁忌证

手术的目的是重建因血管病变导致缺血区域的血供。日本卫生和福利部指南提出烟雾病外科手术治疗的适应证如下：反复出现因脑缺血、脑组织血供减少的临床症状，基于大脑循环和脑代谢的研究发现的脑血流、血管反应和灌注储备的减少。相类似的，美国卒中指南建议血管重建手术适应证包含"进展性的脑缺血症状或有脑血流、脑灌注减少的临床证据且无相关禁忌证的患者可以行血管重建"。因此，众多中心的血管重建指征为：①烟雾病的影像学证据；② Suzuki 任

何分期且有症状的烟雾病患者；③无症状但处于
Suzuki Ⅱ～Ⅵ期或有影像学证据证实有进展性脑
缺血改变（如 FLAIR 改变或 MRI 系列提示更差的
动脉灌注）。

禁忌证如下：①诊断不明确的患者；②Suzuki Ⅰ～
Ⅱ分期、无症状且无明确脑缺血证据；③其他不
宜手术患者（如有严重心肺疾病不能耐受）。

37.4　手术入路选择

代表性的血管重建术是选用未被烟雾病累及
的颈外动脉的分支作为供体血管。即使任何血管
化组织如肌肉、骨膜、网膜、硬脑膜都可能新建
血供，但间接方法更依赖于移植后血管的生长，
常用的是 STA。间接血管重建方法包括脑 – 血管 –
脑膜连通术，侧支循环建立，脑 – 肌肉血管重建
术，硬脑膜翻转术，颅骨多孔钻孔。间接血管重
建术可不受移植血管大小的限制且适用于任何年
龄，并可提供长期持久的血管再生。其主要局限
在于需要数周的时间进行血管的新生，这意味着
患者术后仍有一段时间可能出现卒中。

选用哪种方法仍存在争议，常根据医疗机构
和外科医生的习惯，有待进一步高级证据的临床
研究明确。总之，儿童患者常选用间接血管重建
方法，约 75%，另有 25% 选用直接血管重建。美
国心脏协会指南建议在幼儿中选用间接血管重建。
而在成人，更普遍进行 STA-MCA 搭桥重建。

37.5　手术步骤

烟雾病的手术需要细致且周全的术前计划。
虽然每个医师都有自己习惯的手术方式，但烟雾
病手术仍有一些基本原则。这些原则将在以下最
常见的烟雾病手术，软脑膜连通术插图中说明。
（图 37.1）

37.5.1　术前准备（第一天）

确保影像与诊断的一致性，确认手术侧别及安

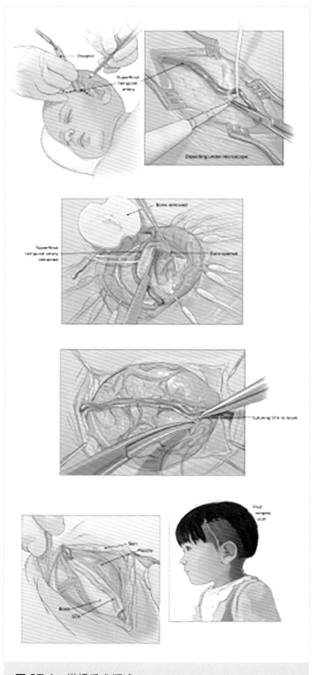

图 37.1　搭桥手术概述

排麻醉术前评估。术前一晚适当静脉补液（如无
其他特殊情况常为基础需要量的 1~1.5 倍），如若
需要，确认术前一天而非手术当天服用阿司匹林。

37.5.2　术晨

如需脑电图监测，需提前准备相关仪器并确

保相关设备不会占用手术区域。与麻醉医生沟通相关术中注意事项，如继续输液以避免低血压，并使用抗生素。

37.5.3 设备

显微镜、多普勒超声、血管钳、双极、开颅器械、显微器械（显微血管钳、显微剪刀、微针驱动器、打结器、蛛网膜刀）、肝素盐水、橡胶坝、10 号尼龙缝合线（BV 针）和明胶海绵。

37.5.4 体位

麻醉显效后，上头架（一颗钉在前额，两颗在枕外隆凸附近），患者取仰卧位，头偏向对侧，垫肩以减少颈部扭转。调整头部高度以保证手术区域平整且平行于地面。

37.5.5 标记 STA

常选用颞浅动脉作为供体，其由外耳道前方的颧弓根部发出，长 10~15cm（根据患者的年龄及身材），剔除一小撮头发后运用多普勒超声定位并标记出血管走行。需注意区别静脉与动脉。为避免损伤血管，不要在手术区域注射麻醉药。

37.5.6 颞浅动脉的解剖

手术首先应进行颞浅动脉的显露。从靠近头颅顶端的颞浅动脉远心端开始，这步骤常在显微镜下操作并从皮肤切开开始（常用 15 号刀片）见（图 37.3），后用血管钳于皮下行钝性分离，血管钳分离撑开后由助手切开皮肤显露颞浅动脉。接下来分离切断颞浅动脉的分支。最后将颞肌电凝止血，血管周围余留部分组织有助于血管的新生。

37.5.7 开颅手术

接下来移出显微镜并沿颞浅动脉向前后分离帽状腱膜与颞肌，将颞肌分为 4 个象限，坐标轴分别顺沿并垂直于颞浅动脉。牵引器撑开后行开颅术。术中注意血管保护，常钻两个骨孔——分别在血管顶端及根部。将硬脑膜从颅骨上剥离后，将基底部

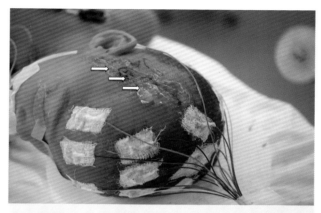

图 37.2 年轻患者的头放在一个头圈里，脑电图导线排成一列，避开了计划中的手术区域。颞浅动脉的顶叶分支以紫色标记。注意手术区的平面位置和头部的高度

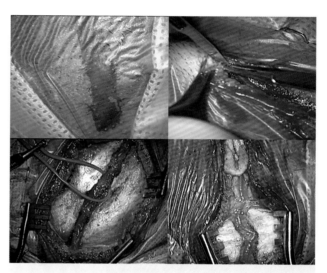

图 37.3 从左上角开始，按顺时针方向进行血管解剖。在显微镜下，远端是起点。右上角的下一幅图像显示了快速解剖血管，15 号刀片在颞浅动脉（STA）上方打开皮肤。右下角的图像描绘了一个血管蒂的创建，使用一个自动牵开器作为一个在血管两侧短而等长的解剖。左下角的图像显示了在 STA 下使用血管环，使外科医生能够将血管从颞肌上提起

翻转与颅骨一起形成组织瓣备用（图 37.4）。

37.5.8 切开脑膜和蛛网膜

术前影像学检查对硬膜外血管的鉴别和避免损伤至关重要。硬脑膜作为一种额外的血液供应来源，无论使用何种技术，尽量减少硬脑膜烧灼是很重要的（特别是对已知的脑膜血管）。后将显微镜移回术野，显微器械用来显露蛛网膜。注意

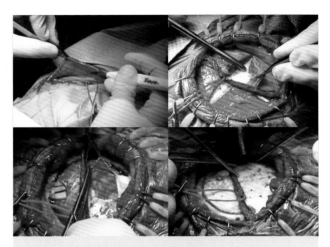

图 37.4　肌肉切开、开颅和硬脑膜切开均为顺时针旋转。左上角的图片显示了在颅骨和颞肌之间形成一个平面。肌肉切开、开颅和硬脑膜切开均为顺时针旋转。左上角的图片显示了在颅骨和颞肌之间形成一个平面。右上角描绘了肌肉是如何被分成 4 个象限的，右下角展示了开颅瓣的骨孔和骨窗。左下角是硬脑膜开口的图像，有楔形的小叶

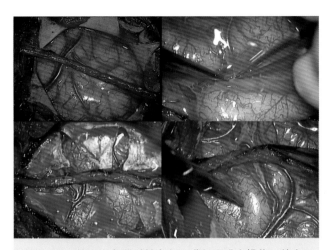

图 37.5　从左上角顺时针方向，进行硬膜内操作。首先，在硬脑膜开放的情况下，检查现场是否有打开蛛网膜的区域。在右上角，蛛网膜被切开，镊子使用靠近皮质动脉的自然平面。下面是血管吻合，使用 10–0 尼龙线。注意针的深度和血管下面颞浅动脉缝合的预期区域。最后，左下角的图像显示硬膜瓣没有硬膜缝线。明胶海绵将放置在该区域的顶部，以完全覆盖该区域

不要损伤大脑或血管；任何出血都可以用简单温和的压迫而不是烧灼来控制。

37.5.9　血管吻合

　　这时的目标是将 STA 固定在软脑膜表面，以最大限度地使供体血管与大脑表面接触，促进新血管的生长。这可以通过 10–0 尼龙线多次缝合来实现，缝合线从血管的断端到软脑膜面。缝合时应确保针的位置足够浅，以避免深出血，并且出入口点不会穿过或刺穿扩张的皮质血管（图 37.5）。

37.5.10　关颅

　　一旦血管搭桥手术完成，移开显微镜，未缝合硬脑膜小叶在检查无出血后松弛地被替换到大脑表面，并在开颅部位放置一大块明胶海绵。然后小心地还纳骨瓣（避免对 STA 造成压迫或损伤），通常采用刚性固定。然后用可吸收缝线将肌肉从上到下闭合（保持水平面开放，以避免挤压血管）。缝合皮肤，闭合伤口（图 37.6）。

37.5.11　术中遇到的问题

　　虽然具体的技术问题领域已与操作阶段同样

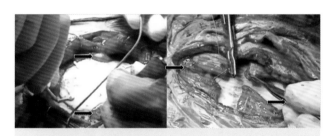

图 37.6　吻合包括用左侧图像上的低剖面板（颞浅动脉的进出点用箭头标记）替换骨瓣。肌肉在垂直于血管的平面上闭合（右图像，血管进出口用箭头标记）

地得到解决，但在 Moyamoya 手术期间随时可能出现一些常见问题。脑电图减慢预示着脑血流减少（可能是由于痉挛或血压变化），而异丙酚的大剂量给药可能有助于减少大脑的代谢需求，从而提供神经保护作用。出血可能比较棘手，特别是服用阿司匹林者可能更明显。细致的止血是至关重要的，尽管"过度烧灼"只会减少大脑潜在的额外血液供应来源。脑肿胀（与直接搭桥无关）可造成静脉瘀滞，加重肿胀。抬高床头，打开蛛网膜放脑脊液，增加镇静深度都是有帮助的措施。烟雾病患者应避免过度换气和降低 PCO_2，因为这可能导致血液供应不足的大脑出现血管收缩和中风。

37.6 术后护理、并发症的防治

术后立即在重症监护室进行术后护理，目的是避免低血压和低碳酸血症。通常情况下，患者拔管、清醒，并有动脉压（用于血压管理）和导尿管（用于监测容量状态），抗生素使用24h。术后第一天服用阿司匹林。抗癫痫药不是常规处方。静脉输液是维持1~1.5倍，随着口服液的恢复，输液量逐渐减少。疼痛控制很重要，频繁的神经检查对于检测检查中的任何变化都至关重要。任何烟雾病患者在围手术期都有中风的危险。最大的风险包括中风、出血和伤口愈合问题（感染、脑脊液漏），这些风险通过与团队成员明确沟通和在住院期间认真遵守手术方案而最小化。低血压应避免过度换气（引起反射性脑血管收缩）。术后，频繁的神经检查非常重要，尤其是术后第一天。任何变化应报告和评估。直接搭桥患者应注意高灌注综合征（有时会小心降低血压），而缺血性症状可能需要增加血压或服用神经保护剂（如异丙酚）。

参考文献

[1] Ganesan V, Smith ER. Moyamoya: defining current knowledge gaps. Dev Med Child Neurol. 2015; 57(9):786–787

[2] Smith ER, Scott RM. Spontaneous occlusion of the circle of Willis in children: pediatric moyamoya summary with proposed evidence-based practice guide- lines. A review. J Neurosurg Pediatr. 2012; 9(4):353–360

[3] Lin N, Baird L, Koss M, et al. Discovery of asymptomatic moyamoya arteriopa- thy in pediatric syndromic populations: radiographic and clinical progres- sion. Neurosurg Focus. 2011; 31(6):E6

[4] Griessenauer CJ, Lebensburger JD, Chua MH, et al. Encephalo duroarteriosy- nangiosis and encephalomyoarteriosynangiosis for treatment of moyamoya syndrome in pediatric patients with sickle cell disease. J Neurosurg Pediatr. 2015; 16(1):64–73

[5] Thines L, Petyt G, Aguettaz P, et al. Surgical management of Moyamoya dis- ease and syndrome: current concepts and personal experience. Rev Neurol (Paris). 2015; 171(1):31–44

[6] Kazumata K, Ito M, Tokairin K, et al. The frequency of postoperative stroke in moyamoya disease following combined revascularization: a single-university series and systematic review. J Neurosurg. 2014; 121(2):432–440

[7] Rafay MF, Armstrong D, Dirks P, MacGregor DL, deVeber G. Patterns of cer- ebral ischemia in children with moyamoya. Pediatr Neurol. 2015; 52 (1):65–72

[8] Smith ER. Moyamoya arteriopathy. Curr Treat Options Neurol. 2012; 14 (6):549–556

[9] Fukui M. Guidelines for the diagnosis and treatment of spontaneous occlu- sion of the circle of Willis ("moyamoya" disease). Research committee on spontaneous occlusion of the circle of Willis (moyamoya disease) of the min- istry of health and welfare, japan. Clin Neurol Neurosurg. 1997; 99 Suppl 2: S238–S240

[10] Roach ES, Golomb MR, Adams R, et al. American Heart Association Stroke Council, Council on Cardiovascular Disease in the Young. Management of stroke in infants and children: a scientific statement from a special writing group of the American Heart Association Stroke Council and the council on cardiovascular disease in the young. Stroke. 2008; 39(9):2644–2691

[11] Karasawa J, Touho H, Ohnishi H, Miyamoto S, Kikuchi H. Cerebral revasculari- zation using omental transplantation for childhood moyamoya disease. J Neu- rosurg. 1993; 79(2):192–196

[12] Scott RM, Smith ER. Moyamoya disease and moyamoya syndrome. N Engl J Med. 2009; 360(12):1226–1237

[13] Fung LW, Thompson D, Ganesan V. Revascularisation surgery for paediatric moyamoya: a review of the literature. Childs Nerv Syst. 2005; 21(5):358–364

[14] Hallemeier CL, Rich KM, Grubb RL, Jr, et al. Clinical features and outcome in North American adults with moyamoya phenomenon. Stroke. 2006; 37 (6):1490–1496

[15] Kuroda S, Ishikawa T, Houkin K, Nanba R, Hokari M, Iwasaki Y. Incidence and clinical features of disease progression in adult moyamoya disease. Stroke. 2005; 36(10):2148–2153

[16] Smith ER, Scott RM. Surgical management of moyamoya syndrome. Skull Base. 2005; 15(1):15–26

第三十八章　椎动脉压迫

David W. Newell, Dennis A. Velez
孙炜炜　陈伏祥　王灯亮 / 译

摘要

由转头引起的短暂性椎－基底动脉供血不足（VBI），也被称为转头性晕厥，逐渐被认为是一种潜在的致残和衰弱状态。医生要认识典型症状和理解一个引起临床症状的解剖损伤的诊断检查的建立的重要性。短暂的椎动脉压迫（VA）也可导致损伤、分离、闭塞、短暂的栓塞事件和中风。幸运的是，在许多情况下，VBI 可以通过外科手术成功治疗。良好的结果取决于正确的诊断和椎动脉压迫位置的辨认。在本章中，我们讨论了椎－基底动脉循环的正常和异常解剖，结合颈部运动特别是头部转动时短暂血管阻塞导致脑缺血。

关键词：椎－基底动脉缺血、弓猎手中风、转头晕厥、椎动脉压迫、后循环缺血

38.1 正常解剖、压迫部位和症状

椎动脉（VA）分为 4 段，称为 V1~V4。在大多数情况下，V1 或口段从锁骨下动脉开始进入 C6 椎体的横突孔。在该位置压迫动脉可能是由于纤维带或前斜角肌或动脉起源与 C6 的横突孔之间的卡压。V2 或横段是从横突孔入口到枢椎横突孔。椎动脉解剖性压迫最常见的是由于 C1~C2 段和下颈椎的活动性极大，可能横孔上的骨赘，钩突过度肥大，或小关节或颈椎间盘破裂引起。V2 段由静脉丛围绕。该节段垂直走行直到 C3 椎体离开该椎体的横突孔，然后沿着枢椎的底部水平和向外弯曲，然后向上旋转进入枢椎的横突孔。V3 或枕下段开始于枢椎的横突孔，结束于枕骨大孔的硬脑膜。这一部分的过程是最复杂的，也是头部转动过程中最容易移动扭曲的部分，因此在头部移动过程中最容易受到拉伸和挤压。V4 段是指进入

硬脑膜到椎－基底动脉交界处动脉之间的 VA 段。

旋转性椎－基底动脉供血不足（VBI）的症状包括晕厥或类晕厥、头晕、眩晕、视觉障碍、倾倒，以及头部转向特殊部位时诱发的感觉和颅神经损害。如果是真正旋转性椎－基底动脉供血不足，这些症状在头部返回至中间位置后可迅速消失。在头部恢复到中立位后症状持续存在或发生被称为"弓猎卒中"，延髓背外侧梗死发生在一例进行弓箭射击的后循环脑梗的患者。还有一种称为美容院中风综合征，是在患者的头部极端后仰洗头发后造成的。这些情况最可能由动脉损伤、分离夹层和血栓栓塞现象引起。在极少数情况下，脊柱推拿可能会导致 VA 损伤，这可能表现为立即或延迟的血栓栓塞事件。

文献报道在尸体标本和患者中（图 38.1），在头部旋转过程中由骨赘或高度活动的 C1~C2 段对 VA 造成了外在压缩。健康人转头时可以发生单侧完全性 VA 血流阻塞，但通常不会出现 VBI 症状，因为在任一动脉短暂受压迫时，对侧 VA 可提供必要的代偿来供血基底动脉。大多数位置性 VBI 患者有一个未闭 VA 和一个对侧 VA 狭窄/闭塞，由于先天性发育不全、动脉粥样硬化或其他原因，或 VA 可能不会连接到基底动脉，因为小脑后下动脉和 VB 之间缺少连接段。如果后交通动脉发达，并能提供相当的侧支循环，那么即使是单个孤立 VA 的暂时闭塞也不会引起缺血性症状。一个颈椎和 VA 处于（左）中立位置和当头部向右转动时的模型，提示头部转动时 VA 通过 C1 横向孔向前伸展（图 38.1）。

38.2 诊断

我们的经验表明位置性椎－基底动脉缺血的

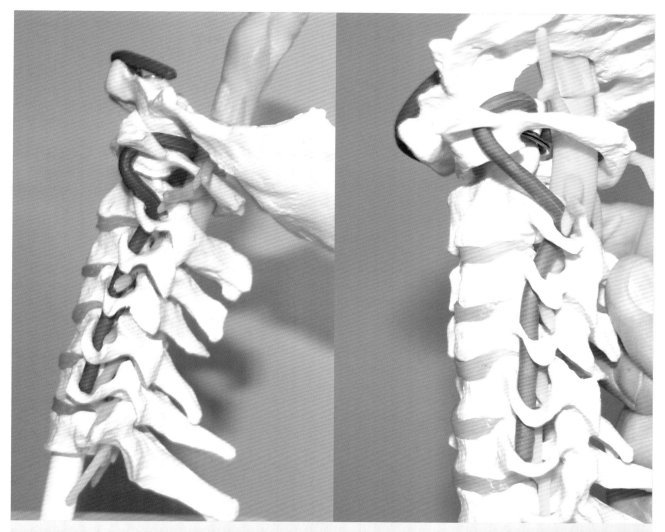

图 38.1（左）一个塑料模型的图示，该模型显示椎动脉在正中位置穿过 C1 的横突孔，同时（右）将头部转向另一侧，证明椎动脉在该位置从 C2 的骨出口到后孔环后部之间的拉伸机制

具体临床症状是非常一致的，可以预测哪些患者会因血流减少而出现真正的短暂性动脉阻塞和神经症状。症状通常与头部转动有关，但也可能与头部弯曲或后仰有关。有真正症状的患者通常会诉说，他们可以通过将头部移动到某个位置，并在症状开始前将其保持一小段时间（通常 5~7s）来可靠地再现症状。通常情况下，一旦症状开始，患者会将头部恢复到中立位置，以避免更严重的症状或晕厥。症状包括全身无力、头晕、眩晕、复视、定向障碍，甚至意识水平改变。

状较轻的患者，当患者头转向不同的方向或有不一致的弯曲或伸展时，或当他们抬头看

时，不能在办公室环境中重现症状的，通常没有椎 - 基底动脉血流阻塞或缺血，也通常可有前庭障碍或没有特别症状。我们报告了两名青少年伸展性晕厥患者。并且能够记录到脑血流的短暂减少，这很可能是由于 VA 第一段或口段的伸展和 Valsalva 动作的组合造成的。我们的患者只经历了极端姿势的症状，因此不建议进行手术治疗。

另一种以前期症状为特征的与椎 - 基底动脉供血不同的综合征是 Eagle 综合征或其变异。Eagle's 综合征表现为由于颈动脉和上颈部和咽的其他结构受到异常大的茎突压迫而引起的吞咽困难和颈部及面部疼痛。患者的其他神经系统状况和心肺

状态也对判断为晕厥/先兆晕厥/头晕的原因很重要。在进行更具侵入性的、明确的诊断研究之前。经颅多普勒（TCD）超声、动态脑血管造影（包括颈动脉造影）和颈部和头部计算机断层扫描血管造影（CTA）是怀疑位置性 VBI 的关键诊断手段。

TCD 是一种廉价、无创的首选诊断工具。动态 TCD 可以监测患者症状的血流动力学变化。在位置性 VBI 患者中，随着头部旋转，大脑后动脉中的血流速度降低至患者头部处于中间位置的基线的至少 50%。此外，当患者恢复中立且症状消失时，会出现高于基线至少 10% 的反应性充血。这些结果在真正旋转的 VBI 患者中持续出现（图38.2）。通过双侧固定探头进行监测，最大限度地减少运动伪影，并允许同时记录大脑后动脉。TCD 在手术室中也非常有价值，通过检测大脑后动脉的正常流速，同时进行被动转头操作，帮助确认 VA 是否完全减压。然而，这项技术仅限于仰卧和头部未固定的患者，在全身麻醉下插管时可以安全地旋转头部的患者。TCD 对于术后位置性血流减少的记录也很有价值。

患者参与头部旋转和多个视图的动态导管血管造影可精确识别 VA 压迫部位，并显示详细的血管解剖结构。两侧 VA 的整个走行都需要看清和仔细研究，以防止误诊。CTA 也可以在头部处于中立和旋转位置的情况下进行；但是，如果患者不能保持这种头部位置超过几秒钟，则 CTA 通常价

值有限。CTA 可以提供更多关于骨压缩部位的信息，也对于记录术后 VA 减压有帮助。

38.3 治疗选择

建议患者限制头部旋转是一种治疗选择。对于仅出现轻微症状，极端头部位置才出现症状或非手术候选者的患者，可以建议这样做。具有复发性功能障碍症状的患者或具有体征和/或神经影像学（TCD、CT、MRI 和 CTA）的患者 VA 的血流动力学有显著压迫表现，需要手术治疗。手术方案由压迫部位和血管造影和 CT 表现决定。在枢椎下段颈椎中，最常见的病理是椎间隙关节肥大，产生 VA 的压迫和动脉周围纤维化。在这些情况下，VA 在头部转动时被压迫到临时动脉闭塞点。根据我们的经验，当头部转向病变侧时会产生瞬时压缩和动脉狭窄。还有报道椎间盘突侧导致相似程度的位置动脉狭窄和短暂的 VBI 症状。

短暂的 VBI 可能是由于栓塞或血流动力学不足。VA 的长期拉伸和压缩可导致内膜损伤、血栓形成、栓塞和缺血性中风。在这种情况下，可能需要用抗血小板和抗凝剂进行药物治疗。

血管内球囊成形术和支架术治疗 VA 位置性狭窄的报道很少，但在这种情况下不太可能有效。

38.4 手术过程

38.4.1 枢椎下前路手术

在钩突发生骨赘的情况下，前路手术中颈长肌向外牵拉允许暴露椎动脉压迫上方和下方的横突（图 38.3 和图 38.4）。诱导全身麻醉。患者仰卧，头部处于中立位置，如颈椎前路椎间盘切除术。类似的手术工具和牵开器都是必需的。X 线透视有助于定位水平。可能需要在多个层面上进行减压，以完全松弛 VA，因此纵切口可能更可取，但肯定不是必要的。最初的解剖与颈前路椎间盘切除术相同，沿着胸锁乳突肌和颈动脉鞘的侧面与束带肌肉、气管和食管内侧的平面。它位

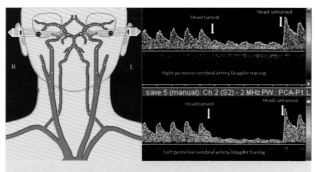

图 38.2 （左）插图表明两个大脑后动脉同时经颅多普勒检查记录图。（右）大脑后动脉速度曲线的频谱和轮廓最初处于中立位置，然后头部转动，伴随有症状的患者的速度下降，然后将头部返回到中立位置并且在速度曲线上有充血反应，证实有一段时间的脑缺血

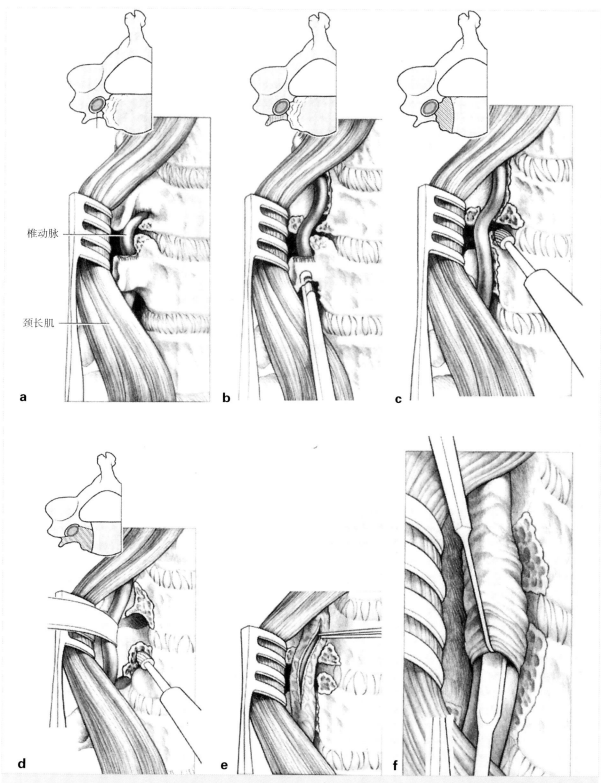

图 38.3 椎动脉（VA）前入路图。（a）将颈长肌横向牵拉以使多个水平的横突孔的椎体腹侧骨面暴露。（b）用 Kerrison 咬骨钳取出横突孔的前骨壁。（c）然后将 VA 向外侧牵拉，并使用高速磨钻去除压迫动脉的肥厚性钩椎关节的骨赘。（d）完成去骨。（e）打开血管鞘和椎静脉丛并电凝以完成 VA 的减压。（f）在用骨膜剥离子和显微钩解剖 VA 后，可以打开血管周围鞘

（图中标注）椎动脉

（图中标注）颈长肌

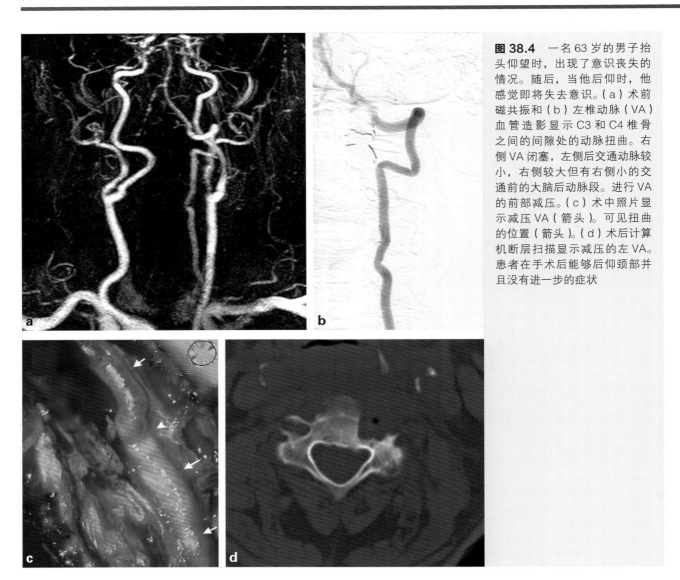

图 38.4　一名 63 岁的男子抬头仰望时，出现了意识丧失的情况。随后，当他后仰时，他感觉即将失去意识。（a）术前磁共振和（b）左椎动脉（VA）血管造影显示 C3 和 C4 椎骨之间的间隙处的动脉扭曲。右侧 VA 闭塞，左侧后交通动脉较小，右侧较大但有右侧小的交通前的大脑后动脉段。进行 VA 的前部减压。（c）术中照片显示减压 VA（箭头）。可见扭曲的位置（箭头）。（d）术后计算机断层扫描显示减压的左 VA。患者在手术后能够后仰颈部并且没有进一步的症状

于压迫 VA 的一侧，暴露必须从侧面牵开至颈长肌。肌肉从椎体上被分离，并在其上下层面上进行横向牵拉。确定横突后，可以用 Kerrison 咬骨器去除形成横突孔前壁的前面。这通常在手术显微镜下完成。在压迫水平下，可以使用高速钻头去除钩突和相关的骨赘，保护其鞘内的 VA。一旦完成，VA 可以横向移动，并且位于更后部的骨赘被磨掉。VA 周围的静脉丛和周围的纤维化外膜沿着暴露的 VA 的长轴切开，可以包括压缩水平以及上下一个，以实现完全减压。

可以在减压之前和之后应用术中多普勒超声以记录压迫部位处的高速血流的降低。常规进行

手术关闭。手术后不需要颈托。

38.4.2　枢椎下后路手术

在极少数情况下，骨赘从关节面产生，因此有指针从后入路（图 38.5）。患者全身麻醉下取俯卧位。头钉固定头部。X 线透视用于定位正确水平位置。后正中切口，进入末端小关节。仅应用颈椎椎板切除术的器械。进行单侧骨膜下剥离术。由于关节面复合体必须暴露，因此比颈椎椎板切除术暴露更外侧。然后在手术显微镜的帮助下可以使用高速钻头磨除该关节面。一旦小关节被移除，VA 将被暴露，但覆盖有纤维鞘和血管周围静

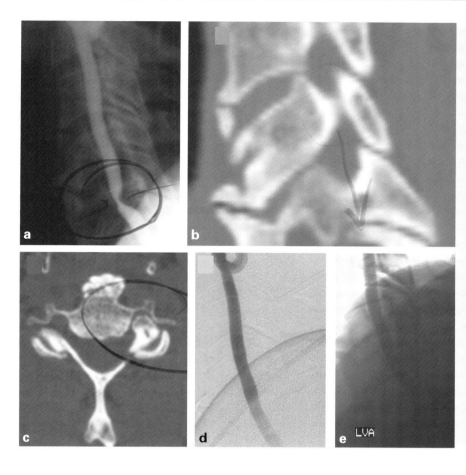

图 38.5　一名 69 岁的男性，患有 15 年的间歇性眩晕病史，从仰卧位向直立位或直立位至仰卧位。然后，在他头后仰时有一个短暂的发作，突然发展为眩晕，构音障碍，水平复视和四肢瘫痪。（a）侧位左侧椎动脉血管造影头部处于中立位置，显示 C6 椎体水平左侧椎动脉（VA）严重局灶性狭窄。右侧 VA 第四段狭窄。（b）计算机断层扫描（CT）扫描重建矢状面。（c）在第五和第六颈椎骨的小关节复合体处的颈椎的轴位 CT 扫描显示来自 C6 颈椎骨的上关节面的骨赘，其使横突孔和 VA 变窄。通过后路减压治疗，除去小关节复合体和骨赘，并暴露 VA。（d）术后减影和（e）未减影血管造影证实 VA 恢复为正常口径。患者的症状得到了缓解

脉丛。必须打开纤维鞘和血管周围静脉丛，确保动脉减压。术中多普勒超声可用于确认狭窄上方和下方的 VA 的流速是相同的。一个关节面的移除不会导致不稳定，脊柱融合通常不是必需的，也不需要颈托。常规进行手术关闭。

38.4.3 寰枢椎后入路

对于寰枢椎层面的 VA 减压，描述了 3 种方法：寰椎横突孔前减压、寰椎横突孔后减压、寰椎（C1）和枢椎（C2）（图 38.6）后融合。对于最常进行的寰椎后减压手术，患者全身麻醉，置于俯卧位，头钉固定头部。采用枕下正中切口，并在其压迫侧暴露寰椎和轴线的后弓。必须暴露到寰椎的侧方及枢椎大部分。VA 在寰椎和枕骨大孔之间的可触知凹槽中向外移行到寰椎后弓，并且应注意不要在该部位损伤它。VA 被静脉丛包围，其暴露提醒外科医生下方有椎动脉。静脉丛

出血是凶猛的，可以通过电凝、剪断和局部止血剂控制，如凝胶泡沫（辉瑞公司，纽约）或含有凝血酶的类似制剂。动脉沿着侧面和下方到寰椎横突孔。寰椎横突孔用高速钻，Kerrison 冲击钻和 Lempert 咬骨钳打开的。松解动脉并确保它不被软组织粘连束缚也很重要。一旦确定并松弛了压迫部位，就可以使用术中多普勒超声来确认是否减压。关闭切口。

38.4.4 其他手术治疗选择

对于治疗 VA 位置性狭窄阻塞，还有其他的手术治疗选择，包括 C1~C2 关节后融合伴或不伴 VA 直接减压。作者认为，如果没有伴随位置性狭窄的其他病理条件，无论是在 C1~C2 还是在枢椎下脊柱，则不需要融合。然而，如果双侧颈神经根或脊髓压迫需要更广泛的减压，则通常需要进行融合修复。

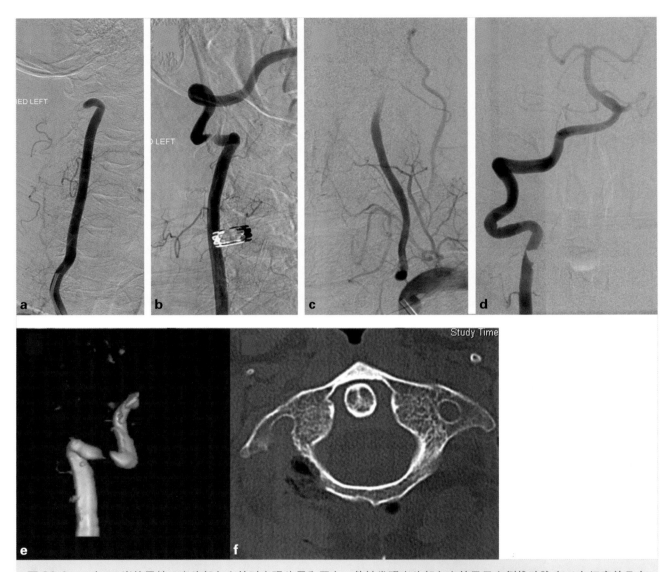

图38.6 一名54岁的男性，当头部向左转时出现头晕和恶心。他被发现当头部向左转显示左侧椎动脉（VA）闭塞并且在C1~C2处右侧VA位置性梗阻。（a）右VA造影，头部向左转动时显示闭塞。（b）依次明显和轻度转头时，右VA的狭窄。（c）左侧VA在颈椎中部区域闭塞。（d）当头部处于中立位置时，右侧VA充分供应后循环。（e）计算机断层扫描（CT）血管造影显示当头部转动时右侧VA狭窄区域。（f）后路减压术后CT扫描显示寰椎横突孔开放

38.5 术后管理，包括可能的并发症

患者术后应在重症监护室进行监护。术后早期我们考虑使用阿司匹林进行治疗。否则，不需要采取具体的早期措施。在术后几天内出院回家，同时常规出院指导。术后疼痛通常会限制颈部运动数天，从而使影像学检查延迟数周。一旦患者能够正常移动，可以进行多普勒检查或CTA检查的其中一项或两项，使头部处于中间位置，旋转或伸展位置，以确定减压是否充分，症状是否已消失。手术并发症包括血肿、VA损伤、颈神经根损伤和VA未充分减压。如果VA在手术中撕裂，则必须进行临时阻断孤立和修复，因为在大多数情况下，这将是后颅窝的唯一血管供应。即使在取出骨头后，纤维组织仍能作为限制带保留下来，如果动脉周围的纤维组织没有得到充分松解，减压就可能失败。

参考文献

[1] Spetzler RF, Hadley MN, Martin NA, Hopkins LN, Carter LP, Budny J. Vertebro- basilar insuffciency. Part 1: microsurgical treatment of extracranial vertebro- basilar disease. J Neurosurg. 1987; 66(5):648–661

[2] Sturzenegger M, Newell DW, Douville C, Byrd S, Schoonover K. Dynamic transcranial Doppler assessment of positional vertebrobasilar ischemia. Stroke. 1994; 25(9):1776–1783

[3] Sturzenegger M, Newell DW, Douville CM, Byrd S, Schoonover KD, Nicholls SC. Transcranial Doppler and angiographic findings in adolescent stretch syn- cope. J Neurol Neurosurg Psychiatry. 1995; 58(3):367–370

[4] Vilela MD, Goodkin R, Lundin DA, Newell DW. Rotational vertebrobasilar is- chemia: hemodynamic assessment and surgical treatment. Neurosurgery. 2005; 56(1):36–43, discussion 43–45

[5] Sorensen BF. Bow hunter's stroke. Neurosurgery. 1978; 2(3):259–261

[6] Weintraub MI. Beauty parlor stroke syndrome: report of five cases. JAMA. 1993; 269(16):2085–2086

[7] Todo T, Alexander M, Stokol C, Lyden P, Braunstein G, Gewertz B. Eagle syn- drome revisited: cerebrovascular complications. Ann Vasc Surg. 2012; 26 (5):729.e1–729.e5

[8] Nemecek AN, Newell DW, Goodkin R. Transient rotational compression of the vertebral artery caused by herniated cervical disc. Case report. J Neurosurg. 2003; 98(1) Suppl: 80–83

[9] Matsuyama T, Morimoto T, Sakaki T. Comparison of C1–2 posterior fusion and decompression of the vertebral artery in the treatment of bow hunter's stroke. J Neurosurg. 1997; 86(4):619–623

第三十九章　自发性脑出血的微创治疗

Jennifer Kosty, Norberto Andaluz, Chiraz Chaalala, Mario Zuccarello

王丰 / 译　林元相 / 审

摘要

应用微创手术（MIS）清除脑出血，能有效地减少血肿压迫，并最小限度地破坏正常脑组织。最近有研究表明，与保守治疗或传统开颅术相比，MIS清除血肿可改善手术疗效，更好地保护脑功能。该手术技术包括在立体定向引导下将导管置入血肿，随后抽吸血块。留置导管后，通过术后CT扫描确定导管的位置。将重组组织纤溶酶原激活剂分阶段注入残余血肿腔，并持续引流72h，或直至血肿体积减少80%，或按ABC/2方法测量血肿仅剩10~15mL为止。该手术可有效减少血肿体积和周围的水肿。未来需要进一步的研究来评估这种手术方式对以患者为中心的手术有效性。

关键词：脑出血，脑卒中，微创，立体定向手术

39.1 自发性脑出血

每年全世界近200万的脑卒中病例是由自发性脑出血（ICH）导致的，30天内死亡率接近50%，而且只有25%的患者保存着生活自理的能力。最近有研究表明，通过弥散张量成像显示白质纤维束的位置及其完整性，可用于评估ICH患者的运动和其他功能。ICH的危险因素包括高血压、老年、男性、非裔美国人和日本人、酗酒或吸毒、肝功能障碍、血管病变和抗凝治疗。

自发性ICH最常见于壳核，其次是皮质下白质、丘脑、小脑和脑桥。基底节出血被认为是由于高血压引起的血管壁退行性改变而在小穿通动脉中形成的Charcot-Bouchard小动脉瘤破裂所致。脑叶出血占ICHs的50%，常与淀粉样血管病变、抗凝治疗、血管畸形或肿瘤等因素有关。估计有20%的ICHs继发于华法林和其他抗凝药物

治疗，这个比例可能随着抗凝药物使用剂量的增加而增加。

39.2 颅内血肿微创手术史

外科手术清除血肿在ICH治疗中的作用是有争议的。大约在1903年库欣进行了第一例ICH手术。这引发了一场持续了60年的对手术安全性和有效性的辩论。1961年，McKissock和他的同事首次在神经外科进行了随机对照试验，随机分配而接受外科干预的患者比接受保守治疗的患者的疗效更差。随后的多次小规模试验结果相互矛盾，促成了国际脑出血外科试验（STICH）的实施，该试验成为ICH迄今为止规模最大的随机对照试验。大约1000名患者被随机分配到出血24h内接受外科手术清除血肿组或应用最佳保守治疗方案组。结果显示两组患者的死亡率和良好预后占比相当，但观察到与外科手术干预有26%的交叉率。亚组分析显示，当血肿距离皮质表面1cm以内时，接受手术的ICHs患者的预后明显改善。作为后续的项目，STICH II随机选择了600例脑叶出血患者进行外科手术和药物保守治疗的研究。结果改善和死亡率降低的趋势不显著。在这两项研究中，都是以开颅手术作为主要的手术方式。

考虑到STICH I和STICH II实验的失败，MIS清除血肿的作用越来越受到重视。MIS技术降低了ICH相关的占位效应，减少了潜在的血液毒性分解产物的影响，同时更小程度地干扰存活的脑组织。MIS技术始于20世纪70年代，Backlund系列描述了阿基米德螺杆式装置的使用。20世纪80年代发表的更多系列文章（尤其是在日本）报道称，与传统开颅术相比，计算机断层摄影（CT）

引导下血肿抽吸与预后改善有关。另有报道称在内窥镜引导血肿清除技术方面取得了成功。在 Niizuma 和 Suzuki 首次描述溶栓药物的应用来帮助 ICH 的消除后，多个小组描述了这种方法的安全性和有效性。在 2011 年的一项研究中，Zhou 等对 122 名随机分组的 ICH 患者进行了传统开颅术与尿激酶辅助下 MIS 清除术的比较，发现 MIS 组患者的功能保护结果得分更高。其他研究在大型非随机序列中也报告了类似的结果。鉴于 ICH 患者 MIS 治疗的前景，开展了多中心微创手术和重组组织纤溶酶原激活剂（rt-PA）在 ICH 血肿清除（MISTIE）研究，MISTIE Ⅱ研究紧随其后，近期完成了安全性评估和给药阶段研究。96 例患者随机分为 MIS+rt-PA 组和标准治疗组。结果显示在 30 天的死亡率、症状性出血以及颅内细菌感染方面没有差异。MIS TIE Ⅲ目前正在评估这种治疗方案的临床疗效和安全性。

39.3 患者选择

自发性脑出血的治疗取决于患者的神经系统和医学健康状况以及出血的部位和大小。血肿定位是治疗小脑出血的关键因素，手术在小脑出血的治疗中起着重要的作用，但对于深部基底节出血存在争议。当血肿位于脑干，则一般认为是手术禁忌。

我们建议无论是深部或浅表的 ICHs，是否伴有脑室内出血，只要格拉斯哥昏迷评分 ≥ 8 分且无潜在病因，可以对患者进行 MIS 清除。这些手术可以在局部麻醉下进行，从而缩短手术时间。对于引起脑疝的巨大血肿（> 50cm³）患者，开颅手术清除更有效。然而，幕上 ICHs 扩展至脑干的患者不适合手术。

39.4 术前准备

如果怀疑 ICH 的潜在病因不是慢性高血压，则应查清出血的病因。包括全血血小板计数、出血时间、凝血酶原时间、部分凝血活素时间、肝功能和肾功能。影像学检查应包括磁共振成像（MRI）、CT、CT 血管造影（CTA），在某些情况下还应包括导管穿刺数字减影脑血管造影术。

任何凝血障碍都应在术前纠正。抗癫痫药物适用于癫痫发作的患者，可作为预防用药。应积极处理发热和高血糖。平均动脉压应保持在 110mmHg 以下，收缩压应保持在 160mmHg 以下。颅内压监测用于格拉斯哥昏迷评分等于或小于 8 分的患者，以及怀疑因脑积水和 / 或脑室内出血引起颅内压升高的患者。在准备基于框架或无框架立体定向血肿清除时，应准备好薄层 CT 或 MRI 扫描。

39.5 操作过程

手术可以在全身麻醉或局部麻醉下进行。患者的头部固定在立体定向框架内进行基于框架的立体定位，或固定在梅菲尔德头架内（Integra Life Sciences Corp.，Plainsboro，NJ）进行无框架立体定位。患者的体位取决于血肿的位置。对于无框架立体定向，根据所使用的图像导航系统，使用六点基准系统或表面匹配注册方式对患者进行注册。制定手术计划应沿血肿主轴放置导管，以确保更好的手术疗效、更少的血肿残留和使用更低剂量的 rt-PA。术前准备应以无菌的方式进行操作。

39.5.1 手术切口

对于脑深部出血患者，在血肿区或前额区做一个 2.5cm 切口。在针对血肿最厚的位置钻一个较大的骨孔。"十"字形切开（1cm）硬脑膜。

39.5.2 血肿清除

采用 14 号法式套管（标准内窥镜导入器 / 剥膜套管，Medtronic 14f, 4.7mm, Medtronic, Minneapolis, MN），单通道进入血肿核心（血肿直径的 2/3）（图 39.1a）。清除血肿中央部分后，套管仍保留在血肿腔内（图 39.1b）。使用 10mL 注射器将血肿吸出，直到不再吸出血液成分液体（图 39.1c）。记录抽出

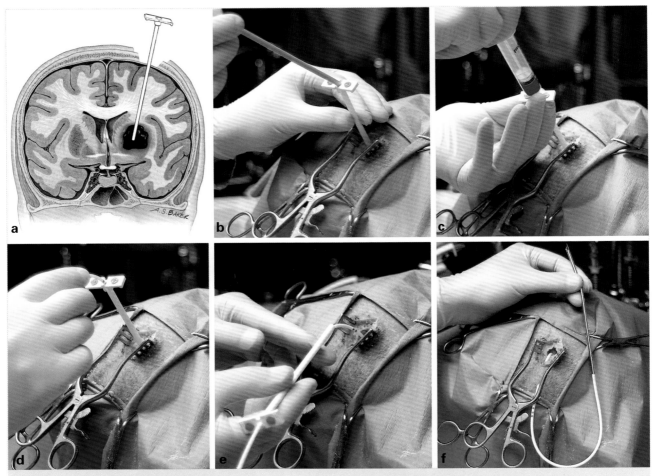

图39.1 幕上脑出血微创神经外科清除技术。（a）针对血肿的最大部分位置上钻一个较大的颅孔后，切开约1cm硬脑膜。采用14号法式套管放入血肿的核心，置入深度至少是血肿直径的2/3。（b~f）尸体照片。（b）当套管放置到血块内后，小心地取出内芯。（c）用10mL注射器抽吸血肿，直至不再含有血性液体。（d）软导管通过套管进入残余血肿腔。（e）取出套管，保留软导管。（f）导管通过穿刺从切口周围穿出，固定在皮肤上，并连接到封闭的引流袋系统

的血肿量对于决定何时停止手术非常重要。

软导管是体外引流装置（Codman, Raynham, MA）的一部分，通过套管进入残余血肿腔（图39.1d）。取出套管后，外科医生要确保软导管保留在残余血肿腔内（图39.1e）。导管从切口穿出并固定在皮肤上。切口按标准方式分层缝合。导管连接到一个三通阀，然后转接到一个封闭的引流袋系统内（Codman ventricular catheter kit, Codman）（图39.1f）。

39.6　术后处理，包括可能的并发症

引流系统在零压力下保持通畅引流3h。术后3h进行CT扫描，确保导管处于最佳位置，排除再次出血（图39.2a，b）。如果要使用溶栓药物，一旦CT确认残余血凝块大小恒定，则在导管放置后3h或3h以上给予第一次剂量；此后，每天重复给药2~3次。建议溶栓药物治疗72h后，或血凝块体积减少到原体积的20%，或其体积＜10~15mL后停药。在溶栓药物治疗期间每24h复查颅脑CT，最终停药后24h也要再次复查CT。

39.6.1　注射重组组织纤溶酶原激活剂

准备以无菌方式注射溶栓剂（rt-PA或尿激酶）时，外科医生要洗手，戴上口罩、无菌手套。

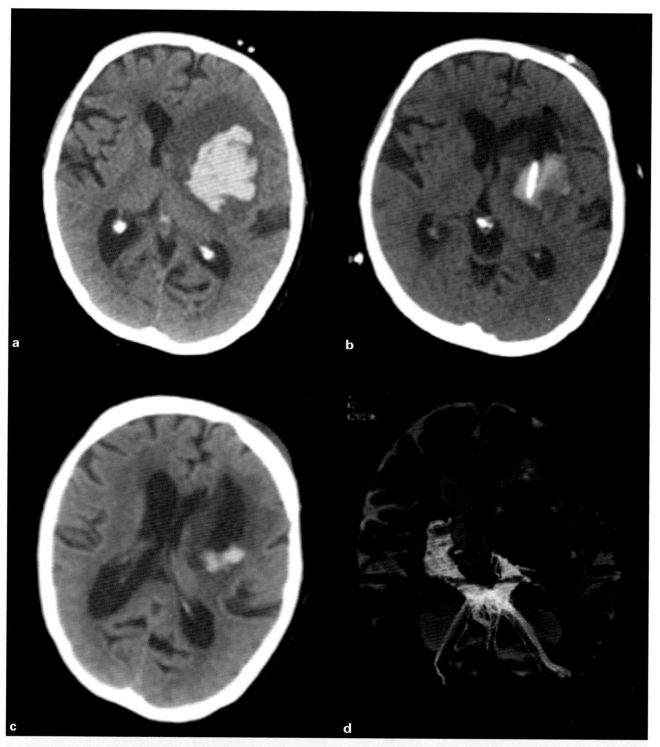

图 39.2 微创手术前后脑出血（ICH）的变化。（a）术前计算机断层扫描（CT）发现一名患者左基底节区巨大血肿。（b）术后即刻进行头部 CT 检查，显示导管置入血块内，并发现手术过程中已清除了大部分血块。（c）引流后 CT 显示 ICH 接近完全清除。（d）术前双侧皮质脊髓束弥散张量成像显示同侧皮质脊髓束移位，各向异性增强

准备一块无菌纱布，用聚维酮碘（Purdue Frederick Co., Stamford, CT）和/或酒精清洗引流装置接头部位，并让其干燥。经颅内导管注射 rt-PA 后（最高速率为 1mL/min），用 2~3mL 不含防腐剂的生理盐水冲洗导管。软导管引流系统关闭 1h，然后在头部水平重新打开，直到下一次给药。术后无须抽吸，所有引流均仅靠重力完成。

39.6.2 移除导管

反复应用溶栓药物直到血肿体积减少到初始体积的 20% 或体积 < 10~15mL、溶栓药物使用达到 72h 或每日复查 CT 发现明显的再出血或临床表现恶化。如果再次出血，应停止溶栓药物（图 39.2c）。我们建议在最后一次溶栓药物注射后至少 3h，最好是 12~24h 后取出颅内导管。将导管尖端送细菌培养，然后缝合皮肤。

39.6.3 并发症

脑出血的 MIS 清除可以有效地减少血肿占位效应，对存活组织的破坏最小。颅内溶栓治疗的主要风险，即再出血并重新导致占位效应，应通过停用溶栓剂来控制。如果发现与神经功能恶化相关的大血块，可考虑予开颅外科手术处理。导管发生错位或移位应重新予以定位调整或停止治疗。感染和癫痫发作虽然可能发生，但属于较为罕见的并发症。

参考文献

[1] Sudlow CL, Warlow CP, International Stroke Incidence Collaboration. Comparable studies of the incidence of stroke and its pathological types: results from an international collaboration. Stroke. 1997; 28(3):491–499

[2] Rost NS, Smith EE, Chang Y, et al. Prediction of functional outcome in patients with primary intracerebral hemorrhage: the FUNC score. Stroke. 2008; 39 (8):2304–2309

[3] Kusano Y, Seguchi T, Horiuchi T, et al. Prediction of functional outcome in acute cerebral hemorrhage using diffusion tensor imaging at 3T: a prospective study. AJNR Am J Neuroradiol. 2009; 30(8):1561–1565

[4] Wang DM, Li J, Liu JR, Hu HY. Diffusion tensor imaging predicts long-term motor functional outcome in patients with acute supratentorial intracranial hemorrhage. Cerebrovasc Dis. 2012; 34(3):199–205

[5] Thabet AM, Kottapally M, Hemphill JC, III. Management of intracerebral hemorrhage. Handb Clin Neurol. 2017; 140:177–194

[6] Samarasekera N, Fonville A, Lerpiniere C, et al. Lothian Audit of the Treatment of Cerebral Haemorrhage Collaborators. Influence of intracerebral hemorrhage location on incidence, characteristics, and outcome: population-based study. Stroke. 2015; 46(2):361–368

[7] Huhtakangas J, Tetri S, Juvela S, Saloheimo P, Bode MK, Hillbom M. Effect of increased warfarin use on warfarin-related cerebral hemorrhage: a longitudinal population-based study. Stroke. 2011; 42(9):2431–2435

[8] McKissock W, Richardson A, Taylor J. Primary intracerebral hæmorrhage: a controlled trial of surgical and conservative treatment in 180 unselected cases. Lancet. 1961; 278:221–226

[9] Mendelow AD, Gregson BA, Fernandes HM, et al. STICH investigators. Early surgery versus initial conservative treatment in patients with spontaneous supratentorial intracerebral haematomas in the International Surgical Trial in Intracerebral Haemorrhage (STICH): a randomised trial. Lancet. 2005; 365 (9457):387–397

[10] Mendelow AD, Gregson BA, Rowan EN, Murray GD, Gholkar A, Mitchell PM, STICH II Investigators. Early surgery versus initial conservative treatment in patients with spontaneous supratentorial lobar intracerebral haematomas (STICH II): a randomised trial. Lancet. 2013; 382(9890):397–408

[11] Backlund EO, von Holst H. Controlled subtotal evacuation of intracerebral haematomas by stereotactic technique. Surg Neurol. 1978; 9(2):99–101

[12] Matsumoto K, Hondo H. CT-guided stereotaxic evacuation of hypertensive intracerebral hematomas. J Neurosurg. 1984; 61(3):440–448

[13] Auer LM, Deinsberger W, Niederkorn K, et al. Endoscopic surgery versus medical treatment for spontaneous intracerebral hematoma: a randomized study. J Neurosurg. 1989; 70(4):530–535

[14] Barrett RJ, Hussain R, Coplin WM, et al. Frameless stereotactic aspiration and thrombolysis of spontaneous intracerebral hemorrhage. Neurocrit Care. 2005; 3(3):237–245

[15] Niizuma H, Suzuki J. Computed tomography-guided stereotactic aspiration of posterior fossa hematomas: a supine lateral retromastoid approach. Neurosurgery. 1987; 21(3):422–427

[16] Zhou H, Zhang Y, Liu L, et al. Minimally invasive stereotactic puncture and thrombolysis therapy improves long-term outcome after acute intracerebral hemorrhage. J Neurol. 2011; 258(4):661–669

[17] Mould WA, Carhuapoma JR, Muschelli J, et al. MISTIE Investigators. Minimally invasive surgery plus recombinant tissue-type plasminogen activator for intracerebral hemorrhage evacuation decreases perihematomal edema. Stroke. 2013; 44(3):627–634

[18] Hanley DF, Thompson RE, Muschelli J, et al. MISTIE Investigators. Safety and efficacy of minimally invasive surgery plus alteplase in intracerebral haemorrhage evacuation (MISTIE): a randomised, controlled, open-label, phase 2 trial. Lancet Neurol. 2016; 15(12):1228–1237

原著英文索引